Dental Biochemistry and Nutrition

치과 생화학 및 영양학

대표저자 **박광균**

군자출판사

치과생화학 및 영양학

Dental Biochemistry and Nutrition

첫째판 1쇄 인쇄 2013년 3월 5일
첫째판 1쇄 발행 2013년 3월 15일
2쇄 발행 2016년 5월 30일

지 은 이 박광균 외
발 행 인 장주연
출 판 기 획 이윤희
편집디자인 오선아
표지디자인 김민경
발 행 처 군자출판사
등록 제 4-139호(1991. 6. 24)
본사 (10881) 파주출판도시 경기도 파주시 회동길 338(서패동 474-1)
전화 (031) 943-1888 팩스 (031) 955-9545
홈페이지 | www.koonja.co.kr

ISBN 978-89-6278-690-3
정가 35,000원

집필진

대표저자

박광균 연세대학교치과대학 구강생물학교실 생화학-분자생물학과

저자진 (가나다순)

김기림 연세대학교치과대학 구강생물학교실 생화학-분자생물학과

김숙향 한서대학교 치위생학과

김재근 고구려대학 치위생과

김정숙 구미1대학교 치위생과

김지영 경남정보대학 치위생과

김현대 동부산대학교 치위생과

김현정 연세대학교치과대학 구강생물학교실 생화학-분자생물학과

박영민 여주대학교 치위생과

손승화 강동대학교 치위생과

이선경 연세대학교치과대학 구강생물학교실 생화학-분자생물학과

이지연 강릉영동대학 치위생과

정성균 신흥대학교 치위생과

정원윤 연세대학교치과대학 구강생물학교실 생화학-분자생물학과

황영선 을지대학교 치위생학과

Preface

생화학은 생물체의 구성물질 및 생물체 안에서의 화학반응을 해명하고, 생명현상을 화학적으로 연구하는 학문으로 생체물질의 구조결정, 작용기능, 대사(代謝)의 기구가 주된 연구대상이다.

영양학은 생물체의 영양작용과 영양상태 및 영양물에 관하여 연구하는 학문으로 생명의 유지 및 심신의 건강을 유지하기 위한 학문으로, 영양생리학 · 영양화학 · 영양병리학이 있다.

치과위생사는 구강건강을 생각하는 전문인으로, 생명전체의 형태나 기능을 이해하는 것이 요구되고 있다. 그 직무의 하나로 섭취한 음식의 영양소는 우리 몸에 어떻게 소화 · 흡수되고, 필요한 에너지는 어떻게 획득하며 합성하는지를 먼저 이해해야한다. 그러기 위해 그 기반이 되는 생화학 학습은 건강지향이 높아지는 오늘날 그 중요성이 강조되고 필요하다.

이 책에서는 우리 신체를 만들고 있는 각종 구조물의 분자수준의 이해부터 체내의 동적인 활동으로써 에너지 대사나 물질대사, 유전자나 세포 내의 정보전달 활동까지 배우고, 영양의 기초, 즉 왜 영양학을 배우지 않으면 안 되는지 기본을 이해하고 한국인의 식생활, 영양소 섭취상황의 옳고 그름, 영양소의 소화흡수, 한국인의 식사섭취, 각종 영양소의 영양적 활동, 바람직한 식생활, 국민의 건강과 영양의 실태, 조리와 라이프 스타일, 각종 식품의 성분과 분류 · 물질적 성질을 배우고, 구강의 특징적 치아, 치주조직, 타액, 치태를 대상으로 그 구성성분이나 이로부터 발생하는 현상, 특히 치아우식증과 치주질환을 생화학적으로 배울 수 있다. 이렇듯 생화학에서 얻을 수 있는 지식을 효과적으로 영양학 학습으로 연결하여 내용을 용이하게 이해할 수 있도록 새로운 구성으로 만들었다.

어느 해 보다 유난히도 추운 겨울, 오랜 시간 준비한 교과서가 새 옷을 입을 수 있게 분주히 애써주신 집필진 분들과 많은 시간을 할애하여 출간에 애써주신 군자출판사 장주연 대표님과 이윤희 차장님을 비롯한 군자 가족들께 감사드립니다.

2013년 2월

대표저자 박광균

CONTENTS

Dental Biochemistry and Nutrition

Chapter 01 건강한 식생활과 생화학 및 영양학

Chapter 02 세포의 구조와 역할 및 생체 내의 물과 생체분자

CONTENTS

Dental Biochemistry and Nutrition

Chapter 03 생체 내에서 일어나는 화학반응과 소화 및 흡수

Chapter 04 생명활동과 에너지 대사 - 탄수화물과 지질의 대사

Chapter 05 단백질, 아미노산 및 핵산대사와 고분자 화합물의 생합성

Chapter 06 영양의 기초 지식

CONTENTS

Dental Biochemistry and Nutrition

Chapter 09 식생활과 건강

CONTENTS

Dental Biochemistry and Nutrition

Chapter 12 석회화 조직의 생화학

Chapter 13 타액 생화학

Chapter 14 치아표면 부착물의 생화학

CONTENTS

Dental Biochemistry and Nutrition

01 건강한 식생활과 생화학 및 영양학

01 건강한 식생활과 생화학 및 영양학

DENTAL BIOCHEMISTRY AND NUTRITION

구강위생관리에 관여하는 여러 전문 직업인이 많은 사람들의 건강관리를 돌보는 최전선에서 맡은 바 주어진 일을 잘 수행하고 효과적인 시술자가 되기 위해서는 다각적인 건강지식을 습득한 치과의사, 치과위생사 그리고 영양사가 한 팀을 구성하여야 한다. 치과의사나 치과위생사는 다른 의료인보다 더 자주 환자들을 접할 수 있다. 그러므로 치과의사나 치과위생사는 환자들에게서 특정 질환이 진단되기 이전에 영양결핍으로 일어날 수 있거나, 영양상태에 영향을 주는 신체증상, 특히 구강증상을 잘 관찰할 수 있어야 한다. 구강상태를 살펴보아 비정상적인 상태를 미리 인식하고, 나아가 초기에 건강관리 전문가에게 환자를 의뢰함으로써 치과에 찾아온 환자의 병을 조기에 완치할 수 있도록 도와주어야 한다. 또한 치과의원에 방문한 환자들로부터 상담을 통해 획득한 영양상태에 대한 정보를 평가함으로써 구강건강에 위해를 줄 수 있는 습관을 미리 파악하고, 나아가 이들 환자들이 쉽게 습관을 바꿀 수 있도록 도와주며, 보다 좋은 건강을 유지하도록 건강관리 전문가에게 의뢰하여야 한다. 이를 위하여 치과의사나 치과위생사는 영양학을 알아야 하며, 영양학을 보다 잘 이해하기 위해 생화학을 알아야만 한다.

Ⅰ. 생화학과 영양학

영양(nutrition)이란, 사람이 음식을 섭취하여 식품의 성분을 이용함으로써 건강한 생명활동을 유지하고 증진하는 과정에서 필요한 물질을 식품을 통해 공급 · 이용하고, 배설하면서 신체의 각 조직을 만들고 보수하는 모든 현상이다. 음식물 성분 중에 영양현상에 관여하는 모든 물질을 영양소(nutrient)라 한다. 즉, 영양소는 식품에서 이용되어 영양작용을 하는 물질로서 성장을 돕고, 신체를 유지하며, 생명과정을 조절하고, 에너지를 공급하는 원인물질로, 체내에서 합성되지 않기 때문에 식품으로부터 섭취하여야 한다. 식품을 통해서 들어오는 영양물질은 우리 신체 내에 항상 존재하는 이미 익숙한 물질로 대사를 촉진함으로써 신체의 항상성을 정상적으로 유지하도록 한다. 이와는 달리 약품은 식품과 달라서 우리 몸에서 이물질로 영양물질이 아닌 약리작용을 나타내는 화학물질의 총칭이다. 그러므로 약품은 대사를 억제하거나 저해하는 것이 많으며, 신체의 항상성을 교란시켜 극심한 거부반응을 일으키기도 한다. 즉, 식품은 생명을 낳고 기르지만 약품은 식품이 그 목적을 제대로 하지 못하는 경우 임시변통으로 역할을 하는 것뿐이다. 영양학이란 식품 내에 함유된 영양소가 체내에서 일어나는 일련의 과정을 다루는 과학으로, 인체에 영양소를 공급하여 건강을 유지하기 위한 응용과학이며, 식생활에서 영양을 연구하는 학문이다(그림 1-1).

한편 영양소는 우리의 몸을 구성하는 물질이기도 하다. 3대 영양소라 불리는 탄수화물, 지방, 단백질과 여기에 비타민, 무기질을 더한 5대 영양소는 우리가 살아가는 데 없어서는 안 될 영양소이며, 우리는 이들 영양소로부터 생명유지에 필요한 에너지를 얻을 수 있으며, 동시에 우리 몸에 필요한 물질을 합성한다. 새로이 체내에서 합성된 물질은 우리 몸에 독특한 물질이지만, 이들 역시 탄수화물, 지방, 단백질이 대부분이다. 이는 지구에 사는 모

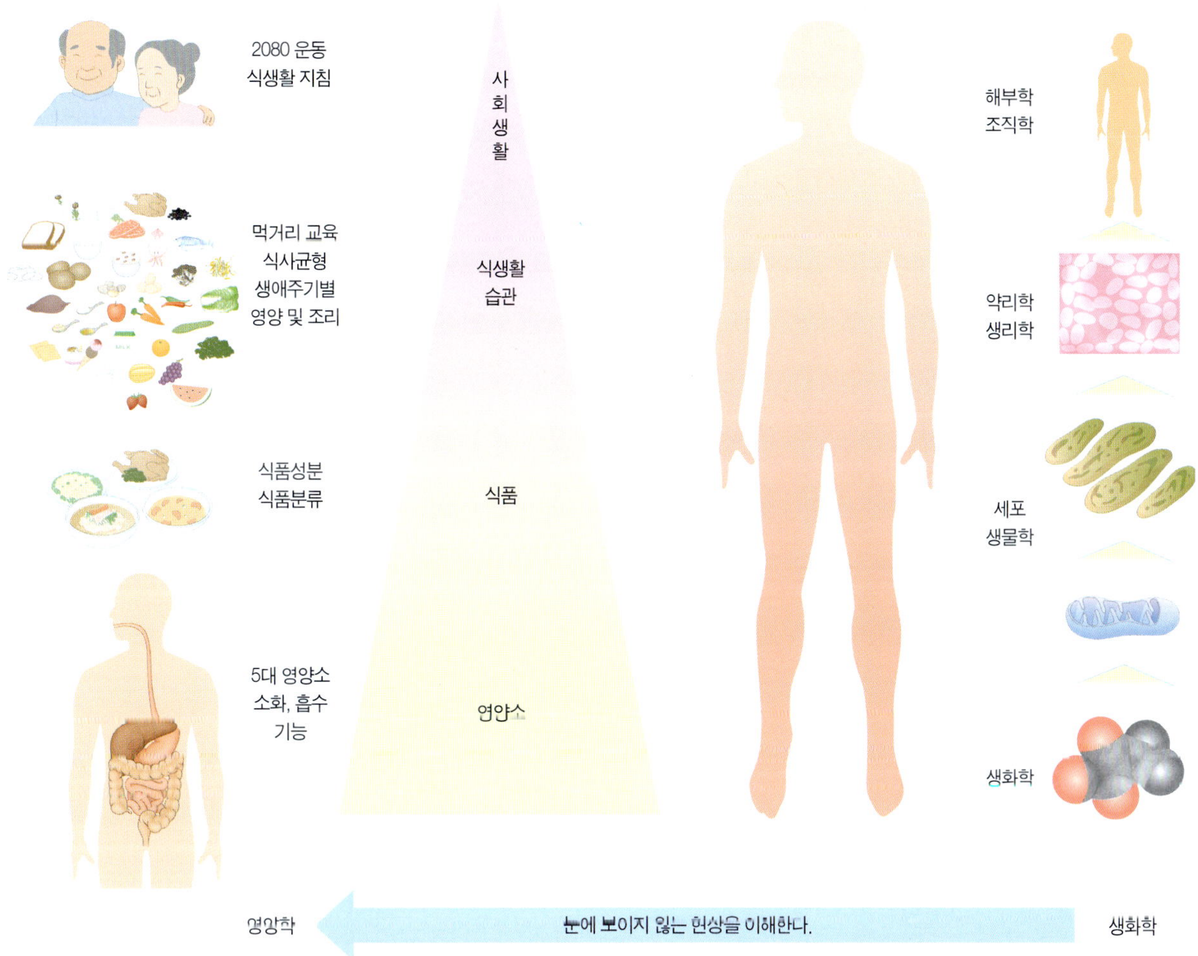

그림 1-1 생화학과 영양학의 관계. 1cm 단위 정도까지 관찰하는 해부학과 그 이하의 조직학을 바탕으로 기관수준(organ level)에서의 연구는 약리학이며, 조직수준에서의 연구가 생리학이다. 세포 하나하나의 연구나 세포 소기관 연구는 10~100 μm로 세포 생물학의 영역에 해당된다. 이 보다 분자수준(1nm)에서의 연구가 생화학이며, 이러한 생화학적 지식을 밑바탕으로 외부로부터 들어온 영양소가 생체 내에서 일어나는 현상을 영양학에서 다루게 된다. 5대 영양소를 중심으로 소화, 흡수 및 기능연구를 통해 식품성분과 식품분류를 하여 먹거리 교육, 식사균형 및 생애주기별 영양 및 조리를 함으로써 식생활 습관을 통해 20개의 치아를 80세까지 유지하자는 2080 운동과 같은 건강한 치아유지나 식생활지침을 통해 건강한 삶을 영위하도록 할 수 있다.

든 생명체는 공통된 물질로 구성되어 있고, 다른 생명체를 영양원으로 섭취하여 살아간다는 것을 생각하면 쉽게 이해할 수 있을 것이다.

영양이나 영양소라는 말은 자주 사용되는 말이긴 하지만 그 본질에 대해 설명하기는 쉽지 않다. 그 이유는 우리의 몸을 구성하는 물질(생체 구성성분)이나 영양소가 몸 안에서 변화하는 모습과 에너지가 만들어지는 과정인 생명현상이 눈에 보이지 않는 다수의 화학반응으로 복잡하게 얽혀 있어서 구체적으로 설명하기 어렵기 때문이다.

생명현상을 분자단위로 풀어내 화학반응으로 다루는 학문을 생화학이라 한다. 생체 구성성분과 영양소를 화학물질로 다루고, 이들이 체내에서 분해되는 과정과 그에 따른 에너지 생성과정, 그리고 우리가 필요로 하는 물질을 합성하는 과정을 대사라 불리는 화학반응으로 다룸으로써, 비로소 그 본질을 이해하는 것이 용이해진다. 생화학에 의한 생명현상의 이해는 영양학을 배우는 데 있어서 매우 중요하다.

Ⅱ. 치과위생사가 생화학 및 영양학을 배우는 의의

치과위생사는 구강 내에서 일어나는 구강생화학적 작용을 알아야 한다. 음식물이 치아에 의해서 저작되고, 타액에 의해서 적셔지면서 소화효소에 의해서 다당류가 이당류가 되고 연하운동에 의해서 식도로 전달되는 과정을 알아야 한다. 따라서 1~5장은 생명현상을 이해하기 위한 원리를 배우며, 생명현상을 생화학적으로 이해한다. 이어서 6~10장에서 영양학을 배운다. 그 이전까지 생화학에서 배운 지식과 견해는 영양학을 배우는 데 크게 도움이 될 것이다. 여기에서는 5대 영양소의 기본적인 역할에 대해 배우고, 여기에 물의 영양학적 의미와 식이섬유에 대해서도 배운다. 또한 우리의 식생활을 식품성분과 식품분류, 생애주기별 영양 및 조리, 식생활 습관 등 생활과 좀 더 밀착시킨 관점에서 배운다. 생화학과 영양학을 배운 다음에 11~14장에 걸쳐 구강에 특징적인 치아, 치주조직, 타액, 치태에 관해 그 구성성분과 그로 인해 일어나는 현상을 생화학 및 영양학적으로 배운다. 구강은 음식물의 입구이며 치아우식증처럼 영양소와 직접 관련이 있는 질환이 존재한다. 구강은 생화학과 영양학이 밀접하게 관여하는 곳이라 할 수 있다.

그러므로 구강의 건강을 유지 · 관리하고 증진시키는 역할을 맡고 있는 치과위생사가 생화학과 영양학에 대해 배운다는 것은 매우 의미 있는 일이라 할 수 있다.

02 세포의 구조와 역할 및 생체 내의 물과 생체분자

DENTAL BIOCHEMISTRY AND NUTRITION

02 세포의 구조와 역할 및 생체 내의 물과 생체분자

Ⅰ. 세포의 역할

살아 있는 모든 생물은 세포로 이루어져 있다. 즉, 생물의 기본단위는 세포이다. 세포의 형태나 크기는 생물의 종류와 조직에 따라 다르다. 같은 작용을 가진 세포가 모여서 조직이 되며 독자적인 기능을 한다. 예를 들어 다수의 작은 돌기를 가진 소장점막상피세포는 보다 넓은 표면적을 제공하여 영양소의 흡수를 효율적으로 높인다. 긴 축색을 가진 신경세포는 네트워크를 만들어 전기자극이나 신경물질을 전달한다. 수축능력을 가진 근육세포는 일제히 수축하여 운동기능을 한다.

1. 원핵세포와 진핵세포의 차이

원핵세포(prokaryotes)는 일반적으로 진핵세포(eukaryotes)보다 작다. 원핵세포는 세균, 녹조류에서 전형적으로 나타나며, 진핵세포는 동물과 식물 등 모든 생명체의 세포에 존재한다. 원핵세포는 가장 단순하며 크지 않다. 이 세포의 세포막 밖에는 튼튼한 피막이 있다. 이 막의 조성은 균에 따라 다르나 지방, 탄수화물, 점액 펩타이드(peptide)가 들어 있다. 진핵세포는 원핵세포에 비하여 훨씬 복잡하다. 동물세포는 세포막(cell membrane)으로, 식물세포는 섬유소와 그 밖의 다른 물질로 구성되어 있는 세포벽(cell wall)으로 둘러싸여 있다. 진핵세포에는 원핵세포와 달리 유전물질이 들어 있는 핵이 있으며, 핵 안에는 핵단백질인 염색체가 들어 있다. 그러나 원핵세포는 핵막이 없으며, 핵산이 단백질과 결합되어 있지 않다. 또한 원핵세포에는 진핵세포에 존재하는 미토콘드리아, 소포체 및 용해소체와 같은 세포소기관이 존재하지 않는다.

2. 세포의 크기와 구조

1665년 영국의 학자 후크(Hook R)는 좋지 않은 돋보기로 죽어 있는 코르크 재료를 관찰해 보고 칸으로 나누

표 2-1. 세포의 크기

종류	대략 직경(㎛)
물분자(H_2O)	0.0004
라이신(아미노산)	0.0012(길이)
헤모글로빈	0.0064
난백알부민	0.004
리보솜	0.02
미토콘드리아	1~2
적혈구	7.5
핵	10
간세포	20
상아아세포	45~50(길이)
지방세포	94
상피세포	100

단위 : ㎛ = $\frac{1}{1,000}$ mm

어진 것을 구별하여 작은방을 뜻하는 'cell' 이라 이름 지었다. 그는 돋보기로 보이는 작고 단순한 단위들이 그 당시 죄수들을 감금시키던 감옥인 셀(cell)과 같아 cell이라 하였다. 이후 독일의 식물학자인 슈라이덴(Schleiden M)과 동물학자인 슈반(Schwann T)의 현미경에 의한 동식물 연구에서 세포는 모든 생물의 구성단위라는 견해가 확립되어 세포설이 되었다. 즉, 세포설은 ① 살아 있는 모든 것은 세포로 이루어져 있다. ② 세포는 살아 있는 모든 것의 구조와 기능의 기본단위이다. ③ 모든 세포는 이미 존재하는 세포에서 발생한다는 것을 기본으로 한다. 세포는 작기 때문에 육안으로 보기는 어렵다. 세포의 종류에 따라 크기가 다르긴 하지만 보통 수십 μm 정도이며 세포 내에는 여러 가지 다양한 구조체(세포소기관)를 볼 수 있다(표 2-1, 그림 2-1). 세포의 크기와 모양은 매우 다양하다. 즉, 육안으로 볼 수 있는 것에서부터 광학현미경이나 전자현미경으로 관찰할 수 있는 것에 이르기까지 수많은 종류가 있다. 예를 들면, 작은 것은 지름이 0.2μm 정도밖에 안되는 박테리아도 있고, 지름이 70mm나 되는 타조의 알과 같은 것도 있다. 대부분의 식물세포들은 대략 0.5mm인 반면, 대부분의 세균세포들은 길이가 2μm 보다도 작아서 확대하지 않으면 보이지 않는다. 세포의 크기가 이렇게 제한된 이유는 세포가 너무 크면 영양소와 물을 제공하기가 어렵고, 노폐물을 배설하기가 쉽지 않기 때문이다. 이러한 세포크기의 제한은 세포의 표면적과 내부 용적의 비율 때문에 세포의 생명체 기능을 모두 받아들일 만큼의 표면적이 되도록 육면체나 구형을 이루게 되었다. 세포는 3차원적이기 때문에 용적은 기하학적으로 증가하지만, 표면적은 측면 길이의 곱으로 신

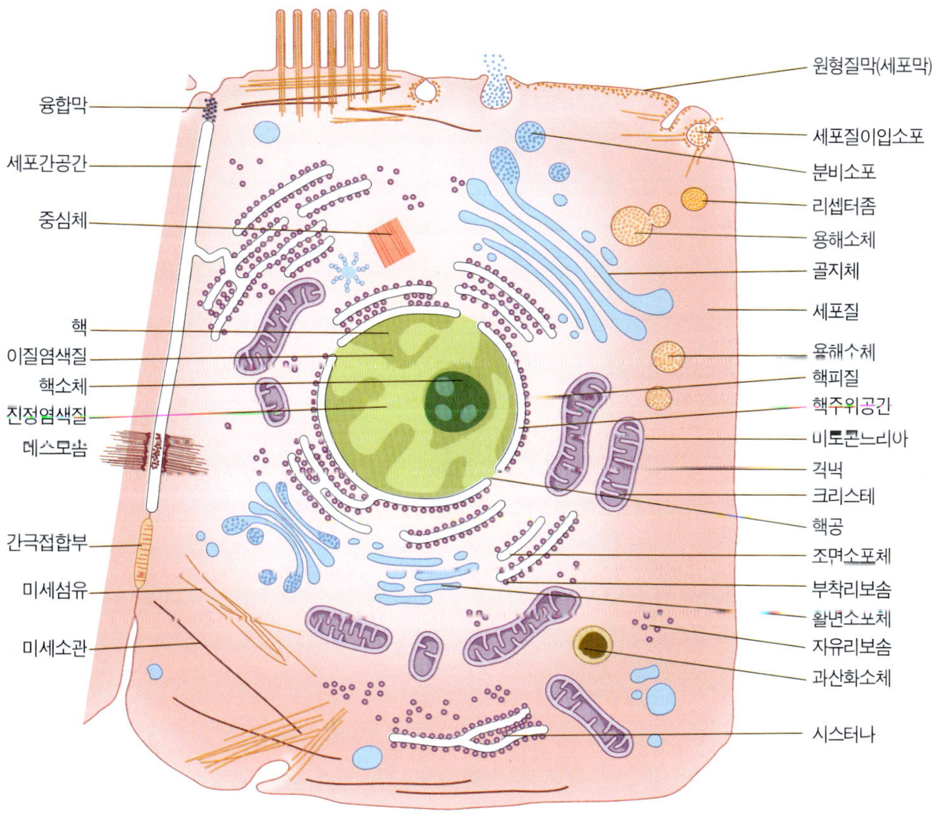

그림 2-1 세포의 구조

술적으로 증가한다. 즉, 세포의 용적은 세포의 표면적 증가보다 빠르게 증가한다. 이러한 사실은 세포가 세포 내로 영양소와 산소 및 물을 받아들이고, 노폐물을 밖으로 내보내기 때문에 세포 표면적이 너무 클 경우 생물학적으로 중요하다. 작은 세포들은 훨씬 빠른 속도로 세포막을 통해서 안과 밖으로 물질을 이동시키는데, 이것은 작은 세포들이 좀 더 좋은 표면적 대 용적비율을 갖고 있기 때문이다. 근육세포와 신경세포는 길이가 길고 가늘게 되어 있는데 이것은 면적/용적비율이 막의 이동에 좋은 비율이 되기 때문이다.

1) 핵(nuclei)

모든 진핵생물에서 발견할 수 있는 세포 내의 세포소기관 중 하나로, 세포의 거의 중앙에 있으며 핵막에 의해 세포질과 분리되어 있다. 핵 내에는 유전정보를 담당하는 긴 선형의 디옥시리보핵산(DNA)이 히스톤 단백질과 결합하여 염색체를 구성하여 존재한다. 핵은 유전자가 변형되지 않게 유지하고, 유전자 발현을 조절함으로써 세포의 활성을 조절하는 역할을 하며, 세포분열과 유전에 관여한다. 공모양이거나 타원모양인 경우가 많으며, 크기는 지름이 수 μm에서 20~30μm 정도가 보통이다. 전자현미경에 의한 관찰에서 핵은 안팎 2층으로 이루어진 핵막으로 둘러싸여 있고, 여기에 핵공이라는 다수의 구멍(핵막공)이 있는 것으로 알려져 있다(그림 2-2). 대부분의 분자들은 핵막을 통과할 수 없고, 작은 분자들이나 이온은 핵막공을 통해 이동한다. 단백질과 같은 큰 분자들의 경우 운반체 단백질에 의해 조절되는 능동수송으로 이동한다. 또, 핵막의 바깥쪽 막은 그 일부가 세포질 쪽으

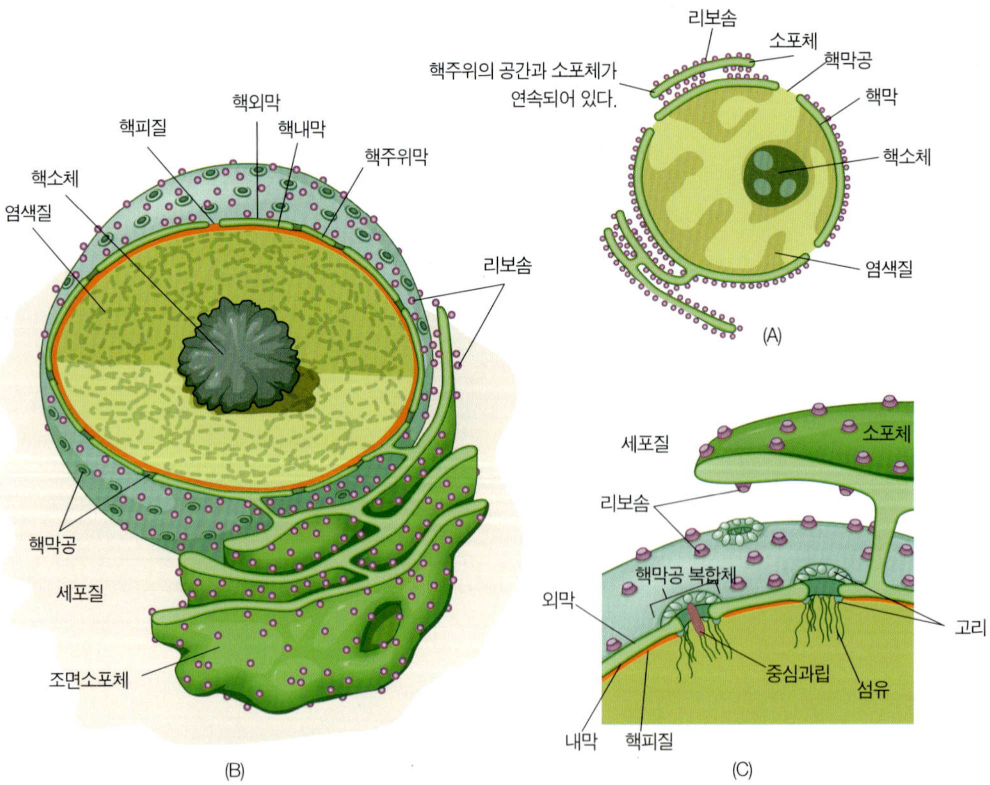

그림 2-2 핵의 구조. 핵은 적혈구를 제외한 대부분의 세포에 존재한다. (A) 평면 상태의 그림 (B) 입체적인 그림 (C) 핵막공의 상세도를 나타냈으며, 핵은 일반적으로 직경이 수 μm에서 20~30μm 정도로 공모양을 하고 있다. 핵막공은 세포질과 연결되어 있다.

로 튀어나와 소포체의 막과 연결되어 있어서, 핵과 소포체를 잇는 구조로서 주목되고 있다.

핵 속에는 핵액과 핵소체, 염색사가 들어 있다. 핵소체는 그 주성분이 단백질과 RNA로서, 리보솜을 만드는 리보솜 RNA를 생성하는 장소로 알려져 있다. 염색사는 실 모양을 하고 있으며, 핵 내부에 고르게 분포되어 있다. 그러나 핵분열을 시작하면, 이것이 꼬이면서 응축되고 굵어져서 생물의 종류에 따라 특수한 모양과 일정한 수의 염색체가 되므로, 광학현미경으로 뚜렷하게 관찰할 수 있는 상태가 된다. 핵은 핵분열 때의 염색체 활동에 의해, 유전정보를 원래의 세포에서 새로 생기는 세포에 전하는 활동을 하지만, 정지핵 상태에서도 유전자의 본체인 DNA를 바탕으로 유전정보의 발현에 관여하고 있다. 즉 DNA가 가진 유전정보가 그 DNA의 구조에 따라 만들어지는 RNA에 전달되고, 이 RNA가 다시 활동하여 유전정보에 맞는 단백질이 만들어지는데, 이와 같은 단백질 합성과정의 설명은 근대 유전학에 있어 큰 성과이다. 세포분열을 할 때 염색체는 유사분열하며 DNA를 분열세포(딸세포)에 전달한다.

2) 세포막

모든 세포가 가지고 있는 구성요소이며, 세포 내부와 외부를 서로 구분해준다(그림 2-3). 세포막은 구조적으로 인지질 및 단백질 분자로 구성된 얇은 인지질 이중층으로 되어 있으며, 선택적 투과성을 지닌다. 세포 표면막은 수용체 단백질과 세포부착 단백질(막단백질)을 지니기도 한다. 이외에도 다른 기능을 수행하는 단백질들도 존재하며, 이러한 단백질은 세포기능 및 조직구성을 언제나 일정하게 유지하는 데 매우 중요한 역할을 담당한다.

동물세포에서 세포막은 이러한 역할을 홀로 수행하는 반면, 효모, 세균, 식물에서는 세포벽이 최외곽 경계를 형성하며, 물리적인 방호벽을 제공한다. 세포막은 대략 10nm 두께이며, 투과 전자현미경으로 희미하게 구분할 수 있다. 세포막의 또 다른 중요한 역할은 세포 전위를 유지하는 것이다.

3) 미토콘드리아(mitochondria)

고대 그리스어 *mitos*(끈)와 *chondros*(낟알)에서 유래한 용어로 겉모양이 낟알을 닮고, 내부 구조가 마치 끈을 말아 놓은 것 같다고 하여 붙여진 이름으로 사립체라고

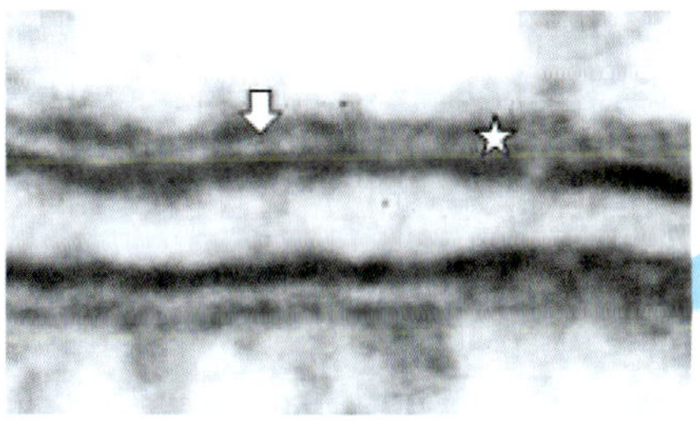

(A)

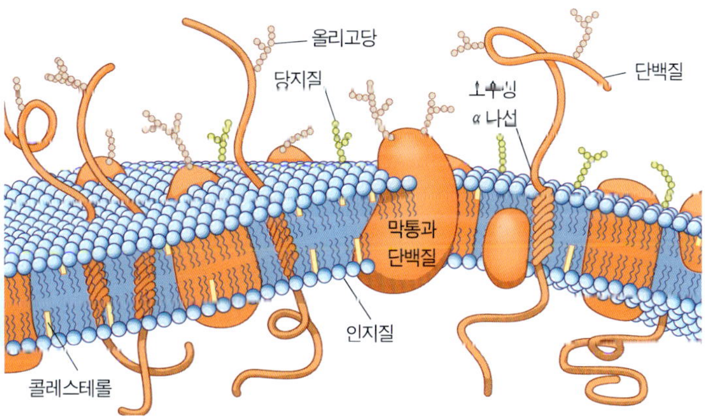

(B)

그림 2-3 **세포막.** (A)는 세포막의 극히 일부를 전자현미경으로 관찰하면 친수성 단백질 부분으로 어둡게 보이는 부분(⇩)인 2개의 전자밀도가 높은 층과 소수성 인지질 이중막 부분으로 밝은 부분(☆)인 전자밀도가 낮은 층이 있으며, 전체적으로 3층으로 형성되어 있는 것처럼 보인다. 이에 대한 모식도를 (B)에 나타내었다.

도 한다. 세포생물학에서 미토콘드리아는 진핵생물의 세포 안에 있는 중요한 세포소기관이다(그림 2-4).

기본적인 기능으로 여러 유기물질에 저장된 에너지를 산화적 인산화과정을 통하여 생명활동에 필요한 아데노신-3-인산(ATP)의 형태로 변환하기 때문에 미토콘드리아는 세포의 발전소라고 할 수 있다. 보통 미토콘드리아는 세포질의 25%를 차지하고 있으나, 그 크기와 수가 세포의 종류와 역할에 따라 다양하고, 자체적인 DNA(미토콘드리아 DNA, mtDNA)를 가지고 있으며, 자체적인 DNA의 존재와 이중막 구조는 미토콘드리아 뿐만 아니라 엽록체에서도 나타나는 것으로, 오래전 세균에 의한 세포 내 공생의 결과로 진핵생물의 탄생이 이루어진 데서 유래한 것으로 여겨진다. 미토콘드리아는 세포막과 같은 형태이며, 단백질을 포함하고 있는 인지질 이중층으로 이루어진 내막과 외막을 가지고 있다. 외막과 내막의 기능은 각각 다르다.

내막은 4가지 종류의 기능을 가진 단백질(효소)을 가지고 있다. ① 세포호흡에 관여하는 산화효소 ② ATP를 생성하는 ATP 생성효소 ③ 미토콘드리아 내막의 안팎으로 대사물질 운송에 관여하는 단백질 ④ 단백질 수송에 관여하는 단백질을 가지고 있다. 내막은 구불구불 접혀져 있기 때문에 막 표면적이 넓어져 ATP 생성능력을 높여준다. 이러한 내막이 늘어난 부분을 크리스테(cristae)라 하고, 이런 구조형태를 '크리스테 구조'라고 한다. 예를 들어 간의 미토콘드리아는 크리스테를 포함한 내막 표면적이 외막의 5배에 달하며 근육세포와 같이 더 많은 ATP를 요구하는 세포의 경우 간세포의 경우보다 더 많은 크리스테를 가지고 있다.

미토콘드리아 기질은 내막으로 둘러싸인 공간으로 미토콘드리아, 리보솜(ribosome), 전이 RNA(tRNA), DNA, 게놈(genome)의 복사본과 수백 가지 효소가 존재하고 있다. 이 효소들은 지방산과 피루브산의 산화, 구연산(TCA) 회로에 관여한다.

미토콘드리아는 자체적인 유전물질을 가지고 있으며, 자체적으로 RNA와 단백질을 만들 수 있다. 핵에서 유래하지 않은 미토콘드리아 DNA는 내막을 구성하는 펩타이드(사람에서는 13개의 펩타이드) 정보를 저장하고 있다.

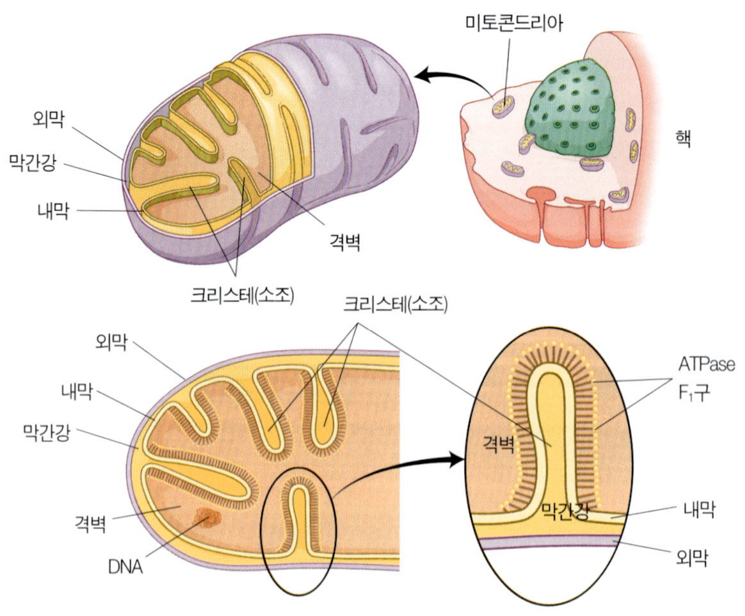

그림 2-4 미토콘드리아. 길이 0.5~2μm인 입상 또는 막대모양의 소체로 외막과 내막의 2층으로 이루어지며, 내막은 크리스테라 하는 주름이 많다. 크리스테의 표면에는 공모양의 돌기가 인지되고, 호흡효소가 존재한다.

자체 생성된 펩타이드는 숙주세포의 핵에서 유래한 폴리펩타이드와 함께 미토콘드리아 막을 구성한다. 미토콘드리아의 기본적인 기능은 유기물질을 세포가 사용하는 에너지 형태인 ATP로 전환하는 것이다.

미토콘드리아의 일부 기능은 특정한 세포에서만 수행된다. 예를 들어 간세포의 미토콘드리아는 단백질 대사의 부산물인 암모니아를 해독하는 효소를 가지고 있다. 이러한 기능을 조절하는 유전자의 변이는 여러 가지 미토콘드리아 질병을 일으킬 수 있다.

미토콘드리아의 주요 기능은 ATP의 생산인데, 해당과정(미토콘드리아의 바깥쪽 세포질에서 이루어진다)의 주 생산물인 피루브산(pyruvic acid)과 NADH 대사를 통하여 이루어진다. ATP의 생성은 세포의 유형이나 산소의 존재유무에 따라 2가지 방법이 있다. 하나는 산소가 없는 경우에 피루브산이 젖산으로 대사되는 경우이고, 또 다른 하나는 산소가 있는 경우로 해당과정에서 생성된 피루브산 분자는 능동수송에 의해 미토콘드리아 내막을 거쳐 기질로 들어간다. 기질에 들어간 피루브산은 코엔자임 A(coenzyme A)에 결합해 아세틸-CoA를 생성하고, 생성된 아세틸-CoA는 구연산회로(TCA 회로 또는 Krebs 회로)로 들어가게 된다. 1개의 피루브산에 의해 3개의 NADH와 1개의 $FADH_2$가 생성되어 전자전달계에 관여하게 된다. 미토콘드리아 내막에 붙어있는 숙신산(succinic acid) 탈수소효소를 제외하고 TCA 회로에 관여하는 모든 효소는 미토콘드리아 기질에 녹아있다.

4) 소포체(endoplasmic reticulum)

모든 진핵세포에서 발견되는 세포소기관의 하나로 소포세관, 소포, 시스터나(cisternae)가 그물모양으로 이루어져 있으며 내형질세망이라고도 한다(그림 2-5). 세포질

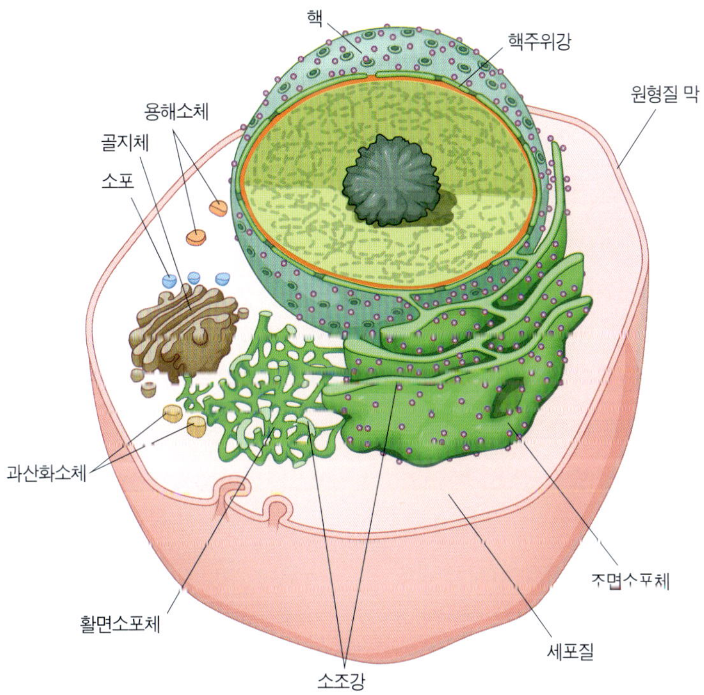

그림 2-5 활면소포체와 조면소포체 및 핵막, 골지체와의 상호관계. 활면소포체는 리보솜이 없는 가지를 친 소관 네트워크를 말하며, 조면소포체는 외측에 리보솜이 부착되어 있다. 조면소포체는 핵막의 외막으로부터 계속해서 이어져 있다. 골지체는 조면소포체에서 합성된 단백질을 수식하거나 포장하는 일을 한다.

전체에 퍼져 있는 주머니모양의 구조물로 막 표면에 작은 입자(리보솜)가 붙어 있는 것을 조면소포체(RER)라 하며, 단백질을 합성하는 공간인 리보솜은 핵으로부터 받아들인 메신저 RNA(mRNA)의 정보에 따라 아미노산을 배열하고, 단백질을 합성한다. 리보솜이 붙어 있지 않은 것은 활면소포체(SER)라 한다.

소포체는 단백질을 만들어서 세포 곳곳에 전달한다. 원핵세포는 세포소기관을 가지고 있지 않으며, 따라서 소포체 역시 가지고 있지 않다. 소포체의 기본 구조 및 구성은 비록 핵막의 연장이지만 일반적인 세포막과 비슷하다. 소포체는 세포막의 일부가 될 단백질(막 통과 수용체나 막내 단백질)을 비롯하여 세포 밖으로 분비될 단백질(소화효소, 칼슘흡착, 글리코겐과 스테로이드 또는 고분자물질의 합성/저장 등)의 합성, 단백질 이차구조 형성, 수송이 이루어지는 곳이다.

조면소포체는 세포막, 세포소기관에서 사용될 단백질 및 세포 밖으로 분비될 단백질을 합성하고 운반한다. 해당 단백질에 대한 mRNA의 번역은 조면소포체에 붙은 리보솜에서 이루어진다. 단백질이 합성되고 잠시 후에 대부분의 단백질은 소포를 통해 골지체로 이동한다. 조면소포체는 골지체와 협력하여 단백질의 표적을 정하여 단백질이 제자리에 갈 수 있도록 한다.

활면소포체는 핵막과 연결되어 있으며 세포형태에 따라 다양한 물질대사 기능을 수행한다. 세포막의 인지질을 포함한 여러 지방 및 지방산, 호르몬 등의 스테로이드의 합성에 관여하며, 또한 탄수화물 대사, 세포독성의 해독, 칼슘 저장 등에도 중요한 역할을 수행한다. 스테로이드 호르몬을 생산하는 세포, 해독을 수행하는 간세포, 근육세포(신호전달물질로서의 칼슘이온 저장소)에서 활면소포체가 잘 발달해있다. 또한 세포 내부에서 영양분자를 수송하는 일도 담당한다. 활면소포체는 표면적이 넓게 확장되어 있기 때문에 중요한 효소와 그 산물의 저장과 기능을 촉진시킬 수 있다.

5) 골지체(Golgi bodies)

대부분의 진핵세포에서 발견되는 세포소기관이다(그림 2-6). 골지장치의 이름은 이를 1898년에 처음으로 발견한 이탈리아 해부학자 카밀로 골지(Camillo Golgi)의 이름을 따서 명명된 것이다. 골지장치의 주요한 기능은 세포막, 리소좀(또는 용해소체), 엔도좀으로 이동할 단백질을 처리하여, 소포에 정렬하는 것이다. 그러므로 세포의 중추 전달 체계라고도 할 수 있다.

조면소포체를 떠나는 대부분의 전송소포는 골지장치로 전달되어서, 수정, 정렬, 최종 목적지로의 운반이 수행되게 된다. 골지장치는 대부분의 진핵세포에 존재하지만, 분비될 물질이 많은 곳에서 더더욱 역할이 중요해진다. 예를 들어, 우리 신체의 면역체계에서 항체 분비세포 가운데 하나인 형질세포는 다량의 골지장치를 지니고 있다. 골지장치는 세포에서 이른바 우체국 역할을 수행한다. 지방 및 단백질 등을 받아들이고, 또한 적절한 위치로 내보내는 역할을 수행하는 것이다.

6) 용해소체(리소좀, lysosome)

용해소체는 다양한 세포의 세포체에서 관찰되며 여러 종류의 가수분해효소를 많이 함유하고 있어 세포의 노폐물을 분해 처리하는 역할을 한다(그림 2-7). 전자현미경하에서 가수분해효소만을 함유한 일차용해소체는 직경 0.3~0.5 μm의 작은 소포(vesicle)의 형태로 나타나지만, 분해할 물질이 들어와 분해가 진행되는 이차용해소체는 대부분 전자밀도가 높은 물질이 함유되어 있는 소포 또는 다소포체(multivesicular body)로 나타난다. 일부 분해되지 않는 물질은 세포체 내에서 남아 잔여소체가 된다.

탄수화물이나 단백질의 가수분해효소를 포함하고 있어 이물질이나 사용하고 남은 세포성분을 산성 조건하에서 소화하여 분해한다. 대식세포(마크로파지, macrophage)나 백혈구 등 탐식작용이 활발한 세포에서 발달하였다.

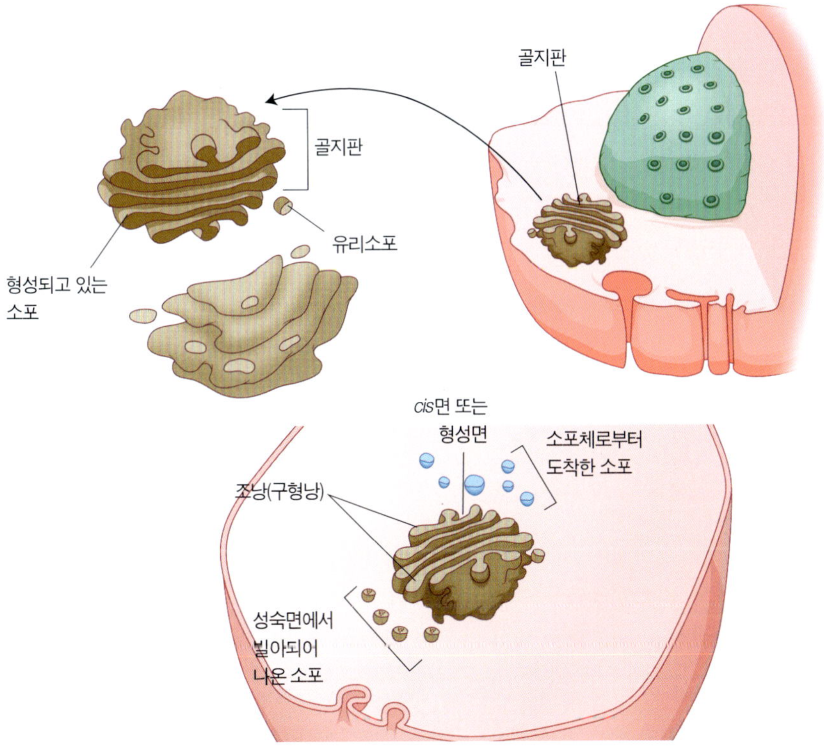

그림 2-6 골지체. 골지체는 편평한 주머니 모양의 구조 단위가 중복되어 형성된다. 이것이 분지된 관으로 연결되어 핵 근처에서 그물 모양을 나타낸다. 주머니에는 작은 구멍이 있다. 주로 샘세포에서 발달되어 있다.

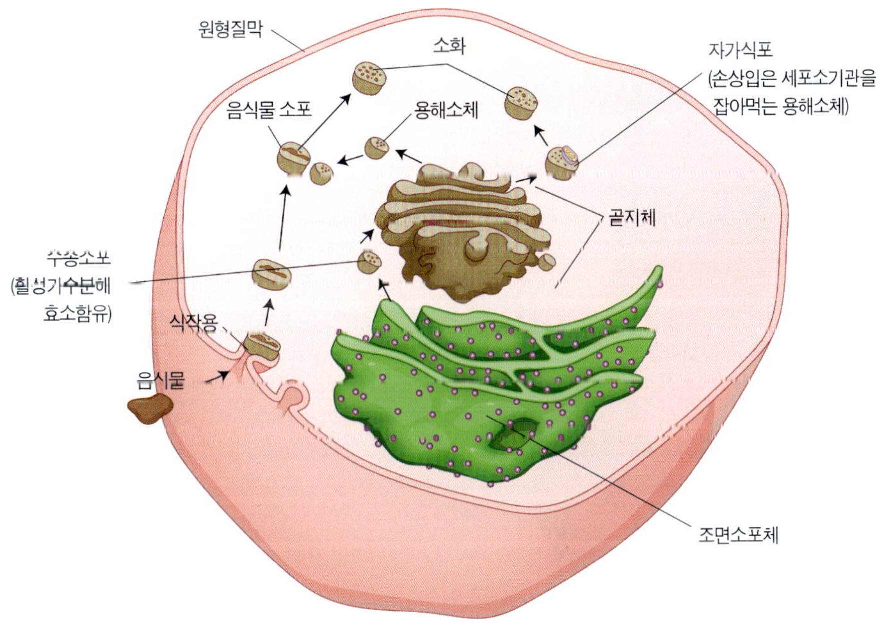

그림 2-7 용해소체. 용해소체는 가수분해효소의 저장체로, 불필요해진 세포소기관이나 외래물질을 결합시켜 소화하는 세포소기관이다.

7) 중심체(centrosome)

중심체는 미세소관(microtubule)이 집적되어있는 세포 내 소기관으로서 세포의 형태와 이동, 그리고 세포 내 물질수송과 연관되어 있다. 중심체는 섬모 및 편모 형성에도 중심적인 역할을 담당한다. 분열세포에서 중심체는 세포의 양극측면으로 이동하면서 방추사를 내어서 적도면에 위치한 염색체의 동원체를 끌어 당겨서 딸세포를 분리해낸다.

8) 엔도좀(endosome)

진핵세포에서 막으로 둘러싸인 구획으로 존재하며, 주로 세포 내에서 물질수송에 관여하고 형질세포막에서 용해소체까지의 세포 내 이입(endocytosis)에 있어 막수송을 담당한다. 세포막에서 세포 내로 들어오는 모든 분자는 분해목적으로 용해소체로 들어오는 이 경로를 통하게 된다. 또한 분자들은 골지체로부터 엔도좀까지 운반되기도 하고, 다시 골지체로 되돌아가기도 한다.

9) 세포골격(cytoskeleton)

세포골격은 세포 내의 골격기관으로 다른 세포소기관과 마찬가지로 세포질에 포함되어 있다. 세포골격은 모든 세포, 즉 식물세포나 동물세포, 혹은 진핵세포나 원핵세포 모두에 존재한다. 세포질의 유동적인 구조에서 세포골격은 세포형태를 유지하게 해주며, 편모(flagellum)나 섬모(cilium)와 같은 구조와 함께 세포가 어느 정도 움직이는 것을 가능하게 하며, 또한 세포 내 수송(예를 들어 소포의 이동) 및 세포분열(예 : 방추사의 역할)에 중요한 역할을 한다.

3. 정보전달

세포와 조직은 세포 간에 정보전달을 하고 주위와 조화를 이루는 기능을 발휘한다. 세포는 여러 다양한 화학물질을 시그널(signal) 물질로 방출하며, 이 시그널 물질에 특이적인 수용체를 지닌 세포는 수용체에서 시그널

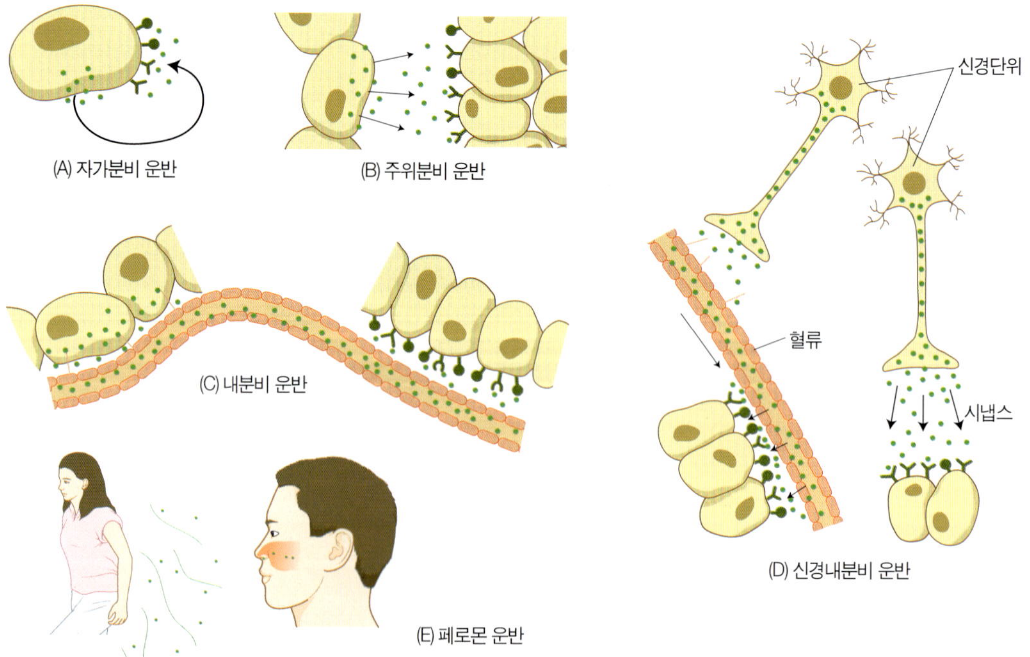

그림 2-8 호르몬이 그들의 표적 기관에 전달되는 모델

물질을 수신하여 반응한다(그림 2-8).

시그널 물질로는 히스타민 같은 화학물질, 호르몬, 신경전달물질(노르에피네프린, 아세틸콜린 등) 등이 있으며, 대부분 혈액이나 조직액 내에서 방출되어 표적으로 하는 세포(표적세포)에 도달한다(세포가 접착하는 것도 시그널이 된다). 표적세포는 미미한 시그널을 단계적으로 증폭시켜 효소를 활성화하거나 필요한 물질을 합성한다. 호르몬(hormone)은 일반적으로 신체의 내분비기관에서 생성되는 화학물질들을 통틀어 일컫는다. 여러 내분비기관에서 만들어진 호르몬은 혈관을 거쳐 신체의 여러 기관으로 운반되어 그곳에서 각각의 호르몬이 지닌 기능을 발휘하게 된다. 특히 물질대사와 생식, 그리고 세포의 증식에 호르몬이 직접적으로 관계하는 것으로 알려져 있다. 후에 다른 개체에 대하여 작용하는 페로몬(pheromone)의 개념도 호르몬에 포함되었다. 이외에도 식물호르몬, 화학적으로 합성된 호르몬도 총칭한다. 이론상으로 볼 때 모든 생물은 생식과 성장을 위해서 호르몬을 필요로 하며 또한 이를 생산한다. 그러나 척추동물에서 특유한 호르몬으로는 갑상선(thyroid H.) 그리고 성호르몬(sex H.)을 손꼽을 수 있다. 대표적인 시그널 물질은 혈액에 의해 표적세포에 도달할 수 있다. 이러한 방법을 '내분비' 라고 하며 멀리 떨어져 있는 곳에 시그널을 보내는 데 뛰어나다.

4. 세포의 분화

하나의 수정란은 체세포분열을 거듭하여 그 수가 늘어나면서 여러 가지 조직과 기관을 형성하게 된다. 이와 같이, 하나의 수정란에서 만들어진 많은 세포들이 제각기 형태와 기능이 다른 세포들로 변해 가는 현상을 분화라고 한다. 1개의 세포가 2개의 세포로 갈라져 세포의 개수가 불어나는 생명현상으로 이 과정에서 분열되는 세포를 모세포, 분열결과 새로 생겨난 세포를 딸세포라 한다. 분화의 과정은 세포의 형태와 구조가 변하는 것인데 수정란으로부터 개체로 발생하는 동안에 다양한 세포형태가 생겨나게 된다. 포유류는 하나의 세포에서 시작하여 근육, 신경, 피부와 같이 수 백 종류의 세포형태가 생겨나서 한 개체가 되는 것인데, 실제적으로는 DNA의 실수 없는 조정에 의해 분화가 일어나게 된다. 분화된 세포는 각각의 목적에 특화된 성질을 갖는다. 예를 들면 적혈구세포가 합성하는 단백질의 80%는 헤모글로빈이며, 눈의 렌즈세포가 합성하는 단백질의 90%는 크리스탈린이라 불리는 것이다. 모두 정확히 복사된 동일한 유전자(DNA)를 갖는데 분화된 세포는 필요한 유전자만이 기능을 한다.

Ⅱ. 생체에서의 물

'생명은 물에서 탄생되었다' 라는 말이 있듯이 물은 우리의 생명유지에 없어서는 안 될 물질이다. 우리 몸은 나이에 따라 필요한 수분 양이 다르다. 유아기에는 수분이 생명유지에 절대적인 영향을 미친다. 갓 태어난 아기의 몸은 90~95%가 수분인데, 아기가 젖을 못 먹거나 수분 공급이 잠시라도 중단되면 여러 가지 문제가 발생한다. 체내의 수분 양이 급격히 떨어지면 탈수가 오고, 탈수로 혈압과 심장과 뇌 기능이 떨어진다. 유아기에는 하루에 보는 소변 횟수를 관찰해 횟수가 급격히 줄어들면 몸에 수분이 부족한 신호임을 눈치 채야 한다. 성장기에는 세포의 분열과 확장에 많은 양의 수분이 필요하다. 이때 수분이 부족하면 성장장애가 생길 수 있다. 다행히 성장기에는 목이 마르면 알아서 물을 찾아 마신다. 또한 성장호르몬과 항이뇨호르몬 등 수분조절 물질이 있어 몸은 어떻게 해서든지 물을 보유하려고 한다. 단, 이 시기에 마시기 쉬운 카페인이 든 탄산음료나 가공음료는 마신 수분의 양보다 더 많은 수분을 배출시키니 조심하여야 한다. 수분 대체음료의 단맛은 성장기 비만과 성장발육 장애의 원인이 된다. 60대가 넘어가면 우리 몸 전체의 수분 양은 60% 이하로 떨어진다. 이때 수분 부족으로 인한 체내 건조는 노화로 직결된다. 따라서 노화를 늦추기 위해서는 수분 보충에 신경 쓴다. 나이가 들수록 갈증을 감지하는데 둔감하므로, 목이 마르지 않아도 규칙적으로 수분을 섭취할 필요가 있다. 물은 사람에서 가장 유익한 것 중에 하나이며, 생물학적 시스템에서도 가장 중요한 것이다. 물은 자연계 물질 중에서 3가지 상태 즉, 고체, 액체 및 기체로 존재하며, 지구의 75%가 물로 덮여 있고, 인체의 60%가 물로 되어 있다.

1. 생체 내의 물의 분포

성인에서 차지하는 물의 양은 체중의 60% 정도이며, 그 중 35%가 세포내액, 25%가 세포외액으로 존재한다. 세포외액은 혈장 4.5%, 소화액 1.5%, 세포간질액 19%로 나뉜다. 혈액량은 체중의 1/13(7~8%)이며, 혈장은 혈액에서 혈구성분(적혈구, 백혈구, 혈소판)을 제외한 55%를 차지하고 혈장의 90%는 물이다.

생체 내의 물은 음식물에 포함된 물과 생체 내의 대사에 의해 생기는 대사수로 섭취된다. 한편 노폐물은 소변으로 배설(약 1,500mL/일)되거나, 체온조절 등을 목적으로 폐나 피부로부터 증발(약 900mL/일)되기 때문에 생체에서 물은 늘 소실되고 있다. 따라서 소실된 만큼의 물을 항상 보충하는 것이 생명유지를 위해 반드시 필요하다.

2. 물의 성질

1) 쌍극자와 수소결합

물의 독특성은 물분자구조에 있다. 물은 극성 공유결합 분자이기 때문에 분자의 양쪽 끝에 약간의 양극과 음극의 전기적인 극성을 가지고 있으며, 또한 물분자는 곧고 바른 구조가 아니라 약간 구부러진 구조를 가지고 있다. 물분자는 구부러지고 부분적으로 극성을 띠는 분자이기 때문에 여러 물분자들이 모여서 생물학적인 주요 특징을 갖게 된다. 이들 특성 모두가 지구상에서 생명체를 창조하고 유지하는데 있어 없어서는 안 될 것이다.

극성이란, 단순히 분자들이 전기적으로 양성 또는 음성을 띤다는 것을 의미한다. 물의 극성은 설탕과 같은 다른 극성 분자나 소금과 같은 이온 화합물들을 효과적으로 용해할 수 있다. 이온 화합물은 물에 녹아 이온을 형성한다. 이 사실은 대부분 생물학적 반응이 일어나는 동안 그 반응물들이 물에 녹아야 되기 때문이다. 물은 많은 물질을 녹일 수 있기 때문에 보편적인 용매로 알려져 있다. 기름과 같이 물에 녹일 수 없는 물질들은 지용성이라 하고, 이들을 강력하게 공유적으로 결합된 비이온성 화합물이라 한다. 녹지 않는 물질들은 세포막과 세포벽 같은 훌륭한 물그릇이 된다.

물분자가 서로 배열되면 이웃에 있는 물분자의 전기적 양극을 가진 수소원자와 물분자의 전기적 음극을 가진 산소원자 사이에 약한 결합력이 발생한다. 이와 같이 수소원자와 이웃에 있는 원자 사이에 생기게 되는 약한 결합이 바로 수소결합이다(그림 2-9). 수소결합은 살아 있는 생명체에서 아주 흔하다. 예를 들어 DNA의 염기 사이에 형성된 수소결합은 DNA 사슬을 서로 묶어 놓는데 도움이 된다. 수소결합은 물분자에 있어 2가지 다른 특성을 보이는데, 응집력과 표면장력이다.

물 속에 있는 강력한 수소결합력 때문에 물분자는 일정하게 서로 달라붙으려는 성질을 갖는다. 이러한 응집력은 쉽게 관찰되는데, 유리 표면에서 물방울이 서로 붙어 있거나 가까이 있으면 달라붙으려 하는 것을 볼 수 있다. 같은 현상으로, 큰 나무에서 뿌리부터 꼭대기 나뭇잎까지 물분자가 올라가는 것도 응집력 때문이다.

응집력의 특별한 형태가 바로 표면장력이다. 물 표면에서의 장력은 시스템의 바깥에 있는 물분자들이 배열해서 수소결합으로 다 같이 묶여서 원자로 이루어진 그물망과 비슷한 효과를 나타낸다. 예를 들어, 물의 표면장력은 문자 그대로 물 위에서 물장구 벌레가 걸을 수 있게 한다.

물분자 상호간에 작용하는 힘은 무엇일까? 수소 분자와 달리 물분자와 같이 다른 원자(O와 H)가 함께 결합되어 있는 분자에서는 각 원자의 전기 음성도의 차이에 따라서 전자는 다른 원자 사이에 균등하게 분포하지 않고, 전기 음성도가 높은 쪽의 원자로 치우쳐서 존재한다. 함께 결합된 원자 간에 국소적으로 서로 다른 전하의 차이는 δ^+와 δ^-로 표시한다.

물분자 2개의 수소 원자는 산소와 각각 전자쌍을 공유하는 공유결합을 하며, 비선형 배열을 하여 약간 구부러진 형태를 갖는다. 만약 물분자가 선형으로 존재한다면 아마도 물은 비극성 물질이 될 것이다. 그러나 구부러진 형태로 존재하기 때문에 전기적으로 음성인 산소원자와 두 개의 수소 원자가 독특하게 물분자를 극성을 띠게 하여 쌍극자(같은 크기의 플러스-마이너스 성질을 가진 것을 쌍극자라고 한다. 물분자는 같은 크기의 플러스 하전(δ^+가 2개)과 마이너스 하전($2\delta^-$가 1개)을 가진 쌍극자이다)를 형성한다. 즉, 물분자는 전기적 쌍극자가 되어 정전기적인 결합에 의해 상호작용을 한다. 이 정전기적 상호작용이 수소결합이다.

물분자는 수소를 제공하는 공여자가 되기도 하고, 수소를 받아들이는 수소 수용자가 되기도 한다. 물분자당 4개의 수소결합을 형성할 수 있는 잠재력이 있어서 분자 간에 서로 끌어당기는 인력이 발생하며, 이러한 이유로

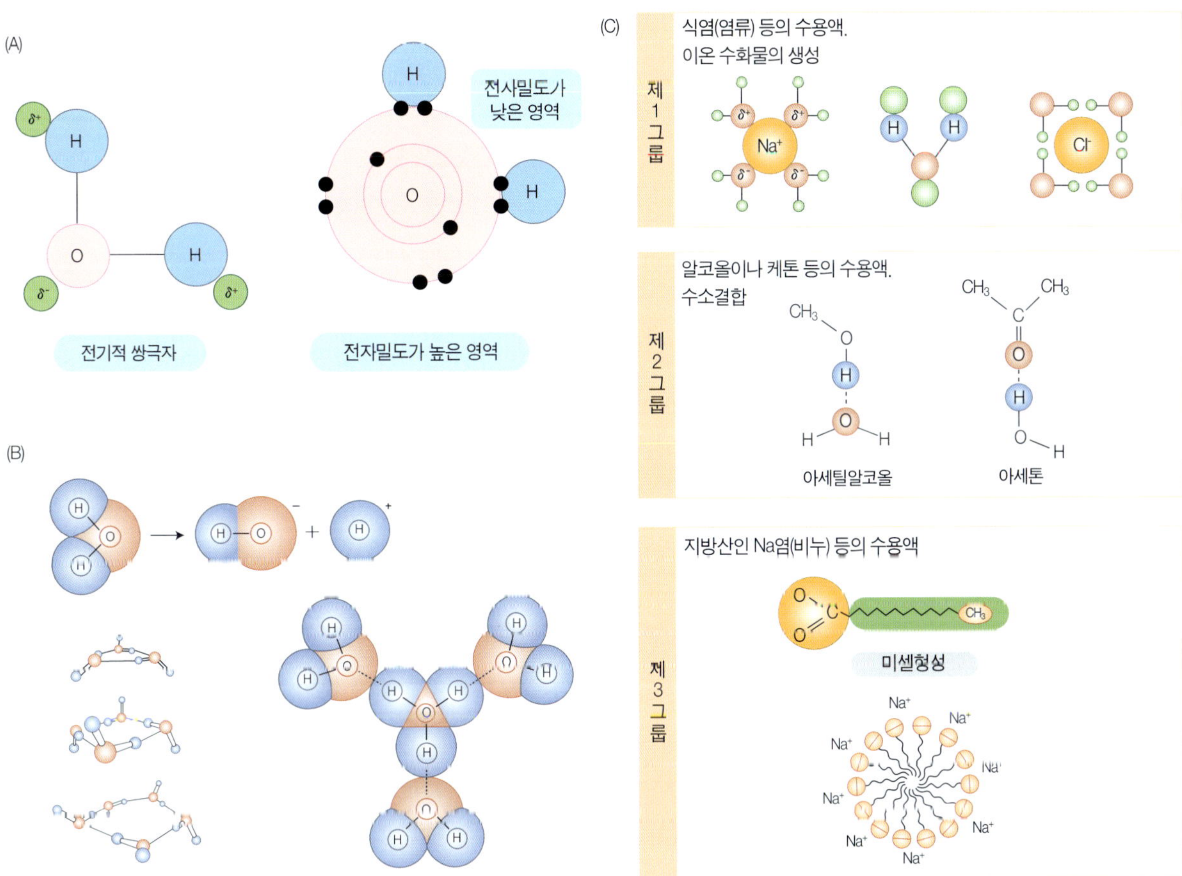

그림 2-9 물의 쌍극자와 수소결합. (A) 물분자와 전기적 쌍극자 (B) 물의 이온화와 하이드로늄 이온의 수화. 물의 이온화와 물의 삼량체, 사량체 및 오량체 구조를 나타냈으며, 하이드로늄 이온의 수화를 나타냈다. 점선은 수소결합을 나타낸다. (C) 물에 의한 물질의 용해법. 제 1그룹은 이온이 물분자와 수소결합을 이루어 수용화되며, 제 2그룹은 알코올이나 케톤 등의 OH기나 케톤기 등이 물분자와 수소결합을 하여 수용화되고, 제 3그룹은 지방산 등이 미셀을 형성하여 소듐염이 형성되고 수화각을 이룸으로써 수용화된다.

물분자가 다른 분자에 비해 비점이나 용해점, 기화열 및 표면장력이 높다. 물의 일반적인 결정체인 얼음은 각 물분자가 가장 가까이 이웃하는 물분자와 수소결합을 한 결과이다. 즉, 각 수소 원자는 이웃하는 물분자의 산소원자에 수소결합을 제공하고, 산소분자는 다른 물분자에 결합된 2개의 수소 원자와 수소결합을 하는 수용체로 작용한다.

2) 수용성

'물에 녹는다'는 것은 녹은 물질이 물분자와 안정적인 수소결합을 형성한다는 것이다. 식염 등의 염류는 이온화하여 수소결합을 형성하는 것이고, 이온화하지 않은 물질은 분자 내의 수산기 등과 수소결합을 형성함으로써 용해된다(그림 2-9).

물의 용매로서의 특성은 주로 물의 극성 성질이 결정한다. 소금(NaCl)과 같이 완전히 전하를 띤 이온성 화합물과 에탄올(C_2H_5OH)이나 아세톤과 같이 부분적으로 전하를 띠는 극성 화합물들은 물에 녹는 경향이 있다. 이것은 다른 전하 사이에 정전기적 인력이 작용하여 물 쌍극자의 음극 말단은 양이온이나 다른 쌍극자 물질의 양성 부분을 끌어당기고 물분자의 양성 말단은 음이온이나 다른 쌍극자 물질의 음성 쪽을 끌어당기기 때문이다. 이로 인하여 두 전하는 보다 낮은 에너지를 갖게 되고, 에너지의 전하는 보다 안정한 계를 만든다.

물에 쉽게 녹는 극성 화합물은 알코올, 아민, 유기산 등 하나 또는 그 이상의 산소나 질소와 같은 전기적으로 음성인 원자를 함유하는 작은 유기분자이다. 이들 분자의 쌍극자와 물 쌍극자 사이의 인력은 용해하는 경향을 만든다. 이온성과 극성 물질은 이 경향 때문에 친수성이다.

탄화수소(탄소와 수소만을 포함하고 있는 화합물)는 비극성이다. 비극성 화합물에는 화합물의 용해도에 영향을 주는 적당한 이온-쌍극자 또는 쌍극자-쌍극자 상호작용이 존재하지 않으므로 이들은 물에 녹지 않는다. 비극성 분자와 물분자 사이의 상호작용은 쌍극자 상호작용보다 약하다. 결과적으로 비극성 분자는 물에 녹지 않으므로 소수성이다. 비극성의 고체는 물에 녹지 않을 것이고, 비극성 액체와 물은 두 층으로 분리될 것이다.

어떤 분자는 극성(친수성)과 비극성(소수성) 부분을 모두 가질 수 있으며, 이런 형태의 분자에서 한 부분은 물에, 다른 부분은 비극성 환경에 녹으려는 경향이 있기 때문에 양친매성이라 한다.

비극성 분자들 사이의 상호작용은 일시적인 쌍극자와 유도된 쌍극자 사이의 인력에 의존하며, 이 인력은 매우 약하다. 일시적인 쌍극자는 이웃한 분자에서 또 다른 쌍극자를 유도할 수 있으며, 이러한 회합은 수명이 짧고 상호작용 에너지는 작다. 이러한 일시적 쌍극자와 유도된 쌍극자 사이의 상호작용을 반델발스 결합이라 하며, 물리화학에서는 런던 포스라 한다.

3) 높은 비열

물의 비점(끓는 점)은 약 100℃이며, 상온에서 물은 액체이다. 그런데 이 비점은 주기율표에서 산소와 같은 주기 혹은 동족 원소의 수소화합물과 비교하면 암모니아(NH_3), 불화수소(HF), 황화수소(H_2S) 및 셀렌화수소(H_2Se) 등은 모두 상온에서 기체이다. 일반적으로 동족의 유사화합물은 주기율표의 위쪽에 존재할수록 비점이 낮아서, H_2Te(-1.8℃), H_2Se(-41.3℃), H_2S(-60.2℃)의 순이며, H_2O는 좀 더 낮을 것으로 예상된다. 그러나 실제로는 예상과 달리 높다. 이것은 물의 각 분자가 상호간에 잡아당기는 인력이 높아서 분자는 급격하게 팽창되어 기체가 되지 않고 비점을 높게 하기 때문이다. 이러한 사실은 기화열(액체의 분자간 힘을 극복해서 기체를 만드는 에너지와 거의 같다)이 물분자와 거의 유사한 분자량과 외각전자를 갖는 메탄(1.955kcal/mol)과 비교하여 매우 높다는 점에서도 이해할 수 있다.

물은 다른 액체와 비교하여 비열이 2~5배 높아서 외부의 기온 변화에 영향을 비교적 덜 받아 쉽게 변동되지 않는다. 비열이란 어떤 물질 1g의 온도를 1℃ 올리는데 필요한 열량을 말한다. 물 1g을 1기압 하에서 14.5 → 15.5 ℃까지 올리는 열량은 1cal이며 물의 비열은 1cal/g · ℃로 계산된다. 1cal는 국제단위인 줄(J)로는 4.184J에 해당한다. 그래서 물은 뜨거워지기도 차가워지기도 어렵다. 생체는 약 60%가 물이기 때문에 외부 온도변화의 영향이 적어 일정한 체온을 유지하기 쉽다. 이러한 이유로 생체 반응이 원활하게 이루어지는 이유이다. 따라서 생체 내의 환경이 일정하게 유지되며 화학반응도 일정한 상태로 이루어진다.

3. 물의 해리와 수소이온농도

여러 중요한 화합물의 생화학적 특성은 그들의 산-염기 특성에 의존한다. 산은 프로톤(수소이온) 공여체로, 염기는 프로톤 수용체로 정의된다. 어떻게 산과 염기가 프로톤을 쉽게 얻고 잃는가는 화합물의 화학적 성질에 의존한다.

물에 산이 해리되는 정도는, 강산인 경우는 근본적으로 완전히 해리되며, 아주 약산인 경우에는 실제로 해리가 일어나지 않은 것까지 분포가 다양하며, 그 중간의 어느 값도 가능하다.

산의 강도는 주어진 일정량의 산이 물에서 해리될 때 방출되는 수소이온의 양을 말하는데, 이 강도를 나타낸 것을 산 해리상수 또는 Ka'라고 부른다. 일정량의 산이 물에 녹아 있을 때 유리되는 수소이온의 양은 산의 세기를 수치적으로 나타내는데 유용하다.

산의 해리상수(Ka')는 다음과 같이 나타낼 수 있다.

$$HA \rightleftarrows H^+ + A^-$$

$$Ka' = \frac{[H^+][A^-]}{[HA]}$$

이 식에서 [ ]는 몰농도(mol/L)를 나타낸다. 산에 대한 Ka'는 온도에 따라 변화하며, 산이 많이 해리될수록 커지고, 클수록 강한 산이다.

정확하게 표현된 산-염기 반응은 물이 용매와 염기로 작용하는 프로톤 전이반응으로, 이 반응에서 물은 용매로 뿐만 아니라 염기로도 작용한다.

$$HA(\text{수용액}) + H_2O(\text{용액 상태 물}) \rightleftarrows$$
$$H_3O^+(\text{수용액}) + A^-(\text{수용액})$$

물의 산-염기 특성은 생물학적 과정의 용매로서 물의 중심적인 역할 때문에 중요하다. 물은 매우 적은 양이지만 H^+와 OH^-로 해리하며, 이 반응에서 평형상수(K_{eq})는 25 ℃에서 1.8×10^{-16}이다.

$$H_2O \rightleftarrows H^+ + OH^-$$

$$K_{eq} = \frac{[H^+][A^-]}{[HA]} = 1.8 \times 10^{-16}$$

순수한 물의 몰 농도 $[H_2O]$는 1,000/18, 즉, 55.5M로 어떤 용질의 농도와 비교하여도 매우 크며, 불변이라고 할 수 있다.

$$1.8 \times 10^{-16} \times 55.5 = [H^+][OH^-] = Kw$$
$$\text{즉, } Kw = 1.00 \times 10^{-14}$$

그러므로 새로운 상수 Kw를 이온적이라 하며, 수용액 중의 H^+와 OH^-의 농도관계를 나타낸다. 즉, 이 관계에서 순수한 물의 H^+ 농도를 계산할 수 있다. 물은 일염기산(분자당 1개의 프로톤을 해리한다)이기 때문에 H^+의 농도 $[H^+]$는 OH^-의 농도 $[OH^-]$와 같다.

$$Kw = H^+ + OH^- = (10^{-7}) \times (10^{-7}) = 10^{-14}$$
$$[H^+] = 10^{-7}M = [OH^-]$$

그러므로 25℃의 순수한 물에서 Kw는 산 또는 염기를 포함한 모든 수용액에 대하여 10^{-14}이며, 이 상수를 산성 및 염기성의 수용액에 대한 pH를 계산하는데 사용된다.

순수한 물(H_2O)은 H_3O^+(하이드로늄 이온 : H^+)와 OH^-(하이드록사이드 이온)으로 해리되며, 이온농도는 25℃에서 모두 1.0×10^{-7}M이다. 하이드로늄 이온은 편의상 수소이온(H^+)으로 나타낸다.

$$2H_2O \rightleftarrows H_3O^+ + OH^- \quad [H^+] = [OH^-] = 1.0 \times 10^{-7}M$$

$[H^+]$ $[OH^-]$는 몰 농도(M)를 나타낸다.

수용액 내의 H^+가 1.0×10^{-7}M일 때는 중성 용액, 그 보다 높을 때는 산성 용액, 그리고 그 보다 낮을 때는 알칼리성(염기성) 용액이라 한다.

pH라는 개념은 1909년 소렌슨(Sorenson SPL)에 의해 도입되었는데, 이것은 대수를 이용하여 H^+의 농도를 나타내는 것이다.

$$pH = \log_{10} = \frac{1}{[H]} = -\log_{10}[H^+]$$

$$pH = -\log_{10}[H^+] = -\log_{10}10^{-7} = -(-7) = 7$$

■ ■ 표 2-2. 생체액과 기타 용액의 pH

생체액 등	pH
혈액	7.4
타액	5.6~7.0
위액	1.0
소변	4.8~7.5
우유	6.8
식초	3.5
증류수	5.5 *

* 증류수 pH가 7 이하의 산성으로 나타나는 이유는 공기중의 이산화탄소가 녹아 탄산이 되기 때문($CO_2 + H_2O \rightarrow H_2CO_3 \rightarrow H^+ + HCO_3^-$)이다.

pH 7의 순수한 물은 중성이며, 산성 용액은 7보다 낮은 pH 값을 가지고, 염기성 용액은 7보다 높은 pH 값을 가진다(표 2-2).

4. 산과 알칼리(염기)

산은 H^+를 방출하는 물질, 알칼리(염기)는 OH^-를 방출하는 물질로 정의된다. 염산이나 초산 등은 H^+를 방출하기 때문에 산이며, 수산화소듐이나 암모니아는 OH^-를 방출하기 때문에 알칼리이다. 이 책에서 산과 알칼리의 정의는 아레니우스(Arrhenius S, 스웨덴, 1884년)에 의한 것이다. 이후 브론스테드(Bronsted J, 덴마크, 1923년)는 H^+를 주는 물질(H^+공여체)을 산, H^+를 받는 물질(H^+수용체)을 염기라고 정의하고, 수소를 갖는 모든 물질의 반응에 대한 설명을 가능케 했다. 이 정의에 따르면 산과 염기는 상대적인 것이 되는데, 예를 들어 암모니아의 반응($NH_3 + H_2O \rightleftarrows OH^- + NH_4^+$)에서 NH_3는 H^+를 받는 염기이지만, 물은 H^+를 방출하는 산으로 볼 수 있다.

염산	$HCl \rightarrow H^+ + Cl^-$
초산	$CH_3COOH \rightleftarrows H^+ + CH_3COO^-$
수산화소듐	$NaOH \rightarrow OH^- + Na^+$
암모니아	$NH_3 + H_2O \rightleftarrows OH^- + NH_4^+$

산의 해리상수 Ka'도 pH의 경우와 마찬가지로 정의하면, pKa'를 다음과 같이 나타낼 수 있다.

$$pKa' = -\log_{10} Ka'$$

pKa'는 산도의 또 다른 수치적 측정이며, pKa' 값이 작을수록 강한 산이다.

헨더슨-하셀발크 방정식(Henderson-Hasselbalch equation)은 산과 짝염기를 함유하는 용액의 pH와 함께 어떤 약산의 Ka'를 연관시킨 편리한 방정식이다.

$$Ka' = \frac{[H^+][A^-]}{[HA]}$$

$$[H^+] = \frac{Ka'[HA]}{[A^-]}$$

$$pH = -\log_{10} \frac{Ka'[HA]}{[A^-]}$$

$$pH = -\log_{10} Ka' - \log_{10} \frac{[HA]}{[A^-]}$$

$$pH = pKa' - \log_{10} \frac{[HA]}{[A^-]}$$

$$pH = pKa' + \log_{10} \frac{[A^-]}{[HA]}$$

이 식이 헨더슨-하셀발크 방정식이며, 반응 혼합물의 pH 조절에 사용되는 완충액의 특성을 예견하는데 편리하게 이용할 수 있다.

완충액에서 산의 농도 [HA]와 짝염기의 농도 $[A^-]$가 같은 즉, $[HA] = [A^-]$ 경우에 $[A^-] / [HA]$ 비는 1이고, 1의 대수는 0이므로 용액이 같은 농도의 약산과 그것의 짝염기를 함유할 때, 그 용액의 pH는 약산의 pKa'값과 같다.

5. 완충작용과 완충액

완충액은 약산과 짝염기의 혼합물로 구성되며, 어느 정도의 강산이나 강염기를 첨가하여도 pH 변화가 크게 일어나지 않는 특성을 갖는다. pH 7의 순수한 물이나 완충액에 강산이나 강염기를 동량 첨가할 때 일어나는 pH 변화를 비교해 본다.

0.1M HCl 1.0mL를 순수한 물 99mL에 가한다면, 결과적으로 이 용액은 0.001M 즉, 10^{-3}M HCl이 될 것이고, $pH = -\log_{10}10^{-3} = 3$이 된다.

순수한 물 대신에 99mL의 완충액을 사용한 경우 결과는 달라진다. 일수소 인산이온과 이수소 인산이온, 즉 HPO_4^{-2}와 $H_2PO_4^-$를 적당한 비율로 함유하는 용액은 완충액이 될 수 있다. pH 7에 해당하는 $[HPO_4^{-2}] / [H_2PO_4^-]$의 비율을 헨더슨-하셀발크 방정식으로부터 계산하면 HPO_4^{-2}가 0.6, $H_2PO_4^-$가 1의 비율이므로, HPO_4^{-2}가 0.06M이고, $H_2PO_4^-$가 0.10M인 인산 완충액을 예로 들어 설명해 보면, 0.1M HCl 1.0mL를 99mL의 완충액에 첨가하면 다음과 같은 반응이 일어나 첨가된 거의 대부분의 H^+는 소모가 된다.

$$HPO_4^{2-} + H^+ \rightleftarrows H_2PO_4^-$$

이때의 pH를 헨더슨-하셀발크 방정식과 인산이온농도로부터 계산을 해보면 pH는 6.99가 되어 완충액이 아닌 물에서 보다 훨씬 작게 변화함을 알 수 있다. 이와는 달리 이번에는 완충용액에 1.0mL의 0.1M NaOH를 첨가하면 다음과 같은 반응이 일어나 역시 첨가된 거의 대부분의 OH^-가 소모된다.

$$H_2PO_4^- + OH^- \rightleftarrows HPO_4^{2-} + H_2O$$

OH^-의 증가는 H^+ 농도의 감소가 일어나 pH가 상승한다는 것을 의미한다. 그럼에도 불구하고 이때의 pH를 계산하여보면 7.01로 역시 순수한 물에서보다 pH 변화에 미치는 영향은 별로 크지 않음을 알 수 있다. 생체 내에서 일어나는 대부분의 생화학적 반응은 pH가 특정 범위 내에서 일어나기 때문에 이러한 완충액에 의해 pH 변화에 대한 영향으로 pH 변화가 크게 변하지 않아서 생화학 반응에서 완충액은 매우 큰 중요성을 갖는다.

완충액이 매우 낮은 농도의 산과 염기를 함유한다면 산을 매우 적게 첨가하여도 포함된 염기형을 모두 소모시키므로 완충능력이 없어지게 된다. 완충액의 완충 능력은 그것에 함유된 약산과 짝염기 각각의 절대량 및 두 가지 형태의 비율과 관계가 있다. 그러므로 낮은 농도의 산과 염기로 된 완충액은 낮은 완충 용량을 가지는 반면에, 다량의 산과 염기를 함유하는 완충액은 높은 완충 용량을 갖는다.

6. 생체에서의 pH 조절기구

생체 내의 반응은 pH에 의해 변화하기 때문에 생체액의 pH는 항상 적절하게 유지할 필요가 있다. 외부로부터 산이나 알칼리가 침입해도 pH가 크게 변하지 않는 작용을 완충작용이라 하며, 생체액은 완충작용을 갖는 완충액이다. 생체에서는 언제나 생리적 및 화학적 조절이 작용하기 때문에 이들의 pH는 극단적으로 한쪽으로 치우치지 않고 일정하게 유지된다. 이것은 세포 내외의 여러 가지 완충계에 의해 가능하며, 생체 내의 pH는 화학적 및 생리적 작용에 의한 완충계에 의해 조절된다.

대부분의 세포 내 액체는 인산이온농도가 효과적인 완충을 위해 충분하게 존재하지만, 혈액의 경우 인산이온 수준은 완충작용을 나타내기 위해서는 충분하지 못하므로 다른 완충계가 여기에 작용한다. 혈액의 경우 완충계는 탄산(H_2CO_3)의 해리에 기인하며, p*Ka*는 36.5℃에서 6.1이다.

$$H_2CO_3 \rightleftarrows H^+ + HCO_3^-$$

사람 혈액의 pH 7.4는 이 완충계의 완충범위에서 거의 한계이지만, 다른 요인이 이 상황에 개입한다. 혈액 속의 적혈구에 들어 있는 헤모글로빈은 적혈구 세포의 주된 구성성분으로, 헤모글로빈은 폐에서 조직으로 산소를 운반하고, 조직에서 폐로 이산화탄소를 운반하는 작용을 한다. 이산화탄소는 물과 혈액에 용해될 수 있으며, 용해된 이산화탄소는 탄산을 형성한 다음에 중탄산이온(HCO_3^-)을 생성하는 반응을 한다.

CO_2(가스) $\rightleftarrows$ CO_2(액체)

CO_2(가스) + H_2O(용매) $\rightleftarrows$ H_2CO_3(용액)······ 반응 1

H_2CO_3(용액) $\rightleftarrows$ H^+(용액) + HCO_3^-(용액)······ 반응 2

전체 CO_2(가스) + H_2O(용매)

$\rightleftarrows$ H^+(용액) + HCO_3^-(용액)

탄산의 p*Ka'*보다 1단위 높은 혈액의 pH에서 용존 CO_2의 대부분은 HCO_3^-로 존재한다. 숨을 내쉬기 위해 폐로 운반된 CO_2는 헤모글로빈의 전하를 가진 아미노산 잔기와 이온 결합을 한 HCO_3^-형으로 존재한다. 폐의 이산화탄소 가스의 압력과 혈액의 pH 사이에는 직접적인 상관관계가 있다.

혈액의 pH는 탄산의 해리평형에 크게 의존하며, 다음과 같은 헨더슨-하셀발크 방정식이 성립한다. 혈액의 정상 pH는 7.4이고 탄산의 해리상수 p*Ka'*는 36.5℃에서 6.1이므로

$$pH = pKa' + \log_{10} \frac{[HCO_3^-]}{[H_2CO_3]}$$

$$7.4 = 6.1 + \log_{10} \frac{[HCO_3^-]}{[H_2CO_3]}$$

으로부터 $[HCO_3^-] / [H_2CO_3] = 20$이 된다.

또 이산화탄소 분압에 대한 정상체온에서 혈장 중의 흡수계수(mmol/mmHg)는 0.03이고, pCO_2가 40mmHg라면

$$[H_2CO_3] = 0.03 \times pCO_2 = 0.03 \times 40$$
$$= 1.2mEq/L = 0.12mEq/dL$$
$$[HCO_3^-] = 20 \times 0.12 = 2.4mEq/dL$$

그러므로 pCO_2 = 40mmHg일 때 $[H_2CO_3]$ = 0.12mEq/dL이고, $[HCO_3^-]$ = 2.4mEq/dL로 된다.

혈액에 산(H^+)이 침입하면 '반응 2'는 좌측에서 이루어져 HCO_3^-는 H^+를 소비하여 H_2CO_3가 됨으로써 pH 저하를 막는다(산의 중화). 한편 알칼리(OH^-)가 침입하면 '반응 2'는 우측에서 이루어져 H_2CO_3는 H^+를 생산하고 H^+는 OH^-를 소비하여 H_2O가 됨으로써 pH 상승을 막는다(알칼리의 중화). 중탄산이온은 타액에도 존재하여 타액 pH의 유지작용과 산 중화에 의한 치아우식증 예방작용을 발휘한다.

혈액 중에서 인산은 다음과 같이 평형상태를 유지한다.

인산의 해리상수 p*Ka'*은 36.5℃에서 6.8이고, 혈액의 정상 pH는 7.4이므로 다음과 같이 식이 성립한다.

$$H_2PO_4^- \rightleftarrows H^+ + HPO_4^{2-}$$

$$7.4 = 6.8 + \log_{10}\frac{[HPO_4^{2-}]}{[H_2PO_4^-]}$$

그러므로 정상 pH의 혈액에서 $[HPO_4^{2-}]/[H_2PO_4^-]$는 4이므로, $[HPO_4^{2-}]$ 이온이 4, $[H_2PO_4^-]$ 이온이 1의 비율로 존재한다.

생체 내에서는 중탄산계, 인산계, 암모니아계, 헤모글로빈계, 단백질계 및 유기산계 등의 완충작용에 의해 화학적으로 pH를 조절한다.

또한 pH는 다음과 같은 작용을 통해 생리적으로 조절되기도 한다. 혈중의 H^+ 농도가 높으면 직접 또는 뇌의 화학감수성 영역을 매개하여 호흡중추를 자극시킴으로 과호흡의 결과로 CO_2 분압이 내려가고 결과적으로 H^+ 농도도 내려간다. 콩팥에서 산성뇨 또는 알칼리성뇨를 만들어 배설하는 것으로 혈액의 pH 변동을 방지하고 있다. 대사 과정에서 생성된 젖산 및 피루브산 등의 휘발성이 없는 산이나, 염산, 인산 및 황산 등의 무기산 등의 일부 음이온은 Na^+에 의해 중화되어 있으나, 세뇨관에서의 재흡수 시에 H^+와 치환되면서 소변은 산성화된다. 아미노산의 탈아미노화 반응 등으로 생성된 암모니아는 다른 염기성 양이온의 대용으로 사용되어 암모니아 염을 형성하며, 하루 30~40mg이 소변으로 배설된다. 또 암모니아는 이산화탄소와 반응하여 요소를 형성하여 배설된다. 오랫동안 산성증인 경우에 Na^+ 대신 칼슘이온이 소변에 나타난다. 칼슘이온은 뼈의 구성성분인 하이드록시아파타이트[hydroxyapatite, $Ca_{10}(PO_4)_6OH_2$]가 혈장 중에 용출되어 생성되며, H_2CO_3와 반응하여 HCO_3^-를 생성시켜, 산의 중화에 이용된다.

H^+가 증가하면 반응 2는 더 이상 좌측에서 이루어지지 않는다. 하지만 탄산은 반응 1의 역반응에 의해 이산화탄소와 물로 분해될 수 있다. 이산화탄소가 기체로 체외 방출되면 다시 좌측에서 반응 2가 진행되어 완충작용이 지속된다. 혈액의 경우는 이산화탄소를 폐에서 방출함으로써, 타액의 경우는 구강 내에서 직접 이산화탄소를 방출함으로써 완충작용이 증가되도록 하고 있다.

생체 내는 여러 가지 완충작용에 의해 pH가 일정하게 유지될 수 있으며, 혈액은 pH 7.4로 일정하게 유지된다. 이때 혈액 중에는 $H_2CO_3 : HCO_3^- = 1 : 20$, 또는 $H_2PO_4^- : HPO_4^{2-} = 1 : 4$의 비율로 이들의 성분이 함유되어 있다. 그러나 이러한 평형이 유지되지 못하는 경우 산증이나 알칼리증이 일어날 수 있다. 혈액의 pH 상승이 산성 쪽으로 급하게 기울면 혈중의 칼슘이온이 감소하여 근 강직성 경련(또는 테타니)이 일어나고 pH의 저하가 급격하면 의식장애나 혼수가 일어난다.

호흡성 산증은 주로 H_2CO_3의 증가에 의하며 HCO_3^-의 농도는 변화하지 않는다. 이것은 폐의 가스교환 저하, 폐렴, 폐울혈, 폐기종, 기관지 천식, 기도 폐색, 심장질환, 호흡중추의 억제(모르핀 중독 등), 불완전하게 작동하는 인공 호흡장치에 의해 일어난다(표 2-3).

대사성 산증은 H_2CO_3의 변화는 없으나 HCO_3^-의 농도

표 2-3. 산 염기 장애의 분류

분류		변화	
대사성	산증	HCO_3^-	감소
	알칼리증	HCO_3^-	증가
호흡성	산증	$pCO_2(H_2CO_3)$	증가
	알칼리증	$pCO_2(H_2CO_3)$	감소

가 감소하는 일반적인 산증이다. 체내의 상대적인 산의 증가에 의해 일어나는 것으로 당뇨병, 기아, 운동이나 경련 등에 의한 젖산 생성 증가, 그리고 다량의 단백질 섭취, 구토나 설사 등에 의한 HCO_3^-의 손실, 세뇨관 이상에 의한 HCO_3^-의 재흡수 부전 등에 의해 일어난다.

호흡성 알칼리증은 HCO_3^-의 농도에 상응하지 않는 H_2CO_3의 감소에 의한 것으로 폐의 가스교환 상승, 과호흡, 뇌염, 발열, 뇌성 혼수, 호흡계에 영향을 주는 중추신경계 질환, 살리실산 유도체 중독 초기, 부적절한 인공호흡 장치의 사용, 높은 고지에서의 생활 등으로 나타난다.

대사성 알칼리증에서는 H_2CO_3의 변화는 심하지 않으나 HCO_3^-가 특히 증가하며, 체내의 상대적인 염기의 증가 또는 위궤양이나 십이지장 궤양 등에서 알칼리제재나 $NaHCO_3$의 투여 및 구토나 위세척에 의한 위분비물 중의 염소 결핍으로 일어난다.

III. 생체 구성성분과 영양소

1. 우리의 몸을 구성하는 성분과 화학반응

우리의 몸을 구성하는 성분은 탄수화물, 지방, 단백질, 핵산, 무기질(미네랄), 물로 크게 나뉜다. 우리는 이러한 생체 구성성분을 외부에서 영양소로 공급해야만 한다. 탄수화물, 지방, 단백질을 3대 영양소라 하고, 여기에 무기질과 비타민을 더해 5대 영양소라고 한다(그림 2-10).

음식물로 공급한 영양소는 그대로 몸의 구성성분이 되는 것이 아니라 일단 소화관에서 소화 및 분해한 후 소화관에서 흡수되어 우리의 몸에 필요한 생체 구성성분으로 재구축(합성)된다. 탄수화물은 탄수화물로부터, 지방은 지방으로부터, 단백질은 아미노산으로부터 합성되는 경우가 많은데 반드시 모두 그렇지는 않다. 이를테면 단 것

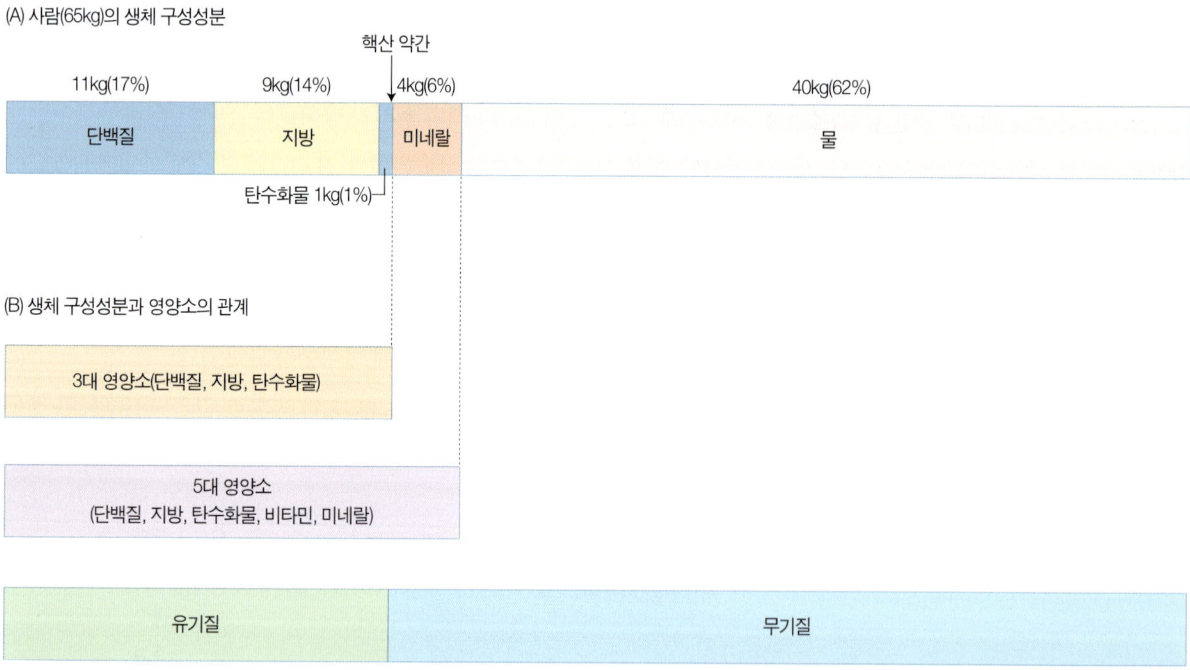

그림 2-10 생체 구성성분과 영양소의 관계. 핵산은 영양소에 포함되지 않는다. 또한 물을 6번째 영양소로 보는 견해도 있다. 유기질에는 단백질, 지방, 탄수화물, 핵산 및 비타민이 포함된다.

을 너무 많이 먹었을 때 살이 찌는 것은 탄수화물에서 지방이 합성되기 때문임을 가장 쉬운 예로 들 수 있다. 핵산은 각 영양소에서 유래하는 다양한 물질을 원료로 하여 합성된다.

또한 생체 구성성분의 일부, 특히 탄수화물과 지방은 세포 내에서 분해되어 활동에 필요한 에너지를 만들어낸다. 에너지는 우리의 생명을 유지하기 위해 없어서는 안 되는 것이며, 몸에 필요한 물질을 합성하는 데에도 필요하다.

생체 내의 화학반응은 대부분 수용액 내에서 이루어지기 때문에 물은 필수이다. 따라서 물을 6번째 영양소라고 말할 수 있다.

소화, 분해, 합성 등의 화학반응은 효소가 작용하여 진행된다. 효소에 의한 화학반응은 대부분 비타민의 도움을 받아 효율적으로 이루어진다. 또한 효소반응은 호르몬 같은 화학물질(시그널 물질)에 의해 좀 더 고도로 제어되고 있다. 효소는 단백질로 만들어지는데 효소의 종류는 생물에 따라 조금씩 다르기 때문에 우리의 몸에 필요한 효소는 스스로 합성해야 한다. 필요한 효소를 포함한 단백질의 설계도는 모두 핵산에 기록되어 있다.

소화 · 흡수에서 에너지 생산과정을 포함한 생체 내의 화학반응과 그 컨트롤에 대해서는 '3장 생체 내에서 일어나는 화학반응과 소화 및 흡수' 및 '4장 생명활동과 에너지 대사 - 탄수화물과 지질의 대사'에서, 단백질의 합성에 대해서는 '5장 단백질, 아미노산 및 핵산대사와 고분자 화합물의 생합성'에서 배운다.

2. 탄수화물의 구조와 종류

탄수화물은 환상 구조로 되어 있는 유기물이며, 항상 탄소, 수소, 산소원자들로 이루어져 있다. 탄수화물은 물 분자처럼 수소와 산소가 2 : 1 비율로 되어 있기 때문에 탄소가 수화된 것으로 생각한다. 즉, 탄수화물은 일반식 $C_n(H_2O)_n$으로 표시되는 화합물을 말한다. 탄수화물은 많은 기능을 갖고 있다. 대부분의 에너지는 우리가 섭취하는 탄수화물에서 얻어진다. 옥수수, 밀, 감자와 같은 식물은 탄수화물을 만든다. 탄수화물은 보통 탄수화물을 생성하는 식물을 섭취한 동물에 의해서나, 다른 동물에 의해 먹혀 소비되게 된다. 사람도 곡류, 과일, 야채, 우유, 캔디, 청량음료, 파스타 등에서 탄수화물을 섭취한다.

곤충은 몸체를 보호하기 위해 단단한 골격으로 키틴질과 같은 탄수화물을 만들고, 꽃게나 바닷가재도 껍질에 키틴질을 이용한다. 섬유소 성분도 가장 흔한 탄수화물로 나무와 종이도 일종의 섬유소가 포함되어 있다.

생물학적으로 가장 간단한 탄수화물은 1개의 당이라는 의미의 단당류이다. 단당류는 다당류나 올리고당류가 더 이상 가수 분해되지 않는 기본단위인 당류로 알데히드기 또는 케톤기를 가진 화합물이다. 알데히드기를 가진 단당류를 알도오스, 케톤기를 가진 단당류를 케토오스라 한다.

단당류는 일반적으로 $(CH_2O)_n$으로 표시되며, n은 3에서 8까지이다. 탄소 수에 따라 삼탄당, 사탄당, 오탄당, 육탄당, 칠탄당 등으로 분류된다. 단당류의 최소단위는 삼탄당이며, 대표 삼탄당인 글리세르알데히드(glyceraldehyde)는 1개의 알데히드기를 함유하는 알도오스이다. 글리세르알데히드는 1개의 비대칭 탄소를 가지고 있어서, 광학적으로 활성인 2개의 거울상 이성질체(isomer)가 존재한다. 이 경우 CH_2OH에 가장 가까운 탄소 원자에 붙

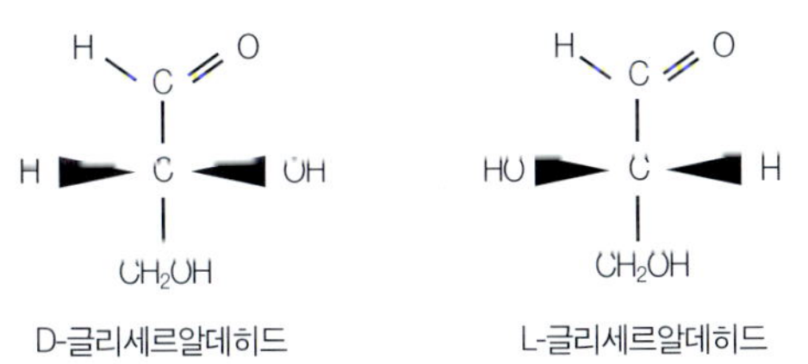

그림 2-11 D-글리세르알데히드와 L-글리세르알데히드.
$-CH_2OH$에 가장 가까운 탄소 원자에 붙어 있는 -OH기가 오른쪽에 있는 것을 D-형으로 정의하고, 왼쪽에 있는 것을 L-형으로 정의한다.

어 있는 -OH기가 오른쪽에 있는 것을 D-형으로 정의하고, 왼쪽에 있는 것을 L-형으로 정의한다(그림 2-11).

D-글루코오스(포도당)와 D-프룩토오스(과당)는 대표적인 육탄당 탄수화물이다. 탄수화물이 갖는 알데히드기와 케톤기는 멀리 떨어져 있는 수산기(-OH)와 반응하기 쉬워 사슬모양 구조에서 환상구조로 변한다. 이때 5위치인 탄소에 수산기가 결합하는 방식은 2가지가 있는데 α형과 β형으로 나타난다(그림 2-12).

탄수화물을 구성하는 탄소에는 그림 2-13처럼 번호가 붙어 있다. 따라서 글리코시드 결합(glycosidic bond)하는 탄수화물의 종류와 결합부위의 탄소 번호를 표시해서 그림 2-13처럼 실제 결합상태를 명확히 전달할 수 있다.

수크로오스(자당)는 α형 글루코오스의 1위치인 탄소에서 β형 프룩토오스의 2위치인 탄소에 글리코시드 결합을 위한 가지가 뻗어 있어서 'α1→β2 결합'으로 표현한다.

α형끼리 또는 β형끼리 결합할 경우에는 2번째 당의 종류를 생략할 수 있다. 예를 들어 말토오스(맥아당)의 경우는 'α1→α4 결합'을 생략해서 'α1→4 결합'으로 표기할 수 있다. 그리고 결합을 의미하는 →는 쉼표(,)로 나타낼 수 있어 'α1, 4 결합'으로 표기할 수도 있다. 한편 락토오스(유당)는 'β1→4 결합'으로 표기하는데 이때 2번째 당인 글루코오스가 반드시 β형일 필요는 없다. 이것이 의미하는 것은 2번째 글루코오스는 α형이든 β형이든 상관없다는 것이다. 이처럼 탄수화물의 구조는 복잡해서 학생들이 생화학을 싫어하게 만드는 등 어려운 내용이 많다.

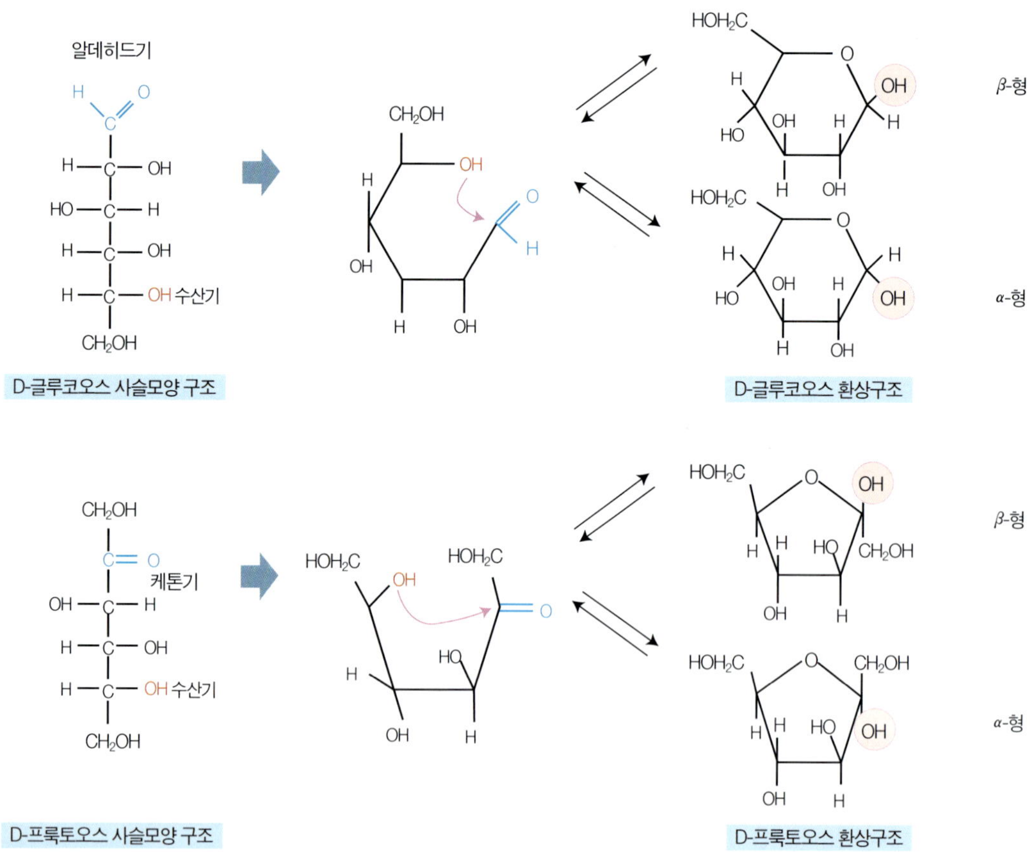

그림 2-12 D-글루코오스와 D-프룩토오스의 사슬모양 구조와 환상구조

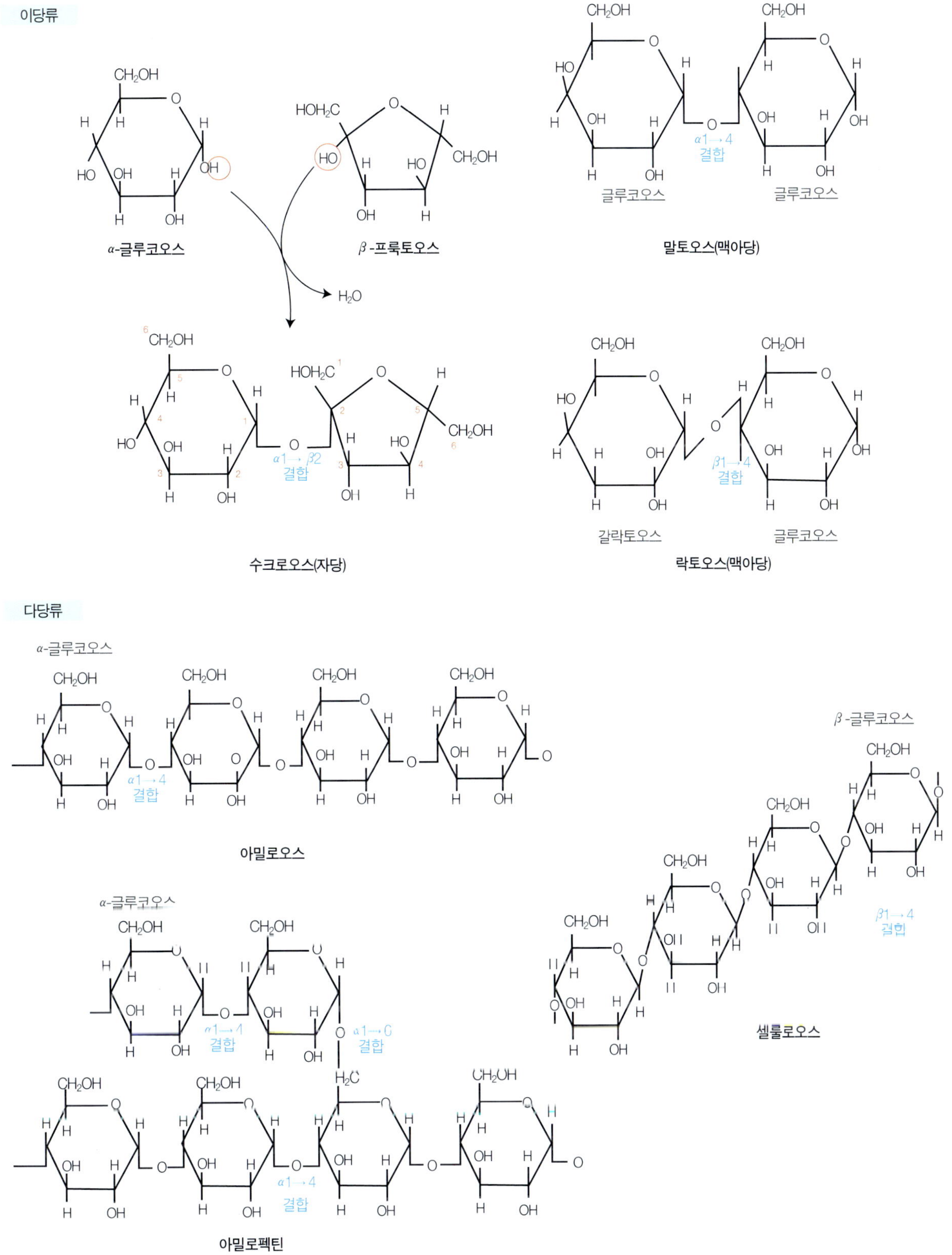

그림 2-13 이당류와 다당류

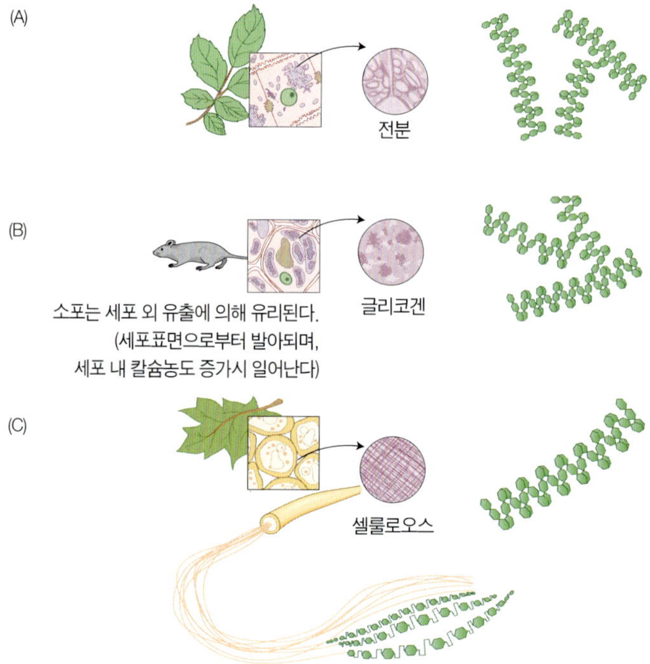

그림 2-14 전분(A), 글리코겐(B) 및 셀룰로오스(C)의 구조

D-글루코오스처럼 단독인 탄수화물을 단당이라 한다. 단당은 글리코시드 결합이라는 탈수결합에 의해 서로 결합할 수 있다. 단당이 2분자 결합한 것을 이당, 다수 결합한 것을 다당이라 한다(그림 2-13, 14). 또한 단당이 복수 분자 결합한 것을 올리고당이라 한다.

수크로오스(자당)는 α형 글루코오스의 1위치인 탄소와 β형 프룩토오스의 2위치인 탄소가 글리코시드 결합($\alpha 1 \rightarrow \beta 2$ 결합)한 이당이다. 마찬가지로 말토오스(맥아당)는 α형 글루코오스의 1위치인 탄소와 4위치인 탄소가 글리코시드 결합($\alpha 1 \rightarrow 4$ 결합)한 이당이고, 락토오스(유당)는 β형 갈락토오스의 1위치인 탄소와 글루코오스의 4위치인 탄소가 글리코시드 결합($\beta 1 \rightarrow 4$ 결합)한 이당이다.

전분은 쌀, 보리, 감자, 옥수수 등 우리가 일상생활에서 섭취하는 다당이다. 주요 성분은 α-글루코오스가 글리코시드 결합($\alpha 1 \rightarrow 4$결합)한 아밀로오스(amylose)와 $\alpha 1 \rightarrow 4$ 결합에서 갈라져 나온 $\alpha 1 \rightarrow 6$결합을 갖는 아밀로펙틴(amylopectin)으로 이루어진다. 아밀로스는 200~1,000개의, 아밀로펙틴은 5,000~수만 개의 α-글루코오스로 이루어진 거대 분자이다. 우리가 몸에 축적하는 글리코겐은 전분의 아밀로펙틴과 유사한 구조를 지닌 α-글루코오스의 다당이다(그림 2-14).

한편, 식이섬유의 주성분인 셀룰로오스(cellulose)는 β-글루코오스가 $\beta 1 \rightarrow 4$ 결합한 다당이다. 우리는 전분이나 글리코겐을 효소로 분해하여 글루코오스로 이용할 수 있지만, 셀룰로오스의 분해효소를 갖고 있지 않기 때문에 셀룰로오스를 구성하는 글루코오스는 이용할 수 없다.

3. 지질의 구조와 종류

지질은 탄수화물과 마찬가지로 탄소, 수소, 산소 원소로 된 유기물이다. 그러나 수소와 산소의 비율이 항상 2 : 1 보다 크다. 일반적으로 지질은 영어로 lipid라고 하고 지방은 fat, 유지(기름)는 oil이라 한다. 여기서 지방과 유지를 통틀어서 지질이라는 용어를 사용한다. 지방과 유지의 구분은 지방은 주로 상온에서 고체인 것이고 유지는 상온에서 액체이다. 그래서 동물성 지방(삼겹살 지방 같은 것), 식물성 기름(식용유 같은 것, 유지는 흔히 ~유라고 한다)라는 말을 사용하는 것이다. 생물학적으로 보다 중요한 점은 탄소와 수소의 결합이 비극성 공유결합이어서 지방은 지용성이며 물에 녹지 않는다. 즉, 지방이란 물에는 잘 녹지 않고(소수성), 기름이나 유기용매인 에테르, 클로로포름, 벤젠 등에는 녹는(지용성) 유기물이다. 지방질 중에서 지방, 왁스, 인지질 및 스테로이드는 중요하다. 세포의 에너지원으로 이용되거나 세포막의 주요한 구성성분으로 작용한다.

또한 지방은 저장형으로 생합성되어 지방조직에 저장되며, 부신피질에서 분비되는 스테로이드 호르몬을 비롯하여, 남성호르몬, 여성호르몬 및 지용성 비타민의 전구물질로 이용되는 등 다양한 생물학적 기능을 나타낸다. 지질은 동식물에 널리 분포하여 다양한 대사과정을 거쳐 분해되거나 생합성되며, 동물의 경우에는 외부에서 공급받아야 하는 지질도 존재한다. 지방을 구성하는 화합물에 따라 단순지질, 복합지질 및 유도지질로 분류한다(표 2-4).

단순지질은 대부분 생체 내에 저장되어 에너지 공급원이 되는 중성 지질(트리글리세리드)이며, 글리세린(글리세롤)에 각종 지방산이 결합한 구조를 갖는다. 식품 중의 주요 지질성분이기도 하다(그림 2-15). 단순지질은 지방산이 탄소, 수소 및 산소만으로 구성된 단순한 지방질, 중성지방과 왁스(밀랍) 따위이다. 왁스는 하나의 긴 사슬의 지방산에 긴 알코올 그룹이 붙어 있는 것을 제외하고는 지방과 유사하다. 길고 비극성 사슬이기 때문에 왁스는 물과 잘 혼합되지 않는 소수성 물질이다. 식물이나 동물의 경우 그들의 구성성분으로 하여 물과 가까이 하기 어려운 특성을 잘 이용한다. 식물의 경우는 이러한 성질을 이용하여 물을 잃어버리지 않기 위하여 줄기나 잎에 얇은 왁스 층을 가지고 있다. 동물의 경우에도 보호목적으로 왁스 층을 갖는데, 사람의 귀 속 왁스도 귓구멍에 다른 이물질이 들어가는 것을 막아주는 보호역할을 한다.

복합지질은 글리세린에 지방산 외에 인산, 당, 콜린, 아

■ 표 2-4. 지질의 분류

분 류		지방의 종류
단순지질		트리아실글리세롤 왁스(밀납)
복합지질	인지질	포스파티딜콜린(레시틴) 포스파티딜에탄올아민(세팔린) 포스파타딜세린 포스파티딜이노시톨 플라스말로겐 카디오리핀
	스핑고지질	세라마이드 스핑고마이엘린
		세레브로사이드 강글리오사이드
유도지질		스테롤 지방산 지용성 비타민

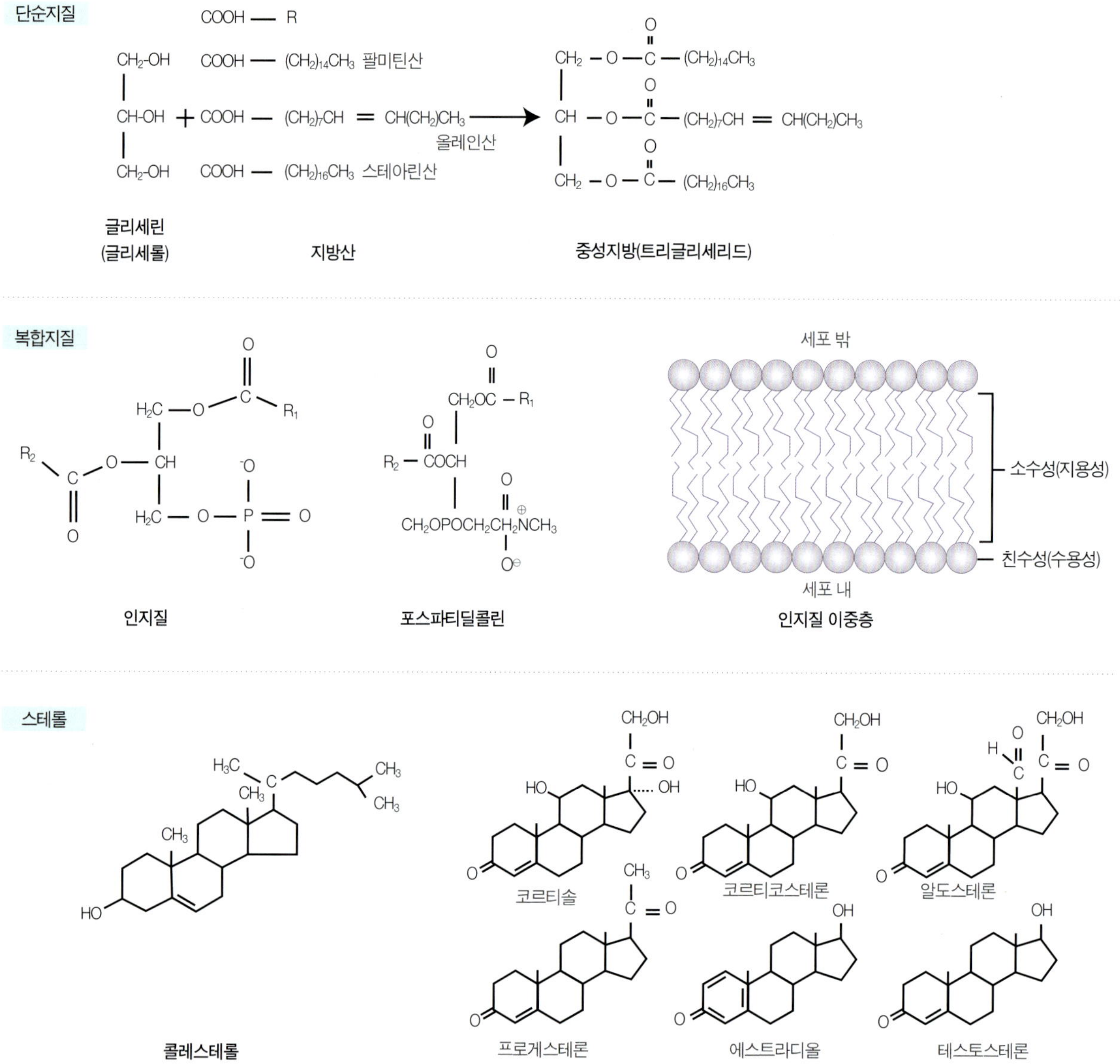

그림 2-15 지방의 종류

미노산, 단백질 등이 결합한 것으로, 크게 인산을 포함하는 인지질과 당을 포함하는 당지질로 나누며, 단백질과 더불어 생체막을 구성하는 중요한 작용을 한다. 인지질은 지방과 유사하지만, 글리세롤 구조에 2개의 지방산이 첫째, 둘째 탄소에 붙어 있고, 세 번째 탄소에는 인산기가 붙어 있다.

생체막, 즉 세포막이나 세포소기관을 둘러싸는 막의 주요 성분은 인지질이다. 인지질에는 인산이 결합되어 있으며, 그 부분이 친수성(수용성)이 된다. 이 결과 인지질은 소수성과 친수성을 모두 갖는 양친매성이 되며, 생체막의 인지질 이중층을 형성한다(그림 2-15).

유도지질이란 단순지질과 복합지질의 전구물질로 이를 가수 분해할 때 유도되는 지질로 지방산과 스테롤 따위가 있다. 스테롤에는 콜레스테롤, 에르고스테롤(비타민 D의 전구체), 담즙산, 스테로이드 호르몬(부신피질호르몬이나 성호르몬 등) 등이 있으며, 생체 내에서 다양한 역할을 하고 있다. 스테로이드는 다른 지방과 구조적으로 다르다. 그 탄소구조를 보면 지방산과 달리 4개의 겹쳐진 링 구조를 만들도록 구부러져 있다. 가장 흔한 스테로이드인 콜레스테롤은 남성과 여성호르몬인 테스토스테론과 에스트로겐을 만드는데 필요하다. 또한 세포막의 구성성분이며, 신경세포의 기능발휘에 필요한 것이다. 그러나 너무 많은 콜레스테롤은 심장병과 관련이 있다.

지방산에는 포화지방산과 불포화지방산이 있다. 포화지방산은 팔미트산처럼 탄화수소 부분(-$(CH_2)_{14}CH_3$)의 탄소가 모두 단일결합으로 결합되며, 수소가 충분히 포화되어 있다. 이에 반해 불포화지방산은 올레인산처럼 탄화수소 부분의 일부에 이중결합으로 결합된 탄소가 있으며, 그 부분의 수소결합이 불포화이다(그림 2-15).

불포화지방산 중 일부는 우리 체내에서 합성할 수 없기 때문에 식사를 통해 섭취해야 하는데, 이러한 불포화지방산 가운데 리놀산, α-리놀렌산을 필수지방산이라 한다. 아라키돈산은 리놀산에서 생산될 수 있지만 그 생산량이 우리 몸에 필요한 만큼 생산되지 못하기 때문에 필수 지방산으로 고려되기도 한다.

4. 단백질의 구조와 역할

단백질은 탄소, 수소, 산소뿐만 아니라 질소 원소를 포함하는 유기물질이다. 단백질은 생물학적으로 중요한 분자로서 가장 다양한 그룹으로 되어 있으며, 생명에 필요한 중심적인 화합물이다. 피부와 근육들의 구성성분으로 단백질이 들어 있으며, 항체와 효소 및 대부분의 호르몬이 단백질이고, 어떤 단백질은 소화, 호흡, 생식, 시력 등에 관여하고 있다.

많은 종류의 단백질이 있으나 모두 아미노산이 물분자 한 분자를 제거하며 연결된 것이다. 즉, 단백질은 아미노산이 펩타이드 결합한 고분자이다. 단백질을 구성하는

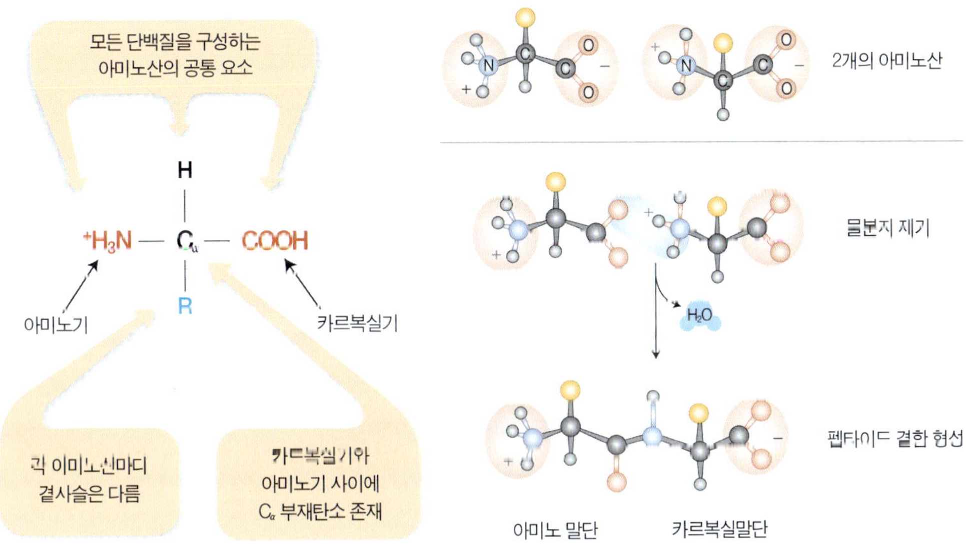

그림 2-16 아미노산의 기본구조와 펩타이드 결합 형성. 왼쪽은 아미노산의 공통적 구조로 완전히 전하를 띤 상태를 보여주고 있다. 오른쪽은 2개의 아미노산에 의한 펩타이드 결합으로 한 아미노산의 카르복실기와 다음 아미노산의 아미노기로부터 물 한 분자가 제거되고 펩타이드 결합을 형성한다.

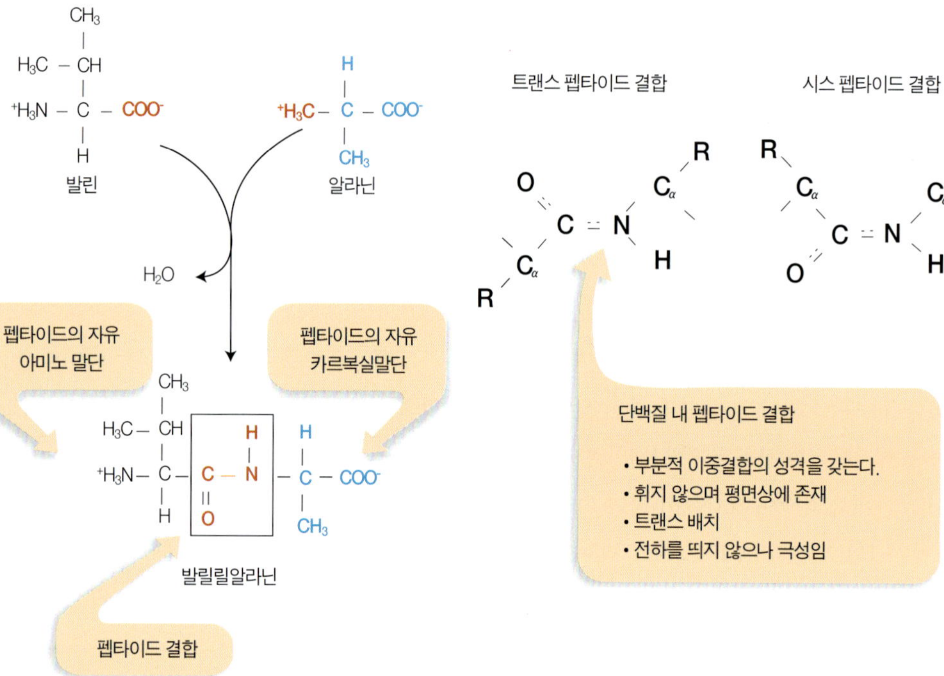

그림 2-17 아미노산인 발린과 알라닌에 의한 펩타이드 결합 형성과 펩타이드 결합의 특징

아미노산은 20종의 L-α 아미노산이며, α-탄소[카르복실기(COOH기)가 결합되어 있는 탄소를 α위치의 탄소라고 하며, 여기서 멀어짐에 따라 β위치의 탄소, γ 위치의 탄소… 라고 부른다. α-아미노산은 α탄소에 아미노기가 결합되어 있어서 그렇게 불리고 있다] 4개의 가지에 아미노기(-NH_2), 카르복실기(-COOH), 수소(-H), 곁사슬(-R)이 결합된 공통구조를 갖는다. 아미노산은 서로의 아미노기와 카르복실기가 펩타이드 결합이라는 탈수결합으로 결합하여 긴 사슬의 고분자(peptide chain)가 된다(그림 2-16, 17).

300개 이상의 서로 다른 아미노산이 자연에 존재한다고 기술되어 있지만, 일반적으로 20개의 아미노산만이 포유동물의 단백질 구성성분으로 알려져 있다. 이들 아미노산만이 유전물질인 DNA에 의해 세포 내에서 유전암호로 지정되는 단순한 아미노산이다. 아미노산은 곁사슬의 성질에 따라 아미노산을 분류하는 것이 유용하다. 즉, 아미노산이 전자(electron)가 균일하게 분포하는 비극성이거나 산이나 염기처럼 전자가 균일하지 않게 분포하는 극성인지에 따라서 분류하는 것이 용이하며 크게 4분류로 나누어진다(그림 2-18).

단백질의 아미노산 배열수와 배열순서를 일차구조라 한다. 아미노산 배열이 정해지면 아미노산 곁사슬이 서로 영향을 주어 단백질의 곳곳에서 α-나선구조, β-병풍구조, 삼중나선구조 등의 입체구조를 취한다. 이를 이차구조라 한다. 이차구조는 단백질 전체의 입체구조에 영향을 미치며, 단백질에 독자적인 입체구조(삼차구조)를 준다. 단백질은 다시 철 등의 금속을 포함한 소분자(헴 등)와 결합하여 복수의 분자가 모이면 고도의 기능을 발휘한다(사차구조)(그림 2-19).

예를 들어 적혈구에 포함되어 산소운반에 관여하는 헤모글로빈이라는 단백질은 독자적인 입체구조(삼차구조)를 취하며 헴이라 불리는 철을 포함한 물질과 결합한 2종류의 단백질(α단백질, β단백질)이 2분자씩 모여 사차구

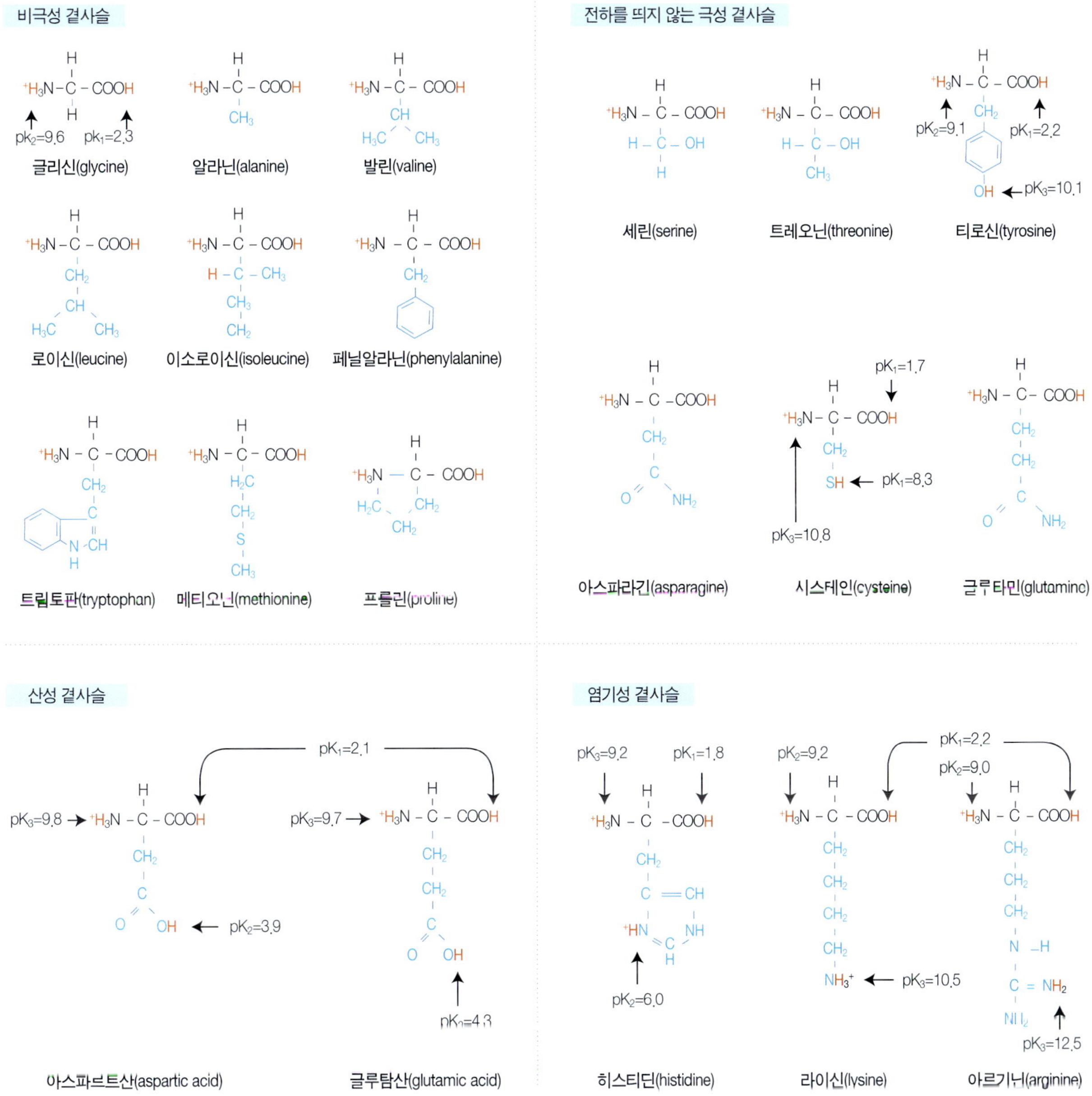

그림 2-18 아미노산의 분류

소를 취한다. 4분자의 단백질로 구성된다고 하여 4량체라고도 한다. 한편 이차구조, 삼차구조, 사차구조를 통틀어 고차구조라고 한다.

이상과 같이 단백질의 성질이나 기능은 일차구조인 아미노산의 배열수와 배열순서에 의해 정해진다. 단백질의 일차구조 정보는 유전자(DNA)의 지배를 받는다. 단백질의 기능은 단백질의 구조와 구성 아미노산에 따라 달라지고, 단백질의 구조와 직접 상관이 있다. 단백질의 특정 모양은 단백질의 기능을 결정한다. 단백질의 삼차구조는 아미노산의 구조에 변화가 오면 달라진다. 그리고 단백

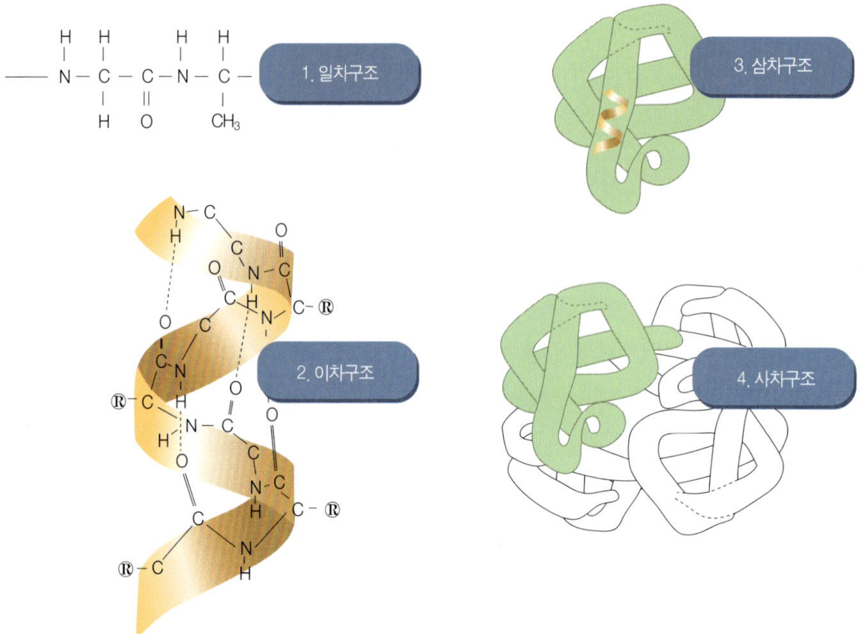

그림 2-19 **단백질 구조의 4계층.** 단백질의 일차구조는 단백질을 구성하는 아미노산 배열순서를 나타내며, 이차구조는 폴리펩타이드가 무작위적으로 삼차원적 구조를 이루는 것이 아니라 선형 서열상 가까운 아미노산끼리 규칙적으로 배열되어 나선구조나 병풍구조 등을 이룬 것이다. 삼차구조에서 아미노산 곁사슬의 상호작용에 의해 펩타이드의 접힘이 치밀하게 되어 구형단백질이 되거나 섬유상 단백질 등이 되는 것이다. 사차구조는 2개 이상의 단백질이 서로 비공유 상호작용에 의해 서로 결합된 것이다.

질이 변성되면 그 기능을 수행하지 못한다.

20종의 아미노산 조합으로 생긴 다양한 단백질은 생체 내에서 여러 가지 역할을 한다(표 2-5). 우리 몸의 구조를 유지하는 구조 단백질(콜라겐, 엘라스틴, 케라틴)과 그 외의 기능성 단백질로 대별된다.

5. 비타민

비타민은 기본적으로 소량 필요한 유기물질이다. 만약 우리 몸에서 필요한 양보다 적거나 많으면 각기병, 현기증, 구루병, 피부 손상 등과 같은 결핍 증세가 일어난다.

표 2-5. 단백질의 역할

단백질의 역할	
생체반응의 촉매	효소
생체물질의 수송	헤모글로빈(효소), 트랜스페린(철), 호르몬 수송 등
생체물질의 저장	미오글로빈(효소), 페리틴(철) 등
생체의 방어	면역 항체 등
정보전달과 수용	단백질형 호르몬과 그 수용체, 신경전달물질 등
운동	근육의 단백질(액틴, 미오신) 등
생체의 구조	콜라겐, 엘라스틴, 케라틴

각기병[beriberi, 비타민 B_1 결핍(티아민 결핍증)에 의한 지각이상, 운동마비, 건반사 소실, 심계항진, 부종 등의 증상을 보임]은 오래전부터 존재했던 병으로 해군들이 항해를 나가면 그 때마다 다수의 각기병 환자가 나왔다. 당시 일본 해군 군의감이었던 다카키 가네히로는 이것이 음식물에서 유래한 병이라 생각하고 1882~1884년에 걸쳐 실험을 하였다. 각각 약 300명의 병사들을 태운 군함 2척 중 1척에는 기존 방식대로 백미를 주로 한 식량을 주고, 다른 1척에는 백미의 일부를 보리, 야채, 어육, 고기, 연유로 대체시켜 동일한 항로를 항해하게 한 것이다. 그 결과 전자의 경우는 약 2/3가 각기병에 걸렸고, 후자의 경우는 불과 14명의 환자만 발생하여 병의 원인이 무엇인지 확실하게 밝혀졌다. 1897년에는 에이크만(Eijkman C)이 새에게 백미만 먹었을 때 특이한 경련을 일으켜서 죽었고 이를 쌀겨로 예방 및 치료할 수 있다는 것을 알아냈다. 1910년 스즈키 우메타로는 마침내 세계 최초로 쌀겨에서 유효물질을 분리해냈으며, 이를 벼의 학명인 oryza에서 유래하여 오리자닌(oryzanin)이라고 명명하였다. 같은 무렵 펑크(Funk C)도 같은 물질을 발견해냈고 이것이 일종의 아민이라는 점에서 'vita(생명을 의미하는 라틴어)'에 'amine'을 붙여 'vitamine'이라고 명명하였다(1911년). 이후 여러 가지 다양한 비타민이 발견되었으며, 아민이 아닌 것도 포함되게 되었다. 1920년 드러몬드(Drummond J)가 vitamine이라는 단어의 어미에서 'e'를 삭제하여 vitamin이라는 이름으로 부르게 되었다. 일반적으로 비타민은 생체 내 반응속도를 높이기 위해 어떤 특정 효소의 도움을 주는 보조효소나 또는 효소의 한 부분으로 작용한다.

비타민은 수용성과 지용성으로 나뉜다(그림 2-20). 수용성 비타민(비타민 B_1, 비타민 B_2, 비타민 B_6, 비타민 B_{12}, 니아신, 비타민 C, 엽산, 비오틴, 판토텐산)은 대부분 효소의 작용을 돕는 보조효소로 기능한다. 또한 체내에 잘 축적되지 않으며 대부분 소변을 통해 배설된다. 지용성 비타민(비타민 A, 비타민 D, 비타민 E, 비타민 K)은 각각 독자적인 기능을 갖는다. 체지방 등에 녹아 체내에 축적되기 쉽기 때문에 비타민제 등을 과잉섭취하지 않도록 주의할 필요가 있다. 비타민 중 체내에서 합성되는 것은 비타민 D 밖에 없다. 피부를 햇볕에 태우면 비타민이 만들어진다. 일부 비타민은 장내 세균에 의해 합성되기도 하나 생체 내에 필요한 양만큼 합성되지 못하기 때문에 외부에서 섭취하여야만 한다.

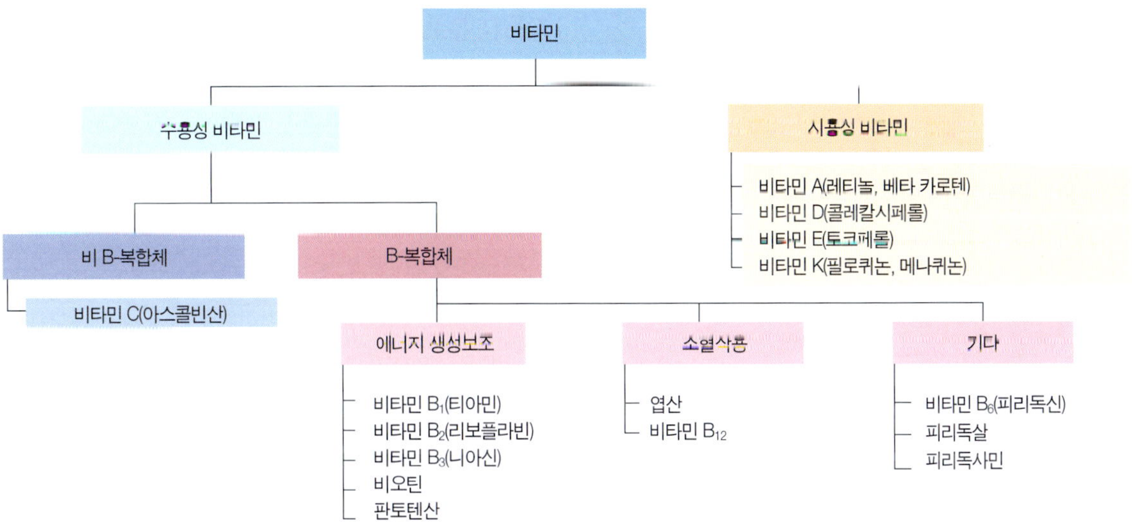

그림 2-20 비타민의 분류

6. 무기질(mineral)

무기질은 강한 뼈와 치아의 발달, 적절한 근육과 신경기능, 그리고 적혈구 형성과 같은 정상 신체기능을 위해 소량씩 필요하다. 무기질 역시 비타민과 마찬가지로 사람이 만들지 않고 기본적으로 섭취하는 것이다. 무기질에 대응하는 용어는 유기질이다. 유기질은 탄소를 포함한 생체 구성물질이며 탄수화물, 지방, 단백질 등 대부분의 생체 구성물질은 유기질에 포함된다. 한편 탄소를 포함하지 않는 물질을 무기질이라 한다. 그럼에도 불구하고 이산화탄소(CO_2)나 다이아몬드(C) 등은 탄소를 포함하고 있지만 관례적으로 유기질에 포함시키지 않는다. 인체를 구성하는 무기질은 약 40종류이며, 체내 존재량이 많은 것부터 순서대로 나열하면 칼슘, 인, 황, 포타슘, 소듐, 염소, 마그네슘을 다량 원소라고 한다. 이에 반해 철, 아연, 구리, 요소, 망간, 코발트, 불소, 셀레늄 등 체내 존재량이 철과 동등하거나 그 이하인 무기질을 미량 원소라고 한다. 생체의 형태유지와 효소반응 등에 필요하며, 주요기능은 골격과 치아의 형성, 근육수축과 신경자극, 생체액과 세포 내의 완충작용, 삼투압 유지, 소화액의 구성성분, 효소의 보조인자, 혈액응고이다. 생체를 태우면 재가 되어 남는다고 해서 회분(ash)이라고도 한다.

Ⅳ. 생체에서의 항상성 유지와 물질대사의 역할

1. 항상성(homeostasis)이란

생물의 생리계(혈액)가 정상적인 상태를 유지하는 현상을 호메오스타시스(homeostasis)라고 하며, 항상성이라고도 한다. 1932년 미국의 생리학자 케넌(Cannon WB)이 '동일함' 의 의미인 *homeo*와 '평형상태' 를 뜻하는 *stasis*를 결합시켜 만든 용어이다. 외부환경의 변화에 노출되어 있는 박테리아나 단세포 동식물과는 달리 다세포 생물은 체표에 외피(피부 등)가 있고 체내에 체액과 수액이 있어서 세포에 대한 외계의 영향은 간접적인 것이 된다. 따라서 다세포생물의 세포에서는 생체 내의 액체가 직접적인 환경이고 그의 항상성을 유지한다는 것은 세포가 정상적으로 기능하기에 유리한 조건이다. 동물의 체액에 관해서 이러한 항상성의 중요성을 최초로 지적한 사람은 프랑스의 생리학자 베르나르(Bernard C)인데, 체액을 내부환경이라 부르고, 그 고정성을 생물의 독립생활 조건으로 간주하였다. 대부분의 다세포동물은 내부환경인 혈액의 성상, 즉 산소, 이산화탄소, 염류, 포도당 및 단백질 등의 농도나 pH, 점도, 삼투압, 혈압 등을 일정한 범위로 유지하는 조절능력을 갖추고 있다. 또한 항온동물은 체온조절 기전이 발달되어 있다. 이러한 조절작용은 일반적으로 신경과 호르몬에 의해 이루어지며(신경성 조절과 액성 조절), 중추신경계에 특별한 조절중추가 존재하는 경우가 많아 특정 수용기로 혈액의 물리적 및 화학적 변화를 검사하여 숙지하고, 자율신경계나 신경 및 내분비계에 의하여 정상상태로 돌아가도록 지시한다. 그 결과 혈액에 생긴 효과는 다시 중추로 되먹임(피드백)이 되고 지령이 수정된다. 신경성 조절이나 액성 조절은 일반적으로 복수의 신경이나 호르몬이 길항적으로 관여하여, 어떤 것은 촉진적으로 어떤 것은 억제적으로 작용한다.

사람의 혈중 포도당 농도(혈당농도)는 보통 80~100mg / dL지만 식후에는 증가한다. 혈당농도의 증가는 췌장(이자)으로부터 인슐린의 분비를 자극한다. 인슐린은 근육이나 간세포의 당 흡수를 촉진하므로 혈당농도는 감소하고 다시 혈당농도의 저하는 인슐린의 분비를 억제한다. 췌장에서 분비되는 호르몬인 글루카곤과 부신수질에서 분비되는 에피네프린(아드레날린)은 인슐린과 길항적으로 혈당농도를 상승시키는 작용이 있다. 항온동물의 체온조절에서는 혈액의 온도나 피부온도의 변화에 따라 간뇌의 체온조절중추가 자율신경계를 통해 피부모세혈관의 확장 · 수축, 피부의 긴장 · 이완, 털을 곧바로 세우는 정도 등을 변화시켜서 체표로부터의 방열량을 조절하고 티록신이나 에피네프린 등의 분비를 증감시킴으로써 열 발생을 조절한다. 항상성은 원래 개체의 생리적 항상성을 나타내는 말이었으나, 그 적용범위는 생리학 분야 외로 확산되어 생물계의 여러 가지 계층에서 안정된 동적 평형상태를 나타내는 말로도 사용된다. 생물군집에서 종 구성의 안정성을 생태적 항상성이라고 하고, 또 동종 개체군의 유전자 분포의 안정된 평형상태를 유전자 호메오스타시스, 발생과정에서 일정한 표현형을 발현하는 현상을 발생적 호메오스타시스라고 한다.

우리 체내에서는 끊임없이 영양소를 흡수하고 불필요한 물질을 배설하며 에너지를 생산하고 있는데, 그 대부분이 효소반응으로 촉매되는 대사반응에 의해 이루어진다. 각 세포 · 조직에서 이루어지는 각각의 대사반응이 통합적으로 유지되기 위해서는 반응이 일어나기 위한 체내의 내부환경이 일정 범위에서 안정적으로 유지될 필요가 있다. 이를 항상성이라 한다.

여기서는 혈액의 pH와 혈당치 조절을 예로 들어 설명하겠다. 또한 혈액 칼슘농도 조절에 대해서는 12장 석회화조직의 생화학에서 다루기로 한다.

1) 혈액의 완충능

효소반응과 같은 다양한 생체반응은 pH의 영향을 받기 쉽기 때문에 생체 내의 pH를 일정하게 유지하는 것이 중요하나. 혈액은 생체 내의 pH를 일정하게 유지하는 데 중요한 역할을 하고 있으며, pH 7.4 전후로 유지하고 있다. 혈액의 pH가 7.35 이하로 되는 것을 산증, 7.45 이상이 되는 것을 알칼리증이라고 한다. pH가 7.7 이상 또는 7.0 이하가 되면 생명에 위험이 있다.

혈액 내에서 가장 중요한 pH 유지 기능은 중탄산이온(HCO_3^-)이며, 특히 대사반응에 의해 발생하기 쉬운 산에 대항한다는 의미에서 예비 알칼리라고도 불린다. 중탄산이온은 다음과 같이 산(H^+)을 흡수함과 동시에 폐에서 CO_2가 되어 체외로 배출되어 산을 체외로 효율적으로 배출해낼 수 있다.

$$HCO_3^- + H^+ \longrightarrow$$

$$H_2CO_3 \xrightarrow[\text{(탄산탈수효소)}]{} CO_2\text{(폐에서 체외로 배출)} + H_2O$$

2) 혈당치

뇌세포 등은 글루코오스만을 에너지원으로 이용하기 때문에 혈중 글루코오스 농도를 항상 일정하게 유지해야 한다. 혈중 글루코오스 농도를 혈당치라고 하며, 공복 시에도 70~110mg/dL로 유지된다. 혈당치는 췌장에서 분비되는 호르몬인 인슐린과 글루카곤, 그리고 부신수질에서 분비되는 에피네프린(아드레날린) 등에 의해 조절된다. 췌장에는 발견한 연구자의 이름을 딴 랑게르한스섬이라 불리는 조직이 있다. 랑게르한스섬에는 2종류의 세포[A세포(α세포), B세포(β세포)]가 있으며, A세포는 글루카곤을, B세포는 인슐린을 합성하여 혈액에 분비한다. 랑게르한스섬 외의 췌장 조직 대부분은 물론 췌장액(소화액)을 합성하여 소화관(십이지장)으로 분비한다.

식후 혈당치는 130~140mg/dL로 일시적으로 상승하지만 바로 인슐린이 분비되어 글루코오스는 간이나 근육세포에 흡수된다. 간이나 근육에서는 흡수된 글루코오스에서 글리코겐을 합성하여 저장한다. 그 결과 혈당치는 2시간 정도면 원래대로 돌아온다(그림 2-21).

혈당치가 저하되었을 경우에는 글루카곤이 분비되어 간의 글리코겐 분해를 촉진하며 글루코오스를 생성하여 혈중으로 방출한다. 한편 근육 활동 시에는 부신수질에서 에피네프린이 분비되어 근육의 글리코겐 분해가 촉진되며 에너지원으로 이용된다.

2. 호르몬계와 자율신경계

생체의 항상성을 유지하는 구조로 내분비선에서 분비

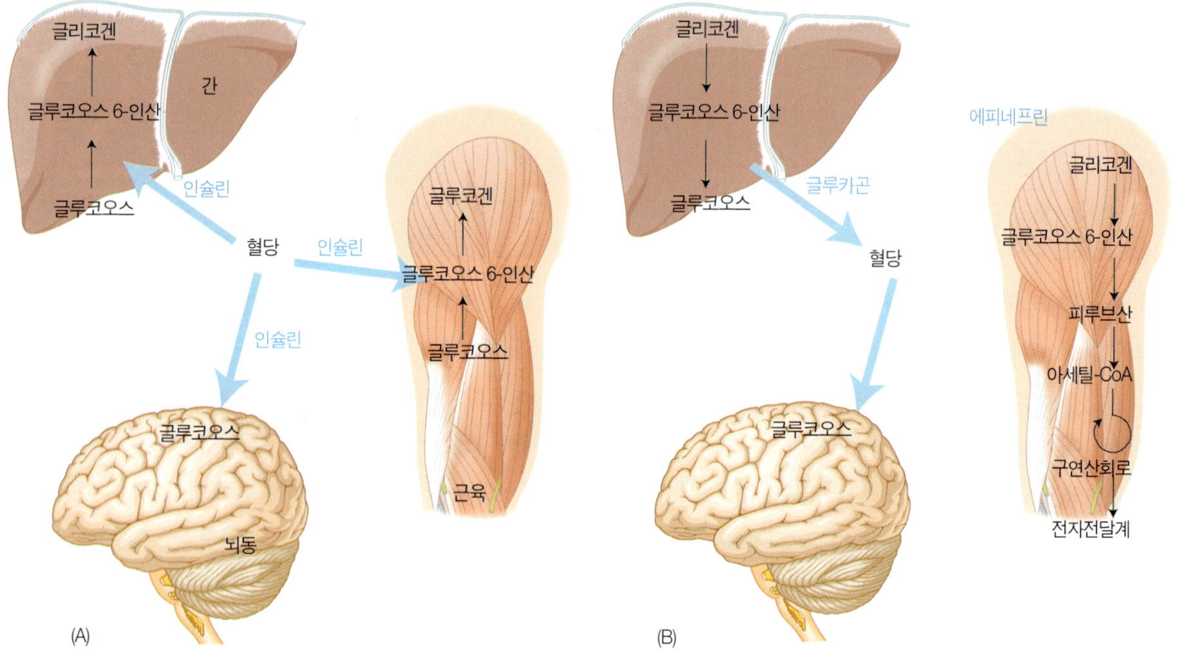

그림 2-21 혈당치 조절. 혈당치 상승 경우(A)와 혈당치 저하 근육 활동 경우(B), 혈당조절을 위해 간의 경우 인슐린과 글루카곤이 작용하며, 근육의 경우 에피네프린에 의해 영향을 받는다.

되는 호르몬계와 자율신경계가 있다. 내분비 시스템은 항상성을 유지하려고 신경 시스템과 밀접하게 연결되어 있다. 왜 이렇게 2가지 시스템이 필요한 것인가? 대부분 내분비 호르몬의 적절한 반응은 혈액의 흐름에 의존하게 되는데, 신경의 전달보다 더 느리게 흘러 반응속도가 더 딘 편이다. 즉, 신경에 의해 만들어진 호르몬의 활동은 신속하고 수명이 짧은 반면, 대부분 내분비 호르몬의 작용을 느리지만 좀 더 길게 작용한다.

호르몬계는 내분비선에서 분비되며 혈류에 의해 표적세포로 운반된다. 표적세포는 호르몬에 의한 미미한 시그널을 단계적으로 증폭시켜 효소 활성조절이나 필요한 물질을 합성함으로써 항상성을 유지한다.

자율신경계는 내장, 혈관, 선 등에 널리 분포하며 교감신경계와 부교감신경계로 이루어진다. 각각 촉진과 억제처럼 상반된 기능을 갖는다. 조직이나 기관은 대부분 교감신경계와 부교감신경계 모두에 의해 지배되고 있으며, 불수의적으로(무의식중에) 항상성을 유지할 수 있다.

1) 탄수화물 대사장애(당뇨병)

혈당치(혈중 글루코오스 농도)의 조절기능이 장애가 생겨 혈당이 높아지는 질환을 당뇨병이라 한다. 혈당이 높아지면 소변에도 글루코오스가 섞여나와 소변이 달기 때문에 이런 이름이 붙여졌다.

탄수화물을 섭취하면 일시적으로 혈당치가 높아지지만 곧 일정 수치로 되돌아온다. 짧은 시간동안에만 고혈당이 일어나는 것은 특별히 문제되지 않지만, 만성적으로 고혈당이 계속되면 혈관이 약해져서 당뇨병성 신증(결국 신부전이 됨), 당뇨병성 망막증(결국 실명됨), 당뇨병성 신경증(지각장애 등을 일으킴)이라는 3대 합병증을 일으키거나 감염증에 걸리기 쉬워진다. 혈관장애에 의해 심근경색도 일으키기 쉬워진다.

적정한 수준의 인슐린을 유지하지 못하면 콩팥에서 당을 방출하게 되어 오줌 속으로 당이 배출되고, 이때 물이 삼투적으로 많이 소실되어 계속 목이 마르게 된다. 몸도 에너지를 얻으려고 단백질과 지방을 분해하여 혈액 속에 산성 물질이 많이 쌓이게 된다. 혈중 산성도가 증가하여 당뇨병적 혼수상태가 와서 때로는 사망하게 된다.

혈당치가 높아져서 원래대로 복구되지 않는 것은 인슐린 분비가 적어서 혈당이 세포에 흡수되지 않게 되기 때문이거나, 또는 인슐린이 분비되더라도 세포가 반응하지 않기 때문인데, 전자를 '1형 당뇨병' 후자를 '2형 당뇨병' 이라고 한다. 2형 당뇨병은 인슐린 분비의 저하도 병발한다.

1형 당뇨병은 부족한 인슐린을 매일 주사해서 보충하는 것이 필요하다. 2형 당뇨병은 식사요법에 의해 인슐린 분비세포의 피폐를 예방하고, 비만방지에 의해 인슐린 반응성을 높이며, 필요에 따라서는 약물요법으로 합병증이 발생하는 것을 막는 것이 중요하다.

우리나라 당뇨병 환자의 약 90%는 2형이며, 그 수는 서서히 증가하고 있다. 당뇨병 예방에는 다른 생활습관병과 마찬가지로 적절한 식생활과 적절한 운동이 가장 효과적이다.

CHAPTER 02 POINT

1. 세포는 생명의 기본단위이다.
2. 세포의 크기는 수십 μm이며, 세포막에 싸여 여러 세포소기관이 존재한다.
3. 세포는 화학물질을 시그널로 방출하고, 표적세포는 이를 수용체에서 받아들여 반응한다.
4. 세포는 분화함으로써 그 목적에 특화된 기능을 발휘한다.
5. 물은 생명유지에 반드시 필요하며 생체의 60%를 차지한다.
6. pH는 $pH=-\log_{10}[H^+]$로 정의된다($[H^+]$는 몰 농도(M)를 나타냄).
7. 생체액은 완충작용을 지니며, 혈액이 pH 7.4로 유지되는 것은 주로 혈액 내에 포함된 중탄산이온(HCO_3^-)에 의한다
8. 영양소는 생체 구성성분과 공통된다. 3대 영양소는 탄수화물, 지방, 단백질이며 여기에 비타민과 무기질을 더한 것이 5대 영양소이다.
9. 탄수화물은 탄수화물이라고도 하며 단당류, 이당류, 다당류로 나뉜다.
10. 지방은 소수성이고 지용성이며, 저장 에너지원인 중성지방, 생체막의 지방 이중층을 형성하는 인지질, 콜레스테롤 등이 존재한다. 또한 지방을 구성하는 지방산에는 포화지방산과 불포화지방산이 있다.
11. 단백질은 20종의 L-α-아미노산이 펩타이드 결합한 고분자이며, 생체 내에서 여러 다양한 기능을 한다.
12. 비타민은 수용성과 지용성으로 나뉘며, 수용성 비타민은 대부분 보조효소로 기능하고 지용성 비타민은 각각 독자적인 기능을 한다.
13. 체내의 내부환경을 안정적으로 유지하는 것을 항상성(호메오스타시스)이라 하며, 혈액의 pH와 혈당치 제어를 예로 들 수 있다.
14. 혈액의 pH는 7.4 전후로 유지되고 있으며, 가장 중요한 pH 유지기능으로 중탄산이온(HCO_3^-)이 있다.
15. 혈당치(혈중 글루코오스 농도)는 공복시에도 70~110mg/dL로 유지되고 있으며, 췌장에서 분비되는 인슐린 및 글루카곤과 부신수질에서 분비되는 에피네프린에 의해 제어된다.
16. 항상성을 유지하는 구조로 내분비선에서 분비되는 호르몬계와 자율신경계가 있다.

03 생체 내에서 일어나는 화학반응과 소화 및 흡수

03 생체 내에서 일어나는 화학반응과 소화 및 흡수

DENTAL BIOCHEMISTRY AND NUTRITION

생체는 끊임없이 화학반응을 일으키며 생명을 유지하고 있다. 그 반응은 시험관 내에서의 반응과 마찬가지로 물리화학의 법칙에 따른다. 식품은 거대분자로 구성되어 있어서 흡수될 수 있는 형태로 분해되어야 이용할 수 있다. 소화계는 식품을 섭취하고, 섭취한 거대분자를 흡수될 수 있는 수용성 물질로 소화하거나 분해하며, 사용하지 않은 노폐물을 배설한다. 에너지를 제공하는 3가지 영양소인 탄수화물, 단백질 및 지방은 흡수되기 위해 반드시 소화되어야 한다. 대부분의 비타민, 무기질 및 물은 섭취한 그대로 흡수된다.

소화관은 외부와 통해 있기 때문에 체외이며 소화는 체외에서 이루어진다. 영양소는 소화관에서 흡수되어 체내에 들어온다. 세포 내에 들어온 영양소는 세포 내에서 분해되어 에너지가 생산된다. 이 과정에서 효소가 소비되며, 이산화탄소와 물이 생긴다. 얻어진 에너지는 생명의 유지와 활동에 쓰이며, 그와 동시에 우리 몸에 필요한 물질을 합성하는 데 사용된다(그림 3-1).

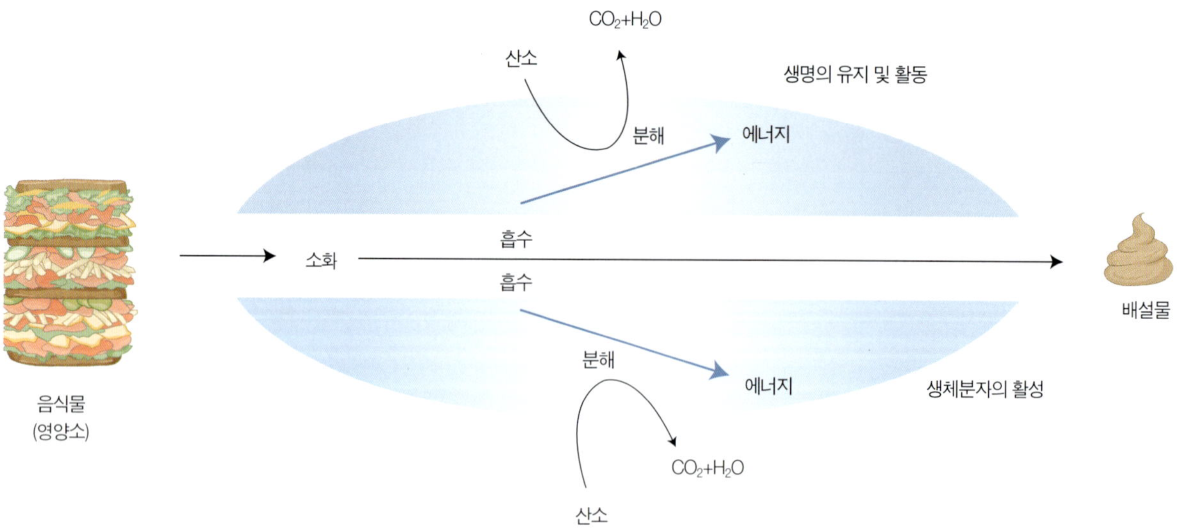

그림 3-1 생체에 있어 소화, 흡수 및 대사(에너지 대사, 분해 및 합성)

Ⅰ. 소화와 흡수

음식물을 구성하는 고분자(탄수화물, 지방, 단백질)는 분자량이 너무 크기 때문에 그대로는 체내에 들어갈 수 없다. 따라서 소화관에서 분비되는 소화효소에 의해 분해되어 저분자가 되며, 이를 소화라고 한다(표 3-1). 소화로 얻어진 저분자는 소장의 미세융모막에서 체내로 이동하는데, 이를 흡수라고 한다.

1. 탄수화물의 소화와 흡수

탄수화물은 타액의 α-아밀라아제나 췌장액의 α-아밀라아제에 의해서 이당류나 올리고당으로 분해되며, 다시 소장의 미세융모막에 존재하는 수크라아제, 말타아제, 락타아제 등의 단당류로 분해됨과 동시에 혈액 내로 흡수된다.

■ 표 3-1. 각 영양소의 소화효소

분비액(분비량)	소화효소(최적 pH)	탄수화물의 소화	단백질의 소화	지방의 소화
타액 (약 1,500mL/일)	타액 α-아밀라아제 (6.6~6.8)	전분 → 말토오스 올리고당		
위액 (약 2,500mL/일)	펩신(1.0~2.0) ↑ HCl에 의한 활성화 (펩시노겐)		단백질 → 펩타이드	
	렌닌(카이모신, 4.0)		카제인 → 우유응고	
췌장액 (약 1,500mL/일)	트립신(8.0) ↑ 엔테로펩티다아제 ↑ 트립신에 의한 활성화 (트립시노겐)		단백질 → 펩타이드	
	키모트립신(8.0) ↑ 트립신에 의한 활성화 (키모트립시노겐)		단백질 → 펩타이드	
	카르복실펩티다아제 ↑ 트립신에 의한 활성화 (프로아미노펩티다아제)		펩타이드 → 저분자펩타이드, 아미노산	
	췌장액 α-아밀라아제(7.1)	전분 → 말토오스, 올리고당		
	리파아제(8.0)			중성지방 → 지방산 + 모노글리세리드
소장액 (약 500mL/일)	아미노펩티다아제		펩타이드 → 저분자펩타이드, 아미노산	
	디펩티다아제		디펩타이드 → 아미노산	
	수크라아제(5.0~7.0)	수크로오스 → 글루코오스 + 프룩토오스		
	말타아제(5.8~6.2)	말토오스 → 글루코오스		
	락타아제(5.4~6.0)	락토오스 → 글루코오스 + 갈락토오스		

2. 지방의 소화와 흡수

중성지방(트리글리세리드)은 췌장액의 리파아제에 의해 지방산과 모노글리세리드로 분해되며 소장의 미세융모막에서 흡수된다. 간에서 분비되는 담즙은 중성지방의 소화, 흡수를 돕는다.

지방산과 모노글리세리드(중성지방(트리글리세리드)에서 두 곳의 지방산이 빠진 것으로, 아실글리세롤이라고도 한다)는 점막세포 내에서 다시 중성지방이 되며, 단백질이나 콜레스테롤과 함께 카일로마이크론(지단백질)을 형성한다. 카일로마이크론은 림프관에 흡수되며, 림프관에서 흉관을 거쳐 혈액 내로 이동하여 지방세포와 간에 도달한다. 지방세포에 보내진 중성지방은 간 에너지원이 된다.

3. 단백질의 소화와 흡수

단백질은 위액의 펩신, 췌장액의 트립신, 키모트립신에 의해 펩타이드로 분해되며, 다시 소장액의 디펩티다아제 등에 의해 아미노산까지 분해되어 소장의 미세융모막에서 혈액 내로 흡수된다. 단백질 소화효소의 대부분은 우리 몸을 구성하는 단백질을 분해하는 일이 없도록 필요에 따라 활성화된다(표 3-1).

Ⅱ. 효소의 운반과 이산화탄소의 배출

혈액은 액체성분(혈장성분)과 세포성분(혈구성분, 적혈구(약 500만개 / 1mm³), 백혈구(4,000~8,000개 / 1mm³), 혈소판(15~40만개 / 1mm³)으로 이루어져 있다)으로 구성된다. 영양소는 소화 · 흡수된 후 혈액의 혈장에 녹아 전신의 세포로 운반된다. 한편 영양소를 이용하여 에너지를 생산하는 데 필요한 효소는 혈구성분의 하나인 적혈구에 의해 운반된다.

적혈구는 헤모글로빈을 대량 포함한다. 헤모글로빈은 글로빈에 헴이 결합된 단백질 4분자로 구성(4량체)되어 있다. 헴 1분자에는 Fe^{2+}가 1개 포함되어 있으며, 산소는 환원형인 Fe^{2+}에 결합되어 운반된다. 헤모글로빈 1분자당 4분자의 산소가 결합할 수 있다. 적혈구의 헤모글로빈은 산소분압이 높은 폐(100mmHg)에서 산소를 받아 산소분압이 낮은 말초조직(20~40mmHg)으로 산소를 방출한다(그림 3-2).

조직의 호흡에 의해 생긴 이산화탄소는 적혈구에 들어가 적혈구가 지닌 탄산탈수효소(카르보닉안하이드라제, carbonic anhydrase)로 탄산이 되며, 이때 생긴 수소이온에 의해 헤모글로빈에서 산소가 방출된다. 혈액이 폐에

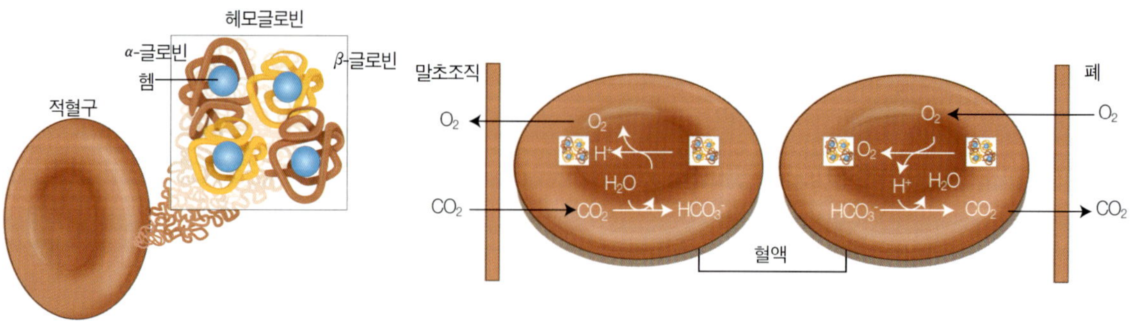

그림 3-2 헤모글로빈의 구조와 산소운반 · 이산화탄소 배출. 적혈구에는 α-글로빈 2개와 β-글로빈 2개가 모인 4량체로 각각의 단백질에는 헴 결합한 헤모글로빈 1분자당 4분자의 산소가 결합하여 혈액을 따라 이동하여 말초조직에서 산소를 유리하게 된다. 말초조직에서 대사과정에 형성된 이산화탄소는 헤모글로빈과 결합하여 탈탄산효소에 의하여 중탄산이온이 되며, 혈액을 따라 이동하여 폐에 도달하여 이산화탄소를 배출하게 된다.

도달하면 산소분압이 올라가고 모든 반응이 반대로 진행되며 이산화탄소가 폐에서 배출된다(그림 3-2).

Ⅲ. 대사

대사(metabolism)란 무엇인가? 외부에서의 에너지원의 섭취, 세포 구성단위의 합성, 구성단위로부터의 생체성분의 합성, 생체기능에 필요한 분자의 합성 및 분해, 생체에서 이물질인 화학물질의 변환 등 효소 등에 의한 물질의 변화를 말한다. 즉, 생체 내에서 일어나는 화학반응을 대사라고 한다. 대사는 효소에 의해 이루어진다. 대사과정은 분해와 생합성, 그리고 에너지를 생성할 목적으로 진행된다.

세포는 체내에 흡수된 물질을 받아들여 효소의 작용으로 분해하고 그 과정에서 에너지를 얻는다. 획득한 에너지는 생명유지와 활동에 쓰이고 동시에 우리 몸에 필요한 물질을 합성하는 데에도 쓰인다. 에너지의 생성과 이용에 관한 일련의 과정을 에너지 대사라고 한다.

1. 효소의 역할

생체세포 내에서 반응이 일정하고, 속도 있게 진행되는 것은 촉매가 작용하기 때문이다. 생존에 필요한 화학반응의 촉매를 소위 효소(enzyme)라 한다. 효소는 단백질로 이루어져 있으며, 화학반응의 반응속도를 빠르게 하는 촉매작용을 한다. 열쇠와 자물쇠의 관계처럼 효소의 활성중심에 결합된 기질은 촉매작용을 받아 산물로 변한다. 효소반응이 효율적으로 이루어지기 위해서는 기질과 효소의 활성중심과의 결합을 돕는 보조효소 또는 금속이온이 필요하다(그림 3-3).

효소의 주성분은 단백질이며, 단백질의 모든 특성을 나타낸다. 그러므로 대부분의 효소는 열, 강산, 강염기, 단백질 변성제 등에 의해 입체구조가 변화하여 비가역적으로 변성되면 촉매활성을 잃게 된다. 효소는 단백질만으로 되어있거나, 저분자 화합물이나 금속이온과 같은 보조인자를 갖는 단백질로 되어 있다. 단백질에 보조인자가 결합하여 완전한 촉매활성을 나타내는 효소를 완전효소라 하며, 보조인자를 제외한 단백질 부분만을 아포효소(apoenzyme)라 한다.

완전효소 = 아포효소 + 보조인자

보조인자에는 효소 단백질과 공유결합 등으로 강하게 결합하고 있는 저분자의 유기화합물인 보결분자족과 효소단백질과 가역적으로 비공유결합하여 느슨하게 결합하고 있는 보조효소가 있으며, 이밖에도 금속이온이 보조인자로 작용하는 것 등이 있다.

효소는 기질에 대하여 특이적으로 작용하는데, 이를 기질특이성이라 한다. 즉, 효소의 반응부위와 기질은 상

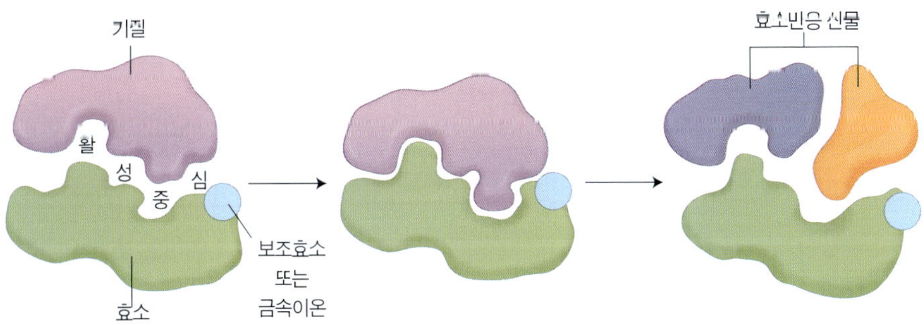

그림 3-3 효소의 작용

보적으로 결합하여 높은 특이성을 나타낸다. 효소 단백질의 입체구조, 활성 중심의 특수한 구조, 기질 분자의 입체배치 등에 의해 특정한 기질에만 작용하며, 이에 따라 효소는 D-와 L-의 광학적 이성질체까지도 구별하여 어느 한쪽에만 작용할 수 있게 된다. 즉 열쇠-자물쇠와 비슷하다. 또한 기질이 효소의 활성 부위에 근접하면 활성 부위의 입체구조가 변화하여 효소는 기질과 상보적인 복합체를 형성할 수 있는데 이를 유도 적합설이라 한다. 하나의 효소는 하나의 화학반응 또는 유사한 일군의 화학반응에 대하여 촉매작용을 나타내며, 부가반응을 일으키지 않고 부산물도 만들지 않는다. 이를 작용 특이성이라 한다. 효소에 따라 최적 pH와 최적 온도는 다른데 대부분의 효소가 중성 pH 또는 체온과 유사할 때 잘 기능한다.

2. 효소의 분류

1961년에 국제생화학연맹의 효소위원회에서 효소를 화학반응을 촉매하는 형태에 따라 크게 6가지로 분류하였다. 촉매는 화학반응의 속도를 빠르게 하지만 화학반응의 평형을 변화시키지는 않는다. 반응이 평형에 이르기까지의 시간을 단축하는 것뿐이다. 또한 촉매는 기질을 산물로 변화시키지만, 스스로는 변화시키지 않기 때문에 소량으로도 효과적인 기능을 한다. 흔히 촉매는 화학반응의 중매자 역할을 한다고 비유된다.

1) 산화환원효소

산화, 산소첨가, 탈수소, 수소첨가 등 산화환원반응을 촉매하는 효소이다. 질병진단에 이용하는 대표적인 효소로 젖산 탈수소효소(LDH), 글루코오스 6-인산 탈수소효소(G-6-PDH), 글루탐산 탈수소효소(GDH) 등이 있다.

2) 전이효소

아미노기, 메틸기, 인산기, 카르복실기 등의 원자단의 전이를 촉매하는 효소이다. 질병 진단에 이용되는 대표적인 효소로 아스파르트산 전이효소(AST), 알라닌 전이효소(ALT), 크레아틴 키나제(CK), 감마-글루타밀 전이효소(γ-GT) 등이 있다.

3) 가수분해효소

C-O, C-N, C-P 결합 등의 가수분해반응을 촉매하는 효소이다. 질병진단에 이용되는 대표적인 효소로 알칼리성 인산효소(ALP), 산성 인산효소(ACP), 아밀라아제, 리파아제, 콜린에스테라아제, 로이신 아미노 펩티다아제(LAP) 등이 있다.

4) 제거효소

분해효소라고도 하며, 가수분해반응에 의하지 않고, 기질로부터 특정의 원자단을 제거하는 반응을 촉매하는 효소이다. 대표적인 효소로 알돌라아제, 탈탄산효소 등이 있다.

5) 이성화효소

광학, 기하, 입체 이성질체의 상호변환을 촉매하는 효소이다. 대표적인 효소로 에피머라제, 변성광효소인 뮤타로다제, 라세마아제 등이 있다.

6) 합성효소

ATP에는 유사 3인산 화합물(UTP, GTP 등)의 피로인산 결합의 가수분해와 공역해서 2개의 분자를 결합시키는 반응을 촉매하는 효소로서 합성효소 또는 결합효소라고도 한다.

3. 대사체계의 분석

대사과정은 분해와 생합성 및 에너지를 생성할 목적으로 진행된다. 생명체가 생명력을 유지하기 위해서는 끊임없이 대사과정이 이루어져야 한다. 그러므로 이들 대사과정은 각기 별개로 일어나는 것이 아니라 동시에 진행되며, 동적 평형상태를 유지하고 있다. 호기성 유기영양 세포들의 대사는 분해대사와 생합성 대사 및 거대분자 합성과 성장으로 구분할 수 있다.

1) 분해대사

해당과정, 구연산회로(TCA 회로), 전자전달계와 산화적 인산화 과정, 오탄당 인산경로가 분해대사의 주요 경로이다. 우리 몸에 들어온 음식물은 분해되어 물과 이산화탄소로 되고 이때 발생하는 전자들의 대부분은 전자전달경로를 통해 산소에 전달되고, ATP를 생성한다. 또한, 일부 전자는 오탄당 인산경로에서 NADPH + H^+를 합성하는데 이용된다. 이러한 대사경로들을 거치는 과정에서 일부 중간체들을 생합성 대사의 기질로 사용한다.

2) 생합성 대사

기질로서의 전구체, 환원력을 제공하는 NADPH + H^+ 및 에너지 공급을 위한 ATP가 필요하다. 생합성 기질로서 사용되는 전구체는 몇 가지가 안된다. 즉, C-3에서 C-6까지의 당인산 화합물과 3가지 종류의 α-케토산(피루브산, 옥살초산, α-케토글루타르산), CoA 화합물(아세틸-CoA, 숙시닐-CoA) 및 포스포에놀피루브산들이 대부분의 생합성에 이용된다.

3) 거대 분자 합성과 성장

생합성 대사에서 생성된 유기분자들은 단백질, 핵산, 세포막, 지방과 같은 고분자 또는 거대분자 물질의 합성에 이용된다. 이때도 에너지원으로 ATP, GTP, CTP, UTP 등이 사용된다. 이들은 차별화되어 GTP는 주로 단백질 합성, CTP는 인지질 합성, UTP는 다당류 합성에 이용된다. 그럼에도 불구하고 이들을 합성하기 위한 궁극적인 인산화 물질은 ATP이다. 이렇게 형성된 고분자 또는 거대분자는 생물학적 기능과 정보를 가지는 분자들로서 성장이란 이들이 축적되는 것이며, 세포분열을 통해 분배된다. 분해과정의 대사 중간체들은 생합성에서 소비되지만, ATP와 NADPH + H^+는 계속적으로 보충되는 것이 아니라 재생된다.

4. 동화작용(catabolism)과 이화작용 (anabolism)

생물체 내의 모든 효소반응을 포함하는 대사는 역동적이면서 조화롭게 진행된다(그림 3-4). 이 반응의 대부

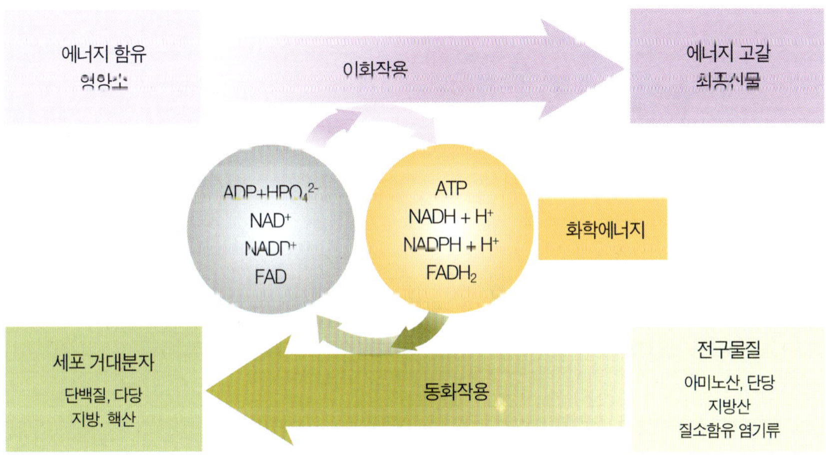

그림 3-4 이화작용과 동화작용. 이화작용은 에너지가 풍부한 연료 분자들을 분해함으로써 ATP 형태의 화학에너지를 포착하는 역할을 한다. 동화작용은 아미노산과 같은 작은 분자들을 결합시켜서 단백질과 같은 거대분자를 형성하는 과정이다.

분은 여러 회로로 구성되어 있고, 각 회로는 연쇄적으로 일어나는 다양한 반응으로 구성된다. 즉, 한 반응의 생성물은 다음 반응의 기질로 작용한다. 이러한 생화학적 회로에서 일어나는 각종 분자의 합성과 분해는 일련의 화학반응으로 이루어지며, 이것을 대사라고 한다. 대사 중 화학에너지를 방출하는 과정에서 복잡한 영양소 분자를 단순한 분자로 분해하는 과정을 이화작용이라 한다. 그러나 동화작용은 화학에너지를 필요로 한다. 대사과정에서는 주위 환경으로부터 화학에너지를 추출하여 여러 영양소 분자를 더 큰 거대분자의 구성성분으로 바꾸어 준다. 이들 구성성분들이 모여 단백질, 핵산, 지방 및 복합 탄수화물을 만든다. 여러 종류의 지방, 탄수화물, 단백질은 모두 아세틸-CoA를 거친 다음, TCA 회로로 들어가서 분해된 다음 생체 구성 분자의 구성성분으로 생합성된다.

5. 에너지 대사와 아데노신-3-인산(ATP)

세포 내에서 대사, 즉 효소의 촉매에 의한 화학반응으로 영양소가 분해되면 영양소에 포함된 에너지가 방출된다. 이 에너지는 대부분 ATP에 축적된다(그림 3-5). ATP[ATP는 아데노신(Adenosine : A)에 3개의 인산(Phosphate : P)이 결합된 것인데, 그리스어로 3개를 의미하는 말(접두어)인 Tri가 붙어서 Adenosine Tri-Phosphate(ATP)라고 불린다. ADP는 인산이 2개(Di-), AMP는 인산이 1개(Mono-) 결합한 것이다]는 고에너지 인산결합에 화학 에너지를 축적한 비교적 작은 분자이며, ATP가 ADP(아데노신 2인산)나 AMP(아데노신 1인산)로 분해될 때의 화학 에너지를 이용해 여러 다양한 생명활동이 이루어진다. 생명활동에 필요한 다양한 반응에 에너지를 공급한다고 해서 에너지 통화라고도 말한다. 생체 내에서는 Mg^{2+}와 복합체를 형성하고 있다.

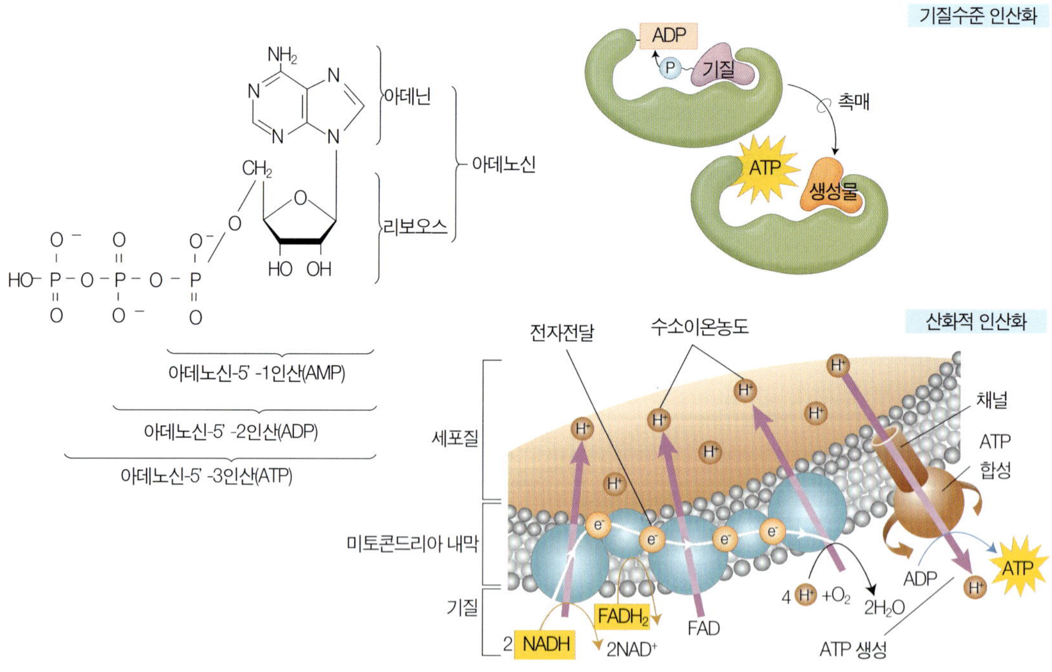

그림 3-5 아데노신-3-인산(ATP)과 ATP 생산기구. ATP는 효소작용에 의해 직접 만들어지는 기질 수준 인산화와 미토콘드리아의 호흡사슬을 통한 전자전달과 수소이온의 이동에 의해 최종적으로 산소와 반응하여 물을 만드는 과정을 통한 ATP 합성효소에 의해 합성되는 산화적 인산화가 있다.

ATP가 만들어지는 방법은 2가지가 있다. 하나는 물질의 분해에 의해 방출되는 화학 에너지를 직접 받아들여 ATP를 합성하는 것으로, 기질수준의 인산화라고 한다. 다른 하나는 물질의 분해에 의한 전기 에너지를 전자전달계를 거쳐 ATP 합성에 이용하는 것으로, 산화적 인산화라고 한다(그림 3-5). 이 과정에서 산소가 소비되며 물이 생산된다.

6. 소화 · 흡수된 영양소의 체내 대사

생체는 음식물 섭취를 통해 필요한 에너지원을 얻는다. 음식물로서 체내에 흡수되는 물질을 영양소라고 한다. 탄수화물, 지방, 단백질이 주요 성분이다. 이밖에도 생명활동에 필요한 물질로는 비타민이나 무기질 등이 있다.

1) 영양소의 흡수

영양소는 소화효소에 의해 체내에 흡수되기 알맞은 크기로 분해되어 주로 소장의 점막 상피세포에서 흡수된다(그림 3-6). 소장에서 영양소의 흡수는 탄수화물의 경우 글루코오스를 주로 한 단당류로, 단백질은 아미노산과 펩타이드 형태로, 지방은 모노글리세리드와 지방산의 형태로 흡수된다(그림 3-7).

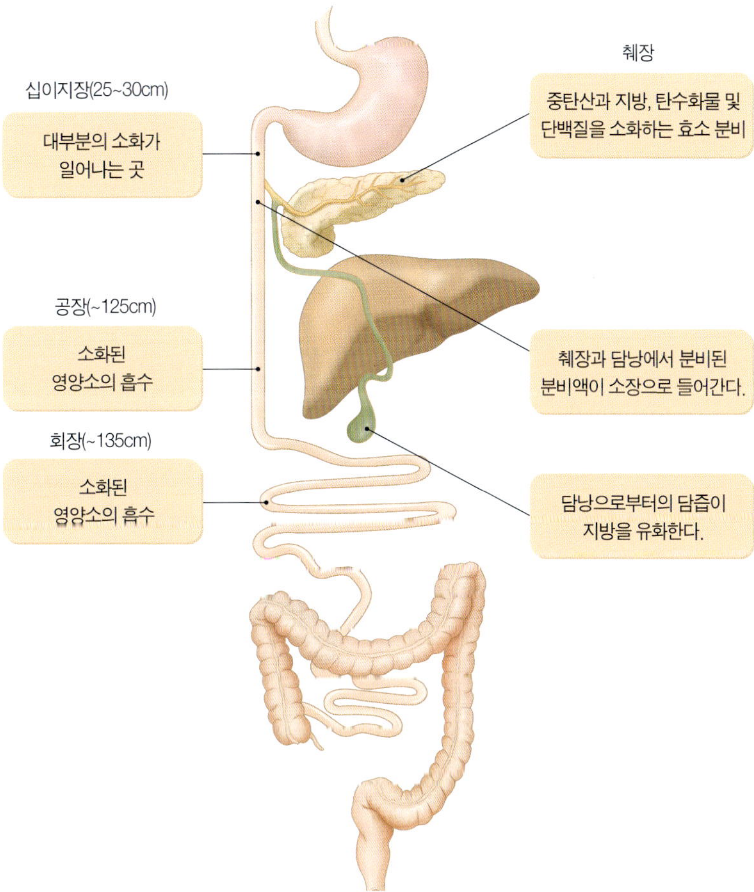

그림 3-6 소장에서의 소화와 흡수. 십이지장에서는 주로 음식물을 소화하는 기능이 있으며, 공장과 회장에서는 주로 소화된 영양소를 흡수하는 기능을 갖는다. 소화효소 외에도 소화기계를 돕기 위해 십이지장은 점액과 효소 및 호르몬을 분비하여 소화를 돕는다. 모든 소화관 벽을 통해 혈액과 림프관으로 영양소가 흡수된다. 소화되지 않은 물질은 대장으로 이동한다.

흡수된 이들 영양소 중 탄수화물과 단백질의 분해산물은 문맥을 통해 간으로 전달되고, 다시 온 몸으로 공급된다(그림 3-8). 지방의 분해산물은 소장의 점막 상피세포에서 트리글리세리드와 결합하여 림프관에서 정맥을 거쳐 전신에 공급된다. 각종 음식물을 소화하는 소화효소의 분비에 대하여는 그림 3-9에 나타냈다.

2) 탄수화물 대사

탄수화물은 음식물로 섭취되는 전체 열량의 40~60%를 공급한다. 타액과 췌장액의 아밀라아제는 전분을 저분자량의 올리고당류로 분해시킨다. 이당류와 삼당류의 완전한 분해는 소장의 미세융모에서 이루어진다. 생성된 단당류는 장점막을 통하여 혈액으로 운반된다. 글루코오스는 실제 모든 체세포에서 사용되는 주요한 세포의 연료물질이다.

글루코오스는 피루브산이 되어 미토콘드리아로 들어가고 아세틸-CoA로 된다. 그 후 구연산회로(TCA 회로)로 전달되어 전자전달계의 작용으로 최종적으로 물과 이산화탄소로 분해되면서 ATP를 생성한다(그림 3-10). 미토콘드리아가 없는 적혈구에서는 피루브산이 젖산탈수소효소에 의해 젖산으로 대사되고, 이 젖산은 세포 밖으로 나오게 된다.

운동 중에 근육으로의 산소공급이 결핍되는 경우 피루브산은 미토콘드리아로 들어가지 않고 세포질에서 젖산으로 대사된다. 단당류는 해당작용으로 알려진 복잡한 일련의 효소반응을 통해 그 일부가 ATP 형태로 된다. 이

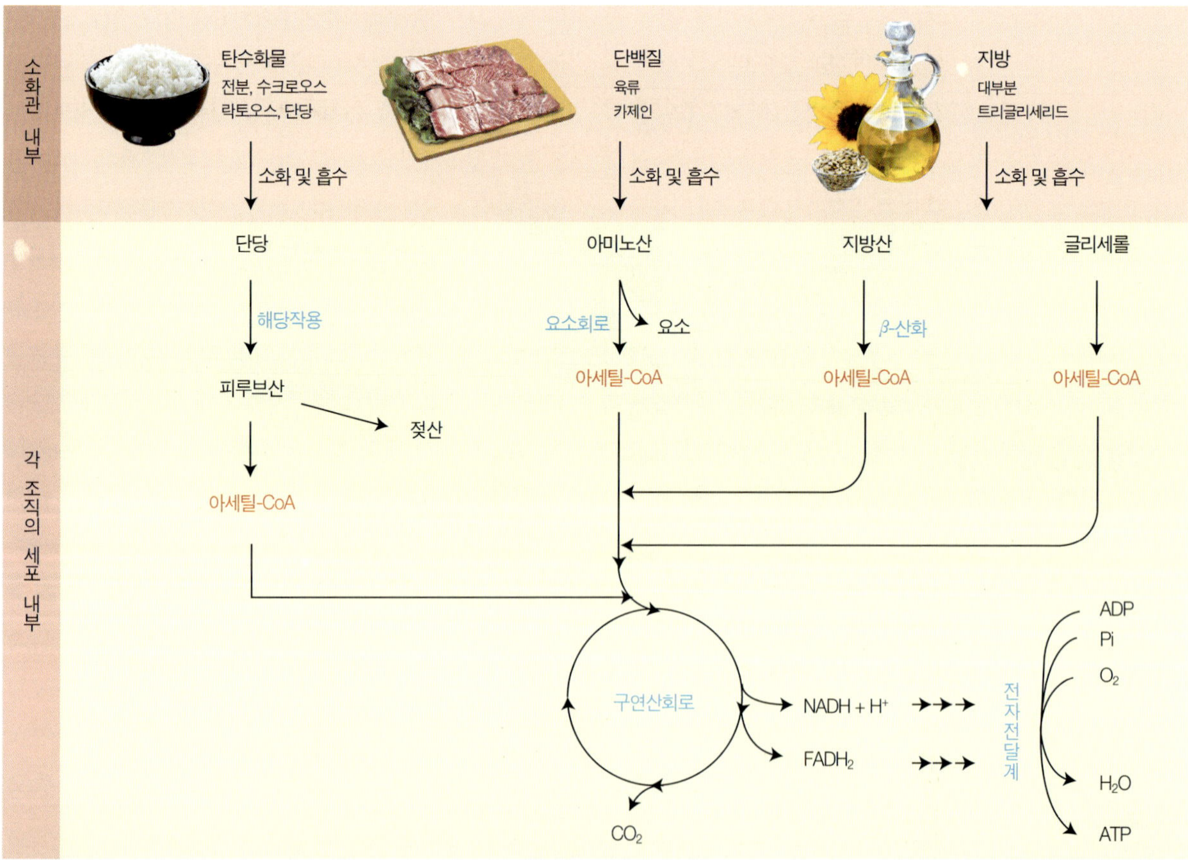

그림 3-7 음식물 중의 탄수화물, 단백질, 지방의 이화작용에 의한 ATP 생성

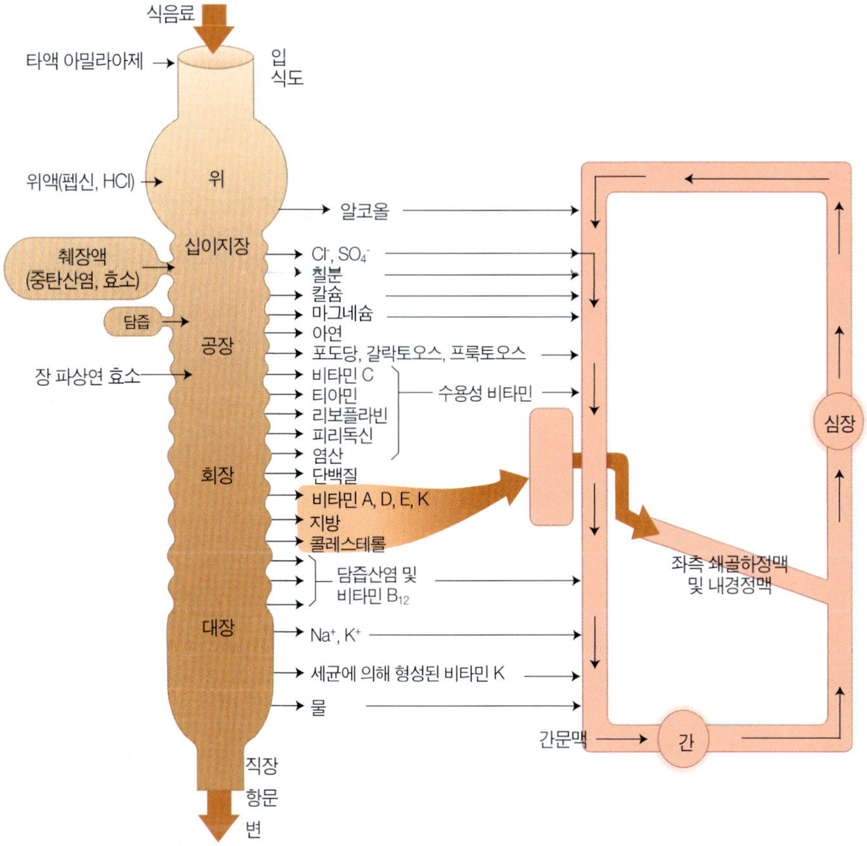

그림 3-8 위장관계에서 영양소 흡수부위 및 운반

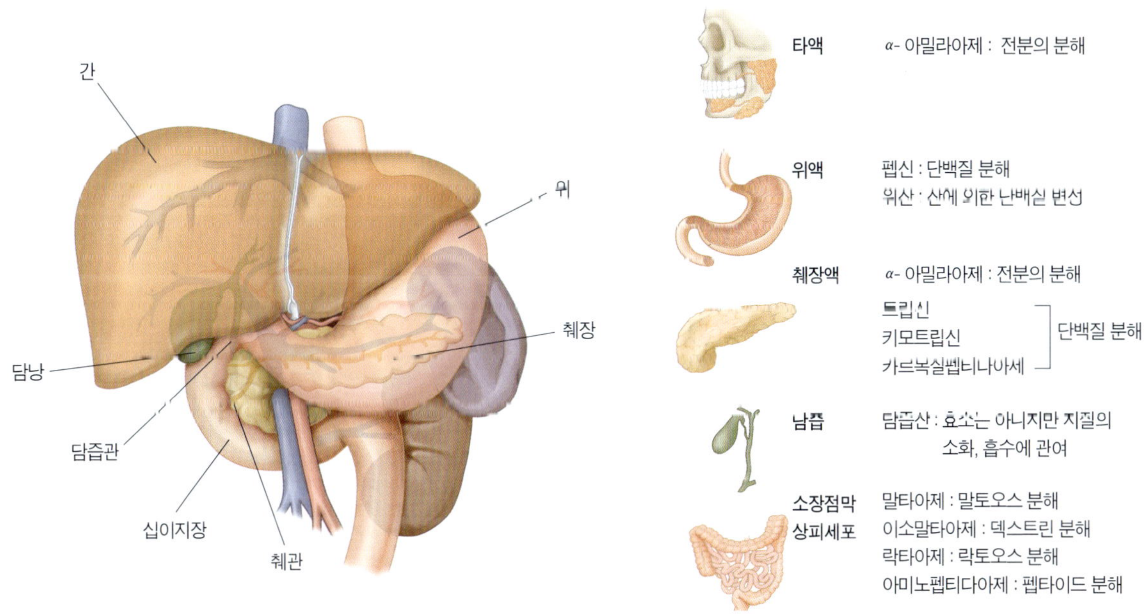

그림 3-9 주요 소화효소의 분비

ATP는 기질수준 인산화에 의하여 형성된다. 해당과정은 혐기성 상태에서 6탄당인 글루코오스를 일련의 효소반응을 통해 2분자의 3탄당 단편으로 분해하는 과정에서 ADP로부터 ATP를 만드는 과정으로 정의할 수 있다. 그러나 산소가 충분히 공급되는 경우인 호기성 상태에서는 피루브산이 미토콘드리아로 들어가 구연산회로를 거쳐 물과 이산화탄소로 완전히 산화되며 글루코오스 한 분자당 총 36~38 ATP를 생성한다.

해당계의 중간산물인 글루코오스 6-인산의 일부는 펜토오스 인산회로로 대사되어 핵산의 합성 원료인 리보오스 5-인산을 형성한다. 또한, 글루코오스에서 형성된 피루브산의 일부는 구연산회로의 중간산물인 옥살초산으로 전환되고, 구연산회로에서 아미노산을 합성한다. 세포로 유입된 다량의 글루코오스 중 일부는 글리코겐 합성과정을 통해 글리코겐의 형태로 저장된다. 또한, 글루코오스에서 피루브산을 거쳐 생성된 아세틸-CoA의 일부는 지방산 합성과정을 통해 지방산으로 대사된다.

3) 지방대사

지방은 에너지원과 세포막의 구성물질에 관여하는 중요한 물질이다. 즉, 세포막을 구성하는 인지질은 글리세롤에 2개의 지방산과 1개의 인산이 결합한 것이다. 지방은 주로 소장에서 흡수되는데, 글리세롤과 지방산으로 흡수된 후에 다시 글리세롤과 지방산이 합쳐져 트리글리세리드가 된다.

지방분해의 첫 단계는 에스테르 결합이 체외 분비효소인 지방 분해효소에 의해 분해되는 과정이다. 분해된 글리세롤은 디하이드록시 아세톤인산으로 전환되어 해당

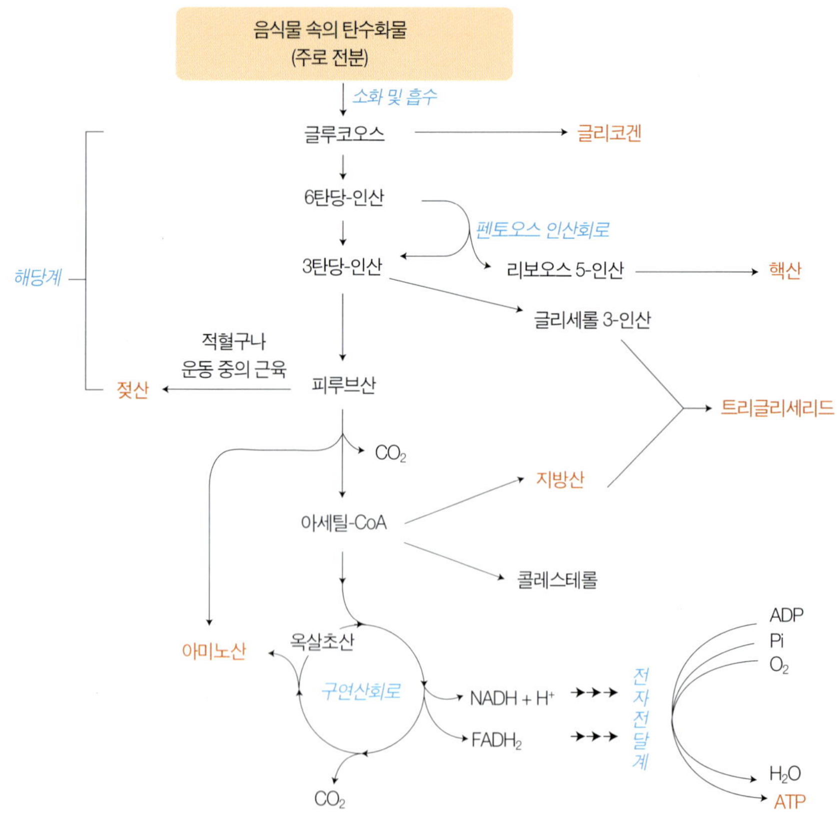

그림 3-10 음식물 중의 탄수화물의 체내 대사

과정으로 전달되고, 지방산은 2개의 탄소가 연속적으로 떨어져 아세틸-CoA로 바뀌어 구연산회로로 전달된다. 이러한 일련의 과정을 β-산화라 한다(그림 3-11).

4) 단백질 대사

아미노산은 분해되어 에너지 생산에 이용될 수 있으며, 생체 단백질 구성성분으로서 사용될 수 있다. 단백질은 활성화된 췌장의 단백질 분해효소에 의해 작은 펩타이드나 아미노산으로 완전히 소화된다.

산화과정의 첫 단계는 아미노산의 일부가 아미노기를 α-케토산에 전달하는 아미노기 전달반응과 조효소의 도움으로 아미노기를 떼어내는 탈아미노반응이 있으며, 이렇게 탈아미노화가 된 아미노산은 구연산회로의 다양한 중간산물로 변환되어 구연산회로를 거쳐 에너지를 생성하게 된다(그림 3-12).

한 예로 알라닌 등은 피루브산을 거쳐 아세틸-CoA로, 아스파르트산은 푸마르산으로, 발린은 숙신산으로, 아르기닌은 글루탐산을 거쳐 구연산회로로 들어간다. 아미노산을 원료로 하는 단백질의 합성은 DNA에 들어있는 유전정보를 통해 3종류의 RNA(rRNA, tRNA, mRNA)의 작용에 의해 일어난다.

또한, 20여 종의 아미노산 중 당 생성 아미노산의 경우 α-케토산에서 구연산회로의 중간산물을 거쳐 당 신생경로를 거쳐 글루코오스로 전환되고, 케톤생성 아미노산은 α-케토산에서 아세틸-CoA를 거쳐 콜레스테롤, 케톤체, 트리글리세리드 등으로 대사된다. 아미노산 대사는 20종의 서로 다른 아미노산들의 분해와 합성을 고려해야 하므로 전체적으로 아주 복잡하다.

5) 지방과 탄수화물 및 단백질의 관계

트리글리세리드는 탄수화물이나 단백질에 비해 에너지 효율이 높아 에너지를 저장하기에 적합한 물질이다.

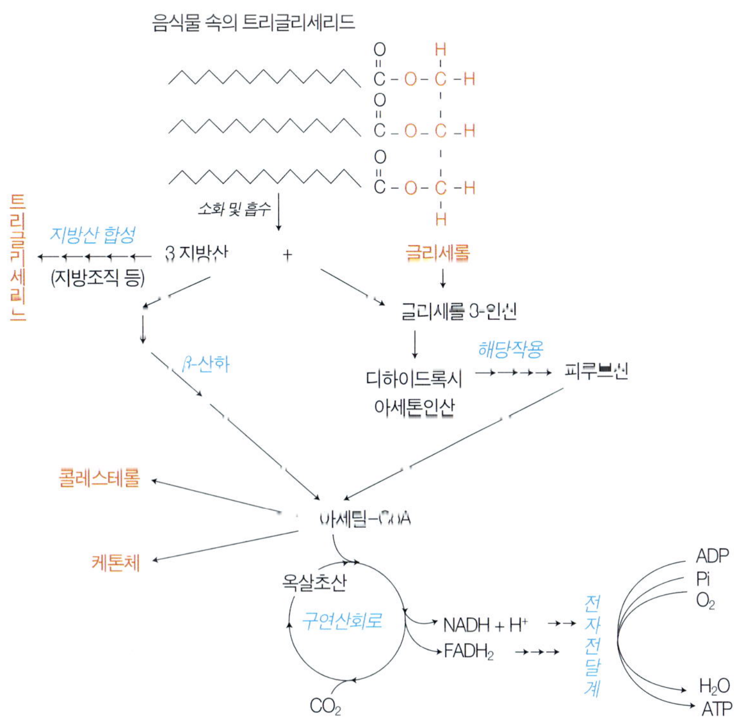

그림 3-11 음식물 속의 트리글리세리드의 체내 대사

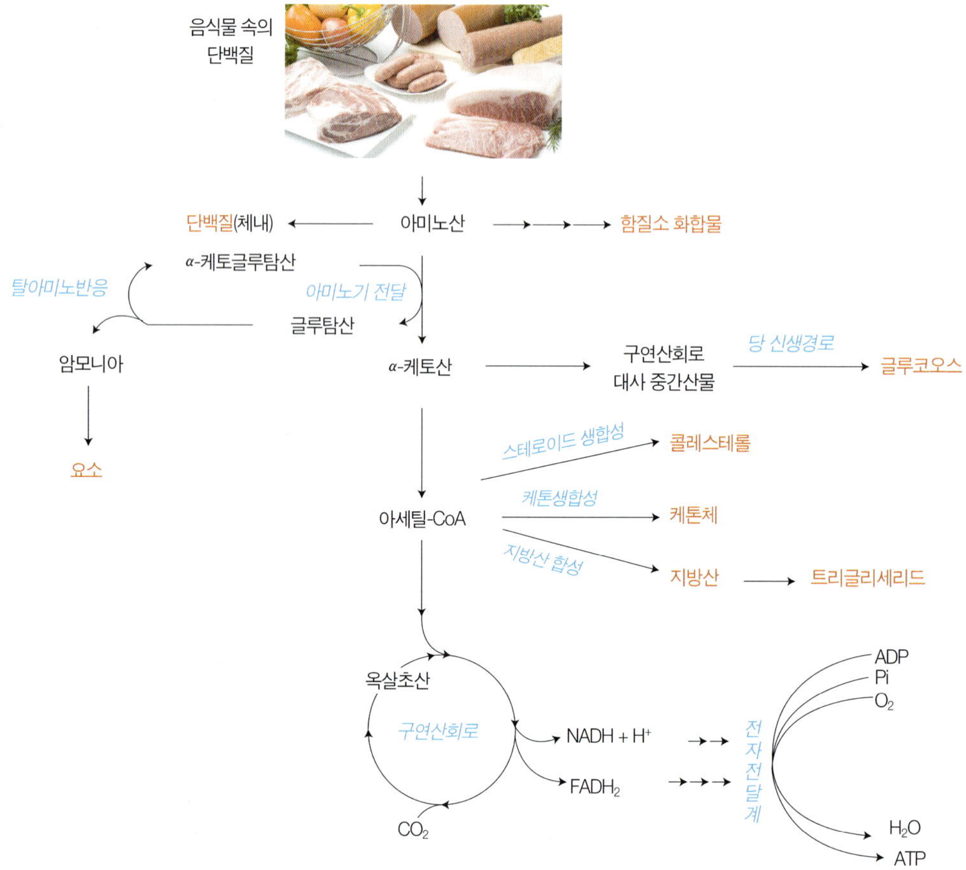

그림 3-12 음식물 속의 단백질 체내 대사

에너지 저장 및 공급에 관련된 대사는 2개의 탄소화합물인 아세틸-CoA를 중심으로 이루어진다(그림 3-13). 아세틸-CoA는 탄수화물, 단백질, 지방의 공통적 역할인 에너지 생산과정에서 대사 중간물질로 작용한다.

7. 대사성 질환

대사성 질환이란 비만, 운동부족, 영양과잉 등 생활습관 원인과 관련이 깊어 생활습관병이라고도 불리며 당뇨, 고혈압, 고지혈증, 심장질환 등과 같이 유병률이 높고 생활습관 개선 프로그램이 효과가 있는 질환이다.

복부 둘레가 남성 85cm 이상, 여성 90cm 이상이고 ① 혈압 130/85mmHg 이상 ② 혈중 지방 : 중성지방 150mg/dL 이상 또는 HDLc 40mg/dL 미만 ③ 혈당 110mg/dL 이상의 3항목 중 2항목 이상 해당되는 사람을 '대사증후군(metabolic syndrome)' 이라 한다. 중성지방이 많으면 내장지방 등이 늘어나기 때문에 몸에 나쁘다는 것은 알고 있지만 같은 지방 중에서 HDLc가 낮으면 문제가 된다는 것은 좀 이상하게 생각될 것이다. HDLc는 HDL(고비중 지단백질)이라는 물질에 결합한 c(콜레스테롤)를 말하며, 혈관에 붙어 있는 콜레스테롤을 제거하는 작용이 있어 '착한 콜레스테롤'이라고도 불린다.

대사증후군의 진단 기준에 대해서는 아직도 계속 논의 중에 있으며, 비만이 고혈압이나 당뇨병과 함께 동맥경화를 촉진하고 심근경색 등의 심혈관 질환에 대한 위험성을 높인다는 것은 분명하다.

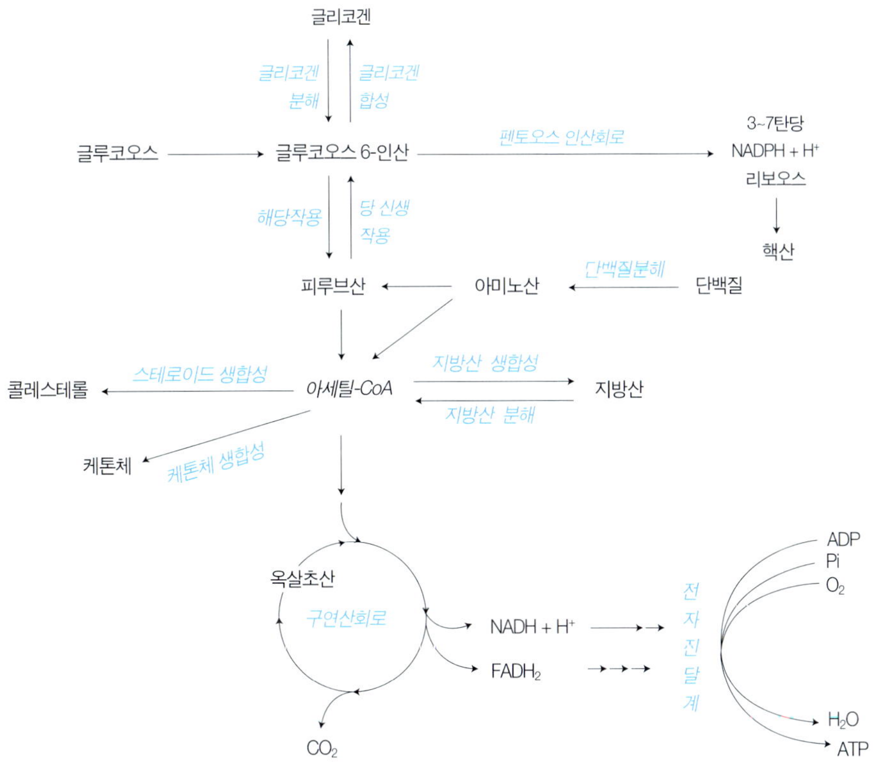

그림 3-13 지방, 탄수화물 및 단백질과의 관계

CHAPTER 03 POINT

1. 소화관에서 음식물을 구성하는 고분자(다당, 지방, 단백질)를 소화하고, 소화로 얻어진 저분자는 소장의 미세융모막을 통해 체내에 흡수된다.
2. 산소는 적혈구의 헤모글로빈과 결합하여 조직에 운반되며, 이때 생긴 이산화탄소는 탄산탈수효소의 작용으로 탄산이 되며, 폐에서 다시 이산화탄소가 되어 배출된다.
3. 탄수화물은 단당으로 소화됨과 동시에 소장에서 혈액 내로 흡수된다.
4. 지방은 지방산과 모노글리세리드까지 소화되어 소장에서 유미관(림프관)으로 흡수되며, 림프관에서 흉관을 거쳐 혈액 내로 이동한다.
5. 단백질은 아미노산까지 분해되어 소장에서 혈액 내로 흡수된다.
6. 생체 내, 특히 세포 내의 화학반응을 대사라고 한다.
7. 효소는 화학반응의 반응속도를 빠르게 하는 촉매작용을 지니며 기질특이성을 보인다.
8. 에너지의 생성과 이용에 관한 일련의 화학반응을 에너지 대사라고 한다.
9. 대사에 의해 얻어진 에너지는 ATP로 축적된다.
10. ATP는 고에너지 인산결합을 갖는 저분자이며 에너지 통화라고 불린다.
11. ATP는 기질수준 인산화 및 산화적 인산화로 생성된다.
12. 아미노산의 산화과정에는 아미노기 전달반응과 탈아미노반응이 있다.

04

생명활동과 에너지 대사 - 탄수화물과 지질의 대사

DENTAL BIOCHEMISTRY AND NUTRITION

04 생명활동과 에너지 대사 - 탄수화물과 지질의 대사

생명체는 주위 환경으로부터 섭취한 화합물을 적절한 형태로 전환하여 이용함으로써 생명현상을 유지할 수 있다. 세포 내에서 일어나는 모든 화학반응을 대사라고 하는데, 살아있는 세포 중에서 물질의 합성과 분해가 병행해서 일어난다. 생명활동의 중심이 되는 화학반응은 짝지어져 있으므로 한 반응에 의해 방출된 에너지가 다른 반응의 생성물 형성과정에 사용된다. 생화학에서 에너지 대사란 생명체 내에서 에너지의 흐름을 말하며, 생명체는 지속적인 에너지의 이용으로 고도의 질서를 갖춘 구조와 생명활동을 영위할 수 있다.

Ⅰ. 에너지 대사의 이해

에너지 대사란 3대 영양소인 탄수화물(당질), 지방, 단백질이 음식물로 체내에 섭취되어 대사효소의 작용으로 운동 에너지나 체온유지 등의 에너지원으로 이용되는 과정을 말한다. 건강한 사람은 탄수화물과 지방이 주요 에너지원이며, 단백질은 에너지원이라기보다는 몸의 구성성분으로 사용된다.

식사할 때와 같이 에너지 기질이 충분히 공급되는 경우에는 탄수화물이나 지방 모두가 체내에 축적된다. 글루코오스는 글리코겐이 되어 간이나 근육에 축적된다. 지방산은 중성지방이 되어 몸 안의 지방세포에 축적된다.

식사를 할 때처럼 에너지 수요가 높아지면 글리코겐은 글루코오스로, 중성지방은 글리세롤과 지방산으로 분해되어 에너지 기질로 이용된다(그림 4-1). 글루코오스는 구연산회로, 전자전달계라는 일련의 대사과정을 거쳐 에너지(ATP)를 생성한다. 그 과정에서 산소를 소비하고 이산화탄소와 물을 방출한다. 지방산은 β-산화를 거쳐 구연산회로에 합류하며, 글리세롤은 해당대사 경로에 합류하여 대사되고 에너지(ATP)를 생산한다.

이러한 대사과정 중에서 해당작용, 글리코겐 합성과 분해과정 및 중성지방 합성과정은 세포질에서 일어나고, 구연산회로, 전자전달계, 지방산의 β-산화는 미토콘드리아에 한정되어 일어난다.

Ⅱ. 탄수화물의 대사와 에너지의 생성

1. 해당작용(glycolysis)

탄수화물은 음식물로 섭취되는 전체 열량의 40~60%를 공급한다. 타액과 췌장의 아밀라아제는 전분을 저분자량의 올리고당류로 분해시킨다. 이당류와 삼당류의 완전한

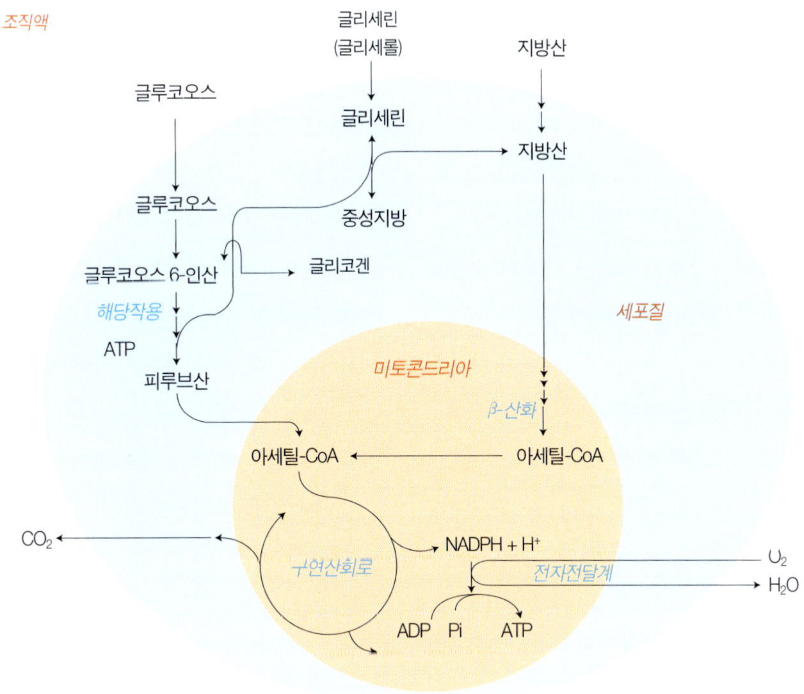

그림 4-1 에너지 대사의 전체상

분해는 소장의 미세융모에서 일어난다. 생성된 단당류는 장점막을 통하여 혈액으로 운반된다. 글루코오스는 실제 모든 체세포에 사용되는 주요한 세포의 연료물질이다.

글루코오스가 피루브산으로 되기 위해서는 10단계를 거쳐야 하며, 그 대사 경로는 그림 4-2에 나타냈다.

① 해당작용에 있어 처음 단계는 글루코오스의 인산화이다. 즉, 글루코오스가 ATP 존재 하에서 생체 내에 널리 분포하는 헥소키나제나 간에 존재하는 글루코키나제의 작용으로 글루코오스 6-인산으로 된다.

② 글루코오스 6-인산은 포스포글루코오스 이소머라제의 작용에 의해 케토형의 프룩토오스 6-인산으로 대사된다.

③ 프룩토오스 6-인산 역시 ATP 존재 하에서 포스포프룩토키나제의 작용에 의해 또 한 번 인산화되어 프룩토오스 1,6-이인산으로 대사된다. ① 과정과 ③ 과정을 통해 2분자의 ATP가 소모되게 된다.

④ 프룩토오스 1,6-이인산은 알돌라아제의 작용에 의해 3탄당 인산인 글리세르알데히드 3-인산과 디하이드록시 아세톤인산으로 나누어진다.

⑤ 2분자의 삼탄당 인산은 인산이성질화효소인 포스포 트리오스 이소머라제에 의해 상호 변환될 수 있다. 세넉 이어지는 반응으로 글리세르알데히드 3-인산이 소비되기 때문에 반응은 글리세르알데히드 3-인산 쪽으로 치우친다. 결과적으로 1분자의 글루코오스는 2분자의 글리세르알데히드 3-인산을 공급하게 된다.

⑥ 글리세르알데히드 3-인산은 NAD^+ 존재 하에 글리세르알데히드 3-인산 탈수소효소에 의해 고에너지 화합물인 1,3-비스포스포글리세린산으로 대사된다.

⑦ 1,3-비스포스포글리세린산은 포스포글리세린산 키나제의 작용에 의해 3-포스포글리세린산이 되며, 이때 기질 수준에서 인산을 ADP로 전달하여 ATP

를 생성한다. 글루코오스 1분자가 2분자의 삼탄당으로 되기 때문에 이 과정에서 2분자의 ATP가 형성된다.

⑧ 3-포스포글리세린산은 포스포글리세린산 뮤타아제의 작용에 의해 2-포스포글리세리산으로 대사된다.

⑨ 2-포스포글리세린산은 에놀라아제의 작용에 의해 물 1분자가 제거되어 고에너지 화합물인 포스포에놀피루브산이 된다.

⑩ 해당작용의 마지막 단계는 피루브산의 생성이다. 포스포에놀피루브산은 피부르산 키나제의 작용으로 피루브산이 되고 동시에 ADP에 인산을 전달하여 ATP를 생성한다. 결과적으로 이 과정에서도 2분자의 ATP가 형성된다.

다시 요약해 보면 세포에 도입된 글루코오스는 글루코오스 1분자당 2분자의 ATP에 의해 인산화되고 프룩토오스 1,6-이인산이 되며, 이어서 글리세르알데히드 3-인산과 디하이드록시아세톤인산으로 분해된다. 이 과정에서 탄소 6원자의 6탄당인 글루코오스는 탄소 3원자의 3탄당 2분자가 된다. 디하이드록시아세톤인산은 글리세르알데히드 3-인산이 되기 때문에 이후 총 2분자의 글리세르알데히드 3-인산이 대사되게 된다.

2분자의 글리세르알데히드 3-인산은 더 대사되어 최

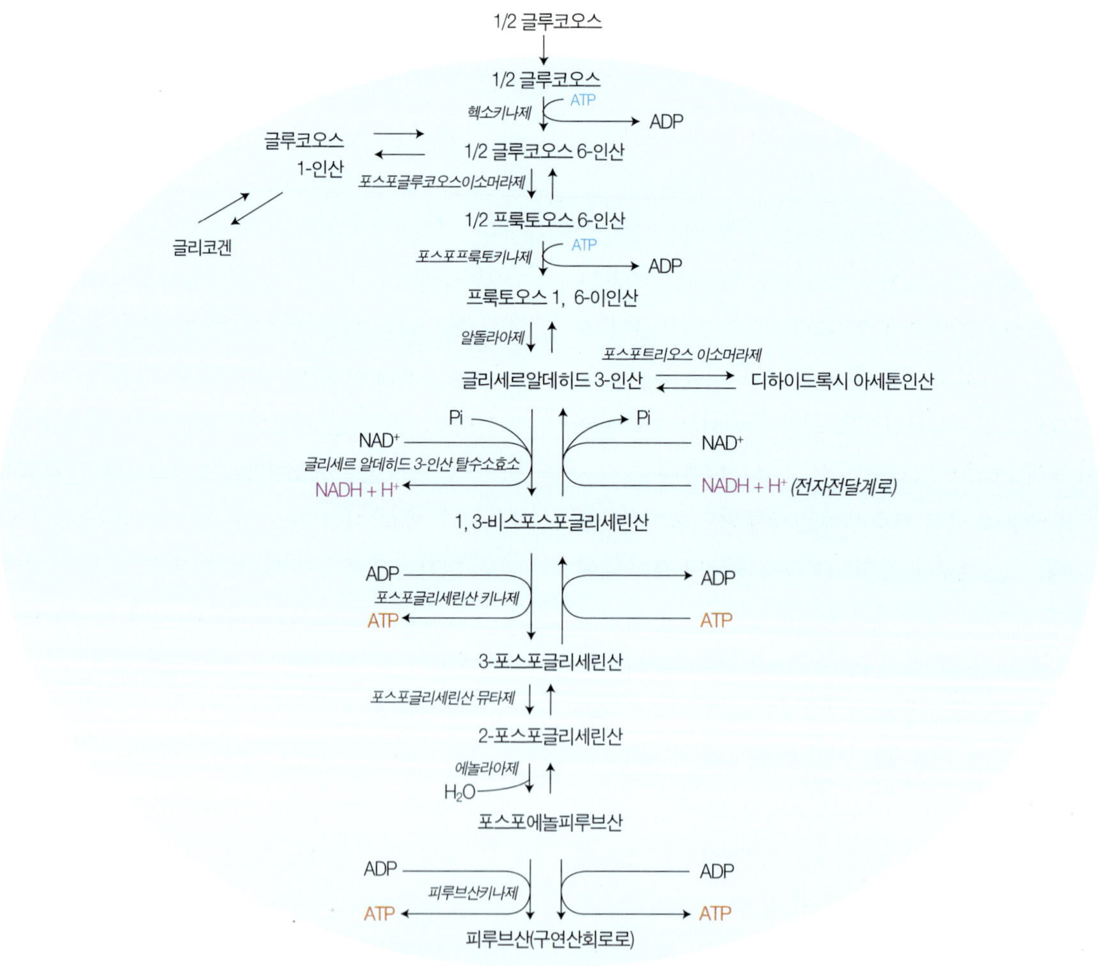

그림 4-2 해당작용과 글리코겐 대사

종적으로 2분자의 피루브산이 된다. 이 과정에서 인산이 ADP에 보내져 총 4분자의 ATP가 생성된다. 이처럼 대사물질에 포함된 인산이 ADP에 직접 보내져 ATP가 생성되는 것을 기질수준의 인산화에 의한 ATP 합성이라고 한다. 맨 처음 과정에서 2분자의 ATP가 소비되었기 때문에 2분자의 ATP를 제외하면 결국 2분자의 ATP가 얻어지게 된다. 그리고 글리세르알데히드 3-인산이 산화되는 과정에서 전기에너지(환원력)가 얻어져 2분자의 NADH + H^+[비타민의 일종인 니아신의 유도체로 산화환원반응의 하나인 탈수소반응을 촉매하는 효소(탈수소효소)의 보조효소이다. 효소반응으로 환원력을 얻었을 경우 NAD^+는 NADH + H^+로 환원되며, 반대로 기질에 환원력을 잃었을 경우에는 NADH + H^+가 NAD^+로 산화된다]가 생성된다. 여기까지의 대사과정을 해당작용이라 한다. 이 단계에서는 산소가 필요하지 않으며, 반응은 모두 세포질에서 이루어진다(그림 4-2).

산소가 충분히 있을 경우 피루브산은 미토콘드리아로 들어가 아세틸-CoA가 되고, 그 후 TCA 회로로 전달되어 전자전달계의 작용으로 최종적으로 물과 이산화탄소로 분해되면서 ATP를 생산한다. 미토콘드리아를 가지고 있지 않는 적혈구에서는 피루브산이 젖산으로 변화되고, 이 젖산은 세포 밖으로 나오게 된다. 해당작용 과정 중에 형성된 NADH + H^+는 구연산회로에서 전자전달계를 거쳐 산화성 인산화 과정을 거쳐 ATP를 형성하는데 사용된다. 반면 산소가 부족할 경우 구연산회로나 전자전달계는 작동하지 않는다. 그 결과 피루브산은 해당과정에 형성된 NADH + H^+를 이용하여 환원되고 젖산이 된다.

해당과정은 혐기적인 상태에서(즉, 산소가 없는 경우) 육탄당인 글루코오스를 효소에 의해 두 개의 삼탄당으로 분해하는 과정에서 ADP로부터 2분자의 ATP를 만드는 과정으로 정의할 수 있다. 해당 과정이 산소가 존재하는 호기성 상태에서 진행될 경우 글루코오스 한 분자당 총 36 내지 38 ATP가 형성된다. 즉, 해당과정에 형성된 2분자의 NADH + H^+가 미토콘드리아로 들어가 산화적 인산화가 되는데, 이때 미토콘드리아로 들어가는 경로에 따라 총 4분자 내지 6분자의 ATP가 형성될 수 있기 때문이다. 해당계의 중간물질인 글루코오스 6-인산의 일부가 오탄당 인산회로로 대사되어 핵산의 합성 원료인 리보오스 5-인산을 생산한다. 또한 글루코오스에서 생성되는 피루브산의 일부는 TCA 회로의 중간물질인 옥살초산으로 전환되고, TCA 회로에서 아미노산을 합성한다. 세포로 유입된 다량의 글루코오스의 일부는 글리코겐의 형태로 저장된다. 또한 글루코오스에서 피루브산을 거쳐 생성된 아세틸-CoA의 일부는 지방산으로 전환된다.

2. 당 신생과정(gluconeogensis)

당 신생과정은 식이로부터 탄수화물 공급이 충분하지 않아 체내에서의 글루코오스 요구량을 만족시키지 못할 경우 일어난다. 글루코오스를 주 에너지원으로 사용하는 뇌나 적혈구의 경우 글루코오스의 지속적인 공급이 필요하다. 그렇기 때문에 글루코오스 공급이 원활하지 못할 경우 탄수화물이 아닌 다양한 물질, 즉 아미노산, 젖산, 피루브산, 프로피온 에스테르, 글리세롤 등으로부터 글루코오스를 새로 합성하는 과정을 당 신생과정이라 한다.

글루코오스는 혐기적 조건 하의 골격근에서 유일한 에너지원이며, 각종 조직에서 구연산회로(TCA 회로)의 중간체를 유지하는 데 이용된다. 지방조직에서도 글루코오스는 지방 합성의 원료가 되고, 지방으로부터 에너지를 공급받는 조직에서도 기본적으로 약간의 글루코오스가 필요하다.

포유동물의 경우 당 신생과정은 주로 간과 콩팥에서 일어나지만 당 신생이 일어나는 주된 장소는 간이다. 당 신생과정은 각 조직에서 대사물질을 간으로 운반하며, 이것을 당 신생과정을 통해 글루코오스로 재생하여 다시 조직으로 공급하는데 생리적 의의가 크다.

당 신생과정은 해당경로에서 비가역적인 반응단계 일부를 제외하고는 거의 해당경로의 역행에 의해 일어나며, 비가역적인 반응단계는 다른 과정을 통해 일어난다(그림 4-3).

즉, 다른 과정은 피루브산을 포스포에놀피루브산으로 바꾸는 단계, 프룩토오스 1,6-이인산을 프룩토오스 6-인산으로 바꾸는 과정 및 글루코오스 6-인산을 글루코오스로 바꾸는 과정이다. 특히 글루코오스 6-인산을 글루코오스로 전환하는 글루코오스 6-인산 분해효소는 간에는 존재하지만 근육에는 존재하지 않아서 간의 경우 저장된 글리코겐이 글루코오스로 전환되어 혈당치 유지에 도움을 주지만, 근육의 글리코겐은 글루코오스로 전환되지 않기 때문에 혈당치 조절에 도움을 줄 수가 없다.

심한 운동을 하고 있는 골격근과 같은 일부 조직을 제외하면 대부분 경우 해당작용은 피루브산을 공급하는 역할을 한다. 이 경우 세포질에 형성된 2분자의 NADH + H^+의 재산화는 젖산 탈수소효소에 의해 일어나지 않고 미토콘드리아의 호흡연쇄에 의해 일어난다. 그러나 NADH + H^+는 미토콘드리아 막을 직접 통과하지 못하기 때문에 글리세롤 인산 셔틀(glycerol 3-phosphate shuttle)

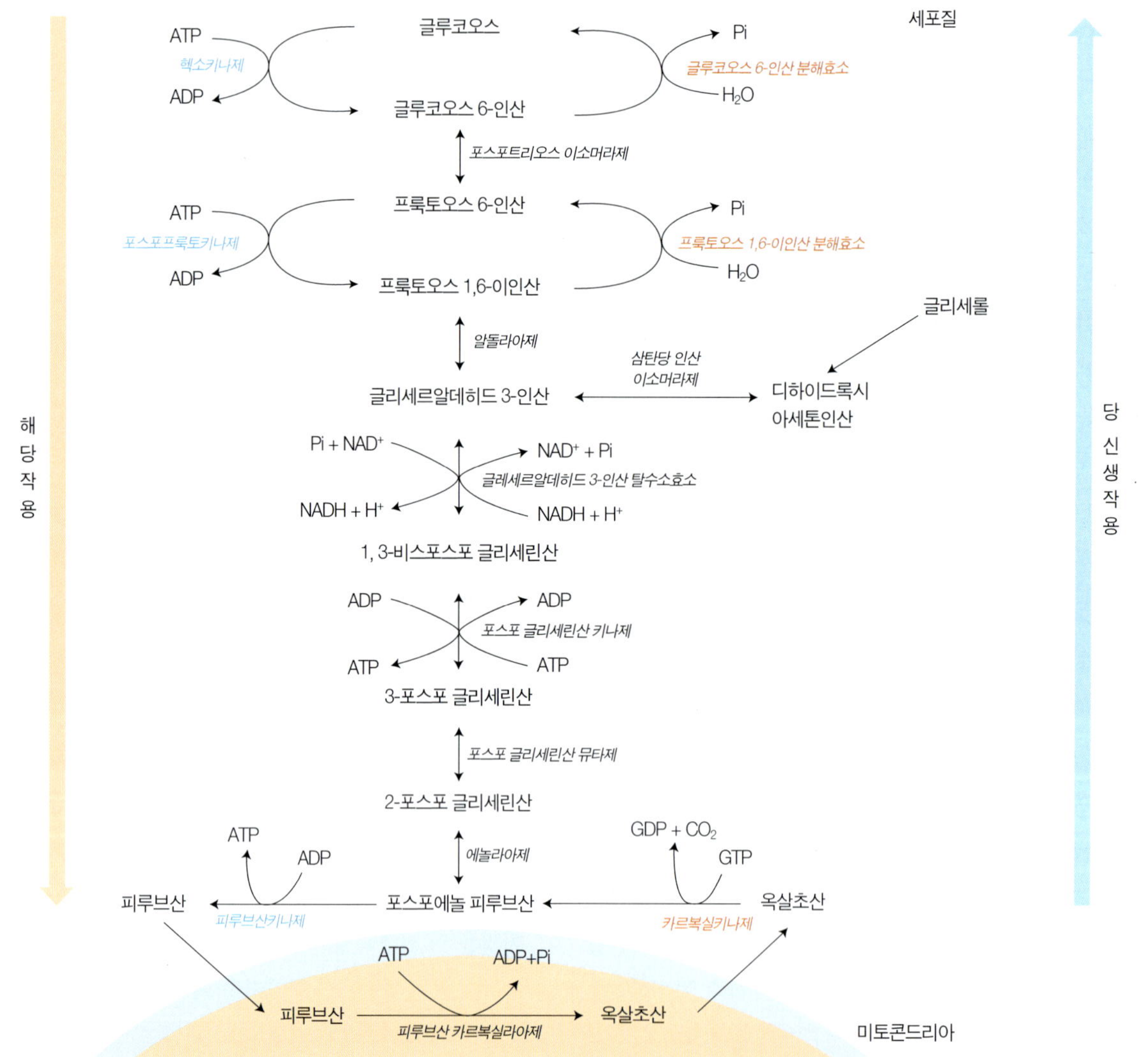

그림 4-3 당 신생경로

과 말산-아스파르트산 셔틀(malate-aspartate shuttle)이라는 특수한 기구를 통해 미토콘드리아로 들어가 간접적으로 재산화된다(그림 4-4).

간, 콩팥, 심장은 주로 말산-아스파르트산 셔틀을 이용하고, 뇌, 근육, 기타 조직은 글리세롤 인산셔틀을 이용한다. 이 셔틀은 비가역적이어서 세포질의 NADH + H^+는 미토콘드리아 내로 운반된다.

말산-아스파르트산 셔틀은 미토콘드리아 내의 아스파르트산이 글루탐산과 교환되어 세포질로 나오면 이곳에 있는 아스파르트산 아미노전이효소의 작용에 의해 옥살초산이 되고, α-케토글루타르산은 아미노기를 받아 글루탐산이 된다. 다음에 옥살초산이 말산탈수소효소의 작용으로 NADH + H^+에 의해 말산이 된 후에 미토콘드리아 내로 들어가고 미토콘드리아 내의 말산탈수소효소에 의해 NADH + H^+를 재생하면서 다시 옥살초산이 되며, 이어서 아스파르트산 아미노전이효소에 의해 글루탐산의 아미노기를 받아 아스파르트산이 되는 복잡한 회로이다.

글리세롤 인산 셔틀은 세포질의 글리세롤 3-인산 탈수소효소의 촉매로 디하이드록시 아세톤인산이 NADH + H^+에 의해 글리세롤 3-인산으로 환원되어 미토콘드리아 내막 외측으로 운반되면, 그곳에 있는 글리세롤 3-인산 탈수소효소에 의해 FAD를 $FADH_2$로 만들고, 다시 디하이드록시 아세톤인산으로 되어 되돌아오는 회로이다.

그러므로 세포질의 NADH + H^+는 말산-아스파르트산 셔틀을 경유한 경우 미토콘드리아에 다시 NADH + H^+가 되고, 글리세롤인산 셔틀을 경유하는 경우에는 $FADH_2$로 되어, 각각 전자전달계를 통해 3분자의 ATP와 2분자의 ATP를 형성하게 된다.

3. 글리코겐의 합성과 분해

글리코겐은 불과 몇 단계만 거치면 글루코오스 6-인산에서 쉽게 합성되거나 분해되는 좋은 에너지 저장형 다당류이기 때문에 지방 못지않게 간이나 근육에서 이를 합성하여 저장한다. 섭취한 여분의 글루코오스를 모두 지방으로 전환하지 않고 글리코겐으로 저장하는 것은, 지방이 첫째 글리코겐처럼 근육에서 글루코오스만큼 신속하게 동원되지 못하고, 둘째 산소가 부족한 경우 에너

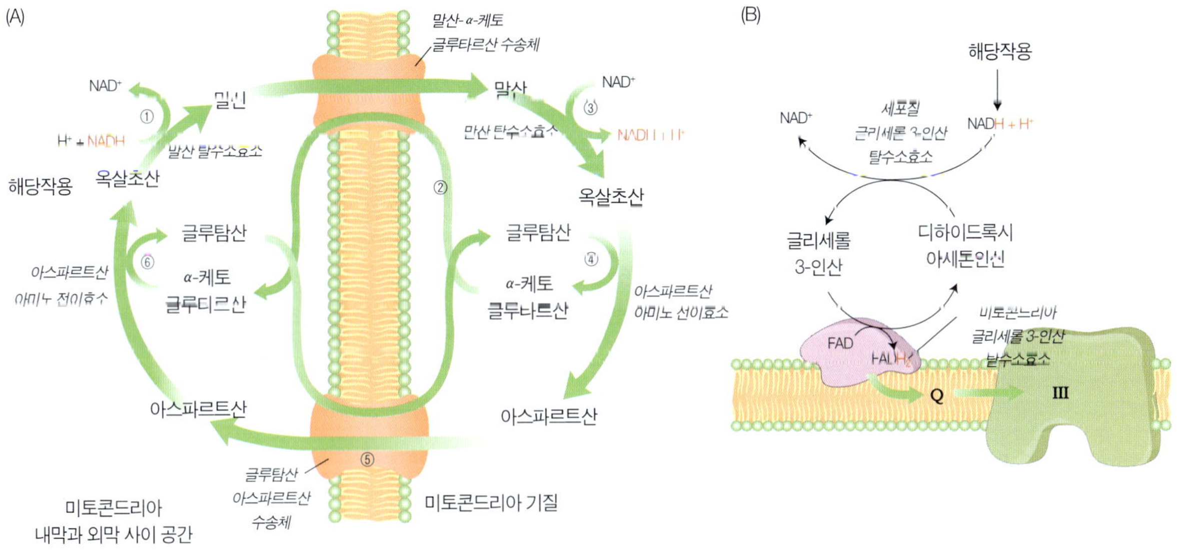

그림 4-4 말산-아스파르트산 셔틀(A)과 글리세롤 인산 셔틀(B)

지원으로 이용될 수 없으며, 셋째 어느 조직에서도 글루코오스로 전환되지 못해서 혈당 유지에 기여할 수 없기 때문이다. 이러한 면에서 간에 저장된 글리코겐의 경우는 글루코오스로 전환되어 혈당조절에 기여하지만, 근육에 저장된 글리코겐의 경우에는 근육에 글루코오스 6-인산을 글루코오스로 전환하는 글루코오스 6-인산 분해효소가 없기 때문에 혈당조절에 기여할 수가 없다.

글리코겐의 합성과 분해반응은 서로 다른 경로를 통해 일어나지만 밀접한 관련이 있다. 글리코겐은 혈당치를 일정하게 유지하는 데 매우 중요하다. 그렇기 때문에 생체 내에서 글리코겐의 합성과 분해는 신경, 호르몬, 당 인산, 금속이온 등에 의해 아주 세밀하게 조절된다. 식사 등 글루코오스가 과잉으로 공급되는 경우에는 글루코오스 6-인산이 글루코오스 1-인산을 거쳐 글루코오스의 다당인 글리코겐이 합성된다(그림 4-5). 이때 합성 에너지로 ATP에서 유래한 UTP가 쓰인다. 식물에서 전분을 합성하거나 세균의 경우에는 UTP가 아니라 GTP가 사용된다. 글리코겐은 간이나 근육의 세포에 축적되었다가 식간 등 에너지가 필요할 때 분해되며, 다시 해당작용을 거쳐 대사된다.

영양분이 충분히 공급될 경우 남는 영양분은 글리코겐과 지방으로 저장이 된다. 저장된 글리코겐과 지방의 경우 영양분이 충분히 공급되지 않을 경우 분해되어 에너지원으로 사용된다. 글리코겐은 산소가 존재하지 않아도 혐기성 상태에서 대사되어 에너지원으로 사용될 수 있으나, 지방은 산소가 없는 경우 에너지원으로 사용될 수가 없다. 그러므로 저장된 에너지를 소모하여 다이어트를 원하는 경우에는 유산소 운동을 하여야만 지방이 산화되어 소기의 목적을 달성할 수 있다.

4. 오탄당 인산경로(펜토오스 인산경로)

오탄당 인산경로(pentose phosphate pathway)는 육탄당 일인산경로(헥소오스 일인산경로, HMP)라고도 하며, 세포질에서 해당경로와 달리 탄수화물의 또 다른 대사

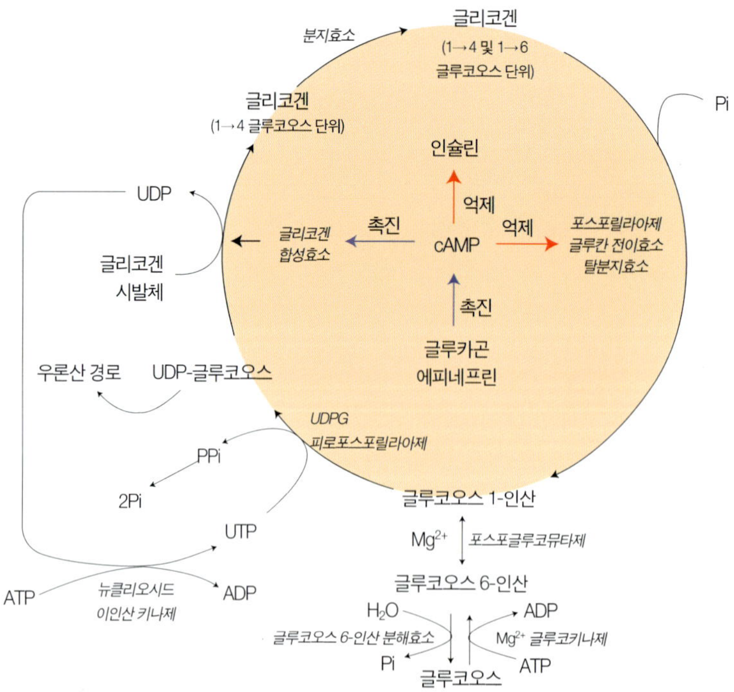

그림 4-5 글리코겐 대사과정

경로이다. 오탄당 인산경로는 해당경로와 달리 직접 ATP를 생산하지 않는 대신에 환원력인 NADPH + H^+를 생성하며, 초기에 이산화탄소를 발생하며 핵산을 만드는 데 필요한 오탄당을 생성하는 것이 특징이다.

오탄당 인산경로는 산화과정과 비산화과정으로 구분된다. 산화과정의 경우 글루코오스 6-인산이 탈수소효소의 작용에 의해 NADPH + H^+를 생성하고, 이산화탄소를 유리시키면서 리불로오스 5-인산으로 전환된다.

이 NADPH + H^+는 간, 지방조직, 콩팥, 유선 등에서 지방산 생합성과 부신피질에서 스테로이드 생합성에 수소 공여체로 사용되며, 또한 산화형 글루타티온의 환원과 마이크로솜의 산화에서 생화학적 환원제로 작용한다.

비산화과정은 리보오스 5-인산을 생성하여 뉴클레오티드와 핵산합성에 이용되며, 삼탄당에서 칠탄당까지 합성되며, 식이로 섭취한 오탄당의 대사 경로이기도 하다.

이러한 오탄당 인산경로의 1차적인 의의는 NADPH + H^+를 생성하여 공급하는 것이다. 간, 지방조직, 부신피질, 갑상선, 적혈구, 고환 및 젖을 생성하는 유선에서는 이 대사경로가 활발하지만 근육이나 젖을 생성하지 않는 유선에서는 활동성이 낮다. 이 경로가 활발한 모든 조직은 환원적 생합성에 NADPH + H^+를 이용하거나 이를 사용하는 반응계가 존재한다. 예를 들면 지방산과 스테로이드 및 글루타티온 탈수소효소에 의한 아미노산 등의 합성이 일어나고 적혈구에서는 글루타티온을 환원시킨다.

오탄당 인산경로의 또 다른 의의는 뉴클레오티드와 핵산합성에 필요한 리보오스를 제공하는 데 있다. 리보오스 5-인산은 ATP와 반응하여 5-포스포리보실 1-피로인산으로 되어 뉴클레오티드 합성에 이용된다.

근육조직의 경우 오탄당 인산경로 활성이 낮아 아주 적은 양의 글루코오스 6-인산 탈수소효소를 가지고 있음에도 불구하고 리보오스를 합성할 수 있는데, 오탄당 인산경로의 비산화과정의 역반응을 통해 프룩토오스 6-인산을 경유하여 형성할 수 있다. 그렇기 때문에 조직은 리보오스 생성을 위해 완전한 오탄당 경로가 필요한 것은 아니다.

적혈구에서 오탄당 인산경로는 산화형 글루타티온을 글루타티온 환원제의 촉매로 환원형 글루타티온으로 전환하는 데 필요한 NADPH + H^+를 제공하는 데 큰 의의를 가진다. 이 환원형의 글루타티온이 글루타티온 과산화효소의 촉매작용으로 적혈구 내에 형성된 과산화수소를 제거하는데 이용한다. 그러기 때문에 오탄당 인산경로의 첫 단계인 글루코오스 6-인산이 결핍되는 경우 환원형 글루타티온 형성이 낮아져 적혈구가 용혈작용에 의해 파괴됨으로써 용혈성 빈혈(hemolytic anemia)이 나타난다.

5. 피루브산에서의 아세틸-CoA 생산과 구연산회로

탄수화물, 단백질, 지방 등이 분해되어 에너지원으로 이용되는 과정은 3단계로 나눌 수 있다. 1단계는 이들 고분자 물질들이 분해되어, 단당류, 아미노산, 지방산 등의 빌딩블록 구성성분으로 되는 것이다. 2단계는 각각 해당작용, 아미노기 전이, β-산화 등을 거쳐 아세틸-CoA가 되는 단계이다. 3단계는 이 아세틸-CoA가 TCA 회로에서 완전히 산화 분해되는 것이다. 여러 가지 에너지원이 대사되어 아세틸-CoA가 되고 이것이 이산화탄소와 물로 산화되는 반응인 TCA 회로는 모두 미토콘드리아의 기질이나 내막에 존재하는 효소들에 의해 일어난다.

피루브산은 글루코오스의 해당경로 최종산물로서, 또는 일부 아미노산의 아미노기 전이반응에 의해 생성된다. 생성된 피루브산은 조직이나 대사 상태에 따라 여러 가지 경로에서 처리되지만, 가장 주요한 것은 피루브산 탈수소효소 복합체에 의해 산화적 탈탄산 반응 NADH + H^+를 생성하면서 아세틸-CoA가 되는 것이다. 이 효소복합체는 미토콘드리아 내에 존재하며, 비가역적이어서 아세틸-CoA로부터 피루브산을 생성할 수가 없다. 포유동물의 효소복합체는 티아민, 피로인산(pyrophosphate),

리포산(lipoic acid), FAD^+, 코엔자임 A, NAD^+ 및 Mg^{2+}의 6가지 보조인자를 필요로 한다. 즉, 산소 존재 하에 피루브산은 아세틸-CoA를 거쳐 TCA 회로로 들어가고, NADPH + H^+는 미토콘드리아 내의 전자전달계에 의해 재산화되어 NAD^+로 된다. 그러나 혐기적 조건하에서는 미토콘드리아 내의 전자전달계를 이용할 수 없으므로 NADPH + H^+는 젖산 탈수소효소(lactate dehydrogenase)에 의해 재산화되고 피루브산은 젖산이 된다.

미토콘드리아 내에서 생성된 아세틸-CoA는 TCA 회로에서 산화되어 에너지를 생성하거나, 간에서 케톤체로 전환되거나 세포질에서 지방산 또는 스테로이드 생합성의 원료로 공급되기도 한다.

해당작용 결과 얻어진 피루브산은 1분자의 NADH + H^+(환원력)와 1분자의 이산화탄소를 생산하여 아세틸-CoA가 된다.

아세틸-CoA는 옥살초산(oxaloacetate)과 축합하여 구연산이 되어서 구연산회로에 들어간다. 구연산회로를 일주하는 동안에 2분자의 이산화탄소, 3분자의 NADH + H^+(환원력) 및 1분자의 $FADH_2$(환원력, 비타민 B_2의 유도체이며, NAD^+와 마찬가지로 산화환원반응을 촉매하는 효소의 보조효소이다. 환원력을 얻었을 경우 FAD는 $FADH_2$로 환원되며, 반대로 환원력을 잃었을 경우에는 $FADH_2$가 FAD로 산화된다)가 생산되며, 다시 옥살초산으로 돌아간다(그림 4-6). 숙시닐-CoA(succinyl CoA에서 숙신산(succinic acid)으로 되는 반응에서는 GTP를 경유하여 1분자의 ATP가 기질수준의 인산화에 의해 생산된다. 이상의 과정에서 1분자의 아세틸기가 분해되어 2분자의 이산화탄소가 생성된다. TCA 회로를 1회전하면 옥산초산이 되기 때문에 이 반응은 외부에서 아세틸-CoA가 공급되는 한 계속된다.

이 과정을 통해 피루브산은 완전히 이산화탄소와 환원력으로 분해된다. 환원력(NADH + H^+, $FADH_2$)은 계속해서 전자전달계로 전달되어 물이 되며, 이와 공역하는 산화적 인산화 반응에 의해 ATP를 합성한다. 또한 숙시닐-CoA가 숙신산으로 되는 과정에 기질 수준의 인산화 반응이 일어나 GTP를 합성하고, 이것의 인산기는 ADP에 전달되어 ATP를 합성한다. 원래 산화란 '물질이 산소와 결합하는 것' 이고, 환원이란 '물질이 산소를 잃는 것' 을 의미했다. 이후 산소의 주고받음보다는 수소의 주고받음을 보는 것이 예외 없이 설명된다는 것을 알아내 산화는 '수소를 잃는 것', 환원은 '수소를 얻는 것' 으로 이해하게 되었다. 그런데 수소를 주고받을 때 전자도 주고받는다는 것을 알아내 현재 산화는 '전자를 잃는 것' , 환원은 '전자를 얻는 것'으로 정의되고 있다. 물질이 산화되어 전자를 잃을 때 방출되는 에너지가 전기

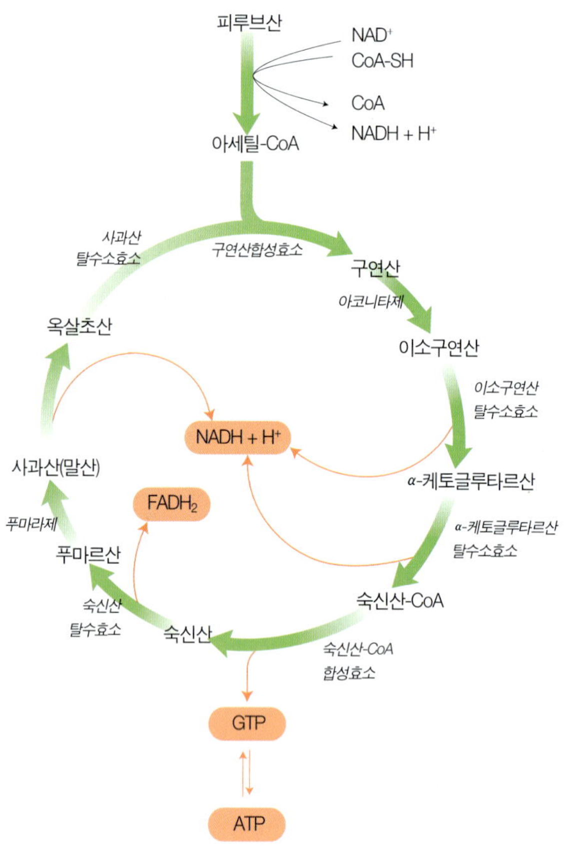

그림 4-6 피루브산으로부터 아세틸-CoA 생산과 구연산회로. 호기성 상태에서 해당과정을 통하여 형성된 피루브산은 피루브산 탈수소효소에 의하여 아세틸-CoA로 전환된다. 이때 티아민 피로인산, 리포아미드, FAD, NAD^+ 및 코엔자임 A(CoA-SH)가 필요하다. 이 과정을 통하여 형성된 NADH + H^+는 바로 미토콘드리아로 들어가 ATP로 전환될 수 있다.

에너지이며 '환원력'이라 부른다.

TCA 회로에서는 다량의 ATP가 얻어지기 때문에 연료 물질의 산화로 필요한 에너지를 공급하는 것이 중요한 생리적 기능이다. 이러한 분해대사로서의 의의와 더불어 TCA 회로의 중간 대사산물들은 여러 아미노산으로부터 형성될 수 있으며, 옥살초산을 거쳐 글루코오스를 합성하는 당 신생과정에 이용될 수 있으므로 합성적 측면에서도 중요한 기능을 갖는다.

또한 중간 대사산물인 α-케토글루타르산(α-ketoglutarate)이나 옥살초산은 아미노기 전이반응으로 각각 글루탐산과 아스파르트산으로 전환되므로 비필수 아미노산의 합성에도 역할을 한다. 또한 숙시닐-CoA는 헴 합성 재료로도 이용된다.

6. 전자전달계

피루브산의 산화 및 구연산회로에서 얻어진 환원력은 전자전달계로 보내진다. 전자전달계는 미토콘드리아 내막에 존재하는 일련의 효소군이며, 얻어진 환원력의 에너지를 이용해 외막과 내막 사이에 수소이온을 내보내고 내막을 경계로 수소이온농도구배를 생성한다(그림 4-7). 환원력은 최종적으로 산소와 결합하여 물이 된다(NADH +

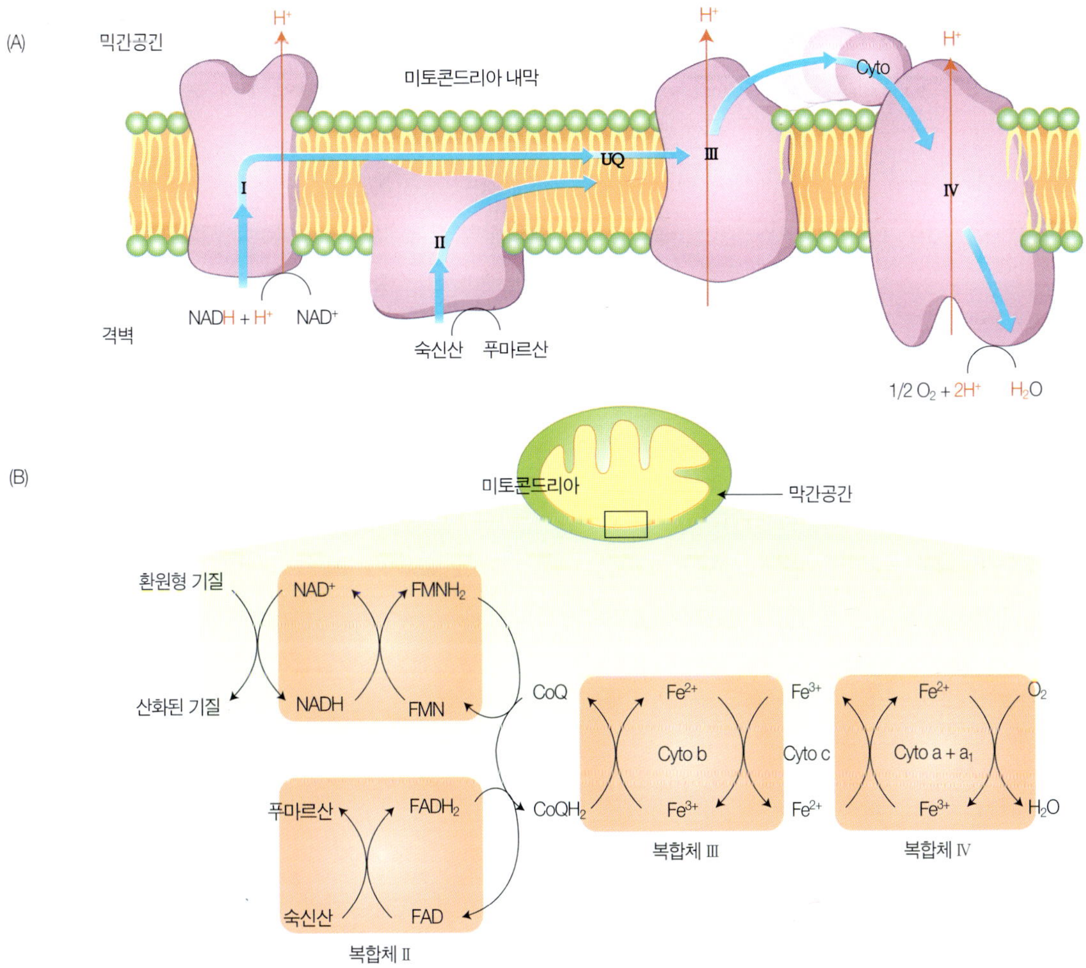

그림 4-7 전자전달계(호흡사슬). (A) 전자전달계에서 프로톤(H^+)의 흐름을 나타냈으며, 전자전달계에 대하여 요약하여 (B)에 나타냈다.

H^+ + 1/2 O_2 → NAD^+ + H_2O : $FADH_2$ + 1/2 O_2 → FAD + H_2O).

수소이온은 농도가 높은 쪽에서 낮은 쪽을 향해 ATP 합성효소 안을 흐르며 그 과정에서 ATP가 합성된다. 이러한 ATP 합성과정을 산화적 인산화라고 하며, 1분자의 NADH + H^+에서 약 3분자의, 1분자의 $FADH_2$에서 약 2분자의 ATP가 합성된다.

해당 반응의 전모에 대해서는 여러 생화학자에 의해 밝혀졌다. 그 중에서도 독일의 생화학자 엠덴(Embden G)과 마이어호프(Meyerhof O)의 공헌이 컸기 때문에 해당을 Embden-Meyerhof 경로라고 부르는 경우가 많은 것이다. 또한 글리코겐 대사에 공헌이 컸던 폴란드의 생화학자 파나스(Parnas JK)도 더해 Embden-Meyerhof-Parnas 경로라고 부르기도 한다. 한편 구연산회로는 발견자의 이름을 따서 크렙스(Krebs H) 회로라고도 부른다. 그리고 구연산과 그 유도체인 이소구연산은 분자구조에 카르복실기(-COOH)를 3개 갖는 트리카르복실산(tricarboxylic acid; TCA)이기 때문에 TCA 회로라고 부르기도 한다.

7. 탄수화물의 대사에 의해 얻는 에너지량

1분자의 글루코오스는 해당작용, 피루브산의 산화, 구연산회로, 전자전달계를 거쳐 최종적으로 6분자의 산소를 소비하며 6분자의 이산화탄소와 6분자의 물이 된다 ($C_6H_{12}O_6$ + $6O_2$ → $6H_2O$ + $6CO_2$).

이 해당작용 과정에서는 2분자의 ATP가, 구연산회로에서는 2분자의 아세틸-CoA에서 2분자의 ATP가 기질수준인산화에 의해 생성된다(그림 4-2, 표 4-1).

또한 해당작용에서 얻어진 2분자의 NADH + H^+, 2분자의 피루브산의 산화로 얻어진 2분자의 NADH + H^+, 이어서 구연산회로에서 얻어지는 6분자의 NADH + H^+와 2분자의 $FADH_2$의 환원력이 전자전달계로 보내진다. 해당작용에 의해 생산된 NADH + H^+는 세포질에서 전자전달계가 있는 미토콘드리아에 들어가야만 한다. NADH + H^+는 미토콘드리아를 둘러싼 생체막을 통과할 수 없기 때문에 다른 물질에 환원력을 보내고 미토콘드리아 내에 들어가야 하는 것이다. 이 과정에서 환원력을 다소 잃게

■■ 표 4-1. 글루코오스 1분자에서 얻어지는 ATP 생산량

대사경로	ATP 생산량	환원력(반응) → 전자전달계에서의 ATP생산량
해당 글루코오스 → 2 × 피루브산	-1 -1 +2 +2	+2 × NADH + H^+ → 약 4~6* (3~5**)
피루브산의 산화 2 × 피루브산 → 2 × 아세틸-CoA + 2 × CO_2		+2 × NADH + H^+ → 약 6(5)
구연산회로 2 × 아세틸-CoA → 2 × 3 × CO_2	+2	+2 × NADH + H^+ → 약 6(5) +2 × NADH + H^+ → 약 6(5) +2 × $FADH_2$ → 약 4(3) +2 × NADH + H+ → 약 6(5)
ATP 생산량(소계)	4	약 32~34(26~28)

* 세포질에서 형성된 NADH + H^+가 미토콘드리아로 들어갈 때 사용되는 말산-아스파르트산 셔틀이나 글리세롤 인산 셔틀 중 어느 것을 사용하느냐에 따른 차이를 나타낸다.
** ( ) 안은 전자전달 과정에서 소실되는 에너지를 감안하여 NADH + H^+의 경우 2.5 ATP, $FADH_2$의 경우 1.5 ATP로 계산한 경우를 나타낸다.

되어 ATP 생산효율도 다소 저하된다. 해당작용에 의해 세포질에서 형성된 NADH + H^+는 미토콘드리아로 들어가는 방법 두 가지가 존재한다. 간, 콩팥, 심장과 같이 말산-아스파르트산 셔틀 기구를 이용하는 경우는 약 3분자의 ATP를 형성할 수 있고, 뇌, 골격근, 기타 조직에서와 같이 글리세롤 3-인산 셔틀 기구를 이용하는 경우 약 2분자의 ATP를 형성한다. 전자전달계에서는 산화적 인산화에 의해 1분자의 NADH + H^+에서 약 3분자, 1분자의 $FADH_2$에서 약 2분자의 ATP가 생성되므로 총 약 34분자의 ATP가 생성된다.

이상으로 글루코오스 1분자에서 합계 약 38분자(4분자+약 34분자)의 ATP가 생성된다고 계산되는데, 세포의 종류나 세포가 놓여 있는 환경에 따라 그 수는 다르다.

다시 정리하면 해당작용에서 1분자의 글루코오스는 2분자의 피루브산이 형성되기 때문에 피루브산 이후의 대사 과정에서 형성되는 NADH + H^+가 $FADH_2$ 및 GTP는 전부 2배를 하여야 한다. 그러므로 1분자의 글루코오스가 TCA 회로를 통해 완전히 산화되는 경우 형성되는 ATP 수는 다음과 같이 계산되어 38분자 또는 36분자의 ATP가 형성된다.

해당과정에서 형성된 ATP 수 :		2
해당과정에서 형성된 NADH+ H^+		
말산-아스파르트산 셔틀 경우	3 × 2 =	6
(글리세롤 3-인산 셔틀 경우	2 × 2 =	4)
피루브산 → 아세틸-CoA 과정에서의 NADH + H^+		
	3 × 2 =	6
TCA 회로		
NADH + H^+	3 × 3 × 2 =	18
$FADH_2$	1 × 2 × 2 =	4
GTP	1 × 2 =	2
총		38(또는 36)

해당작용이나 구연산회로에서는 기질수준의 인산화로 ATP가 생산되는데, 이 과정에서 1분자의 반응에 의해 생산되는 ATP의 양은 정확히 1분자이다. 하지만 전자전달계에서 이루어지는 산화적 인산화는 1분자의 NADH + H^+와 $FADH_2$로 생산되는 ATP의 양이 정확하지 않은데 이는 NADH + H^+나 $FADH_2$의 환원력으로 만들어지는 수소이온농도구배(proton gradient)가 주변환경의 영향을 받기 쉽기 때문이다. 여기에서 환원력에 의해 형성되는 ATP 수는 학자에 따라 NADH + H^+는 2.5분자의 ATP를 생산하고, $FADH_2$는 1.5분자로 계산하기도 한다. 이 경우는 1분자의 글루코오스가 완전히 산화되는 경우 32분자 또는 30분자의 ATP가 형성된다.

8. 동물과 식물과 지구온난화

동물세포는 탄수화물과 지방을 대사 분해하여 에너지를 얻는데, 그렇다면 탄수화물같은 에너지원은 어떻게 만들어지는 것일까?

지구에 생명이 탄생한 것은 지금으로부터 약 40억 년 전이라고 알려져 있는데, 당시 탄수화물같은 양질의 영양소는 그리 많지 않았다. 생명의 탄생으로부터 꽤 세월이 지난 약 32억 년 전 '엽록체' 라는 소기관이 생겼다. 엽록체는 태양의 빛에너지로 이산화탄소와 물로부터 탄수화물을 합성하는 '광합성' 을 할 수 있었다. 태양전지와 화학합성공장이 합체한 것 같은 획기적인 '발명' 이었다. 이때 처음 탄수화물의 대량생산이 가능해졌고 광합성을 하는 생물은 '식물' 로서 지구상에 번식을 하기 시작했다. 그리고 광합성 과정에서 산소가 대량 발생하고 마침내 대기의 산소농도가 증가하여 오늘날의 산소농도(21%)까지 이르게 되었다.

우리 인류는 동물세포의 후예로서 식물세포가 만들어낸 대량의 탄수화물을 영양소로 섭취하며 살고 있다. 탄수화물의 대사분해과정은 광합성과는 반대의 반응, 즉 산소를 이용하여 탄수화물을 분해하고 에너지를 획득하며 이산화탄소와 물을 폐기한다. 그리고 인류는 고도의 문명을 만들어내고 화석연료를 대량 소비함으로써 풍요로운 생활을 얻었으나, 그와 동시에 대량의 이산화탄소를 배출하게 되었다.

오늘날 지구온난화에 대한 심각성이 강조되고 있다. 그 원인에 대해서는 아직 충분히 해명되지 않았지만 지구온난화와 함께 이산화탄소가 증가한 것은 사실이다. 대기 중의 산소를 예로 든 것처럼 지구환경에 대한 생물의 영향은 크다는 것을 잊어서는 안 된다. 이산화탄소를 흡수하고 탄수화물이라는 우리에게 없어서는 안 될 영양소를 만들며, 산소를 생성해내는 식물을 우리는 더욱더 소중히 할 필요가 있을 것이다.

그들은 말이 없으며 움직이지도 않는다. 하지만 현재 우리가 살고 있는 지구의 환경을 그 근원에서 지켜내고 있다.

9. 기아 대응형 인류와 다이어트

인류의 역사는 기아와의 싸움이라고도 말할 수 있다. 그 중에서 우리의 몸은 다가올 기아에 대비해 에너지원을 저장하는 구조를 진화시켜왔다. 글리코겐과 지방은 모두 저장 에너지원인데, 글리코겐이 간이나 근육과 같은 한정된 조직에만 저장되는데 반해, 지방은 몸 어디에나 저장될 수 있으며 단위중량당 에너지 발생량도 탄수화물의 약 2배이다(탄수화물 1g당 4kcal인데 반해, 지방 1g당 9kcal). 지방 저장을 기아 대책의 첫 번째로 한 것도 매우 합리적이라 말할 수 있다. 지방을 저장하는, 즉 '살찌우는 것' 은 인류에게 있어서 생명을 연장시키기 위한 중요한 과제였다.

그에 비해 포식의 시대라고 불릴 만큼 먹을 것이 풍요로워진 오늘날 우리는 지금까지 경험했던 적 없는 풍부한 음식에 둘러싸여 필요 이상으로 지방을 축적해 비만이라는 현대병을 일으키게 되었다. 또한 먹을 것을 구하기 어려웠던 시대에는 수렵이나 채집으로 음식물을 구하기 위해 이리저리 돌아다녔던 것에 비해 문명이 발달하면서 음식물을 손쉽게 살 수 있게 됨에 따라 운동량이 줄어들게 되었다. 이는 비만에 더욱 박차를 가하게 되었다. 기아의 시대가 길었던 인류에게 있어서 다이어트는 그리 간단한 문제만은 아니다.

체지방을 줄이기 위해 지방섭취를 기피하는 방식의 다이어트는 효과가 그리 크지 않다. 탄수화물이 체지방으로 전환되기 때문이다. 물론 같은 양의 단백질이나 탄수화물에 비해 지방이 높은 열량을 가진 것은 사실이다. 그럼에도 불구하고 섭취하는 총 열량이 지나치지 않는 경우라면 그 가운데 지방이 차지하는 비율은 그렇게 중요하지가 않다. 지방이라도 다 같은 것은 아니다. 포화지방산이나 트랜스지방은 세포에 의해 소모되기 보다는 주로 저장되는 경향이 강하지만, 불포화지방산은 세포 안의 지방산 분해를 촉진한다. 그렇기 때문에 지방 섭취를 무조건 기피하기 보다는 불포화지방산의 섭취와 함께 전체 열량을 줄이는 것이 보다 현명한 방법이다.

우리 몸은 교감신경이 활발히 움직이는 낮 동안에는 음식물의 영양분을 에너지로 바꾸어 사용하려 하지만, 부교감신경이 몸의 긴장을 낮추어 주는 밤에는 이를 지방으로 바꾸어 저장하려는 경향이 있다. 그렇기 때문에 잠자리에 들기 직전에 고칼로리의 저녁을 배불리 먹는 것은 비만으로 가는 가장 빠른 지름길이다. 즉 저녁식사와 저녁식사 후 잠들기까지의 생활 습관을 바꾸어주면 체질은 크게 변한다. 그러므로 저녁식사는 가능한 이른 시간에 하고 잘 때까지는 아무것도 먹지 않는다. 늦어도 자는 시간 3시간 전까지는 저녁식사를 마무리 한다. 저녁식사 후 TV를 보면서 5분정도 간단한 체조를 한다. 빈 상자 등을 이용한 발판 오르내리기 5분은 걷기 30분과 마찬가지의 효과를 갖는다. 고칼로리 메뉴는 가능하다면 점심 메뉴로 한다. 저녁은 밥과 국을 중심으로 야채를 듬뿍 먹는 것이 좋다. 저녁은 건더기를 많이 넣은 된장국이나 나물 등과 함께 주된 반찬도 생선요리 중심으로 한다. 과일은 미용에 좋다는 이미지가 있어 방심하기 쉽지만 당분을 함유하는 만큼 야채보다는 고칼로리이다. 그러므로 저녁에는 과일보다는 야채를 섭취하고 과일은 아침에 섭취하는 것이 좋다.

10. 생명은 왜 따뜻한가?

생명현상은 물질연소의 일종인데 꽤 차분한 연소이다. 일반적으로 물질이 탈 때에는 물질과 산소가 빠르게 결합하여 고열과 빛이라는 에너지를 단시간에 폭발적으로 발생한다. 한편 생명은 물질을 천천히 태우고, 그 과정에서 얻은 화학에너지로 ATP를 합성하거나 얻은 환원력을 NADH + H^+ 등의 형태로 확보한다. 환원력은 전자전달계에서 ATP 생성에 쓰인 후 산소에 보내져 물이 되면서 생물의 연소 과정은 종료된다. 생명이 따뜻한 것은 바로 이러한 느린 연소 때문이다.

인간은 체온을 항상 일정하게 유지하는 항온동물이므로 체온을 유지하기 위해 체내에서 열을 생산하는 화학적 조절기능과 피부로부터 복사, 대류, 전도, 증발과 같은 방법을 통해 체내의 열을 방산하는 이화학적 조절기능이 있다. 인간이라면 37℃라는 특정 온도를 띠고 있다. 그런데 왜 하필 37℃일까? 정상체온은 36.1~37.2℃ 사이이며, 평상시 36.5℃를 유지하고 있다. 이 범위를 벗어나면 인체는 생리적 이상을 초래하게 된다. 체온이 42℃ 이상이 되며 신경조직의 기능마비가 오고 30℃ 이하로 떨어지면 기관의 기능이 상실되어 회복불능 상태가 되어 항상성(homeostasis)이 파괴된다. 이는 인체를 구성하는 단백질, 핵산, 효소 등이 37℃에서 가장 안정되기 때문에 체온에 의해 영향을 받지 않도록 온도조절이 필요하다. 체온 생산의 대부분은 골격근에서 생성되어 59.5%로 가장 높고, 간장, 심장, 호흡 순이며, 체온의 방산은 피부에서 복사 및 전도에 의한 방산이 가장 많고(73.0%), 피부에서의 증발, 폐포 증발, 호기가온, 소변 및 대변(1.8%)순이다. 체온조절은 시상하부의 체온조절중추에 의해서 조절되는 것이며, 말초혈관의 수축과 확장, 한선의 발한작용, 골격근의 열 생산 및 각종 호르몬의 작용으로 체온조절이 이루어진다. 인간이 체온을 일정하게 유지하기 위한 열의 생산과 방산이 균형을 유지할 때 가장 적당한 온감과 쾌적감을 느끼게 되는데, 이러한 상태의 온도를 최적(지적)온도라 한다. 일반적인 최적온도는 여름은 20~22℃, 겨울은 18~21℃인데, 겨울의 최적온도가 낮은 것은 순환현상 때문이다.

인간의 체온유지는 몸통 내 여러 장기, 예를 들어 심장, 콩팥, 폐, 간, 내장 등에만 의미가 있다. 이런 장기에서는 37℃ 정도로 거의 균일하게 유지되는데, 이를 심부온도라고 한다. 우리가 일반적으로 체온이라고 하면 바로 이 심부온도를 말한다. 그렇다면 피부와 같은 말초조직의 온도는 무엇이 결정하는 것일까? 외부환경에 의해서일까? 인체는 대사 작용에 의해 끊임없이 열을 생산한다. 안정한 상태에서 체내 열 생산의 70% 이상은 여러 장기에서 일어나며, 피부나 근육 등의 말초조직에서는 약 30%의 열량을 생산한다. 따라서 피부조직은 그 자체에서 생성되는 열량이 아주 작기 때문에 피부온도는 혈액순환에 의해 체심부로부터 피부로 운반되는 열량에 의해 결정된다. 체심부에서 37℃로 데워진 동맥혈은 온도가 낮은 피부로 흘러와서 열을 잃고 찬 정맥혈로 돼 다시 체심부로 돌아간다. 혈액의 이런 작용 때문에 여러 장기에서 생성된 열이 체표로 이동될 수 있어 심부온도가 일정하게 유지된다. 만일 심부온도가 높아지면 이를 낮추기 위해 열을 더 많이 발산시켜야 하는데, 이를 위해 피부로의 혈액 순환량이 증가된다. 그 결과 체심부로부터 피부로 운반되는 열량이 증가해 피부온도가 높아진다. 반면에 심부온도가 떨어질 때는 체열발산을 줄이기 위해 피부혈관이 수축되므로 피부로 흐르는 혈액량이 감소되어 피부온도가 떨어진다. 즉 피부온도는 환경온도에 의해 직접 결정되는 것이 아니라 피부로 흐르는 혈액량에 의해 결정된다. 우리가 추운 곳에 노출될 때 손발이 찬 것은 환경온도가 낮아서 피부가 차가워졌기 때문이 아니다. 추운 환경에서 심부온도를 유지시키기 위해 피부의 혈액순환이 줄었기 때문이다. 그런데 이런 순환조절이 손발과 사지에서는 잘 일어나지만 가슴이나 머리에서는 잘 일어나지 않는다. 특히 머리의 혈액은 뇌 조직에 산소와 영양을 안정적으로 공급하는 중요한 기능을 한다. 그래서 머리 쪽으로의 혈액순환은 언제나 원활히 이루어져 환경온도에 따라 조절되지 않는다. 이런 이유 때문에 인체가 추운 곳에 노출될 때 손발은 차지지만 이마의 온도는 내려가지 않는다. 이처럼 우리 몸에서 조절되는 온도는 심부온도이지 피부온도가 아니다. 심부온도를 유지시키기 위해 여러 가지 생리적 조절작용의 결과로 나타난 것이 신체 각 부위의 피부온도다. 생리적 조절작용의 정도는 부위에 따라 다르기 때문에 피부온도는 부위에 따라 다르다.

III. 지방의 대사와 에너지의 생성

음식의 약 20%를 차지하는 지방의 대부분은 트리아실글리세롤(트리아실글리세리드)이며, 기타 콜레스테롤 및 인지질 등이 소량 존재한다. 소화기관에서 효소의 작용을 받아 분해되고 소장 점막세포에서 흡수된 지방은 에너지원으로 이용되거나 다른 지방을 합성하거나 스테로이드 호르몬의 합성에 필요한 전구물질로 이용되기도 한다.

또한 지방조직에 저장된 트리아실글리세롤은 부신피질자극호르몬, 에피네프린, 글루카곤 등의 호르몬에 의하여 활성화되는 호르몬 민감성 리파아제의 작용으로 분해된다. 체내에서 다양한 작용을 하는 지방은 혈액에서 지방단백질이라는 지방 운반체에 의하여 필요한 조직이나 세포로 운반되어 대사된다.

트리아실글리세롤은 췌장에서 분비된 리파아제와 담즙산의 작용을 받아 십이지장에서 분해되어 지방산과 글리세롤을 생성한다. 생성된 지방산은 미토콘드리아에서 β-산화, α-산화, ω-산화 분해과정을 거쳐 체내에 에너지를 공급한다. 또한 지방산 분해로 인하여 케톤체가 형성되고, 필수 지방산을 제외한 포화 및 불포화 지방산은 체내 합성경로를 통하여 공급된다.

1. 지방산의 산화(β-산화)

지방산의 산화는 세포의 미토콘드리아에서 일어난다. 산화에 관여하는 대부분의 효소는 미토콘드리아 기질에 존재하기 때문에 기질로 이동이 일어나기 위하여 변화되어야 한다. 지방산의 이동을 위한 β-산화의 첫 단계는 세포질에서 ATP와 아실-CoA 합성효소의 작용으로 지방산을 활성화 하는 것이다. 이때 ATP는 피로인산과 AMP로 분해되면서 생성된 에너지를 지방산 활성화에 공급하여 아실-CoA를 생성한다.

$$\text{지방산} + \text{ATP} \xrightarrow{\text{아실-CoA 합성효소}} \text{아실-CoA} + \text{AMP} + \text{피로인산(PPi)}$$

활성화된 지방산은 운반체인 카르니틴과 결합하여 미토콘드리아 내부로 이동한다. 아실-CoA의 아실기는 카르니틴 아실 전이효소 I의 작용에 의하여 아실카르니틴으로 되어 미토콘드리아 외막을 통과한 다음 카르니틴-아실카르니틴 전위효소와 내막에 부착된 카르니틴 아실 전이효소 II의 작용을 받아 생성된 아실-CoA는 미토콘드리아의 기질로 이동된다(그림 4-8).

$$\text{아실-CoA} + \text{카르니틴} \xrightarrow{\text{카르니틴 아실 전이효소 I}} \text{아실카르니틴} + \text{코엔자임 A}$$

$$\text{아실카르니틴} + \text{코엔자임 A} \xrightarrow{\text{카르니틴 아실 전이효소 II}} \text{아실-CoA} + \text{카르니틴}$$

유리된 카르니틴은 전위효소의 작용을 받아 미토콘드

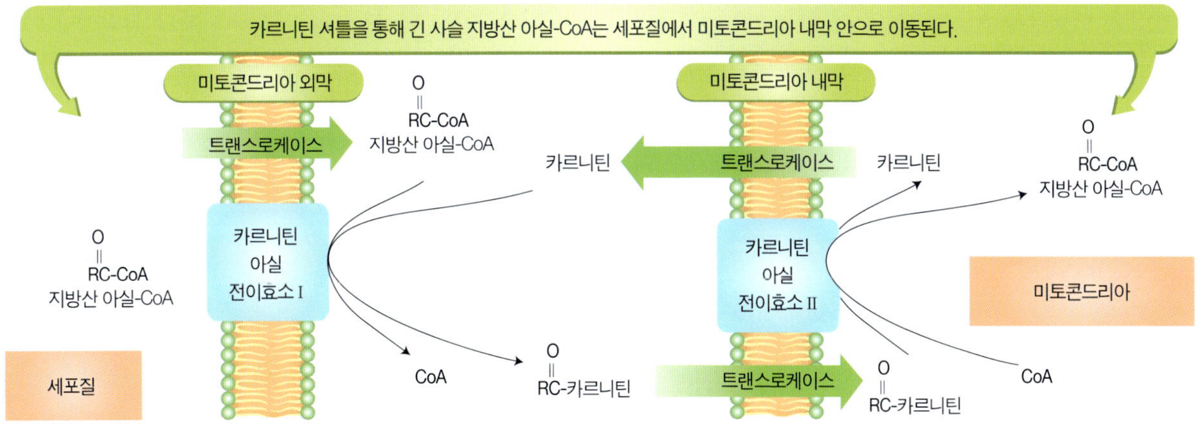

그림 4-8 카르니틴 셔틀 경로

리아 막을 통과하여 세포질로 되돌아가서 새로운 지방산 활성화에 참여한다.

활성화되어 미토콘드리아로 들어온 지방산 아실-CoA는 반복적으로 탈수소반응, 가수분해반응, 탈수소반응, 티올 분해반응 등을 순서대로 연속반응함으로써 지방산의 β-산화가 일어난다(그림 4-9).

두 번째 단계는 FAD를 수소 수용체로 하는 아실-CoA 탈수소효소에 의하여 촉매된 아실-CoA의 탈수소 반응이 일어나서 불포화 아실-CoA가 형성된다.

세 번째 단계는 불포화 이중결합을 포화시키기 위해 물을 첨가하고 크로토네이즈(crotonase)라고 불리는 에노일-CoA 수화효소의 촉매작용에 의해 β-하이드록시 아실-CoA가 형성되고 수소 수용체로는 NAD^+가 이용된다.

네 번째 단계는 β-하이드록시 아실-CoA 탈수소효소의 촉매반응에 의하여 β-위치에 있는 수산기를 산화시켜 일어나는 두 번째 탈수소반응으로, β-케토아실-CoA가 형성된다.

마지막 단계는 티올라아제에 의하여 β-케토아실-CoA는 아세틸-CoA와 탄소 두 개가 줄어든 아실-CoA를 형성한다.

이때 생성된 아실-CoA는 다시 4단계의 연속된 반응을 거치며 지방산의 β-산화가 일어난다. 이를 반복함으로써

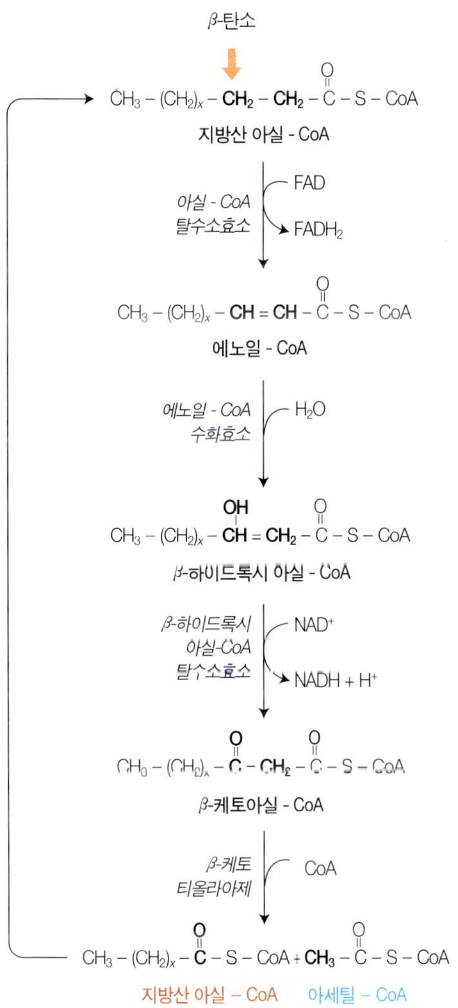

그림 4-9 미토콘드리아 기질에서 지방산의 β-산화반응

지방산은 아세틸-CoA를 생성하면서 탄소 2원자씩 짧아지며, 최종적으로는 스스로 아세틸-CoA가 되면서 반응이 종료된다.

이렇게 생성된 아세틸-CoA는 이미 앞에서 기술한 미토콘드리아의 구연산회로에 들어가서 완전히 분해되는 대사과정을 거치면서 에너지를 생성한다(그림 4-10). 탄소수가 16개인 포화지방산인 팔미트산의 전체적인 β-산화반응의 결과는 다음과 같다.

$C_{15}H_{31}COOH + 8\ CoA\text{-}SH + ATP + 7\ FAD + 7\ NAD^+ + 7\ H_2O \rightarrow$

8 아세틸-CoA + AMP + 피로인산 + 7 $FADH_2$ + 7 NADH + H^+

지방산에서 얻어지는 에너지량은 지방산이 지닌 탄화수소의 길이에 따라 다르다. 팔미트산의 경우 7회의 β-산화로 7분자의 아세틸-CoA가 생성되며, 최종적으로는 스스로도 아세틸-CoA가 되기 때문에 총 8분자의 아세틸-CoA가 생성된다. 또한 그 과정에서 7분자의 NADH + H^+와 $FADH_2$가 각각 생성된다. 이를 계산하면 합계 약 131분자의 ATP가 생성되는 것이다. 지방산이 CoA-SH와 결합하기 위해서는 2분자에 해당하는 ATP가 소비되므로 실제 ATP의 생성은 129분자가 된다.

지방산이 CoA-SH(코엔자임 A)와 결합하는 과정에서 소비되는 ATP는 통상적인 경우와는 달리 AMP로 분해된다. AMP는 ATP로부터 인산이 2개 결합된 피로인산(PPi)

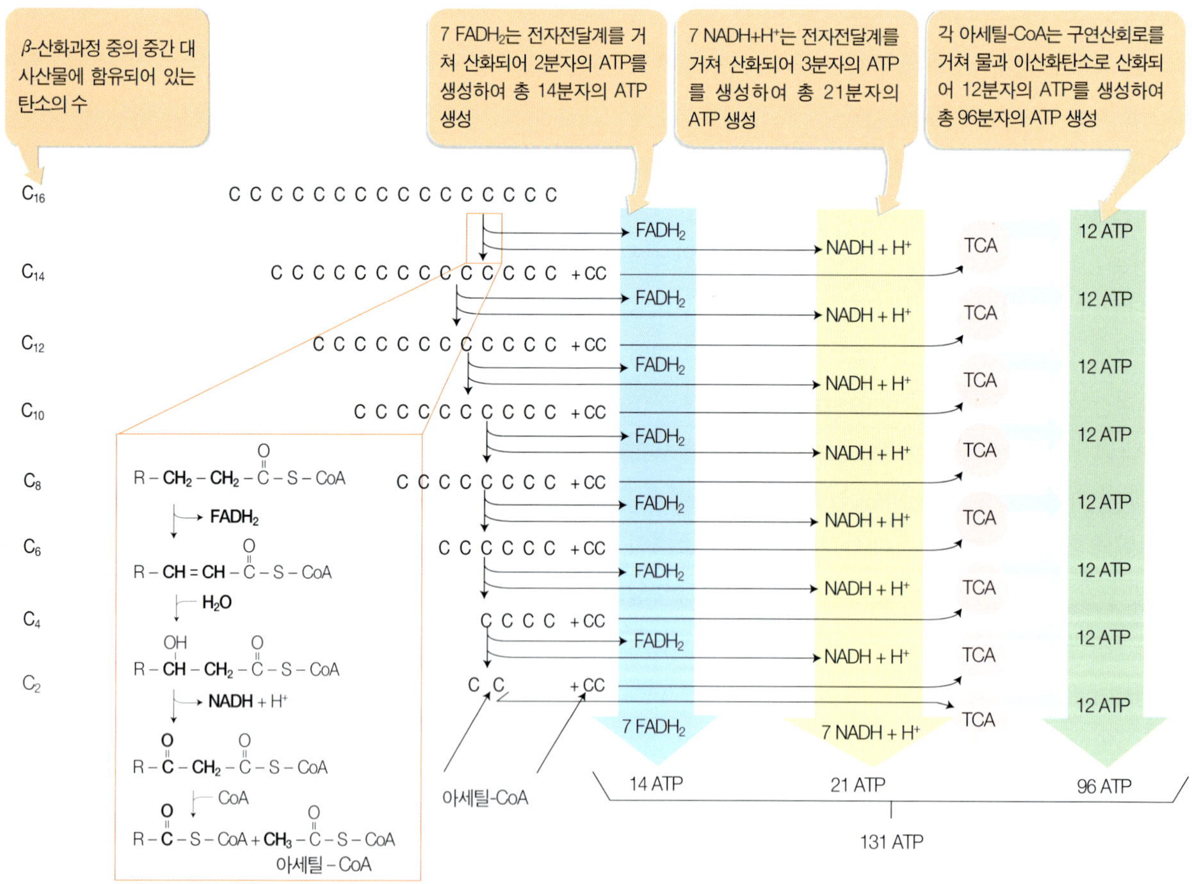

그림 4-10 탄소의 팔미토일-CoA의 산화로부터 얻어지는 에너지 생산의 요약. CC = 아세틸-CoA

이라는 형태로 잃으며, ATP로 되돌아오기 위해서는 AMP + 2ATP→ATP + 2ADP와 같이 2개의 ATP가 필요하다. 그러므로 ATP가 AMP로 분해되는 경우에는 '2분자에 해당하는 ATP로 볼 수 있는 것이다.

아세틸-CoA의 구연산 회로 결과	8 × 12 ATP	= 96 ATP
7 $FADH_2$ 전자전달계	7 × 2 ATP	= 14 ATP
7 NADH + H^+ 전자전달계	7 × 3 ATP	= 21 ATP
아세틸-CoA 활성화에 ATP 2분자 소모		- 2 ATP
총 131 - 2		= 129ATP 생성

불포화 지방산은 포화 지방산에 비하여 덜 환원되어 있어 이 구조에서 보다 적은 환원력이 생산될 수 있으므로 산화과정에서 적은 에너지를 생산한다. 올레인산과 같은 단일 불포화지방산의 산화에는 추가적으로 효소가 필요한데 3,2-에노일-CoA 이성화효소(이소머라제)는 β-산화가 3회 반복을 거친 뒤 나오는 3-시스 유도체를 2-트랜스 유도체로 전환시켜 수화효소의 기질로 사용될 수 있도록 해준다. 리놀렌산과 같은 다중 불포화 지방산은 이성화효소 외에도 NADPH-의존 환원효소가 필요하다.

시스 이중결합을 트랜스 이중결합으로의 재배열은 에노일-CoA 이성화효소에 의하여 촉매되고, 트랜스 이중결합의 환원은 물과 에노일-CoA 환원효소를 작용시켜 하이드록시아실-CoA를 생성한 다음에 β-산화과정에 따라 정상적으로 분해된다(그림 4-11). β-산화라고 하는 이유는 카르복실기가 결합되어 있는 탄소에서 2번째 탄소(β 위치의 산소)의 산화를 의미한다. 또한 카르복실기로부터 가장 먼 탄화수소의 마지막 탄소는 ω 위치의 탄소(ω는 그리스문자의 맨 마지막)라고 부른다.

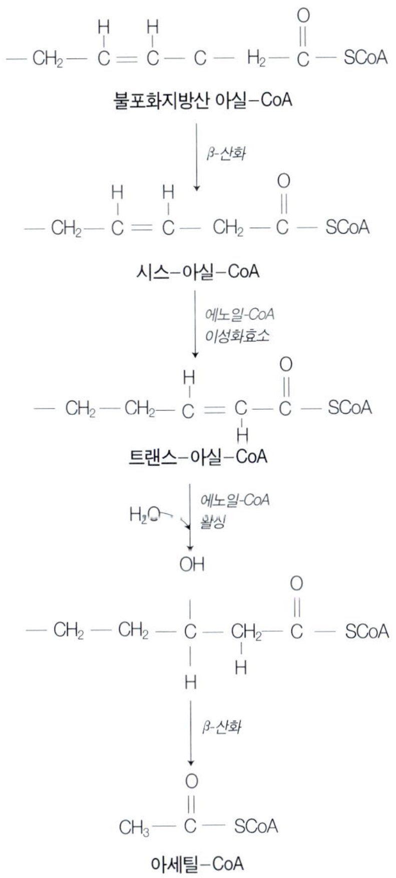

그림 4-11 불포화 지방산의 β-산화반응

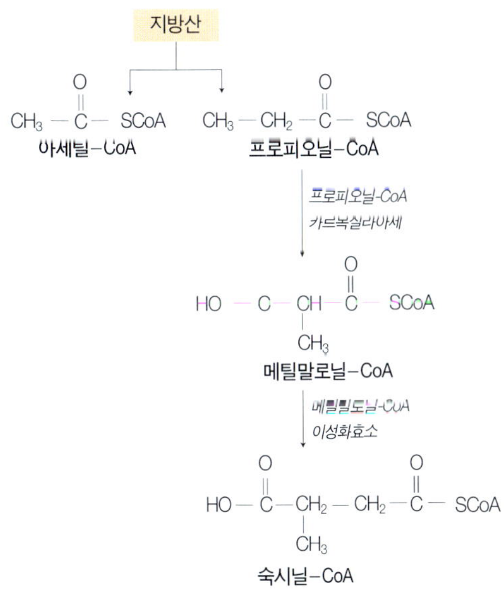

그림 4-12 홀수 지방산의 β-산화반응

동물에 존재하는 지방산의 탄소는 대부분 짝수로 구성되지만 식물이나 해양동물에서 홀수의 지방산도 존재한다. β-산화의 최종산물로 생성된 프로피오닐-CoA는 프로피오닐-CoA 카르복실라아제의 촉매작용으로 메틸말로닐-CoA를 형성한다. 이 메틸말로닐-CoA는 메틸말로닐-CoA 뮤타제의 이성화반응에 의해 숙시닐-CoA로 되고, 구연산회로에서 숙신산(호박산)을 거쳐 옥살초산으로 산회되어 글루코오스 합성에 이용된다(그림 4-12).

지방산의 α-산화는 지방산의 α-탄소가 산화되고 이산화탄소로 손실되어 탄소사슬이 짧아진 다음에 β-산화를 일으키는 것이다. 주로 동물의 뇌세포에 존재하는 스핑고리피드에서 일어난다.

ω-산화는 탄소수가 6~18개의 지방산에서 일어나며, 카르복실기에서 가장 먼 반대쪽 메틸기의 ω-탄소가 산화되어 디카르복실산이 생성된 다음에 β-산화를 일으키는 반응으로 간이나 콩팥의 소포체에서 일어난다.

2. 지방산의 생합성

간과 지방세포의 세포질에서 일어나는 지방산 합성경로의 첫 번째 단계는 아세틸-CoA의 카르복실화 반응으로 ATP가 이용되며, 아세틸-CoA 카르복실라아제의 촉매작용으로 이산화탄소와 반응하여 말로닐-CoA를 생성하는 반응이다(그림 4-13). 아세틸-CoA 카르복실라아제는 지방산 합성을 통제하는 중요한 비가역적 조절효소로 작용하며, 고농도의 구연산이 카르복실라아제를 활성화시키는데 필요하다. 보조효소인 비오틴은 아세틸-CoA 카르복실라아제의 보결분자단으로 카르복실기 운반역할을 한다. 이후 지방산 합성에 대하여 그림 4-14에 나타내었다. 그림에 나타난 번호를 중심으로 설명할 예정이다.

지방산 생합성은 지방산 합성효소가 관여한다. 지방산 합성효소에 대하여 많은 연구가 이루어져 세균이나 식물 등에서는 아실기 운반 단백질(ACP)이 아실기와 결합하여 지방산 생합성에 관여하고, 효모나 포유류 등은 지방산 합성효소 복합체의 형태로 지방산 생합성에 작용한다.

① 아세트산 한 분자가 아세틸-CoA-ACP 아실기 전이효소에 의하여 아세틸-CoA에서 ACP의 -SH기로 전달된다.

② 다음 단계는 이탄소 조각이 일시적인 체류부위인 효소의 시스테인 잔기의 티올기로 옮겨진다.

③ 아세틸 아실 전이효소와 말로닐 아실 전이효소의 촉매반응에 의하여 아세틸-CoA 및 말로닐-CoA의 아실기가 ACP와 결합하여 아세틸-말로닐-ACP 복합체가 형성된다.

④ 아세틸-말로닐-ACP 복합체에서 아세틸기가 말로닐-CoA의 메틸기와 축합하고, 말로닐-CoA의 카르복실기가 이산화탄소로 제거되는 반응으로 β-케토아실-ACP 합성효소에 의해 촉매되어 β-케토 아실-ACP를 생성한다.

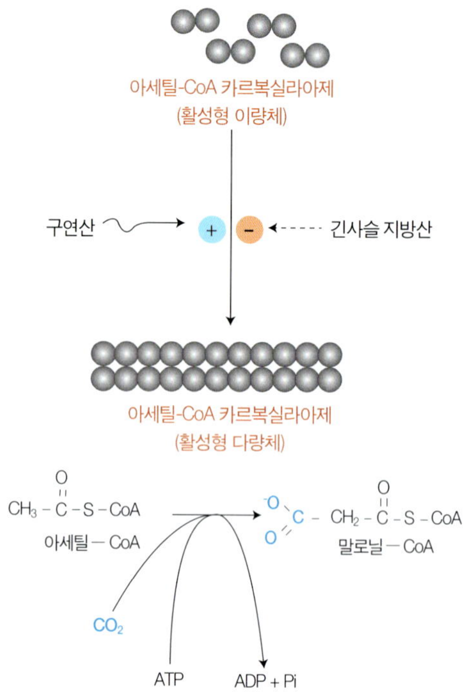

그림 4-13 아세틸-CoA 카르복실라아제에 의한 말로닐-CoA 생합성에서 알로스테릭 조절로 용해된 이산화탄소가 카르복실기에 이용된다.

⑤ 다음에 케토 화합물의 환원단계로 β-케토 아실-ACP 환원효소와 수소 공여체인 NADPH + H^+의 작용을 받아 3번 탄소의 케톤기가 환원되어 β-하이드록시 아실-ACP 복합체가 만들어진다.

⑥ 그 다음에 수화효소의 작용으로 탈수가 일어나 α, β-불포화 아실-ACP(크로토닐 ACP)를 생성한다.

⑦ α, β-불포화 아실-ACP는 에노일-ACP 환원효소와 NADPH + H^+에 의해 두 번째 환원작용을 받아 포화 아실-ACP가 생성된다.

생성된 포화 아실-ACP에 축합, 환원, 탈수 및 두 번째

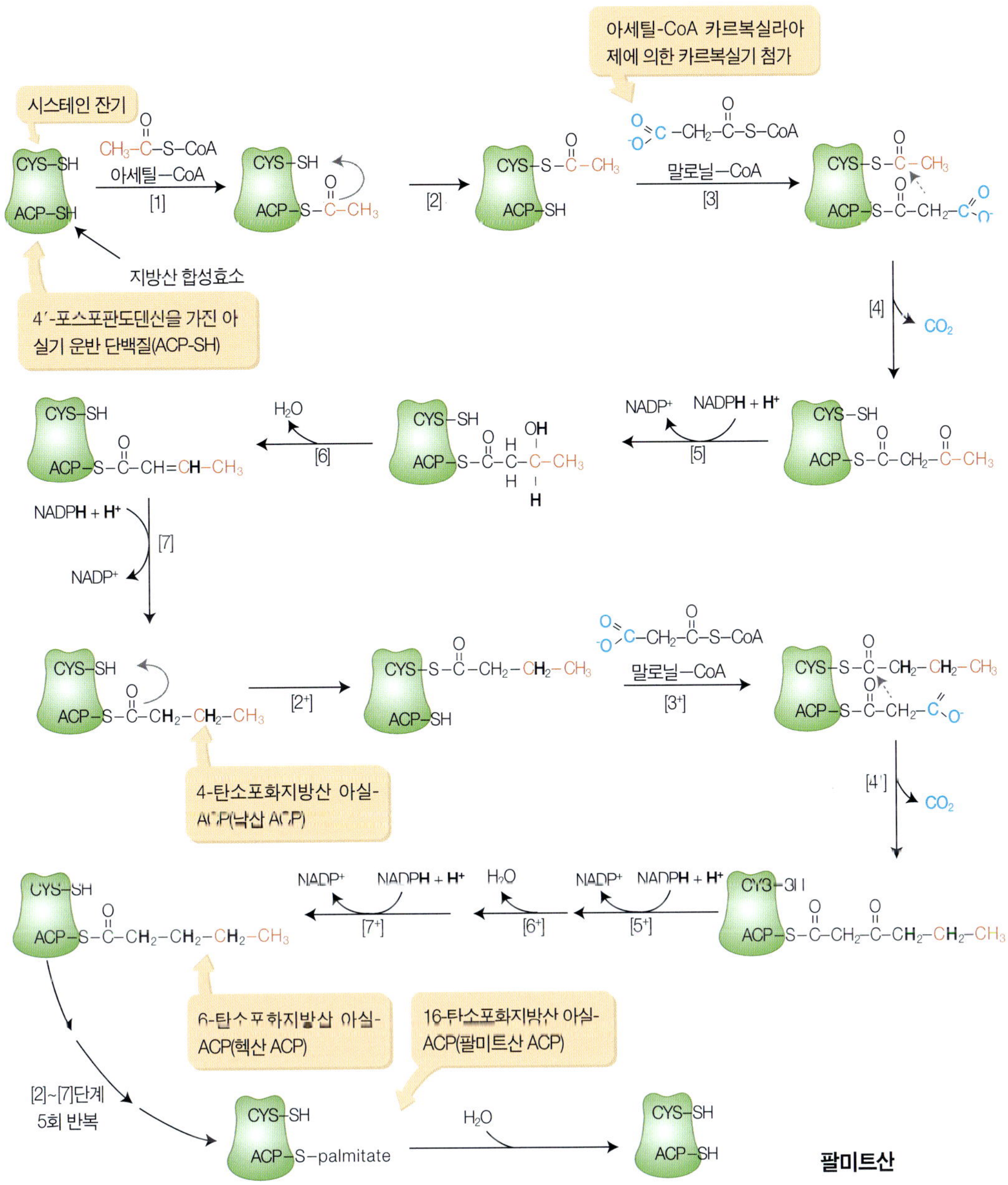

그림 4-14 지방산 합성효소 복합체에 의한 팔미트산(16:0)의 합성. 두 번째 반복되는 단계들은 위첨자로 별표(★)를 한 숫자로 표시되어 있다. 아세틸-CoA에서 직접 공급되는 탄소는 붉은색으로 표시하였다.

환원반응이 연속적으로 일어남으로써 2개의 탄소사슬이 길어지는 아실-ACP가 생성되고([2']~[7'] 5회 반복), 마지막으로 티오에스테라아제의 작용으로 ACP와 탄소수가 짝수인 긴 사슬의 지방산이 생성된다.

2개의 탄소가 늘어나는 반응을 7회 반복하여 생성된 탄소수가 16개인 팔미트산의 전체적인 생합성 반응은 다음과 같다.

$$\text{아세틸-CoA} + 7\ \text{말로닐-CoA} + 14\ \text{NADPH} + 14\ H^+ \longrightarrow \text{팔미트산} + 7\ \text{CoASH} + 14\ \text{NADP}^+ + 16\ H_2O$$

이처럼 지방은 아세틸-CoA를 원료로 하여 합성된다(그림 4-14). 합성에는 다량의 ATP와 환원력인 NADPH + H^+가 필요한데, 에너지원이 과잉인 경우에 적극적으로 합성된다. 아세틸-CoA는 탄수화물에서도 생성되기 때문에 지방뿐만 아니라 당을 대량으로 섭취하면 지방이 합성되어 비만을 일으키게 된다. 지방산의 합성과 분해에 대하여 표 4-2에 나타냈다.

3. 케톤체 생성

케톤체(ketone bodies)는 지방산의 분해대사 과정에서 생성된다. 지방의 분해가 적절한 균형을 이루면 아세틸-CoA는 구연산회로에 들어가서 에너지 생성에 이용된다. 그러나 탄수화물이 없거나 적절하게 사용되지 못하면 지방산의 과도한 분해가 일어나, 케톤체로 알려진 아세토초산(acetoacetate), β-하이드록시낙산(β-hydroxybutyrate), 아세톤이 생성된다(그림 4-15).

표 4-2. 짝수 탄소를 가진 포화 지방산의 생합성과 분해의 비교

	지방산 합성	지방산 분해
경로가 활성화되는 이유	탄수화물 풍부 식이 후	기아상태
경로가 일어날 때의 호르몬 상태	고 인슐린/글루카곤 비율	저 인슐린/글루카곤 비율
일어나는 주 조직	주로 간	근육, 간
일어나는 세포소기관	주로 세포질	주로 미토콘드리아
미토콘드리아와 세포질 사이의 아실/아세틸기 운반체	구연산 (미토콘드리아에서 세포질로)	카르니틴 (세포질에서 미토콘드리아로)
포스포판토텐산 함유 활성 운반체	아실 운반 단백젤, 코엔자임 A	코엔자임 A
산화/환원 보조인자	NADPH + H^+	NAD^+, FAD
이탄소 공여자/생성물	말로닐-CoA : 한 개의 아세틸기 공여	아세틸-CoA : β-산화 산물
활성물질 억제물질	구연산 긴 사슬 지방산 아실-CoA (아세틸-CoA 카르복실라아제 억제)	- 말로닐-CoA(카르니틴 팔미트산 전이효소 억제)
경로의 최종 산물	팔미트산	아세틸-CoA

4. 프로스타글란딘 합성

프로스타글란딘은 아라키돈산으로부터 생성되는 고리화합물이다. 프로스타글란딘 합성의 첫 단계는 아라키돈산이 사이클로옥시게나제의 촉매작용으로 프로스타글란딘 G_2(PGG_2)로 전환된다. 하이드로페록시에이코사테트라엔산(HPETE)의 생성은 혈구세포에 분포하는 리폭시게나아제의 촉매작용으로 생성된다. 생성된 PGG_2가 환원되어 수산기를 형성하면서 PGH_2로 전환된다. PGH_2는 프로스타글란딘 합성효소의 촉매작용을 받아 PGE_2와 PGI_2 및 트롬복산을 형성한다. HPETE는 글루타티온 전이효소의 촉매작용을 받아 류코트리엔 A_4를 형성한다(그림 4-16).

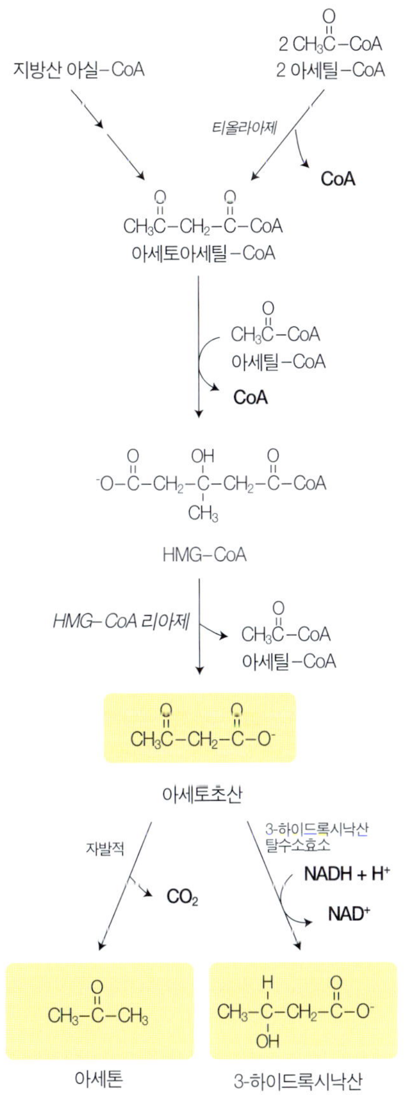

그림 4-15 케톤체 합성. HMG-CoA : 하이드록시메틸 글루탐산-CoA. ▭ 를 케톤체라 한다.

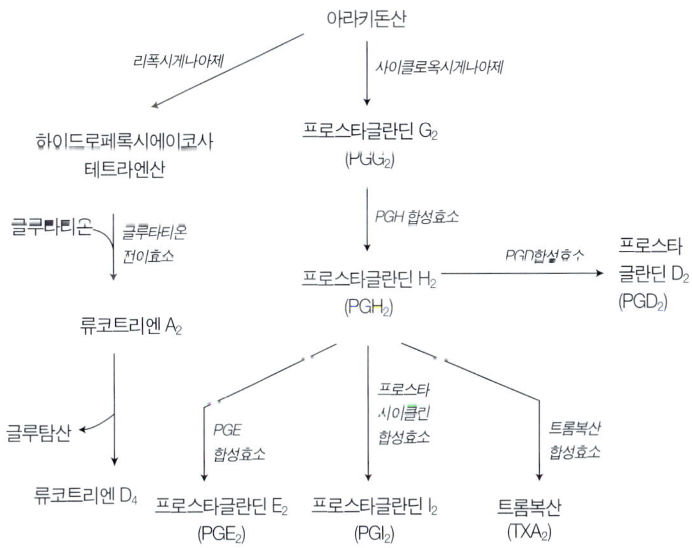

그림 4-16 프로스타글란딘의 합성

CHAPTER 04 POINT

1. 글루코오스는 해당, 구연산회로, 전자전달계라는 일련의 대사과정을 거쳐 ATP를 생성한다. 그 과정에서 산소를 소비하고 이산화탄소를 방출한다.
2. 지방산은 β-산화를 거쳐 아세틸-CoA가 되어 구연산회로에 합류하며, 글리세롤은 해당에 합류하여 대사된다.
3. 에너지가 충분히 있는 경우 글루코오스는 글리코겐이 되어 간이나 근육에, 지방산은 중성지방이 되어 몸 안의 지방세포에 축적된다.
4. 해당, 글리코겐 대사, 지방산 합성은 세포질에 구연산회로, 전자전달계, β-산화는 미토콘드리아에 국재한다.
5. 지방은 몸 어디에나 저장될 수 있으며, 단위 중량당 에너지 발생량도 당질의 약 2배이다.
6. 생명체가 따뜻한 것은 생명물질을 천천히 태우고, 그 과정에서 얻은 화학 에너지를 ATP로 합성하거나 얻은 환원력을 NADH + H^+ 등의 형태로 확보하는 느린 연소 때문이다.
7. 동물에 존재하는 지방산의 탄소 수는 대부분 짝수로 구성되지만, 식물이나 해양동물의 경우 홀수로도 존재한다.
8. 지방은 아세틸-CoA를 원료로 하여 합성된다.
9. 케톤체에는 아세토초산, β-하이드록시낙산, 아세톤이 있다.
10. 아라키돈산으로부터 생체에 중요한 역할을 하는 프로스타글란딘이 생성된다.

05 단백질, 아미노산 및 핵산대사와 고분자 화합물의 생합성

DENTAL BIOCHEMISTRY AND NUTRITION

05 단백질, 아미노산 및 핵산대사와 고분자 화합물의 생합성

단백질이란 말은 1838년에 뮬더(Mulder GJ)에 의해 처음 사용되었으며, 이 말은 "가장 중요한"을 의미하는 그리스어 *proteios*에서 유래되었다. 뮬더는 단백질은 매우 중요하며, 단백질 없이는 모든 생명이 생존할 수 없다고 주장하였다. 단백질은 50가지 이상의 L-α-아미노산이 펩타이드 결합으로 연결된 폴리펩타이드로 생물체의 구성성분이며, 생명현상을 나타내는데 가장 중요한 물질이다.

단백질은 생체 내에서 여러 가지 화학반응을 촉매하는 효소단백질이나, 헤모글로빈, 트랜스페린 및 알부민과 같이 운반에 관여하는 단백질, 간에 철을 저장하는 페리틴과 같은 저장에 관여하는 단백질, 액틴이나 미오신 등과 같은 수축이나 운동에 관여하는 단백질, 콜라겐이나 엘라스틴 등과 같이 우리 몸의 구조를 이루는 구조 단백질, 항원과 결합하는 항체, 보툴리늄 독소 및 뱀독 등과 같이 방어에 관여하는 단백질, 인슐린이나 부갑상선호르몬과 같은 생리현상의 조절에 관여하는 단백질 등이 있다.

Ⅰ. 단백질과 아미노산

세포를 구성하는 단백질은 수명에 따라 노화되고 분해되어 아미노산으로 대사된다. 이들 아미노산은 혈액을 거쳐 세포 내로 들어간다. 유래가 다른 이들 아미노산은 세포 내에서 단백질 합성에 이용된다. 단백질의 합성은 그 단백질을 필요로 하는 세포에서 만들어진다. 즉, 단백질을 구성하고 있는 기본단위는 아미노산이다. 아미노산은 아미노기(-NH_2)와 카르복실기(-COOH)를 가지는 화합물이다. 이들은 모두 카르복실기가 결합되어 있는 α-탄소에 아미노기가 결합하고 있는 α-아미노산이다.

글리신을 제외한 모든 아미노산은 아미노기와 카르복실기가 결합한 탄소원자가 α-탄소 원자이고, 이들의 아미노산에는 L형(L-아미노산)과 D형(D-아미노산)의 두 종류의 광학 이성질체가 있다(그림 5-1). L형과 D형은 입체구조가 서로 겹칠 수 없는 다른 아미노산이다. 자연계에는 대부분 L형의 아미노산으로 존재한다.

각 단백질은 20종의 아미노산을 재료로 하여 DNA의 정보에 따라 세포 내 리보솜에서 만들어진다. 아미노산은 여러 가지 질소 함유 화합물이나 에너지 생산에도 이용된다. 또 아미노산의 일부는 세포 밖으로 나가서 간과 콩팥에 흡수되어 글루코오스를 생성하는 당 신생과정에 이용된다.

단백질은 각종 소화효소에 의해 아미노산으로 분해되어 흡수된다. 체내의 총 유리아미노산을 아미노산 풀(amino acid pool)이라 하며, 다양한 물질을 합성하는 재료가 된다.

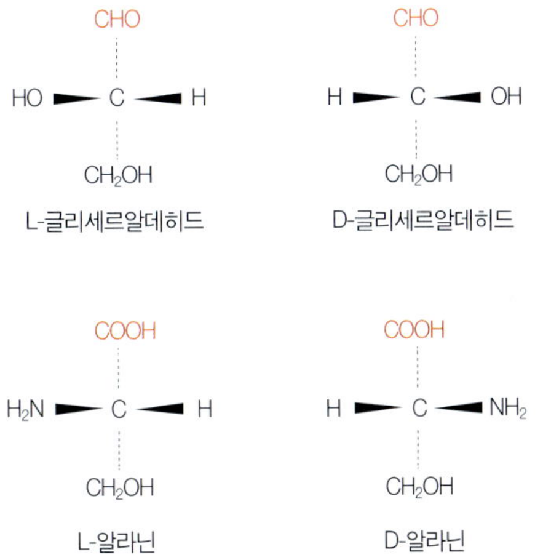

그림 5-1 아미노산의 광학적 특성. 탄수화물에서 글리세르알데히드의 광학적 이성질체를 기본으로 하여 OH기가 왼쪽에 있으면 L-형, 오른쪽에 있으면 D-형으로 표시하여, 아미노산의 경우에도 OH기 대신 아미노기의 위치에 따라 L-형과 D-형으로 구분한다. 일반적으로 천연물의 경우 탄수화물은 D-형이고 아미노산은 L-형이다.

Ⅱ. 아미노산의 공급과 이용

체중 60kg의 성인을 예로 하루 동안의 단백질과 아미노산 공급과 이용에 대하여 그림으로 표시하였다(그림 5-2).

체내에는 체중의 약 15%에 해당하는 9kg의 단백질이 있지만, 2% 전후인 200g 정도가 매일 분해되어 아미노산으로 되는 한편, 거의 같은 양의 단백질이 매일 만들어진다. 하루에 250g의 아미노산이 이용되는데, 그 중 약 200g은 단백질 합성에 이용된다.

나머지 약 50g은 질소 함유 화합물의 합성이나 에너지 생산에 이용되기 때문에 약 50g의 단백질을 음식물로부터 보충할 필요가 있다. 그럼에도 불구하고 음식물 중의 단백질이 모두 소화되어 흡수되는 것이 아니기 때문에 하루 60g 정도의 단백질을 섭취하는 것이 바람직하다.

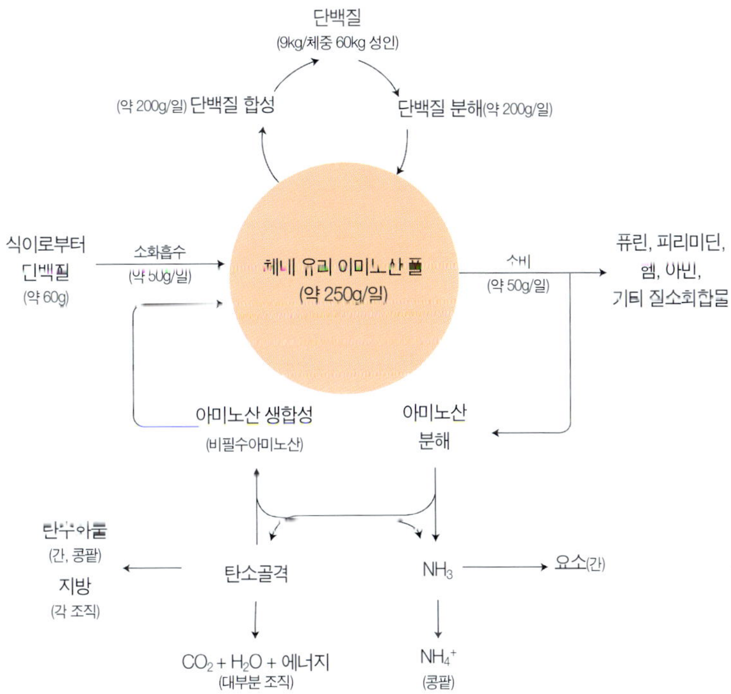

그림 5-2 아미노산의 공급과 이용

Ⅲ. 아미노산의 체내 이용

음식물 중 단백질의 소화 및 흡수에 의해 형성되는 아미노산과 생체 내 단백질의 분해에 의해 형성되는 아미노산은 주로 4가지 방법으로 이용된다.

① 단백질 합성의 원료로 이용된다.

② 아미노기가 떨어져 α-케토산으로 전환되는 이화작용이다. α-케토산은 구연산회로의 대사 중간체가 되어 분해됨으로써 에너지를 발생하거나 글루코오스를 형성하는 당 신생과정에 이용된다. 이 경우에 아미노산으로부터 유리된 아미노기는 암모니아로 전환된다. 이 독성 물질은 요소회로에서 요소로 변환되어 체외로 배설된다.

③ 퓨린 염기, 피리미딘 염기, 포르피린, 포스포크레아틴, 생체 아민 등 가공 질소 함유 화합물을 합성한다.

④ 아미노산이 다른 아미노산의 합성원료가 된다.

아미노산의 이화작용이 탄수화물과 지방의 이화작용과 다른 점은 아미노기를 제거해야 한다는 것이다. 일반적인 식사환경에서 아미노산은 에너지원이 아니나 아래와 같은 몇 가지 조건에서는 에너지를 공급한다. ① 섭취된 아미노산이 단백질 및 기타 분자의 합성에 필요 이상으로 존재하는 경우, 사람은 아미노산을 저장할 수 없다. ② 정상적인 단백질 분해가 일어나서 유리 아미노산이 방출되는 경우 ③ 기아 또는 당뇨병을 치료하지 않은 경우 ④ 구조 단백질 또는 촉매 단백질이 분해되어 아미노산이 에너지원이 되는 경우이다.

1. 탈아미노 반응

대부분의 아미노산 이화작용의 첫 번째 단계는 α-아

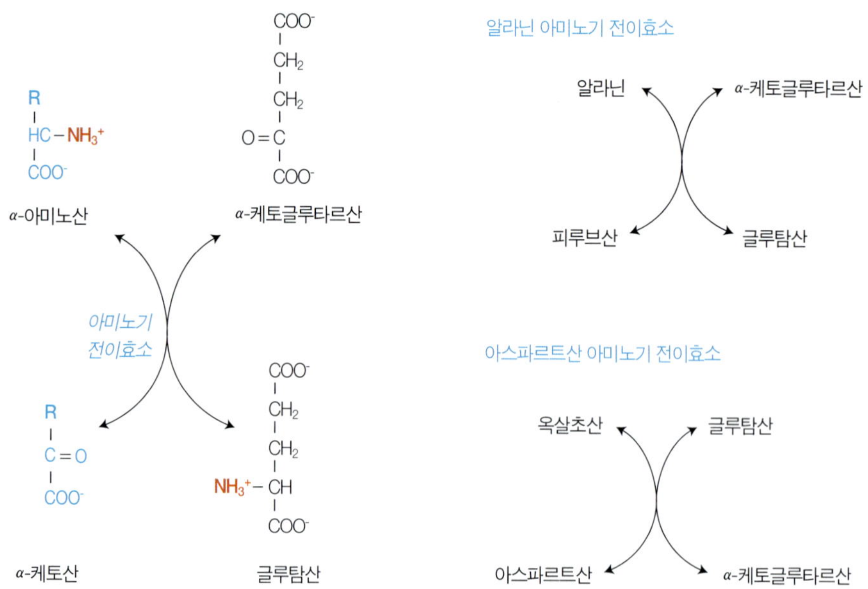

그림 5-3 아미노기 수용체로 α-케토글루타르산을 사용하는 아미노기 전이효소반응과 아미노산 분해반응. 알라닌 아미노기 전이효소는 예전에는 글루탐산-피루브산 트랜스아미나아제(GPT)라 불렀으며, 다양한 조직에 존재한다. 아스파르트산 아미노기 전이효소는 예전에는 글루탐산-옥살초산 트랜스아미나아제(GOT)라 불렀다.

미노기를 α-케토글루타르산으로 이동하는 반응이다. 아미노산의 아미노기(그림 2-16 참조)가 α-케토산으로 옮겨지면 α-케토산은 아미노산이 된다. 이 반응을 아미노기 전위반응이라 한다. 또한 아미노산은 산화적 탈아미노 반응에 의해 암모니아와 α-케토산이 된다(그림 5-3).

암모니아는 독성이 높기 때문에 바로 간으로 보내져 간세포 내의 요소회로에서 독성이 낮은 요소로 바뀌어 소변을 통해 배설된다. 한편 α-케토산은 구연산회로에 합류하여 탄수화물이나 지방과 마찬가지로 에너지원으로 대사된다(그림 5-3).

아미노기를 이동시키는 아미노기 전이반응과는 달리 글루탐산 탈수소효소가 촉매하는 산화적 탈아미노화 반응은 아미노기를 유리 암모니아로 만든다(그림 5-4). 이 반응은 대부분 간과 콩팥에서 일어난다. 이 반응을 통하여 에너지대사의 중심반응으로 들어가는 α-케토산이 생성되며, 요소 생합성시 질소의 원료로 사용되는 암모니아도 생성된다. 앞에서 설명한 바와 같이, 대부분의 아미노산의 아미노기는 아미노기 전이반응에 의하여 글루탐산으로 된다. 글루탐산은 글루탐산 탈수소효소에 의해 빠른 속도로 산화적 탈아미노화 반응을 받는 특이한 아미노산이다. 그러므로 아미노기 전이반응과 계속되는 산화적 탈아미노화 반응으로 대부분의 아미노기가 암모니아로 유리되게 된다(그림 5-5).

아미노산의 탄소골격인 α-케토산과 구연산회로와의 관계를 살펴보기로 하면 20개의 아미노산은 피루브산, 아세틸-CoA, 아세토초산-CoA, 구연산회로의 중간 대사산물인 α-케토글루타르산, 푸마르산, 옥살초산 등으로 분해한다(그림 5-6).

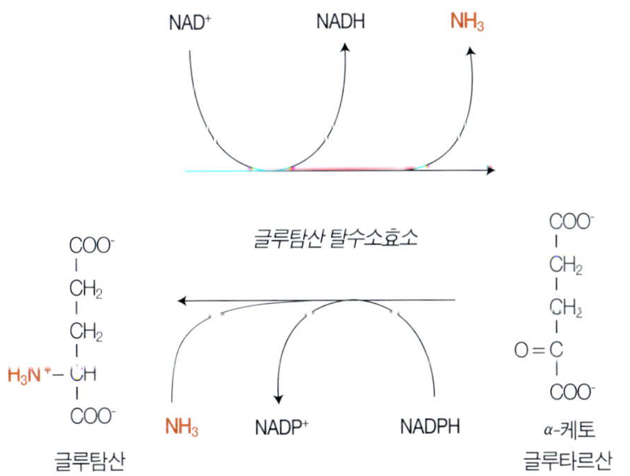

그림 5-4 글루탐산 탈수소효소반응에 의한 산화적 탈아미노화 반응

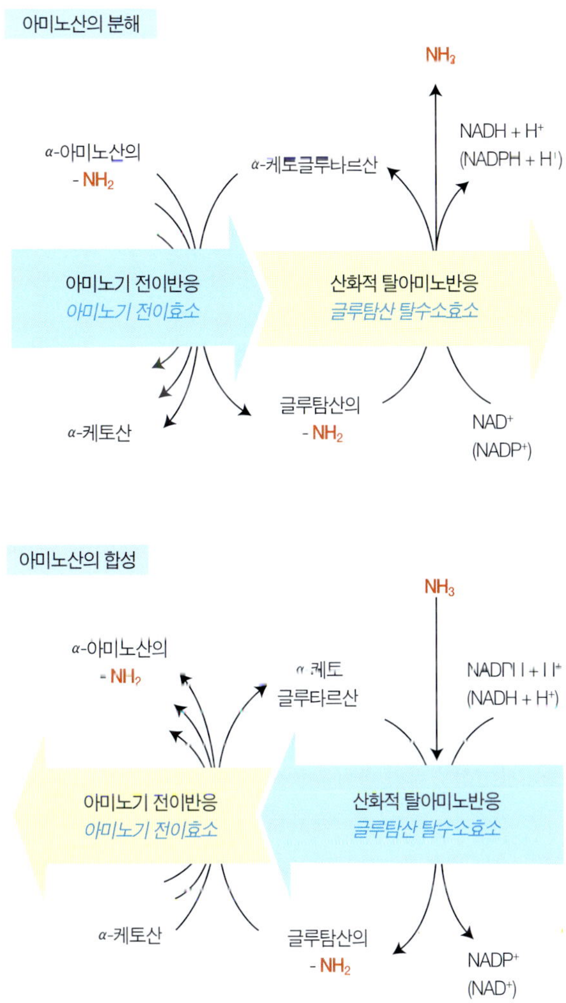

그림 5-5 아미노기 전이효소 및 글루탐산 탈수소효소의 합동 반응

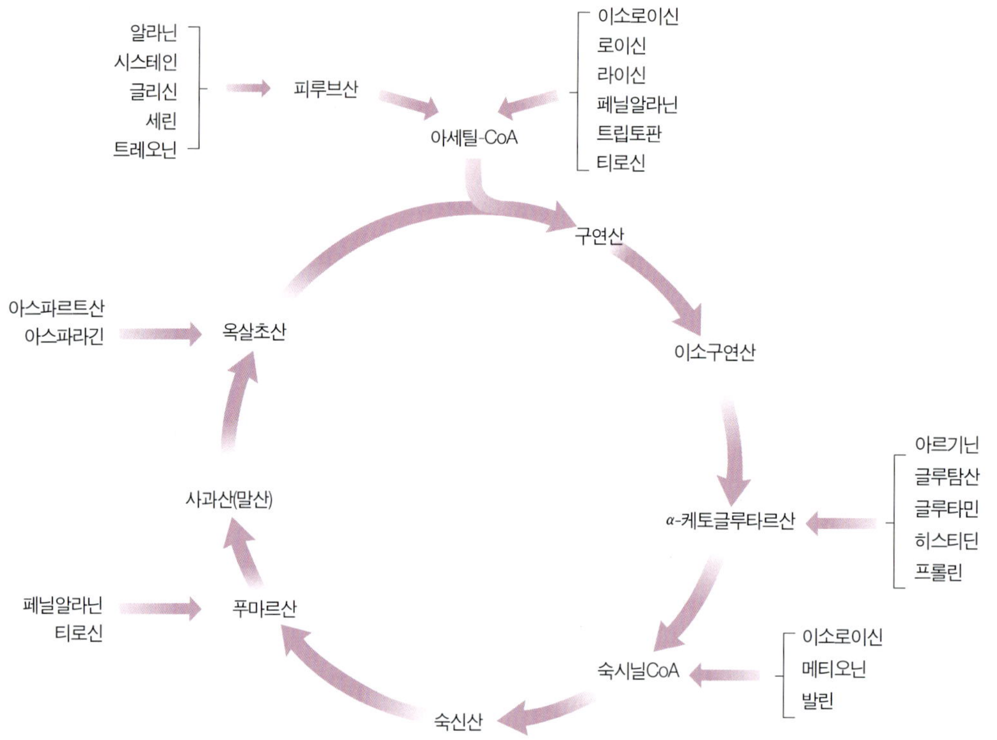

그림 5-6 각종 아미노산의 대사

2. 아미노산의 이화작용과 연관된 선천성 유전질환

선천적으로 대사효소가 결핍되거나 작용이 불충분해서 체내의 대사가 원활하게 이루어지지 못하고 불필요한 물질이 쌓이거나 필요한 물질이 부족하여 발육 장애, 지적 장애, 의식 장애 등 전신에 영향을 미치는 질환을 선천성 대사이상증이라 한다.

페닐케톤뇨증은 페닐알라닌 대사효소의 결손과 기능부전으로 인해 생기는 선천성 대사이상증이다. 체내에 페닐알라닌이 축적되고 이 축적된 페닐알라닌이 정상이 아닌 대사경로로 대사되어 페닐케톤이라는 일군의 물질(페닐피루브산, 페닐초산, 페닐젖산 등)이 되어 소변으로 배설된다. 이 질환의 주요 증상은 지적 장애인데, 발육기에 페닐알라닌을 제한한 식사를 섭취하면 발증을 방지할 수 있다. 최근에는 평생 식이치료를 계속 하는 것이 바람직하다고 알려졌다. 혈중 페닐알라닌 농도 관리에 유의하면 건강한 사람과 같은 생활을 할 수 있다. 비우식성 인공감미료인 아스파탐은 페닐알라닌과 아스파라긴산으로 이루어져 있다. 따라서 페닐케톤뇨증 환자에게는 주의가 필요하다.

단풍시럽뇨증은 로이신, 이소로이신, 발린을 탈카르복실화 하는 효소인 곁사슬 α-케토산 탈수소효소가 결핍되어 발생하는 유전질환이다. 이들 아미노산과 이와 관련된 α-케토산이 혈액 내에 축적되면 뇌의 기능이 저하된다. 이 질환은 식이장애, 구토, 탈수, 심각한 대사성 산증, 소변에 단풍시럽 냄새가 나는 등의 특징을 가지고 있다. 만약 치료하지 않고 방치하면 정신지체, 신체적 장애, 심한 경우 사망에 이르기도 한다. 백색증은 멜라닌을 생성하는데 있어 티로신의 대사에 이상이 생겨 발생하는 여러 가지 증상들을 일컫는다.

3. 탈탄산 반응

아미노산은 생체 내에 필요한 각종 질소 함유 화합물의 원료가 된다. 아미노산에서 합성되는 질소함유 화합물에는 포르피린, 핵산 염기, 포스포크레아틴, 생체 아민, 타우린, 글루타티온, 일산화질소 등이 있다. 아미노산의 카르복실기 부분이 탈탄산 반응을 받으면 각종 생체 아민이 생성된다(그림 5-7). 그리고 각각의 아미노산은 독자적인 대사를 거쳐 생체에 필요한 물질의 원료가 된다(표 5-1).

■ 표 5-1. 아미노산으로부터의 생성물

아미노산	생성물
메티오닌	S-아데노실 메티오닌
티로신	도파민, 노어에피네프린, 에피네프린, 멜라닌
트립토판	세로토닌, 니코틴산

4. 암모니아 처리 공장인 요소회로

아미노산의 이화작용에서 제거된 아미노기는 전달반응에 의해 글루탐산으로 모인다. 아미노산으로부터 아미노기의 제거는 아미노기 전달반응과 글루탐산 탈아미노반응이 연합된 촉매과정으로 이루어진다(그림 5-5 참조). 이렇게 제거된 아미노기는 세포에 유독한 질소형태인 암모니아로 방출된다. 암모니아의 유독성은 대부분 글루탐산 탈수소효소에 영향을 미치기 때문에 일어난다. 높은 농도의 암모니아는 이 반응의 평형을 오른쪽으로 이동시켜 구연산회로에 이용할 수 있는 α 케토글루타르산의 농도를 낮추게 된다. 이것은 특히 글루코오스의 호기성 대사에 의존하는 발생 중인 뇌세포에 해롭다. 모든 척추동물은 암모늄이온을 요소로 만들 수 있는 일

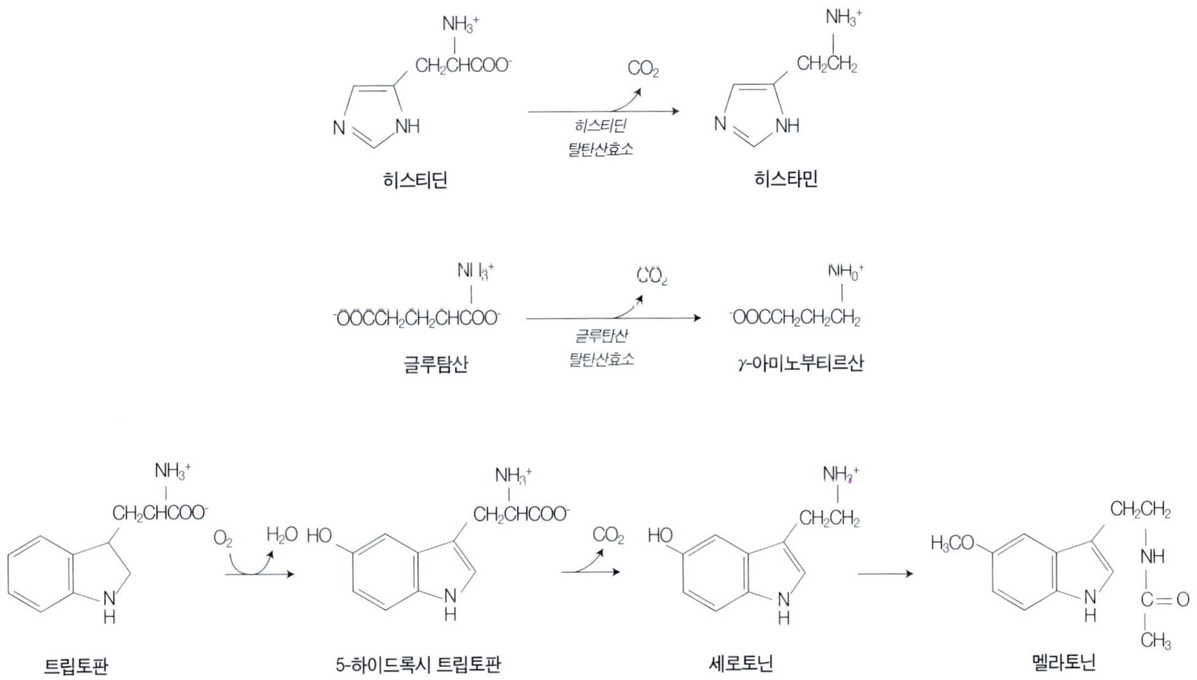

그림 5-7 아미노산의 탈탄산 반응에 의한 생리활성 아민의 생성

련의 효소를 가지고 있다. 이 일련의 반응을 요소회로(그림 5-8)라 하는데, 1932년에 크렙스(Krebs H)에 의해 처음 보고되었다.

요소회로는 ATP의 에너지를 이용해 암모니아를 이산화탄소나 오르니틴과 결합하여 최종적으로 아르기닌이 되고, 아르기닌의 일부를 요소로 내보내 다시 오르니틴으로 돌아가는 일련의 반응이다. 암모니아라는 독성물질을 요소로 안전하게 처리하기 위해 우리는 많은 에너지를 소비한다는 것을 알 수 있다. 쉽게 말해 쓰레기처리는 공짜가 아니다.

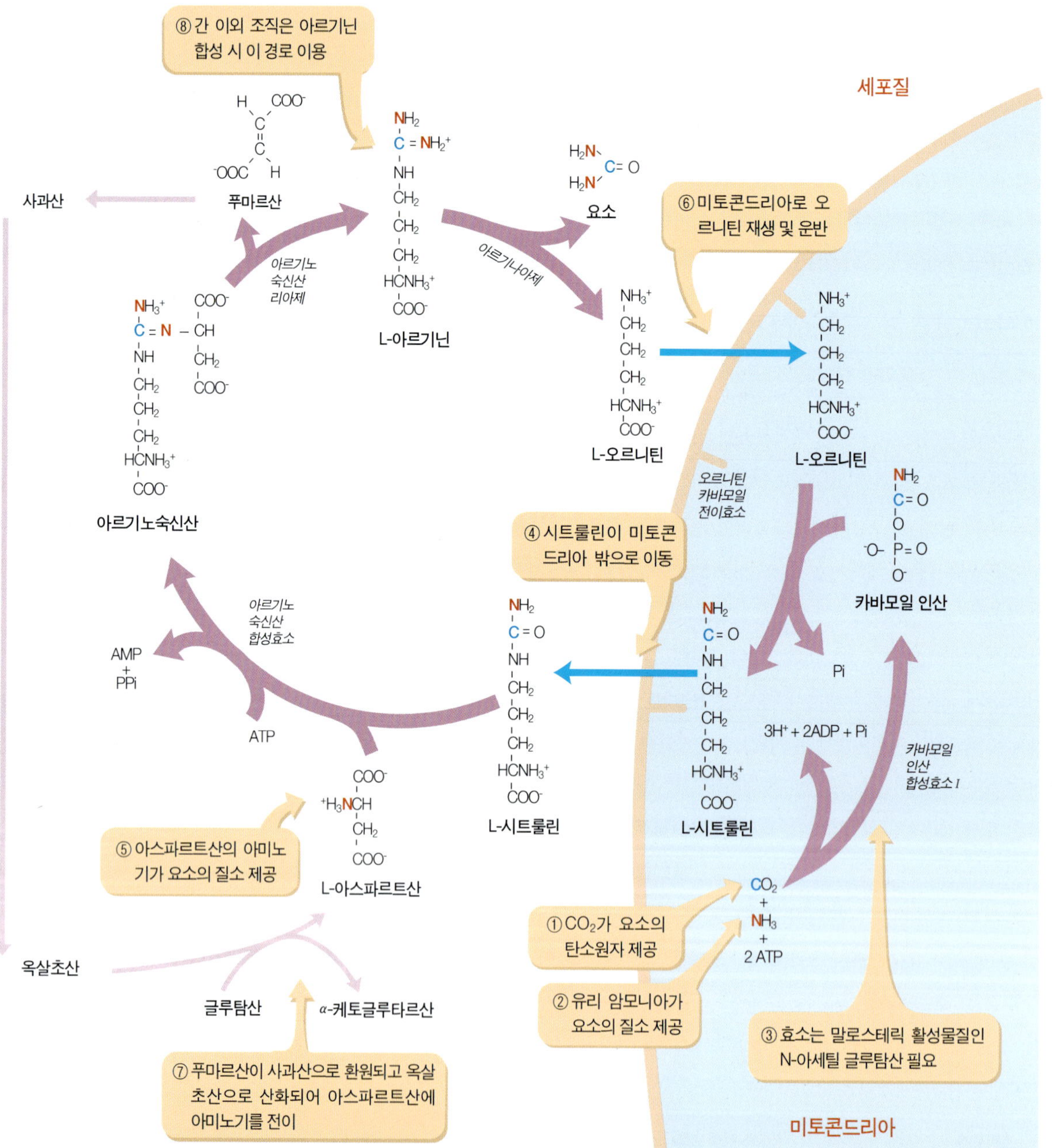

그림 5-8 요소회로. 요소 생합성의 처음 2개 반응은 미토콘드리아에서 일어나며, 나머지 반응은 세포질에서 일어난다.

암모니아 처리는 동물 종에 따라 다르다. 물고기는 암모니아를 그대로 체외로 방출한다. 바다나 하천 같은 대량의 물에서 사는 동물이나 가능한 처리법이다. 반면 파충류나 조류는 알 껍질 안에서 성장하기 때문에 요소를 소변을 통해 체외로 배출시킬 수가 없다. 대신에 암모니아를 물에 잘 녹지 않는 '요산'이라는 물질로 바꾸어 알 속에 담아 놓는다. 이들은 태어나서도 요소를 버릴 필요가 없기 때문에 오줌을 누지 않는다. 때문에 그만큼 다량의 물을 필요로 하지 않으며, 오줌을 참을 필요도 없기 때문에 몸이 가볍다. 이것이 새가 하늘을 자유롭게 날 수 있는 이유 중 하나일 것이다.

Ⅳ. 고분자 화합물의 생합성

음식물 중의 고분자 화합물은 소화와 흡수과정을 거쳐 저분자가 되지만, 다시 세포 내에서 그 세포에 필요한 고분자 화합물을 생합성하게 된다. 즉, 영양소는 에너지 생산뿐만 아니라 생체의 구조와 기능을 유지하기 위하여 필요한 분자로 변하는 것이다. 이러한 생합성은 일정한 규칙에 따라 이루어지고 있다.

유전자는 이전 조상들이 남겨준 유산이며 우리가 비슷하면서도 다른 이유이다. 유전자가 제대로 작동하면 우리 몸은 아무런 문제없이 잘 성장하고 기능한다. 그러나 유전자 하나라도 잘못되면 질병과 죽음 등 치명적인 결과가 나타날 수 있다.

우리의 유전자는 그것이 암호화하고 있는 단백질을 통해 우리 몸이 얼마나 효율적으로 음식물을 소화하고, 독성물질을 해독하며, 감염에 대해 대처하는가를 결정한다. 유전자는 DNA의 작용단위이다. DNA는 산소운반, 면역방어, 근육수축 등 세포가 필요로 하는 모든 단백질에 대한 제조정보의 묶음이며, 각 유전자는 특정 단백질의 제조정보를 암호화하고 있다.

DNA를 이루는 기본 분자의 구조 자체는 단세포 아메바의 경우에서부터 150톤 고래에 이르기까지 모든 생물에서 같다. DNA는 생물이 번식하는데 필요한 모든 정보를 담은 하나의 언어이다. 언어의 알파벳에 해당하는 것이 뉴클레오티드이고, 단어에 해당하는 것은 코돈이며, 유전자는 문장이고, DNA는 책에 해당한다. 염기 하나 하나에는 아무런 의미가 없다. 자연은 단백질을 만드는 정보를 2진법 디지털의 형태로 저장하고 있다. 생물이 성장하고 살아가는 과정은 DNA의 디지털 정보가 해독되어 아날로그 단백질로 변화되는 과정이라 할 수 있다.

사람의 각 세포는 평균 약 30억 개의 뉴클레오티드로 된 DNA를 가지며, 4가지 다른 염기를 가질 수 있는데, 이것은 컴퓨터에서 715메가바이트[컴퓨터는 0과 1의 두 자리만 가능하지만 DNA의 경우는 한 자리에 4가지 종류의 염기 중 하나가 위치할 수 있기 때문에 1바이트(2^8 = 256)의 정보를 저장하기 위해서는 4개의 염기(4^4 = 256)만 있으면 된다. 인간의 체세포(2n)는 총 60억개의 염기쌍을 갖고 있지만, 정자는 생식세포이므로 n개의 염색체를 갖고 있으며 여기에는 총 30억개의 염기쌍이 존재한다. 정자에 존재하는 염기의 수는 60억개 이지만 염기가 상보적 결합을 하고 있으므로 실제 저장용량은 30억개의 염기쌍이다. 그렇다면 30억개의 염기는 7억 5천만(30억 ÷ 4)바이트가 된다. 1킬로바이트(KB)는 1024바이트로 1메가바이트(MB)는 1024킬로바이트로 계산하면 약 715메가바이트가 된다]에 해당한다. CD-ROM 한 장의 용량이 650MB인 것과 비교하면 생물학적 세포의 정보 저장용량을 짐작할 수 있다. CD-ROM 한 장에 기록된 정보의 홈은 그 길이가 총 6km 정도 된다. 비슷한 양의 정보가 세포에서는 1.8m 길이의 DNA에 저장될 수 있다.

1. DNA 원본에서 RNA 복사하기

단백질이 생합성 되는 과정에서 아미노산이 배열하는 순서는 DNA의 염기배열에 근거한다. 유전자 정보가 단백질 합성에 얼마나 발현되는가는 비들(Beadle G)의 붉은 빵 곰팡이의 돌연변이 주를 사용한 연구가 실마리가 되어 하나의 유전자가 하나의 단백질인 효소를 만든다는 가설을 이끌어내게 되었다.

단백질 합성은 세포질 속에서 이루어지고 있으므로 핵에서 DNA 정보를 세포질 속으로 전달하는 물질이 존재할 필요성이 검토되었다. 1960년대에 DNA 암호복사를 리보솜에 운반하여 아미노산 배열을 지시하는 RNA의 존재를 가정하고 이것을 mRNA라고 명명하였다. 즉, 세포가 단백질을 만들 때는 DNA 정보를 곧장 단백질 제조 지시로 사용하는 것이 아니라 mRNA라고 하는 유전자의 복사본을 떠서 사용하는데 이 과정을 전사라 한다. 우리가 책을 가지고 공부할 때 필요한 부분만 복사해서 공부하듯이 생물의 전체 게놈이라고 하는 책에서 필요할 때마다 필요한 부분만 복사하여 이용한다. 다양한 단백질이 제조되어야 할 경우에는 RNA 복사본도 여러 부 만들어진다.

이 mRNA의 염기배열은 DNA의 정보가 전사된 것으로, 이 상대관계는 바로 DNA 중의 퓨린 염기-피리미딘 염기쌍에 해당하는 것이다(그림 5-9). 세포의 핵에는 핵산이 존재하고 핵산에는 DNA와 RNA가 있다. DNA는 아데닌(A), 구아닌(G), 티민(T), 시토신(C)의 4종류의 염기가 배열된 이중나선구조를 취하고 있다. 4종류의 염기 중에서 3개의 염기가 한 조가 되어 하나의 아미노산을 암호화한다. RNA는 DNA보다 탄수화물 성분에 산소원자가 하나 더 추가되어 있으며, 염기의 경우 티민(T) 대신 우라실(U)이 사용되는 것 외에는 DNA와 거의 같다. 그러나 RNA는 DNA와 달리 보통 한 가닥으로 존재하며, DNA보다 화학적 안정성이 떨어진다. 세포 내에는 mRNA 외에도 다른 기능을 하는 rRNA나 tRNA도 존재한다.

유전형질이 4진법으로 표기되어 있다는 가설이 제시된 후, 단백질의 아미노산 조성은 DNA에 의해 완전히 결정되는 것이 틀림없지만, 20종류의 아미노산으로 구성되는 펩타이드에 관하여 표현하기에는 20문자의 알파벳에 근거하여 "긴 문자로 기재하여야 한다"고 하였다. 유전부호에 대한 실험결과는 다음과 같다.

① 한 아미노산에 대한 유전부호는 트리플레트 코돈(triplet codon)일 것이라 규정하였다. 즉, DNA를 구

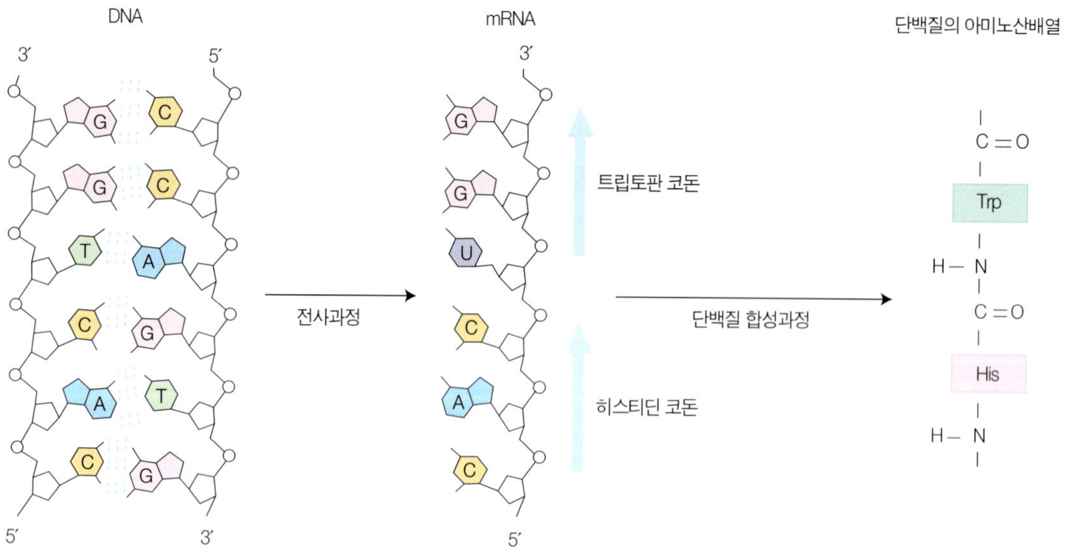

그림 5-9 DNA의 정보가 mRNA에 전사되어 단백질의 아미노산 배열이 결정되는 원리. DNA 의존성 RNA 폴리머라아제는 DNA의 염기배열을 3′→5′ 방향으로 해독하여 mRNA는 5′→3′ 방향에서 생합성된다. 합성된 mRNA 상의 코돈을 따라서 아미노산의 배열이 결정된다.

성하고 있는 염기는 4개뿐(A, T, G, C)이므로 한 염기와 한 아미노산만이 유전부호와 관계가 있다고 가정하면, 나머지 16개의 아미노산 유전부호는 생각할 수 없게 된다. 또한 만일 2염기가 한 조가 된 유전부호와 아미노산의 관계를 보면, $4^2=16$, 즉 나머지 4개의 아미노산 유전부호는 알 수가 없다. 3염기가 한 조가 된 유전부호를 생각하면 $4^3=64$개의 조로 된 염기배열순서를 가진 유전부호를 생각할 수 있다. 자연계에는 20개의 아미노산이 존재하므로 각 아미노산에 대하여 적어도 3염기 이상이 한 조가 된 유전부호가 있어야 한다는 순리적 계산이다. 유전실험을 통하여 한 아미노산에 대한 유전부호는 염기 3개가 한 조가 되며, 이 한조가 된 3개의 염기를 트리플레트 코돈이라 한다.

② 이 유전부호는 중복을 허용하지 않는다. 중복을 허용하지 않는 유전부호의 경우에는 3염기가 한 조가 된 트리플레트 코돈이 각 한 아미노산의 유전부호와만 관계가 있으나, 중복을 허용하는 경우에는 보다 복잡해진다. 중복을 허용하지 않는 유전자 부호라는 사실은 돌연변이 주에서 얻은 단백질의 아미노산 배열순서를 조사한 결과로부터 알았다. 즉, 그림 5-10에서 보는 바와 같이 만일 염기 하나(여기에서는 C)가 다른 염기로 돌연변이가 된 경우에 중복을 허용하지 않는 경우에는 aa1(ADC) 단 한 개의 아미노산이 바뀌게 되나, 중복을 허용하는 경우 aa1(ABC), aa1′(BCD), aa1′′(CDE) 3개의 아미노산이 다른 아미노산으로 바뀌어야만 하기 때문이다. 여러 실험을 통해 유전부호 하나가 변형된 경우에는 한 아미노산만이 바뀐다는 사실이 밝혀졌다.

③ 중복을 허용하지 않는 유전자 부호를 이룬 3개의 염기가 한 조를 이룬 사이에 쉼표가 없이 유전부호가 연속을 이루어 정확히 정보를 전달한다. 만일 ABCDEFGHIJKL을 가진 유전자를 생각하고, 이 유전자의 염기를 이룬 G가 소실된 돌연변이를 생각하면 펩타이드를 이룬 처음 aa1, aa2 아미노산은 정상이나, 그 다음에 오는 아미노산부터는 G가 빠진 상태로 돌연변이를 일으켜 완전히 다른 아미노산이 오게 되어 이상 단백질을 합성한다. 즉, 트리플레트 코돈이 GHI가 아니라 HIJ로 되기 때문이다.

④ 자연계에는 20개의 아미노산이 있으며, 이상과 같이 64개의 트리플레트 코돈을 생각할 수 있다. 그러므로 한 트리플레트 코돈은 한 아미노산에 한정되는지, 또한 한 아미노산에는 2개 이상의 트리플레트 코돈에 의하여 단백질이 합성되는지의 여부는 이후의 연구결과로 밝혀졌다. 현재로는 표 5-2에 나타내는 64종의 전 코돈을 알고 있다. 이 중 61종은 아미노산에 대응하는데, 3종(UAG, UGA, UAA)은 넌센스코돈 또는 정지코돈이라고 하며, 단백질 합성이 정지된다. 또한 개시코돈은 AUG로, 이것은 포르밀메티오닌에 해당되며, 단백질 합성이 시작되는 코돈이다.

세포에서 단백질 합성이 이루어지는 세포소기관인

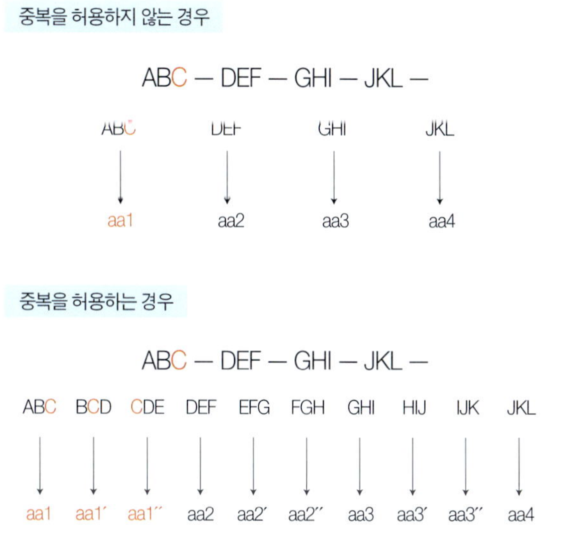

그림 5-10 유전부호의 중복을 허용하는 경우와 허용하지 않는 경우에 있어 아미노산 배열순서의 변화

■ ■ 표 5-2. 유전자 코돈(트리플레트 코돈)

첫 번째 문자		두 번째 문자: U		C		A		G		세 번째 문자
	U	UUU	Phe	UCU	Ser	UAU	Tyr	UGU	Cys	U
		UUC		UCC		UAC		UGC		C
		UUA	Leu	UCA		UAA	정지	UGA	정지	A
		UUG		UCG		UAG		UGG	Tyr	G
	C	CUU	Leu	CCU	Pro	CAU	His	CGU	Arg	U
		CUC		CCC		CAC		CGC		C
		CUA		CCA		CAA	Gln	CGA		A
		CUG		CCG		CAG		CGG		G
	A	AUU	Ile	ACU	Thr	AAU	Asn	AGU	Ser	U
		AUC		ACC		AAC		AGC		C
		AUA		ACA		AAA	Lys	AGA	Arg	A
		AUG	Met	ACG		AAG		AGG		G
	G	GUU	Val	GCU	Ala	GAU	Asp	GGU	Gly	U
		GUC		GCC		GAC		GGC		C
		GUA		GCA		CAA	Glu	GGA		A
		GUG		GCG		GAG		GGG		G

리보솜은 rRNA와 단백질로 이루어져 있으며, 단백질 합성 시에는 크고 작은 두 개의 소단위가 결합되면서 이루어진다. 단백질 합성을 위해 핵공을 빠져 나온 mRNA가 먼저 리보솜과 결합하여 mRNA 복합체를 이루어야 한다.

2. RNA 코돈 암호 해독하기

mRNA는 핵에서 전사된 후 핵 밖으로 나와 세포질에서 리보솜이라고 하는 세포소기관으로 이동한다. 리보솜은 mRNA의 정보를 3개 뉴클레오티드씩 묶어서 해독해 나간다. 즉 3개의 뉴클레오티드가 의미를 지닌 하나의 단어로 코돈이 된다. 영어의 알파벳 B, O, Y가 합쳐져 boy라는 단어가 되는 것과 같다. 세포에서는 AUG는 단백질의 개시를 의미하고, GAA는 글루탐산을, UAU는 티로신을, UAG는 단백질의 합성 종료를 의미한다. 리보솜에서 코돈의 암호대로 아미노산이 조합되어 단백질이 제조되는 과정을 번역이라 한다(그림 5-9 참조). 이러한 코돈은 다음과 같은 특성을 갖는다. ① 특정 코돈은 항상 같은 아미노산을 지정하는 특이성을 갖는다. ② 코돈은 초기 진화단계에서 결정되어 모든 생물에 공통으로 보편성을 가지며, 미토콘드리아나 엽록체에서는 예외가 있다. ③ 하나의 아미노산을 지정하는 코돈은 둘 이상 존재하는데 이를 축퇴성이라 한다. 아르기닌의 경우 CGU, CGC, CGA, CGG, AGA, AGG와 같이 6개의 코돈이 존재하며, 메티오닌을 암호화하는 코돈은 AUG, 트립토판을 암호화하는 코돈은 UGG로 하나만 존재한다. ④ 연속적인 염기서열을 시작시점에서 3개씩 중복 없이 읽는다. 즉 유전정보는 DNA → RNA → 단백질로 전달된다.

아미노산을 단백질의 합성부위인 리보솜까지 운반하

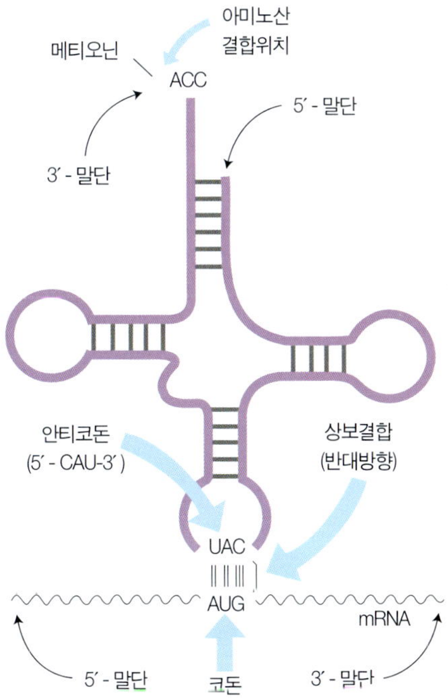

그림 5-11 tRNA 모식도. 메티오닌 tRNA의 안티코돈(CAU)과 mRNA 상의 메티오닌 코돈(AUG)의 상보적이며 역평형적 결합이다.

여 폴리펩타이드가 만들어지도록 해주는 역할은 tRNA가 담당한다. tRNA는 약 80여 개의 염기로 이루어져 있으며, 하나의 아미노산에 대하여 적어도 적어도 하나 이상의 tRNA가 관여하기 때문에 그 종류가 이렇게 많다. tRNA는 한 가닥으로 이루어진 사슬이 접혀 보상적인 염기 사이에 결합이 이루어지면서 클로버의 잎모양을 한다(그림 5-11). 여기 쌍을 이루지 않은 중간 부분의 구형 부분에는 3개의 염기로 이루어진 뉴클레오티드가 존재하는데, 이것은 mRNA의 코돈에 상보적으로 대응하기 때문이며, 이를 안티코돈이라 한다. 염기쌍을 이루지 않고 있는 또 다른 한 쪽 끝(3′-OH 말단)에 존재하는 아데닌에 아미노산이 붙는다(그림 5-12).

단백질 생합성은 번역에 의해서 mRNA의 4종류 염기가 20개의 아미노산으로 바뀌는 과정을 말하며, 그 과정은 합성 개시, 사슬연장 및 종료로 나눈다. 단백질의 생합성 소재가 되는 아미노산은 우선 ATP와의 반응에 의해 활성화된다.

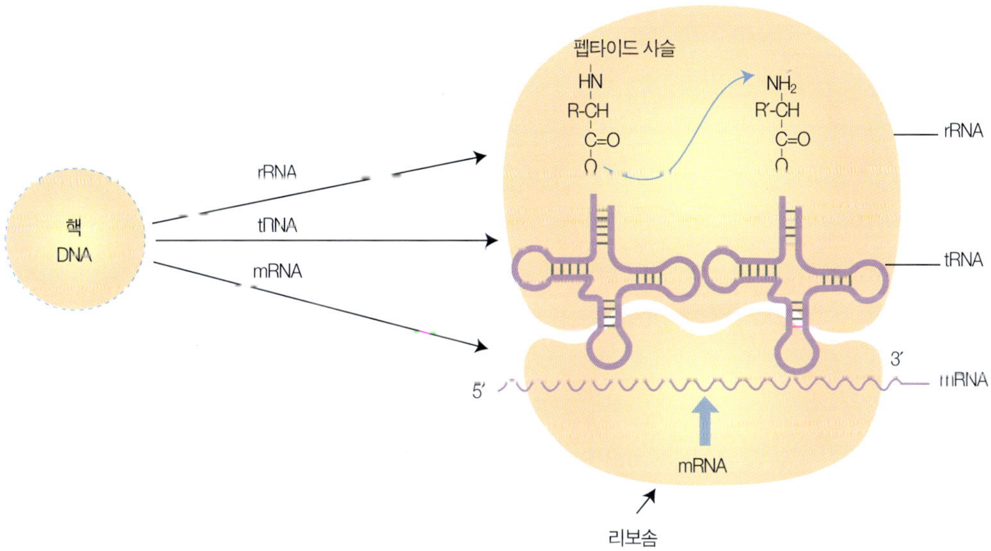

그림 5-12 단백질 생합성의 모식도. mRNA와 결합한 리보솜은 개시코돈(AUG)에서 tRNA-Met를 상보적으로 결합하여 합성이 시작된다. tRNA에 의해 운반된 아미노산은 펩타이드 결합으로 두 번째 아미노산과 결합하고, tRNA는 리보솜을 떠나며, 리보솜은 mRNA의 다음 코돈으로 이동한다. 정지코돈을 만날 때까지 펩타이드 사슬이 신장되며, 정지코돈에서는 해당 tRNA가 없어 합성이 정지된다.

아미노산 + ATP → 아미노산-AMP + PPi

활성화된 아미노산은 다음에 tRNA에 결합되고, AMP가 유리된다.

아미노산-AMP + tRNA → 아미노아실-tRNA + AMP

리보솜의 작은 소단위가 DNA에서 전사되어 나온 mRNA에 붙게 되면, 이 mRNA의 코돈에 상보적인 안티코돈을 가진 tRNA가 와서 결합하게 된다. 예를 들어 -GCC-에 tRNA의 안티코돈인 -CGG-가 대응하여 배열하면 효소작용에 의해 아미노산 사이에 펩타이드 결합이 형성되고, 단백질 합성이 아미노산 말단에서 카르복실말단으로 점차 진행된다. 그림 5-12에서 보는 바와 같이 하나의 리보솜에 두 개의 tRNA를 수용할 수 있기 때문에 가능하다. 펩타이드 결합이 형성되면 리보솜은 mRNA의 염기를 따라 한 트리플레트 코돈만큼 옮겨가며, 이때 아미노산을 넘겨준 tRNA는 분리되어 리보솜 밖으로 나가게 된다. 이와 같이 mRNA의 코돈과 tRNA의 안티코돈이 상보적으로 결합하는 특성에 의해 mRNA의 유전암호는 정확하게 해독되어 폴리펩타이드를 형성하게 된다.

폴리펩타이드는 mRNA의 시작 코돈인 AUG가 메티오닌을 지정하고 있기 때문에 항상 메티오닌이라는 아미노산으로부터 시작된다. 한편, 리보솜이 정지코돈인 UAA, UGA, UAG에 이르면 폴리펩타이드의 합성이 끝나게 되는데, 그 까닭은 이들 코돈과 결합하는 tRNA는 아미노산을 운반하지 않기 때문이다.

합성이 끝난 폴리펩타이드는 리보솜으로부터 떨어져 나와 세포질로 방출되며, 방출된 폴리펩타이드는 다시 일련의 변화과정을 거쳐 기능을 할 수 있는 단백질로 바뀌게 된다. 유전정보의 발현은 항상 똑같이 일어나지 않고, 개체 내의 생리적 조건에 적응하여 항상성을 유지하며, 생명을 영위하기 때문에 생물체는 다양한 유전자 발현 조절기구를 가지고 있다.

3. 유전자의 구조

박테리아와 같은 단순한 원핵세포의 유전자는 하나로 연결되어 있다. 그러나 진핵세포의 유전자는 대개 중간중간에 단백질로 번역되지 않는 인트론(intron)이라고 하는 긴 염기서열들이 삽입되어 있다. 긴 글에서 필요없는 부분이 편집자에 의해 삭제되듯이 인트론도 전사된 다음에 정확하게 절단되어 나간다(그림 5-13). 핵 밖으로 나가 리보솜에 의해 해독되는 mRNA는 이렇게 편집이 완성된 RNA이다. 잘려나가지 않고 해독되는 부분을 엑손(exon)이라 한다.

보통 인트론의 크기는 엑손의 10배나 된다. 세포는 왜 이렇게 쓸데없는 DNA 부분인 인트론을 많이 가지고 있고, 전사하여 잘라내는 수고를 하는 것일까? 진화과정에서 모든 생물의 유전자에 이런 구조가 보존된 것을 보면 인트론에 어떤 유용한 기능이 존재하기 때문이라 짐작하고 있다. 인트론은 원래 유전자들 사이의 간격을 띄우는 역할을 하던 것이었는데 자연스럽게 여러 유전자들이 뒤섞여서 더 크고 새로운 기능을 갖는 복잡한 단백질로 진화되는 과정에서 유전자 사이에 끼인 인트론이 되었을 것이라는 학설이 현재 가장 설득력이 있다. 그 이유는 초파리, 선충, 쥐, 사람이 공통으로 가지고 있는 유전자들에서 인트론의 상대적 위치가 기본적으로 비슷하다는 이유 때문이다.

그렇다면 인트론은 어떤 기능을 가질까? 인트론은 엑손 사이에서 일어나는 교차와 유전자 재조합을 촉진시켜 진화속도를 가속화시킬 것이라 제안되었다. 즉 인트론은 엑손 뒤섞기를 통해 새로운 유전자 형성을 돕는 진화적으로 중요한 기능을 하는 것이다.

4. 유전자 발현

우리 몸에서 모든 세포는 똑같은 DNA를 가지지만 모든 유전자가 어느 세포에서나 동시에 다 사용되는 것은

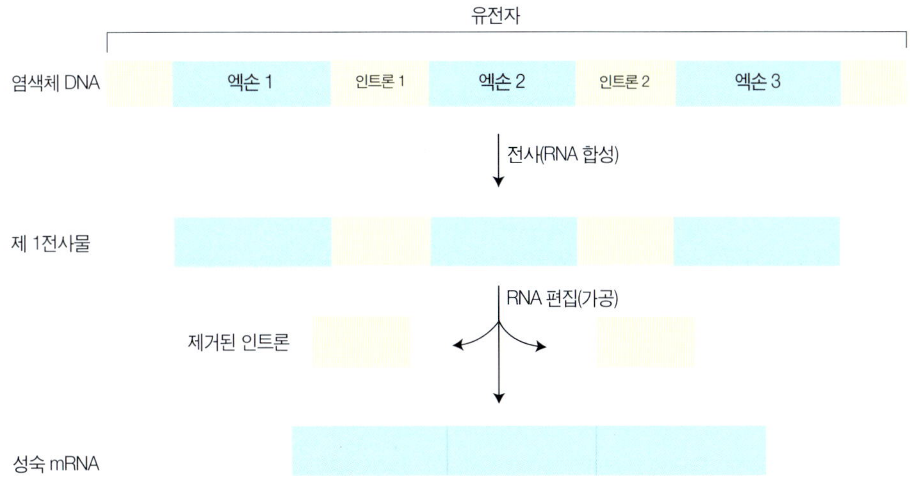

그림 5-13 인트론이 제거되고 RNA가 합성되는 과정

아니다. 세포들마다 사용하는 유전자가 다르고, 세포의 필요에 따라 시시각각 쓰이는 유전자가 변한다. 그럼에도 불구하고 세포의 기본 생존에 필요한 단백질의 유전자들은 모든 세포에서 발현된다. 그러나 대부분의 유전자는 거의 항상 활동하지 않는 상태로 존재한다. 어떤 유전자는 배아 발생 초기에만 중요한 역할을 하고, 그 이후 영원히 사용되지 않는다. 정상세포는 적정 시기에 특정 유전자만을 사용하고, 나머지 대부분 유전자들은 효율적으로 억제할 수 있어야 한다. 이러한 기능에 이상이 발생하면 암과 같은 심각한 결과를 초래할 수 있다.

한 개의 수정란에서 발생한 배아세포들은 세포분열을 해나가면서 차츰 똑같은 유전자 정보를 가지고 있으면서도 다른 구조와 기능을 하게 된다. 이것은 특정 유전자가 특정 세포에서만 발현되기 때문에 가능하다. 한 예로 수축 단백질은 근육세포에서 많이 필요하지만, 뇌나 간세포에서는 필요하지 않으며, 소화효소는 장세포에서 다량 생산되나 눈의 망막세포에서는 생산될 필요가 없다. 그렇기 때문에 유전자 발현이 조절되지 않는 경우 세포 자원의 낭비가 일어난다. 즉 유전자는 선택적으로 발현될 뿐만 아니라, 그 발현 속도도 조절된다. 이렇게 함으로써 생명체는 환경변화에 민감하게 반응할 수 있게 된다. 유전자 발현이 정교하게 조절되지 않는 경우에 세포의 물질대사는 무질서한 상태가 된다.

효소가 관여하는 생체 내의 화학반응을 조절하는 방법으로 음성 되먹임기작이 있다. 최종 생성물이 충분히 쌓이면 그 물질 자체가 그것을 생산하는 반응 경로의 첫 단계에 작용하는 효소를 억제하는 것이다. 이러한 작용은 즉각적이고 효율적이나 장기적인 전략으로는 낭비이다. 일단 효소를 만들어놓고 조절하는 것보다는 필요할 때만 효소를 합성해 사용하는 유전자 발현조절이 세포로서는 더 경제적이다.

유전자는 구조부위와 조절부위 두 부분으로 이루어져 있다. 구조부위는 단백질이 암호화되어 있어 RNA로 전사된 후 단백질로 번역된다. 조절부위에는 RNA 중합효소와 그 외 전사개시에 관여하는 단백질 조절인자들이 결합하여 구조부위에서의 발현을 조절한다. 어떤 단백질의 생산을 조절하려면 번역 단계보다는 이에 앞서 RNA 전사단계에서 조절하는 것이 더 경제적이다. 실제 유전자 발현조절은 거의 조절부위에 작용하는 RNA 전사효소(RNA 폴리머라제), 전사인자들을 조절함으로써 이루어진다.

유전자는 세포 밖에서 온 신호에 의해 발현이 시작되

거나 종료될 수 있다. 이러한 신호는 다른 부위에서 오는 것일 수도 있고 심지어 생물체의 외부환경에서 오는 것일 수도 있으며, 화학적 분자일 수도 있고, 빛 형태의 에너지일 수도 있다. 이들 신호는 세포 표면이나 내부의 수용체 단백질을 통해 세포 내로 전달되어 전사조절인자에 직접 또는 간접적으로 영향을 미친다. 조절인자 단백질은 이들 신호에 의해 3차원적 구조나 화학적 성질이 변형되며, 그 결과 DNA 조절부위에 결합하는 기능을 잃어 전사가 개시되고 유전자 발현이 된다. 또는 조절인자가 신호에 의해 변형됨으로써 오히려 결합기능을 얻고 유전자 발현을 억제하는 조절 체계도 있다.

5. 유전자 발현의 조절

유전자 발현은 유전자로부터 형성된 RNA나 단백질을 생성하는 여러 단계의 과정을 말하며, 원핵세포와 진핵세포는 DNA에 결합하는 활성화 단백질 및 억제 단백질을 이용하여 전사단계를 조절하여 유전자 발현을 조절하는 일차적 조절 자리이다. 원핵생물의 경우 대부분의 유전자에서 제어되는 주요 자리는 DNA가 RNA로 전사되는 과정이다. 이에 비해 진핵생물의 경우 전사과정뿐만 아니라 전사 후 과정과 번역 후 과정을 포함한다(그림 5-14). 지속적으로 발현되는 하우스키핑 유전자로 알려진 구조 유전

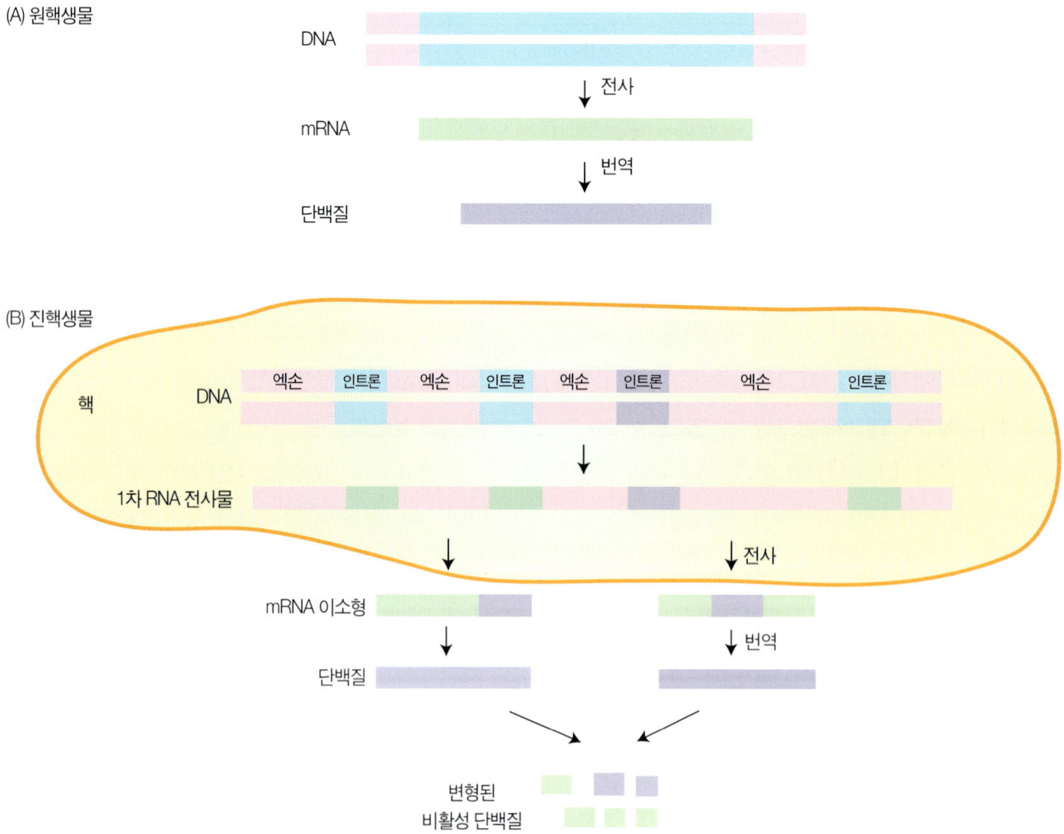

그림 5-14 유전자 발현의 제어. 원핵생물의 경우 핵이 없기 때문에 이 과정이 세포질에서 일어나며, 대부분 유전자에서 제어되는 주요 자리는 DNA에서 RNA로 전사되는 과정에 일어난다. 이에 비해 진핵생물의 경우 전사는 핵에서, 번역은 세포질에서 일어나며, 진핵생물의 유전자 발현은 전사 후 과정과 번역 후 과정 모두에서 일어난다.

자처럼 모든 유전자가 조절되는 것은 아니다. 특정 유전자 생성물의 양과 시기를 조절하여 세포의 분화, 형태발생 등 세포의 구조와 기능을 제어한다.

6. 단백질 합성

단백질 생합성은 번역에 의해서 mRNA의 4종류 염기가 20개의 아미노산으로 바뀌는 과정을 말하며, 이 과정은 합성개시, 사슬연장 및 종료로 나누어 볼 수 있다. 이미 앞에서 기술하였듯이 유전정보 발현은 항상 똑같이 일어나지 않고 환경, 개체 내의 생리적 조건에 적응하여 항상성을 유지하며 생명을 영위하기 때문에 생물체는 다양한 유전자 발현조절기구를 가지고 있다.

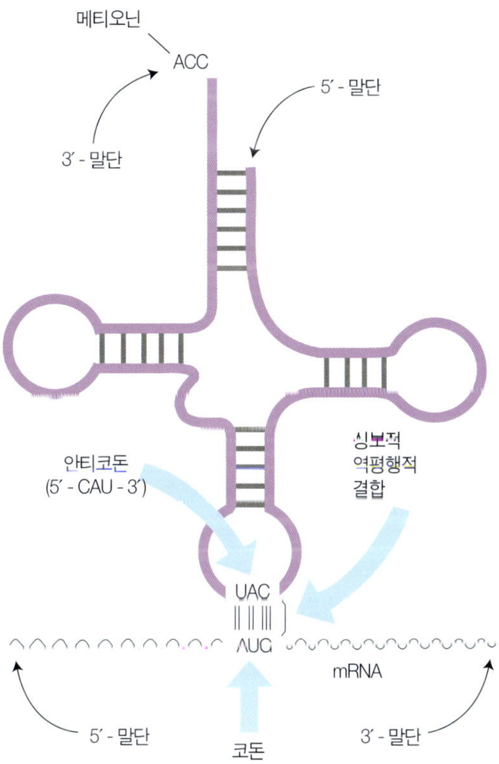

그림 5-15 메티오닌 tRNAdml 안티코돈(CAU)과 mRNA 상의 메티오닌 코돈(AUG)의 상보적 및 역평행적 결합

1) 단백질 번역

(1) 단백질 합성에 필요한 성분

mRNA의 유전정보는 세포질에서 리보솜과 tRNA에 의해서 mRNA의 유전정보를 바탕으로 단백질이 합성된다. 번역은 개시, 신장, 종결의 3단계로 구성되며, mRNA 코돈에 따라 tRNA가 운반해 온 아미노산을 펩타이드 결합을 하여 단백질을 합성한다. 단백질 합성에 필요한 리보솜은 2개의 소단위(원핵생물의 경우 30S와 50S, 진핵생물

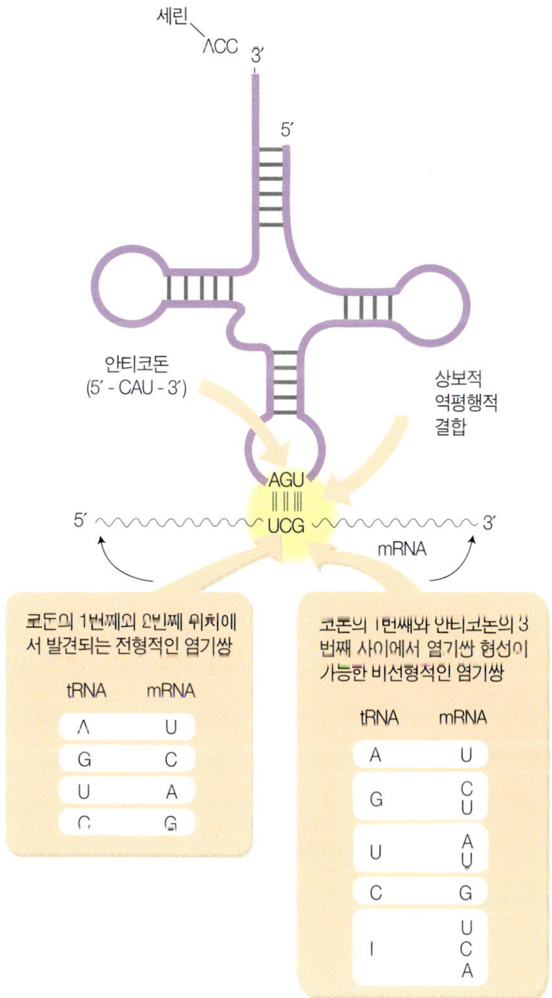

그림 5-16 불안정 안티코돈의 5′-뉴클레오티드(처음 뉴클레오티드)와 코돈의 3′-뉴클레오티드(마지막 뉴클레오티드) 사이의 비전형적 염기쌍 형성

의 경우 40S와 60S)로 구성되어 있으며, 세포질에서 합성되며, A부위(아미노아실 자리)와 P부위(펩타이드 자리) 및 E 부위(출구 자리)가 있다. tRNA는 73~93개 뉴클레오티드로 구성되어 있으며, 부분적으로 4부분에서 이중가닥을 형성하고, 20종류의 아미노산이 사람의 경우 50종류(세균의 경우 30~40종류) 이상의 tRNA가 하나의 아미노산을 가지고 있다. tRNA 안티코돈은 mRNA에 있는 코돈과 상보적으로 결합하며, 활성화된 tRNA는 3′-말단 -CCA-에 아미노산이 결합되어 있다(그림 5-15). 안티코돈(anticodon)의 1번째 염기가 비교적 자유롭게 움직일 수 있기 때문에 코돈의 3번째 자리에 있는 여러 종류의 염기와 짝을 이룰 수 있게 되어 tRNA는 하나 이상의 코돈을 인식한다. 결국 코돈의 3번째 염기가 다른 것으로 바뀌어도 동일한 아미노산을 지정할 수 있는 축퇴성(degeneracy)이 생긴다(그림 5-16). 이를 워블 가설(woble hypothesis)이라 한다. tRNA에 아미노산의 결합은 아미노아실 tRNA 합성효소라는 효소가 각 아미노산마다 있어서 작용한다.

(2) 단백질 합성과정

mRNA와 결합한 리보솜은 개시코돈(AUG)에서 tRNA-메티오닌을 상보적으로 결합하여 합성이 시작된다. tRNA에 의해 운반되어 온 아미노산은 펩타이드 결합으로 2번째의 아미노산과 결합하고, tRNA는 리보솜을 떠나며, 리보솜은 mRNA의 다음 코돈으로 이동한다. 정지코돈(UAA, UAG, UGA)을 만날 때까지 펩타이드 사슬이 신장되며, 정지코돈에서는 해당하는 tRNA가 없어 합성이 정지된다.

CHAPTER 05 POINT

1. 단백질은 아미노산으로 분해되어 체내에 아미노산 풀로 유지된다.
2. 아미노산은 아미노기 전위반응과 산화적 탈아미노 반응에 의한 탈아미노 반응을 거쳐 2-옥소산과 암모니아로 분해된다.
3. 암모니아는 간의 요소회로에서 독성이 낮은 요소로 바뀌어 소변을 통해 배설된다.
4. 아미노산의 탈탄산 반응에 의해 각종 생체 아미노가 생성된다.
5. 염기는 퓨린 염기로 아데닌과 구아닌이 있으며, 피리미딘 염기로는 우라실, 시토신, 티민이 있다.
6. 원핵생물과 진핵생물의 DNA 복제방법은 여러 가지 측면에서 다르다.
7. DNA는 아미노산 배열을 나타내는 단백질의 설계도이며, 4종의 염기로 기재되어 있다.
8. 단백질 합성은 DNA를 주형으로 한 mRNA의 합성(전사)과 그에 이어지는 mRNA의 번역에 의한다.

06 영양의 기초 지식

06 영양의 기초 지식

DENTAL BIOCHEMISTRY AND NUTRITION

Ⅰ. 식생활과 영양

1. 영양에 관한 지식을 배우는 이유

현대로 들어서면서 건강에 대한 개념은 점차 변화되고 있다. 2~3세기 이전만 해도 전염병성 질환이 사람의 생명을 위협하였지만 금세기에 들어서는 심혈관질환이나 당뇨병 같은 만성병이 주요 관심의 대상이 되고 있다. 또한 모든 사람은 이러한 질병으로부터 벗어나 좀 더 오랫동안 즐거운 삶을 영위하고자 최선의 노력을 한다. 이러한 이유로 영양학의 중요성이 부각되고 있으며, 만성질환으로부터 벗어날 수 있는 중요 수단으로 생각한다.

사람이 물을 포함하여 음식을 섭취하고 싶어 하는 것은 공복, 목마름, 짠맛 및 단맛에 대한 욕구 같은 섭식본능이 있기 때문이다. 이러한 본능에 의해 음식을 먹고, 물을 마시며, 소금 및 설탕 등을 섭취한다. 하지만 공복, 목마름, 짠맛 및 단맛에 대한 욕구가 만족되는 것과 건강이 유지되고 증진되는 것과는 별개이기 때문에 오늘날 식생활에 있어서 큰 문제가 되고 있다.

공복을 느끼는 것은 에너지원이 부족하다는 것을 알려주며, 목마르다는 것은 수분이 필요하다는 것을 알려준다. 또한 짠맛과 단맛에 대한 욕구는 소금 및 설탕(포도당 등)의 필요성이나 욕구를 알려준다. 소금이나 탄수화물은 사람이 생명을 유지하는 데 있어 매우 중요한 물질로 본능에 의해 이들이 필요하다는 것을 아는 것은 사람의 생존에 있어서 빼놓을 수 없다. 하지만 강제적이 아니라 섭식본능에 의해 섭취한 음식이 인간의 건강에 바람직하지 않은 측면도 있다는 것이 큰 문제이다. 한편, 맛있는 음식을 먹고 싶다는 섭식본능뿐만 아니라 기호와 같은 다른 욕구에 의해 섭취하는 음식도 사람의 건강에 바람직하지 않은 측면을 가지고 있는 경우가 적지 않다.

암, 심장병, 뇌혈관 장해를 비롯해 의사의 치료를 필요로 하는 각종 질환(고혈압, 당뇨병, 지방이상증(고지혈증), 비만, 뼈 질환, 통풍 등)의 배경에는 부적절한 음식 섭취가 한 가지 이유라는 것은 이미 잘 알려져 있다.

사람의 섭식본능이 건강을 지키는 데 충분하지 않으며, 현재 유통되고 있는 음식은 맛이나 촉감 등은 좋지만 지속적으로 먹는 경우 건강상 문제를 초래할 수 있는 성분이 들어 있다는 것도 적지 않다는 것을 기억하여야만 한다.

특히 정제 및 정백식품, 정제 식품소재 등은 맛이 있으며 먹기 편한 이점이 있는 반면 정제 및 정백 과정에서 버려지는 부분에 포함된 영양성분을 섭취하기 어렵고, 또한 정제 및 정백에 의해 농축되는 영양성분을 과잉섭취하기 쉽다는 점 등 영양소 섭취의 불균형이 심하게 일어날 수 있다는 등의 특징을 가지고 있다. 예를 들어 주식인 쌀이나 보리는 정백 과정에서 식이섬유, 무기질, 비타민 등이 감소되는 반면 탄수화물 함량은 증가한다. 식용 유지인 대두유, 옥수수기름 등도 정제에 의해 거의 100%가 지방인 기름이 되어 대두, 옥수수에 포함되어 있는 여러 유용 영양성분은 섭취하기 어렵다. 이러한 식품소재로 만들어진 가공식품도 어떤 영양성분은 특히 많고, 어떤 영양성분은 특히 적은 등의 영양적 불균형이 나타난다. 우리는 국민 전체가 이러한 식생활 환경에 놓여있다는 것을 알아야 한다. 이것이 영양 및 식생활에 대해 배워야만 하는 가장 기본적인 이유이다.

2. 한국인의 영양섭취 상황

급속한 산업화와 의학의 눈부신 발전으로 우리의 수명은 점점 연장되어 가고 있다. 이에 따라 건강하게 오래 사는 방법에 대한 관심도 높아지고 있다. 건강한 삶을 살기 위해선 올바른 식생활 습관이 필요하다는 것은 누구나 다 알고 있지만, 한국인의 영양섭취에는 문제점이 많다. 현재 한국인의 영양소 섭취 상태는 어떠한지 그리고 올바른 영양 섭취기준은 무엇인지에 대해 아는 것이 건강하고 행복한 삶을 위해 필요하다.

1) 현대의 식생활 개요

한국인의 영양섭취와 관련된 문제들은 다양하다. 과거에는 영양결핍으로 인한 문제들만 언급되어 왔으나 현대 사회에서는 서구화된 식생활의 변화와 텔레비전, 컴퓨터 등 기술 문명의 급속한 발달로 인하여 음식 섭취량에 비해 활동량이 많이 감소하였고, 이로 인해 오히려 영양과잉의 문제가 대두되고 말았다. 특히 영양과잉으로 인한 비만은 고혈압, 고지혈증, 당뇨병 등의 만성질환을 일으키기도 하며, 정확한 진단 없이 건강 기능성 식품을 과잉섭취하는 것도 큰 문제이다. 한편, 일부 계층에서 나타나는 영양소 섭취 부족도 심각한 사회 문제 중 하나이다. 특히 노인층의 영양결핍은 면역기능을 저하시키고 골격을 약하게 해서 건강을 해친다. 또한 지나치게 마른 것을 선호하는 사춘기 여성과 젊은 여성의 저체중 현상도 한국 사회의 영양섭취와 관련된 중요한 문제이다.

2005년 국민건강영양조사에 따르면 한국인은 소듐뿐만 아니라 에너지와 동물성 지방을 기준치보다 많이 섭취하는 것으로 나타났다. 특히 에너지 섭취량과 지방 섭취량이 현저히 증가한 것으로 보고되었는데, 지방 섭취량의 경우 동물성 식품 비율이 21.6%로 국민건강영양조사가 시작된 이래 가장 높은 수치를 보였다. 이러한 에너지 및 지방 섭취 과잉은 비만을 유발하고 결국 비만으로 인하여 고혈압, 고지혈증, 당뇨병 등의 만성질환과 각종 암으로까지 발전될 수 있어 문제라 하지 않을 수 없다. 소듐의 경우 한국은 1인 1일 평균 5,279.9mg을 섭취하고 있는데, 이것은 WHO/FAO에서 설정한 소듐 섭취 목표량인 하루 2,000mg에 비해 2.6배 이상 섭취하는 것이다. 이러한 소듐의 과잉섭취 또한 고혈압, 당뇨병 같은 생활습관병의 위험 요인이 되므로 반드시 목표량까지 섭취량을 줄이도록 노력하여야만 한다.

2005년 국민건강영양조사에 따르면 에너지와 지방의 과잉섭취는 대부분 30~49세 남자에게서 높게 나타나는데, 그 이유는 한국 사회의 음주 문화에서 찾을 수 있다. 특히 조사 결과에서 30~49세 남자의 주에너지 공급원 중 두 번째가 소주였다는 사실은 굉장히 충격적이다. 한 사람이 하루 평균 마시는 소주의 양이 2.5잔에 이른다. 또한 술과 더불어 기름진 안주를 먹는 것도 에너지와 지방의 섭취를 높이는 심각한 원인이다. 소듐도 우리나라 사람들이 지나치게 많이 먹는 위험 성분인데, 한국인이 소듐을 많이 먹는 이유는 식사에 소금 및 장류 등으로 간을 한 반찬과 김치, 라면 등 염분 함유가 많은 식품을 즐겨 먹기 때문이다. 또한, 식사 시 국물을 즐겨 먹는 식문화도 한 요인으로 사료된다.

우리나라 사람들은 대체로 영양소 섭취 상태가 고르며 적절한 양을 먹는 편이지만 칼슘은 그렇지 못하다. 모든 연령층에서 칼슘섭취는 상당히 낮은 수준을 보이는데, 칼슘 함량도 높고 체내 이용률 또한 높은 우유 및 유제품의 섭취률이 비교적 낮기 때문이다. 한편 특정 계층에선 영양소 부족 현상이 심각한데, 청소년과 노인 집단에서 주로 영양부족 현상이 나타난다. 청소년의 경우 칼슘과 철분 섭취가 매우 부족하며, 이로 인하여 성장 발달에 나쁜 영향을 끼칠 수도 있다. 특히 아침을 자주 거르고 불규칙한 식생활 습관을 가진 청소년의 경우 전반적인 식생활 습관 개선이 필요하다. 65세 이상 노인의 경우 소화기능과 식욕이 함께 감퇴하므로 칼슘뿐만 아니라 리보플라빈, 티아민 및 비타민 C 등의 섭취도 매우 부족하다. 따라서 영양섭취가 부족한 이들이 다양한 식품으로 균형잡힌 세 끼 식사를 할 수 있도록 도움을 주어야 한다.

영양분을 적절히 섭취하려면 '한국인 영양 섭취기준'에 제시되어 있는 권장량을 지키면서 가능한 에너지 섭취는 줄이고 다양한 식품을 골고루 먹는 것이 중요하다. 특히 전체적인 영양섭취량을 잘 조절한다면 만성질환도 예방할 수 있으며, 만성질환을 겪고 있다 할지라도 병을 더 잘 조절할 수 있다. 그러면 '한국인 영양 섭취기준'이란 무엇일까? '한국인 영양 섭취기준'이란 한국인의 건강을 최상의 상태로 유지할 수 있게 하는 영양소 섭취 수준의 기준치이다. 영양 섭취기준은 평균필요량, 권장섭취량, 충분섭취량, 상한섭취량의 네 가지로 구성되어 있으며, 기준섭취량을 올바르게 이해하고 적절히 이용한다면 최적의 건강을 유지할 수 있을 것이다(그림 6-1). 평균필요량이란 건강한 사람 절반에 해당되는 사람의 하루 필요 영양소 섭취 수준으로 비만인 사람을 위한 기준이 될 수 있다. 권장섭취량이란 대다수의 사람이 필요로 하는 영양섭취량으로 일반 사람들의 건강을 지키기 위한 기준이 된다. 충분섭취량이란 건강한 사람들은 부족할 확률이 낮은 영양소 섭취량으로 이미 충분히 섭취하고 있어 부족할 확률이 낮은 영양소 기준치이다. 상한섭취량이란 사람 건강에 유해 영향이 나타나지 않는 최대 영양소 섭취 수준으로 영양소를 과대 섭취할 위험이 있는 영양소를 방지하는 기준이다. 평균필요량은 대상 집단을 구성하는 건강한 사람들의 절반에 해당하는 사람들의 일일 필요량을 충족시키는 값으로 대상 집단의 필요량 분포치 중앙값으로부터 산출한 수치이다. 권장섭취량은 평균필요량에 표준편차의 2배를 더하여 정하였다. 충분섭취량은 영양소 필요량에 대한 정확한 자료가 부족하거나 필요량의 중앙값과 표준편차를 구하기 어려워 권장섭취량을 산출할 수 없는 경우에 제시하였다. 상한섭취량은 인체 건강에 유해영향이 나타나지 않는 최대 영양소 섭취 수준으로서 과량섭취 시 건강에 악영향의 위험이 있다는 자료가 있는 경우에 설정이 가능하다. 탄수화물과 지방의 영양 섭취기준은 다른 영양소와 달리 서로간의 균형이

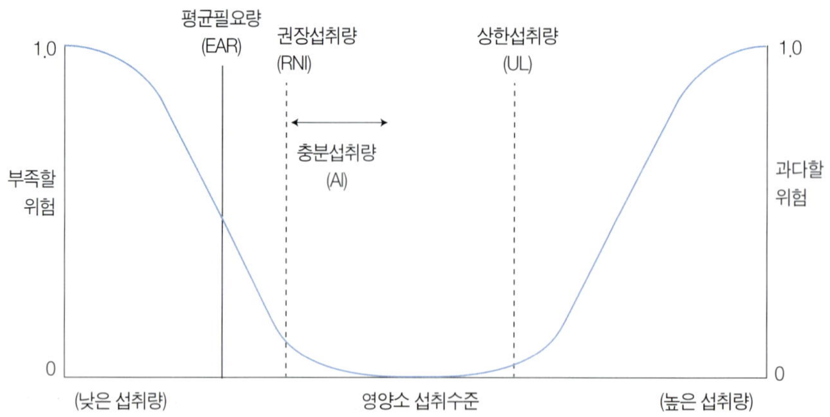

그림 6-1 영양 섭취기준

중요하므로 에너지 적정비율(acceptable macronutrient distribution ranges; AMDR)을 설정한다. 우리는 식생활을 통해 건강의 유지 · 증진에 필요한 다양한 영양성분을 섭취하고 있다. 매일매일 식생활을 통해 적절한 영양성분의 섭취가 이루어지지 않으면 건강은 물론 생명유지 자체가 불가능하다.

우리나라의 평균수명은 급격히 증가되어 노령인구가 증가하고 있다. 세계 각국이 평균수명을 늘리고 있는 배경에는 의약품 개발, 의료기술 발전, 환경위생 개선, 영유아 사망률 저하, 건강보험제도 충실, 영양섭취 개선 등을 들 수 있다. 건강보험공단이 건강보험 시행 35돌을 맞아 발표한 통계자료를 보면 우리나라 국민의 평균수명은 1980년 65.9세에서 2010년 80.7세로 늘었다. 지난 30년 동안에 15세가 늘어났다. 이렇게 평균수명이 증가된 이후 오늘날까지 이를 유지하고 있는 식생활의 배경은 충분히 평가해볼 필요가 있다.

이웃 나라인 일본이 세계 최장수국가가 된 가장 큰 이유는 식생활에 있다. 쌀, 대두, 생선 등을 주식과 주채로 하고 있다는 점, 에너지 섭취량을 크게 증가시키지 않고 고기, 계란 등의 양질의 단백질 섭취량을 늘리고 해조류나 녹황색 채소, 근채류 등을 매일 먹고 있다는 것이 식생활의 가장 큰 특징이다. 이들은 바람직한 특징으로서 앞으로도 계승해 나가야 할 것이다.

그러나 부적절한 음식섭취에 의한 사망, 질병 등도 증가하고 있어 개선할 필요가 있다. 이러한 배경에는 다음과 같은 실태가 있다. 식생활의 서양화로 인해 지방 섭취량, 지방에너지 섭취량이 과도하게 증가하거나 음식의 간편화로 인한 즐겁지 않은 식탁, 필요한 영양성분의 불균형 섭취와 부족, 급하게 먹는 것 등과 같은 일이 일어난다. 또한 정제 및 정백 식품의 증가로 인해 맛있고 촉감은 좋지만 필요한 영양소를 균형있게 섭취하기 어려우며, 특정 영양소의 과잉섭취와 부족, 저작력 저하 등이 유발되기도 하고, 조리된 식품과 가공식품의 증가로 인해 획일적인 미각이 형성되며, 전통적인 식기술의 전승이 단절되고, 계절감을 상실하는 일들이 나타난다. 또한, 외식의 증가와 습관화로 인해 획일적인 미각이 형성되고 가정의 맛이 상실되며, 결식의 증가로 인해 보육원 원아들의 경우에도 아침식사를 거르거나 저혈당, 영양소 섭취 부족 등이 유발되기도 하며, 불규칙한 식사시각과 늦은 시간의 저녁식사로 인해 아침식사의 식욕 저하가 일어나며, 생활리듬이 불규칙해 지기도 한다. 이러한 식생활이 습관화되는 배경에는 개인적인 이유 뿐만 아니라 음식에 대한 사회 가치관의 영향을 크게 받은 개인과 가정의 식생활 패턴이 있기 때문이다.

그리스, 이탈리아 등 이른바 '지중해식 식사'를 하는 지역은 장수하는 사람들이 많다. 전문가들은 지중해식 식사가 세계의 건강식으로 널리 퍼진 원인 중 하나로 '맛 등 수용성이 좋아 다른 지역 사람들이 먹기에 큰 거부감이 없다'는 것을 꼽는다. 지중해식 식사는 분명히 '고지방식'이다. 그러나 지방의 72% 이상을 불포화지방(올리브유, 카놀라유, 생선, 씨앗, 견과류 등)에서 얻기 때문에 먹으면 혈관 건강에 좋은 고밀도 지단백(HDL)의 혈중 농도가 올라간다. 올리브유를 듬뿍 뿌린 샐러드와 파스타를 먹고 항상 과일로 식사를 끝내며 포도주로 자주 목을 축이는 것이 전통적인 지중해식 식사로 양고기나 닭고기를 매주 한번, 생선을 매주 두 번 가량 먹는다.

2) 한국인 영양섭취

(1) 한국인의 식습관과 영양실태

우리나라 국민의 에너지 섭취량 변화추이를 국민건강영양조사 결과보고서에 제시된 지난 20여 년간 우리 국민의 1인 1일 에너지 섭취량은 1,770(1994)~2,052kcal(1980, 1981)로 일정한 변화추이는 나타나지 않았으며, 에너지 권장량 대비 섭취비율(% RDA) 혹은 에너지 필요추정량 대비 섭취비율(% EER)은 85.0~96.5%로 권장량을 초과하여 섭취하였던 해는 없었다. 2008년 국민건강영양조사 결과, 1일 총 식품섭취량은 1,297.8g이었으며, 남자 1,469.6g, 여자 1,124.7g으로 남자가 여자보다 350g 정도

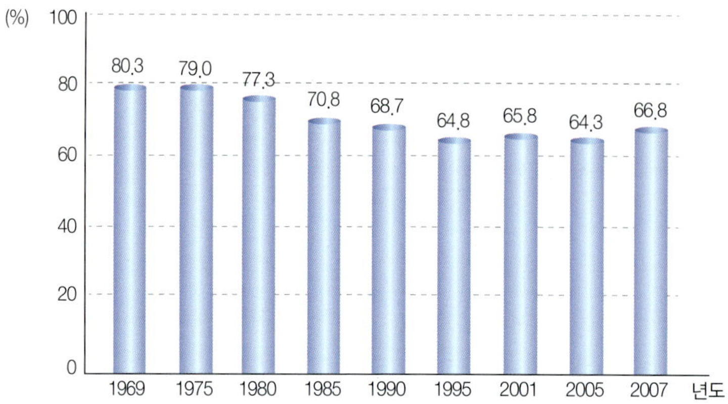

그림 6-2 탄수화물 공급원 에너지 섭취비율 변화추이(2008년 국민건강영양조사)

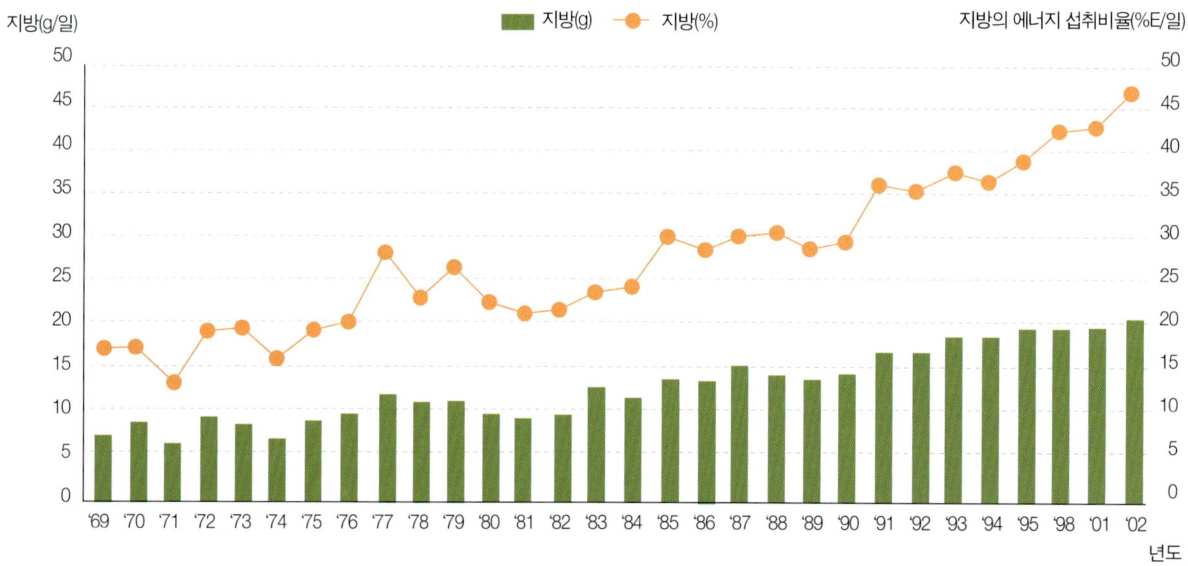

그림 6-3 한국인의 1일 지방 섭취량과 에너지 섭취비율의 변화추이

더 많이 섭취하였다. 또한 2008년 국민건강영양조사에 의하면 우리나라의 1일 탄수화물 섭취량은 1세 이상 전체 289.1g, 남자 321.0g, 여자 256.8g이며, 탄수화물로부터의 에너지 섭취비는 1969년 이후 계속적으로 감소하는 추세이다(그림 6-2).

국민의 식생활 형태가 총에너지 섭취에 대한 탄수화물, 지방, 단백질의 상대적 섭취비율로 나타나므로 영양소별 에너지 섭취비율(%E)은 물론, 에너지 섭취비율에 영향을 주는 요인들도 중요하다. 2005년 국민건강영양조사에 의하면 한국인 1인 1일 평균 에너지 섭취량은 2,016kcal이며, 단백질 75.8g(15.4%E), 지방 46.0g(20.3%E), 탄수화물 306.5g(64.3%E)이었다. 총지방의 에너지 섭취비율은

1969년(대략 7% 정도) 이래 꾸준히 증가하는 추세를 보였다(그림 6-3). 우리나라 국민의 99.3%가 하루 1회 이상 주식인 쌀을 소비하므로 탄수화물 함량이 높은 식사 때문에 지방의 섭취증가가 심각해 보이지는 않는다. 그러나 지방의 섭취형태가 동물성식품이며 학동기 어린이들의 아침결식 습관, 30세 이상의 남성에서 알코올(소주) 섭취가 제 2의 에너지 공급원인 점 등이 심혈관 관련 질환 및 대사증후군의 발생을 증가시킨 요인으로 작용한 듯하다. 우리나라 국민의 1인 하루 평균 단백질 섭취량은 75.8g이며, 총에너지의 15.4%로 1970년대의 12.6%로부터 계속 증가하여 1985년 15.4% 수준에 달한 후 유지되어 온 수준이다. 동물성 단백질의 섭취비율도 같은 기간 동안 15%에서 42.4%로 증가하여 총 단백질 섭취량의 1/3 수준을 훨씬 능가하고 있다. 이러한 동물성 단백질 섭취 증가로 인해 포화지방산의 과잉섭취가 우려된다. 그럼에도 불구하고 75세 이상 노인의 경우 남녀 각각 26.8%, 47.8%가 평균필요량 미만을 섭취하고 있어 고령 인구에서 단백질 공급이 현재보다 더 필요한 것으로 보인다. 한편 총 단백질 섭취량 및 탄수화물(당질) 섭취량은 장기간 감소 경향에 있다. 특히 탄수화물 섭취량의 더 이상의 감소는 바람직하지 않다고 생각된다.

칼슘에 대해서도 그 중요성이 다방면에서 지적되고 있음에도 불구하고 보합 또는 감소 경향에 있다. 칼슘 공급원으로는 우유나 유제품류를 들 수 있는데, 칼슘을 많이 포함한 식품인 해조류, 생선, 참깨, 탈지우유 등의 섭취를 증가시켜야 할 것이다. 이러한 식품의 섭취는 지방 섭취량의 증가를 억제하는 것으로도 이어진다.

에너지 섭취량은 평균적으로는 적정량을 보이고 있다. 하지만 동물성 단백질 비율 및 지방 에너지 비율은 증가하고, 곡류 에너지 비율은 저하 경향을 보인다.

(2) 국민체위의 변화

한국인의 평균신장 및 체중은 영양상태와 생활환경이 윤택해짐에 따라 과거에 비해 증가하였다. 성장기 학생의 평균신장과 체중 증가추이를 살펴보면 1988년에서 2008년까지의 20년간 성장증가는 남학생의 경우 중학생이, 여학생은 초등학생이 가장 높았고, 남녀 모두 고등학생이 가장 낮았다. 교육인적자원부에서 보고한 교육통계연보에 의하면 1998년에서 2008년까지 6~17세까지 학생 키의 평균값은 매년 증가하고 있으며, 1998년에 비해 2008년 학생의 체중도 증가하여 체질량지수의 증가를 보였다.

18세 이하의 신장과 체중 참고치는 질병관리본부에서 발표한 '2007년 한국 소아 · 청소년 신체발육 표준치'를 사용하여 계산하였으며, 그 결과는 표 6-1과 같으며, 2005년에 제정된 체위 참고치(산업자원부 기술표준원 자료)와 비교할 수 있다. 2005년에 비해 2007년 영아의 기준신장과 체중은 다소 감소하였고, 그 외의 연령에서는 다소 증가하였다. 19세 이상 성인의 경우는 성별, 연령별 신장 중앙값을 기준으로 체질량지수(BMI) 22를 적용하여 체중 참고치를 결정하였다. 외국의 경우 22를 기준으로 하는 나라가 많고, 산업표준원 자료에 의하면 우리나라 20~29세의 BMI 역시 22이다. 표 6-2는 2010년 한국인 영양 섭취기준 개정을 위한 체위 참고치이다.

2008년 교육통계연보에서 비만도는 초등학교 6학년 남학생의 경우 13.1%, 중3 남학생의 경우 13.8%, 고3 남학생의 경우 13.4%로 나타났고, 전체 학생의 평균은 11.2%이었다. 이는 한국인의 영양 섭취기준(2005)에 적용된 20~29세 체위기준과 유사한 값이다. 2008년 국민건강영양조사 보고에 의하면 만 19세 이상 성인남성 평균 체질량지수는 24.0이고, 여자는 23.1이었으며, 남자는 40대에서 가장 높았고, 여자는 60대까지 증가한 후 감소하는 경향을 보였다. 19세 이상 성인의 5.0%가 저체중, 64.0%가 정상인 반면, 비만이 31.0%이었다. 남학생의 비만도가 여학생보다 높으며, 전체 10% 이상의 학생이 비만이어서 비만관리가 시급하다(그림 6-4). 남자는 비만관리가 필요하며, 여자의 경우 저체중이 남자의 2배 가까이나 되어서 체중에 대한 올바른 인식 교육도 필요하다.

■■ 표 6-1. 2007년 소아청소년 체위 참고치와 2005년 한국인 영양섭취 체위기준의 비교

연령	신장(cm)		체중(kg)		BMI	
	2007년	2005년	2007년	2005년	2007년	2005년
0~5(개월)	60.3	61.9	6.2	6.5	17.1	17.0
6~11	72.2	72.3	8.9	9.1	17.1	17.4
1~2(세)	88.1	86.9	12.2	12.2	16.5	16.5
3~5	107.1	102.2	17.2	16.3	15.0	15.6
6~8 남	122.2	122.0	25.0	23.8	16.7	16.0
여	121.0	120.4	24.6	22.9	16.8	15.8
9~11 남	139.6	138.2	35.7	34.5	18.3	18.1
여	140.0	138.3	34.8	32.6	17.8	17.0
12~14 남	158.8	158.5	50.5	49.6	20.0	19.7
여	155.9	155.4	47.5	46.5	19.5	19.3
15~19 남	171.9	171.8	63.0	63.8	21.3	21.6
여	160.1	159.5	53.6	53.0	20.9	20.8

■■ 표 6-2. 2010년 한국인 영양 섭취기준 설정을 위한 체위기준

연령	신장(cm)		체중(kg)		BMI	
0~5(개월)	60.3		6.2		17.1	
6~11	72.2		8.9		17.1	
1~2(세)	86.1		12.2		16.5	
3~5	107.0		17.2		15.0	
	남자	여자	남자	여자	남자	여자
6~8(세)	122.2	121.0	25.0	24.6	16.7	16.8
9~11	139.6	140.0	35.7	34.8	18.3	17.8
12~14	158.8	155.9	50.5	47.5	20.0	19.5
15~18	171.4	160.0	62.1	53.4	21.1	20.9
19~29	173.0	160	65.8	56.3	22.0	22.0
30~49	170.0	157	63.6	54.2	22.0	22.0
50~64	166.0	154	60.6	52.2	22.0	22.0
65-74	164.0	151	59.2	50.2	22.0	22.0
75 이상	164.0	151	59.2	50.2	22.0	22.0

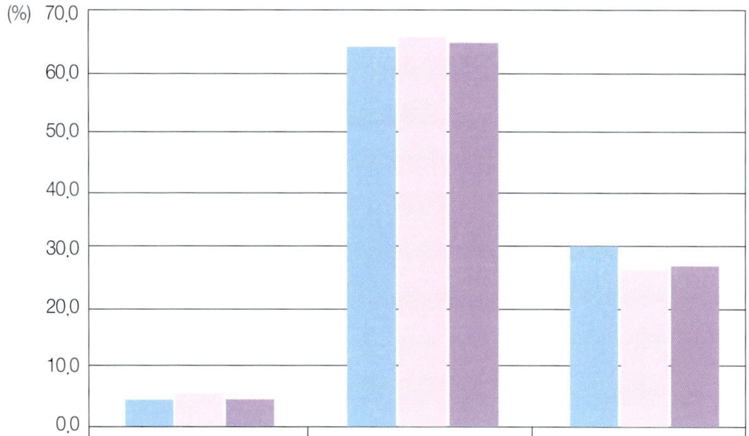

	저체중	정상	비만
남자	3.6	60.7	35.6
여자	6.3	67.2	26.5
전체	5.0	64.0	31.0

그림 6-4 비만도 분포(성별, 19세 이상). 비만도는 체질량지수(BMI, kg/m^2) 기준으로 18.5 미만은 저체중, 18.5~24.9는 정상 체중, 25.0 이상을 비만이라 한다.

(3) 식품섭취 변화

2008년 국민건강영양조사 결과 1일 총 식품섭취량은 전체적으로 1,297g으로 남자의 경우 1,469.6g, 여자의 경우 1,124.7g로 나타났다. 남자의 경우 1998년 1,394g에서 꾸준히 증가하여 10년 동안 70g이 증가한 반면, 여자의 경우 1998년 1,167.3g에서 크게 증가하지 않고 비슷하다.

전체 식품섭취량 중 식물성 식품과 동물성 식품이 차지하는 비율은 각각 80.5%와 19.5%로, 식품섭취량의 추이를 살펴보면 식물성 섭취비율은 1970년대의 90% 수준에서 점차 감소하여 80년대 후반에는 80% 정도를 유지하고 있으며, 동물성 식품의 섭취비율은 70년대 10% 수준에서 20% 수준으로 증가하였다.

식품군별 섭취량이 가장 높은 식품군은 채소류(301.5g)이었으며, 곡류(287.9g), 과실류(158.9g) 섭취량이 상대적으로 높다. 동물성 식품 중에는 유제품 섭취량이 가장 높아 94.6g이었으며, 육류(84.6g), 어패류(51.2g) 순이었다.

(4) 영양섭취 실태

2008년 국민건강영양조사에 의하면 에너지 섭취량은 1,838kcal로 남자는 2,115kcal, 여자는 1,556kcal이었다. 탄수화물의 섭취는 293.3g, 단백질 65.8g, 지방은 38.8g이었으며, 영양소별 에너지 섭취비율은 단백질 14.6%, 지방 18.4%, 탄수화물 67.0%이었다. 영양소별 에너지 섭취비율 추이를 보면 지방의 섭취비율이 증가하는 것을 알 수 있다(그림 6-5). 2000년 이후에는 에너지 섭취량의 큰 변화는 없으며, 에너지 섭취비율도 큰 변화가 없다.

한국인의 영양 섭취기준과 비교하여 영양상태를 비교하였을 때 필요추정량 대비 에너지 섭취비율은 평균 89.0%이었으며, 남자 93.5%, 여자 84.4%이었다(그림 6-6). 남자의 섭취비율은 2005년에만 98.3%로 높았을 뿐, 나머지 1998년, 2001년, 2007년 등 모두 유사하였다. 반면 여자의 경우는 2005년 이전 조사결과에 비해 2007년 이후에 5~10% 가량 낮아졌다.

영양 섭취기준 권장섭취량 대비 단백질 섭취비율은

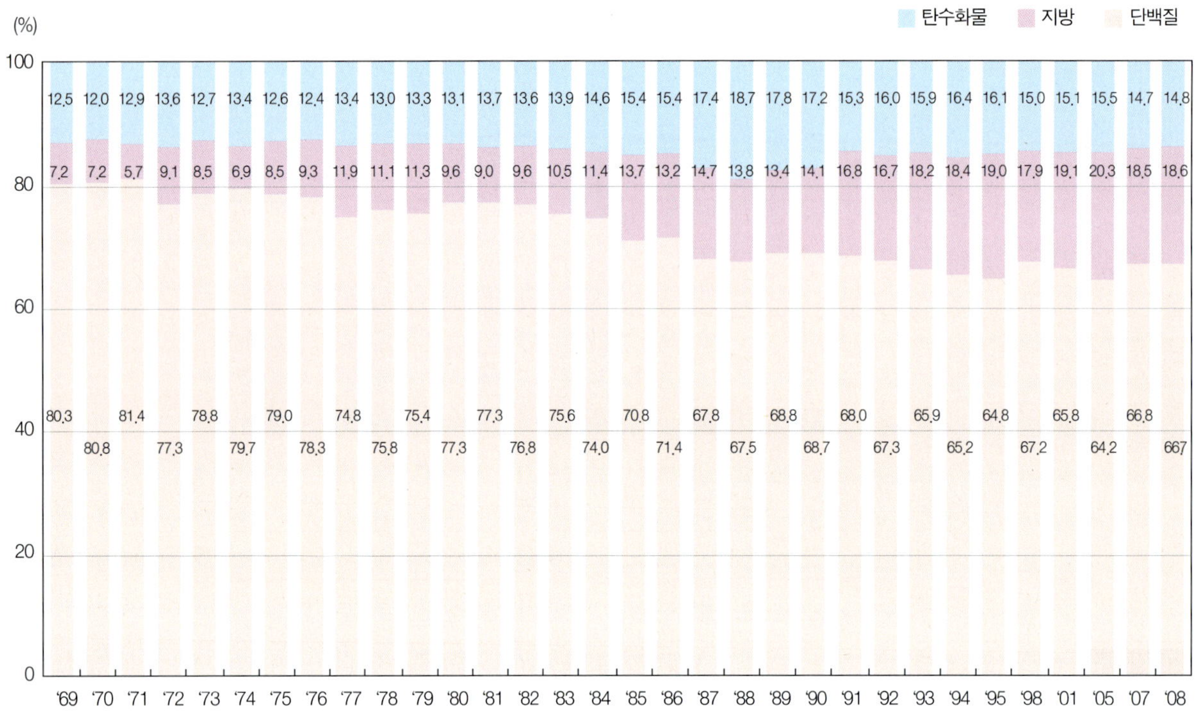

그림 6-5 영양소별 에너지 섭취비율 추이

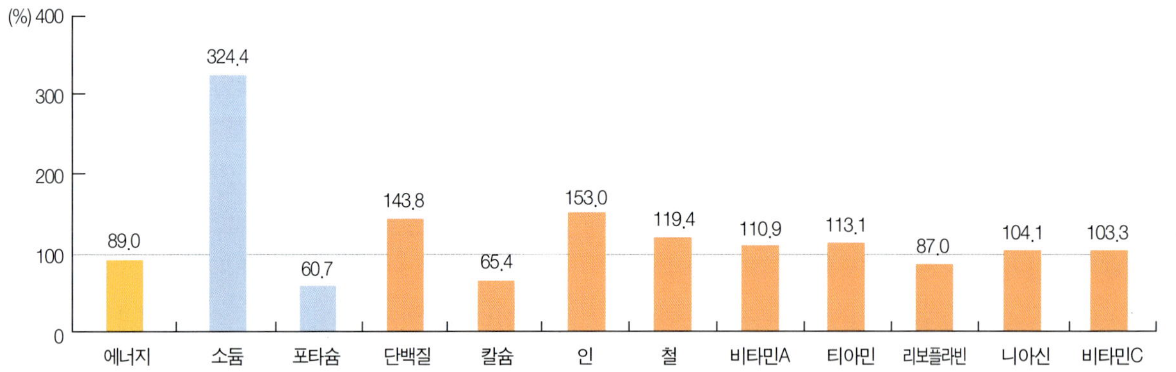

그림 6-6 영양 섭취기준 대비 영양소별 섭취비율

143.8%이고, 인은 153.0%로 권장섭취량의 대략 1.5배를 섭취하고 있으며, 철, 비타민 A, 티아민, 니아신, 리보플라빈, 비타민 C 섭취량은 권장섭취량의 87~125% 범위였으나, 포타슘은 60.7%, 칼슘은 권장섭취량의 65.4%를 섭취하고 있어 가장 부족하였다(그림 6-6). 소듐은 충분섭취량에 비해 3배 이상 섭취하고 있어 앞으로 저염식에 관한 영양교육이 필요하다.

우리나라 사람이 가장 부족한 칼슘의 경우 영양 섭취기준의 평균필요량 미만 섭취자 비율은 72.2%이었으며, 리보플라빈은 56.9%의 한국인이 평균필요량 미만으로 섭취하고 있다. 비타민 C는 47.3%, 비타민 A는 43.1%의 인구가 평균필요량 미만을 섭취하고 있다.

반면 에너지 필요추정량 125% 이상 섭취자의 비율은 13.2%이었으며, 지방의 에너지 적정비율 상한선 이상 섭취자 비율은 17.0%이었다. 소듐은 목표량인 2000mg 이상 섭취자 비율은 만 9세 이상에서 87.4%로, 소듐의 영양섭취기준 이상 섭취자 비율이 가장 높은 연령대는 30~49세로, 특정 식품군을 많이 섭취하는 것보다도 총 식품섭취량이 높은 경우 소듐 섭취량도 높게 나타나는 것으로 보인다.

에너지 섭취량이 필요추정량의 75% 미만이고, 칼슘, 철, 비타민 A, 리보플라빈 등의 섭취량이 모두 평균필요량 미만인 영양섭취부족자의 비율은 전체 15.4%로 남자보다 여자에서 높아 약 21% 수준이었으며, 소득 수준이 낮을수록 높은 경향을 보여, 이들에 대한 적절한 영양대책이 필요한 실정이다. 이에 반해 에너지 섭취량이 필요추정량의 125% 이상이면서 지방 섭취량이 적정 에너지 섭취비율을 초과한 에너지/지방과잉섭취자 비율은 4.8%이었다.

(5) 비타민 영양상태

비타민 A 영양상태는 1998년 1일 평균 비타민 A 평균섭취량은 625μg RE, 2001년에는 624μg RE로 유사한 수준을 나타내고 있으며, 평균적으로는 영양권장량을 만족시키는 것으로 보고되었다. 한국인을 대상으로 한 우리나라의 연령별 비타민 D 수준에 관한 연구보고는 매우 제한적이다. 폐경 후 여성은 평균 16.6±6.00ng/mL 수준이며, 25-하이드록시 비타민 D 수준이 10ng/mL인 경우가 16%이며, 조사대상자의 99.3%가 30ng/mL 미만, 90.6%가 20ng/mL 미만이었으며, 41.7%가 10ng/mL 미만이었다. 우리나라 성인의 비타민 E 평균섭취량은 남자는 17mg, 여자는 13mg이었으나 중앙값은 남자가 14mg, 여자가 11mg으로 분포가 낮은 쪽으로 치우쳐 있다. 2008년도 국민건강영양조사 자료로 산출한 성인의 비타민 E 섭취량은 남자 12.7mg, 여자 8.6~8.8mg(α-TE 토코페롤 당량)으로 낮다. 비타민 E의 영양상태는 α-토코페롤 농도로 0.5mg/dL 이상이면 정상으로 간주하는데 비타민 E의 섭취량에 관계없이 우리나라 성인남녀 혈중 α-토코페롤 농도는 0.68~1.20mg/dL로 정상범위에 속하여 결핍 수준은 거의 없다. 한국인 비타민 K 섭취에 관한 연구는 매우 부족하며, 한 연구에서 20대 여성의 비타민 K 1일 섭취량은 379μg이었으며, 폐경기 여성의 1일 섭취량은 725μg으로 조사되었다.

1999년도에 실시된 연구에서 성인남성의 평균 비타민 C 섭취량은 약 80mg이었으며, 성인여성의 평균섭취량과 유사하여 우리나라 권장량에 적합한 섭취를 하는 것으로 보고되었다. 2005년 질병관리본부에서 실시한 국민건강영양조사 결과에 따르면, 성인의 비타민 C 평균섭취량은 남자 92.3mg, 여자 86.4mg으로 영양권장량의 99.2%와 94.8%를 충족하고 있는 것으로 나타났다. 2005년 티아민의 경우 전체 대상자의 평균섭취량은 1.26mg/일이었고, 평균필요량 미만 섭취자는 13.9%이었다. 2008년도 결과에서는 평균섭취량이 1.13mg/일이었고 평균필요량 미만 섭취자는 25.8%이었다. 리보플라빈의 경우 2008년 국민건강영양조사 결과를 살펴보면 모든 연령의 평균섭취량은 1.01mg이며, 2005년도와 비교하여 큰 차이가 없었다. 노인들의 경우 1일 섭취량이 0.5~1.0mg 정도로 식습관이 나쁜 노인들의 섭취량이 낮았으며, 저소득층 노인의 섭취량이 매우 낮았다. 2005년도 우리나라 니아신 평균섭취량은 16.6±5.8mg/일이었고, 평균필요량 미만 섭취자 비율은 7.1%이었다. 2008년에는 평균섭취량이 13.6±4.6mg/일로 평균필요량 미만 섭취자는 26.4%이었다. 특히 여자 65~74세에서 평균섭취량이 10.4±3.1mg/일로 평균필요량 미만 섭취자가 무려 63.5%나 되었다. 우리나라 성인의 일일 비타민 B_6 섭취량은 약 1.5mg/일이며, 섭취 단백질에 대한 비타민 B_6 섭취비율은 0.019mg/g이다. 동물성과 식물성 식품으로 공급된 비타민 B_6 양은 전체 비타민 B_6 섭취량이 각각 36%, 64% 이었다. 노인의 경우 남녀 모두 성인보다 섭취량이 매우 낮았다. 우리나라 사람의 평균 적혈구내 엽산 농도는 대부분 연구에서 600nmol/L 이상으로, 결핍상태인 317nmol/L 미만인 대상자는 전혀 없거나 5% 미만이었다. 그러나 엽산의 섭취량을 분석한 모든 연구에서 섭취량은 매우 부족한 것으로 평가되었다. 이는 기존의 엽산 식품영양가표가 대부분 외국의 자료를 인용하거나 대체한 것으로 우리나라 사람들의 엽산 섭취량을 파악하기에는 미흡하였기 때문으로 생각된다. 2009년 새로 만들어진 엽산 식품영양가표는 식품 중의 엽산을 잘 추출해 낼 수 있는 세 가지 효소(tri-enzyme, 단백질 분해효소, α-아밀라아제 및 엽산 축합효소) 방법으로 처리하여 한국상용식품을 분석한 결과를 바탕으로 기존의 데이터베이스를 보완한 것으로, 이 데이터베이스를 이용하여 2008년 국민건강영양조사에서의 엽산 섭취량을 계산한 결과 전체 대상자의 평균섭취량은 460.7μg/일이었고, 평균필요량 미만 섭취자는 26.6%이었다. 2008년 국민건강영양조사 평균 비타민 B_{12} 섭취량은 6.1μg/일이었고, 평균필요량 2.0μg/일 미만으로 섭취하는 대상자의 비율은 전체의 24.3%로 양호한 수준이었다. 우리나라 사람의 비오틴 섭취에 관한 연구는 매우 부족하며, 2008년 조사에서 19~29세 남자의 평균섭취량은 12.2μg/일, 여자의 평균섭취량은 10.4μg/일로 보고되었다. 충분섭취량은 30μg/일로 정해졌다.

(6) 무기질 영양상태

국민건강영양조사에 의하면 우리나라 국민의 1인 1일 평균 칼슘섭취량은 1969년 이후 2008년까지 400~600mg/일로 나타나 전 국민이 매우 부족하게 섭취하고 있는 실정이다(그림 6-7). 칼슘의 권장섭취량은 남자의 경우 20~29세 741mg/일, 30~49세 716mg/일, 50~64세 682mg/일, 65세 이상 670mg/일이며, 여성의 경우 20~29세 634.4mg/일, 30~49세 610.7mg/일, 50~64세 705.7mg/일, 65세 이상 678.7mg/일이며, 임신한 경우 여기에 280mg 추가되며, 수유기에는 370mg이 더 추가된다. 1998년 이후 국민건강영양조사 결과에 따르면 우리나라 성인의 1일 인의 섭취량은 1998년 1,060.6mg, 2001년 1,142.8mg, 2005년 1,229.4mg으로 지속하여 증가추세에 있으며,

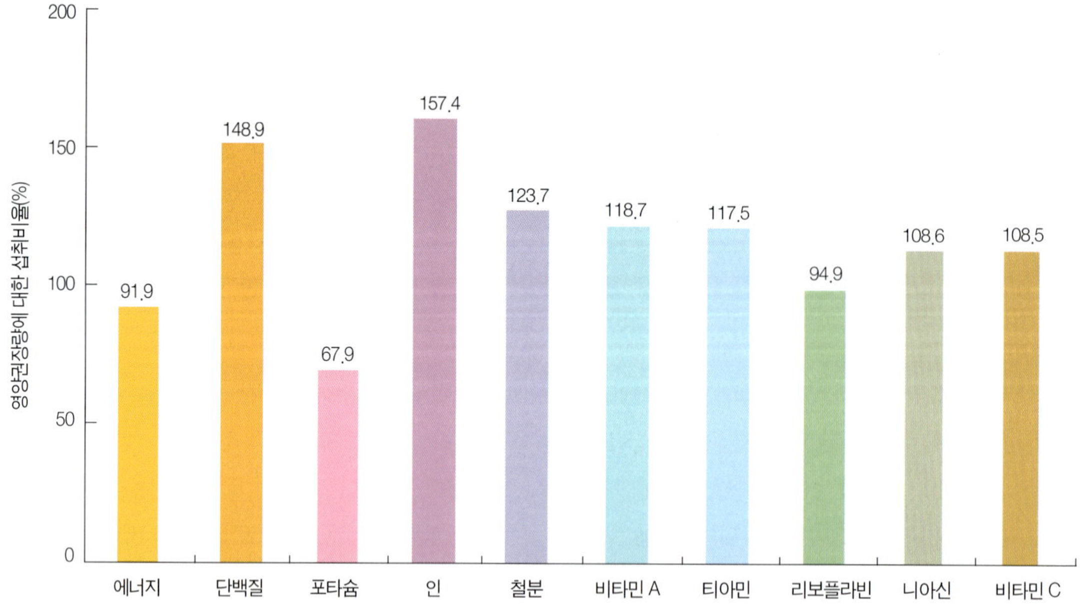

그림 6-7 영양소별 영양권장량에 대한 평균 섭취비율(2009)

2007년에는 1,066.9mg으로 1998년도 수준으로 감소하였다. 반면 칼슘섭취량은 감소하고 있어 칼슘과 인의 섭취비(Ca/P)도 감소추세에 있으며, 섭취비는 1 : 2.1~2.3으로 칼슘섭취에 비해 인의 섭취가 다소 많은 편이다. 2008년 한국인의 평균 소듐 섭취량은 4,553.0mg으로, 남자는 5,307.7mg, 여자는 3,792.6mg이었다. 영양 섭취기준에 대한 소듐섭취비율은 전체 평균 324.4%였으며, 남자는 376.4%, 여자는 272.0%였다. 일상 식사에서 주된 소듐섭취 공급원은 염화소듐 즉 식염이다. 소듐량으로부터 식염량을 구하는 식은 다음과 같다.

식염량(g) = 소듐(g) × 58.5/23 = 소듐(g) × 2.54

라면 1봉지 당 소듐 함량이 제품에 따라 차이가 있으나 2,000~2,800mg 정도로 한 봉지만으로도 1일 목표 섭취량을 상회하는 것으로 나타났다. 2005년 한국인 1일 포타슘 평균섭취량은 2.8g으로 2001년 조사와 거의 차이가 없으며, 2008년 성인남성의 경우 2.9~3.2g/일, 성인여성의 경우 2.3~2.6g/일이었다. 철 섭취량은 2005년 전국 평균은 13.6mg으로, 1998년 12.5mg, 2001년 12.2mg에 비해 현저히 증가하였다. 철은 식물성 식품으로부터 70%, 동물성 식품으로부터 30% 섭취하였다. 철의 평균필요량 미만으로 섭취하는 인구비율은 남성 22.9%, 여성 42.3%이었으며, 연령별로는 13~19세 청소년이 55%로서, 우리나라에서는 청소년 여성집단이 철 영양상태에서 가장 취약한 것으로 나타났다. 2008년 조사에서 20세 이상 성인남성의 아연 섭취량은 9.6~12.3mg/일이었고, 성인여성의 아연 섭취량은 7.0~8.9mg/일로 나타났다. 2008년 조사에서 20세 이상 성인남성의 불소 섭취량은 0.017~0.068mg/일이었고, 성인여성의 불소 섭취량은 0.006~0.052mg/일로 나타났다. 삼면이 바다로 둘러싸여 해산물 섭취가 용이한 우리나라의 경우 요오드 결핍증은 없는 것으로 알려져 있다.

Ⅱ. 영양소의 소화 및 흡수

음식에 포함된 영양소는 그 상태로는 분자가 너무 크기 때문에 흡수되기 어렵다. 따라서 입, 위, 소장 등에서 음식 내의 영양소를 흡수하기 쉬운 크기로 바꾸는 작용을 한다. 이러한 소화작용에 의해 음식 내의 영양소는 흡수될 수 있는 정도의 작은 영양소(저분자)로 변화된다. 단, 음식 내에는 사람의 소화작용에 의해 거의 변화되지 않는 성분도 포함되어 있다. 식품 속의 영양소는 단당류, 아미노산, 지방산, 비타민, 무기질, 물 등의 형태로 소장을 통하여 흡수된다. 이와 같이 영양소를 가수분해하여 흡수하기 쉬운 형태로 변화시키는 과정을 소화라 하며, 소화된 영양소가 소화관에서 체내로 들어가는 것을 흡수라 한다.

한편 소장이나 대장에는 장내 미생물이 존재하고 있어 사람의 소화작용에 의해 변화되지 않는 음식내의 성분을 이용해 생명을 유지하고, 자기증식을 계속하고 있다. 이 과정에서 만들어지는 성분을 인체가 이용하고 있는 경우도 있어 장내 미생물에 의한 작용도 소화작용의 하나로 볼 수 있다.

1. 소화 작용의 종류

소화기관에는 구강에서부터 인두, 위, 소장, 대장을 거쳐 항문까지 음식물이 통과하는 위장관과 소화를 돕는 타액선, 간, 담낭, 췌장의 선세포 등이 모두 포함된다(그림 6-8). 소화작용은 입, 위, 소장, 대장 등의 소화기관에 의한 세 가지 방법이 있다.

1) 기계적(물리적) 소화

입 안에서 음식을 잘 씹는 것은 기계적(물리적) 소화의 대표적인 예이다. 또한 위의 수축작용, 위와 소장의 신축운동은 음식을 좀 더 잘게 하고 음식과 소화액을 잘 혼합

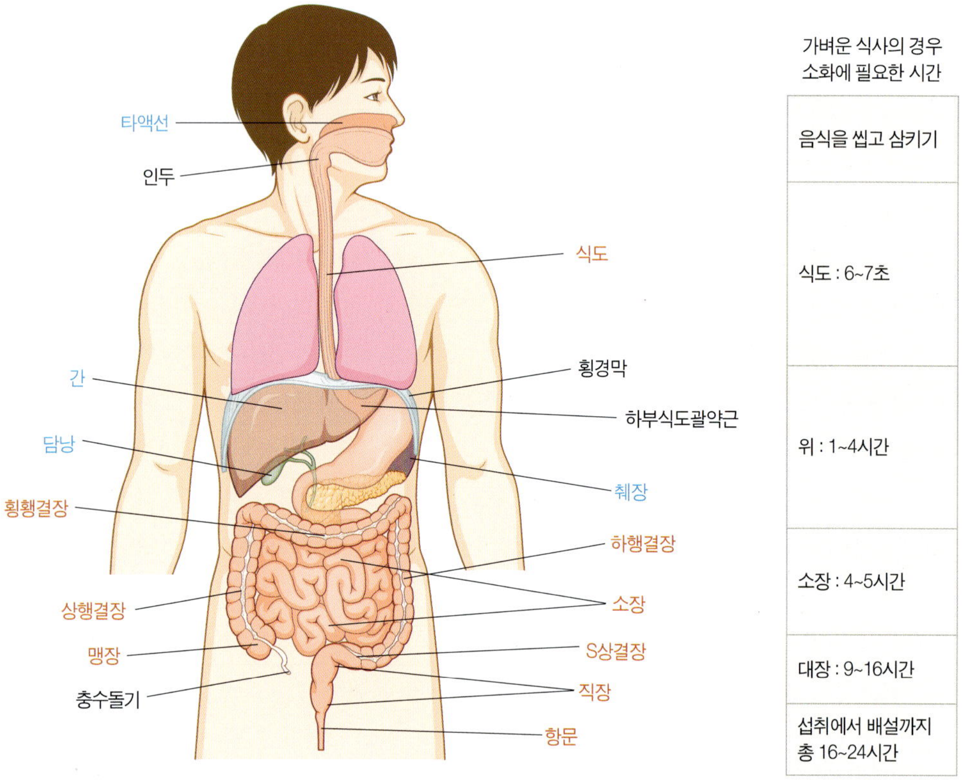

그림 6-8 **소화기관.** 영양관은 빨간 글씨로, 부속기관은 파란 글씨로 표시하였다. 위는 음식을 위즙과 혼합하여 미즙을 만들며, 소장은 미즙을 담즙, 췌장액 및 소화액과 혼합한다. 맹장과 상행결장은 물을 흡수하고, 횡행결장과 하행결장은 대변을 만든다. S상 결장은 대변을 정체시키며, 직장과 항문은 대변을 제거한다. 타액선은 전분을 분해하는 아밀라아제를 분비하며, 간은 담즙을 분비하여 지방소화를 돕는다. 췌장은 단백질, 탄수화물 및 지방소화를 위해 십이지장으로 췌장액을 분비한다. 담낭은 담즙을 저장한다.

시켜서 소화를 촉진시킴과 동시에 음식을 다음 소화기관으로 보내는 역할을 한다.

2) 화학적 소화

입, 위, 소장 등의 소화기관에서 분비되는 소화액 내에 포함된 소화효소에 의해 큰 영양소(고분자)를 분해하여 작은 영양소(저분자)로 만드는 소화를 화학적 소화라고 한다. 입 안에서 밥을 오래 씹으면 달다고 느껴지는데 이는 입 안에 분비된 타액 내의 소화효소가 전분을 분해하여 단맛이 나는 말토오스나 글루코오스를 생성하기 때문으로 화학적 소화의 대표적인 예이다.

3) 장내 미생물에 의한 소화

소장이나 대장 등에는 여러 다양한 미생물이 존재한다. 이러한 미생물은 사람의 소화효소에 따라서는 분해할 수 없는 성분(예를 들면 식이섬유)의 일부분 또는 대부분을 분해하는 작용을 갖고 있다.

또 다른 장내 세균은 사람에서 필요한 비타민을 합성하기도 한다. 비타민 K, 비타민 B_{12}, 비오틴, 티아민 및 리보플라빈은 이런 방법으로 합성된다. 비타민 K를 얻을 수 있는 이런 공급원은 정상적으로는 음식물에서 공급되는 비타민 K가 부족하기 때문에 적절한 혈액응고를 위해서는 매우 중요하다. 항생제 치료는 일반적으로 결장에 있는 장내 세균을 죽여서 세균에 의해 합성되는 비타민 생성을 억제한다. 그러므로 환자가 장기간 동안 항생제 치료를 받으면 비타민 K, 비타민 B_{12}, 비오틴 결핍증이 발현될 수 있다.

2. 소화작용의 구조

소화작용은 소화기 및 그 곳에서 분비되는 소화액에 의해 이루어지고, 음식성분인 영양소를 체내에 흡수시킬 수 있는 크기로 분해되는 과정이다. 흡수의 주역은 소장 상피조직의 상피세포로써 소화작용은 이 상피세포를 통과할 수 있는 정도로까지 영양소가 분해된다.

상피세포의 크기는 20~30μm 정도이며 세포막의 두께는 6nm 정도이다. 소화에 의한 분해산물의 크기는 1nm 정도로 충분히 작아야 흡수될 수 있다. 그와 동시에 인체가 그것을 이물이라고 느끼지 않고 생물로서 공통성분으로 인식되도록 변환될 필요가 있다. 단백질이 아미노산으로 분해되는 것이 그 예이다.

3. 소화액

소화액에는 타액, 위액, 췌장액, 소장액 및 담즙이 있으며, 소화효소와 소화를 돕는 물질로 구성되어 있다. 소화액의 분비는 호르몬에 의해 조절된다.

1) 타액

타액은 세 곳의 주타액선에서 생성되며, 구강 내로 분비된다. 타액에는 녹말을 분해하는 아밀라아제가 있으며, 점액이 있어 음식을 부드럽게 해준다. 또한 타액에는 지방을 분해하는 리파아제도 존재한다.

2) 위액

위액은 위점막의 선세포로부터 분비되는 액체로서, 단백질 분해효소인 펩신과 염산, 점액, 내성인사, 호르몬인 가스트린 등을 함유하며, 무색투명하고 강산성으로 pH 1~2이다. 펩신은 주세포, 염산은 벽세포, 점액은 점액세포에서 분비된다(그림 6-9). 염산은 불활성형인 펩시노겐을 펩신으로 활성화하고, 음식물의 살균, 연화작용과 단백질의 변성에 관여하며, 철분이나 칼슘을 가용화시켜 흡수를 촉진시킨다. 점액은 위 내부를 피복하여서 펩신과 염산의 공격을 차단하여 위 점막을 보호한다. 내성인자는 비타민 B_{12} 흡수에 필수요소로 작용하며, 가스트린

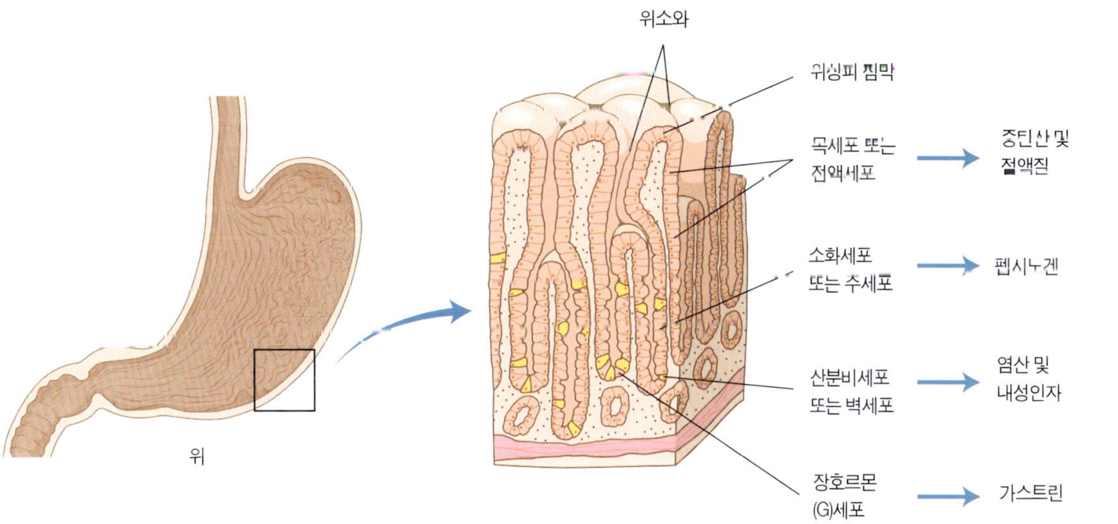

그림 6-9 위에서의 산분비선에서 분비되는 소화효소와 관여 세포

은 위산분비를 촉진한다.

위궤양은 펩신의 소화작용에서 기인된다. 염산이 위를 보호하기 위한 점액질의 코팅 능력 이상으로 분비되는 경우 위벽은 펩신의 소화작용에 쉽게 노출된다. 염산과 펩신분비를 증가시키는 식이성분은 단백질, 칼슘, 카페인 및 알코올이다. 이들은 위궤양 환자나 위장관계 장애를 가진 환자에서 제한할 필요가 있다. 중력이 음식물을 식도로 내려가 이동하기 쉽도록 돕기 때문에 누워있어서 수평위치로 있는 사람의 경우 삼키는데 있어 약간의 어려움이 있을 수 있으며, 특히 식후에 위 내용물이 역류할 수 있다. 가슴 쓰림은 위 내용물이 식도로 역류한 결과이다. 산성 위액분비는 불안정감이나 통증을 야기하기도 하는데, 식후에 사람들이 똑바로 선 상태로 있으면 완화되기도 한다. 그러므로 편한 상태에서 먹는 것이 위액분비를 줄이는 방법이다. 구토는 우리 몸이 오염된 음식물로부터 독소를 제거하는 방법 중 하나이다. 구토는 우리 몸의 움직임이 급속히 변할 때나 약물에 의해 자극될 수 있다. 민감한 치아 또는 얇거나 깊은 치아부식(침식)이 있는 경우, 특히 설측에 있는 경우에는 구토나 역류가 만성적으로 장애를 일으킨 결과이다.

3) 췌장액

췌장액은 소화액 중에서 양적, 질적으로 가장 중요한 역할을 한다. 췌장액의 1일 분비량은 약 650mL로 염산에 의해 소장점막에서 유출되는 세크레틴이라는 호르몬에 의해 분비자극을 받는다. 췌장액은 중탄산염을 포함하는 무색의 약알칼리성(pH 7~8)이며, 탄수화물, 지방 및 단백질을 분해하는 효소가 있다. 중탄산염은 위에서 십이지장으로 운반된 산성의 유미즙 형태의 음식물을 중화시켜 소화효소가 최적으로 작용할 수 있는 pH가 유지되도록 한다. 소화효소로는 아밀로오스 분해효소, 지방 분해효소, 단백질 분해효소인 트립신, 키모트립신, 카르복실말단 분해효소가 있다. 중탄산염의 분비는 세크레틴에

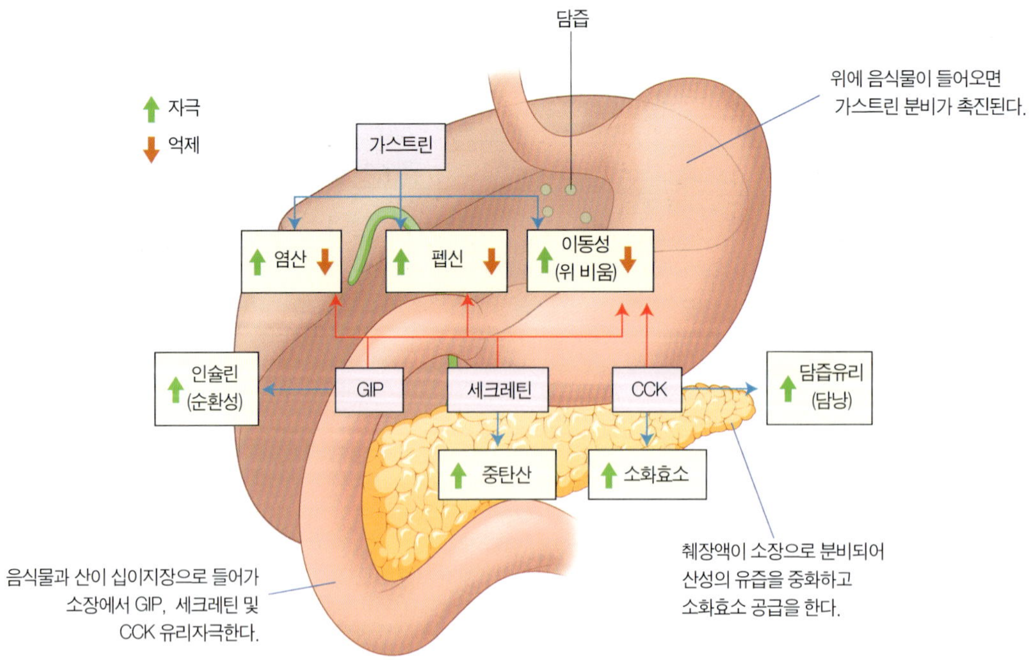

그림 6-10 호르몬 조절에 의한 소화. 소화관을 통해 음식물이 이동함에 따라 호르몬이 소화능력을 증가시키거나 감소시킨다.

의해, 췌장 소화효소의 분비는 콜레시스토키닌에 의해 촉진된다(그림 6-10).

4) 소장액

소장액은 소장벽의 분비세포에서 분비되는 소화액이며, 중탄산염을 함유하고 있어서 약알칼리성(pH 7~8)이다. 소장액에서는 수크로오스, 락토오스, 말토오스 분해효소 등과 같은 탄수화물 분해효소와 아미노말단 분해효소, 디펩타이드 분해효소, 트립신 활성화효소 등의 단백질 분해 및 핵산 분해효소들이 있다(그림 6-11).

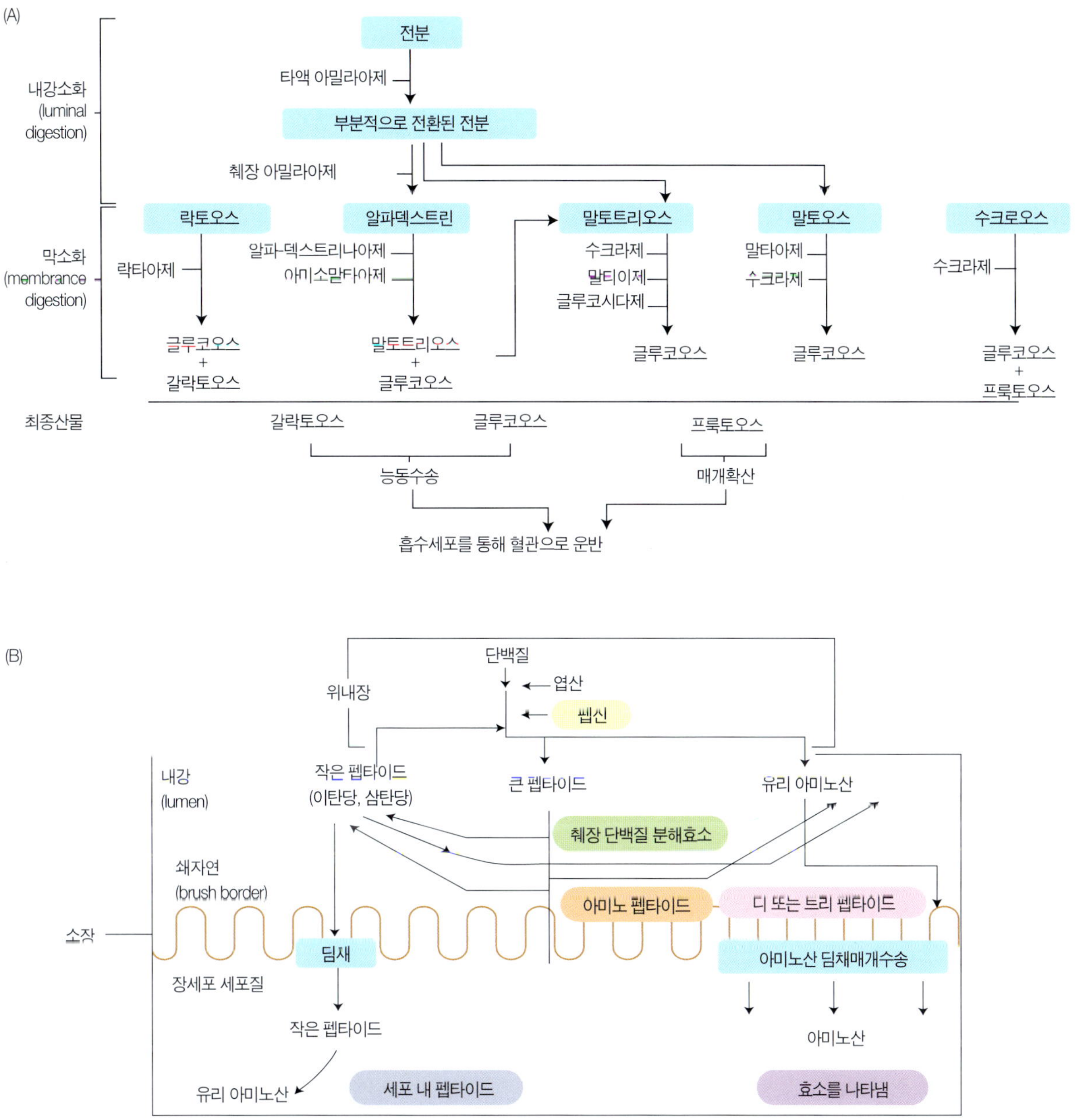

그림 6-11 전분과 단백질의 소화. (A) 전분의 소장 내강에서의 소화와 이탄당 및 올리고당의 막소화 (B) 단백질 소화

5) 담즙

담즙은 간에서 1일 500~800mL가 만들어지고, 담낭에서 저장, 농축되었다가 십이지장으로 분비되며, 약알칼리성으로 소화효소는 포함되어 있지 않다. 담즙의 주성분은 콜레스테롤, 인산, 담즙산, 색소, 점액다당류로 구성되어 있다. 사람에서는 4종의 담즙산염이 있는데, 이 중 주요한 것은 글리코콜산 소듐과 타우로콜산 소듐이다(그림 6-12). 이들은 콜산 유도체이고, 콜산은 콜레스테롤로부터 합성된다. 담즙의 주기능은 지방을 유화시켜, 지방 분해효소인 리파아제의 작용을 쉽게 받도록 하는 것이다. 담즙의 색소

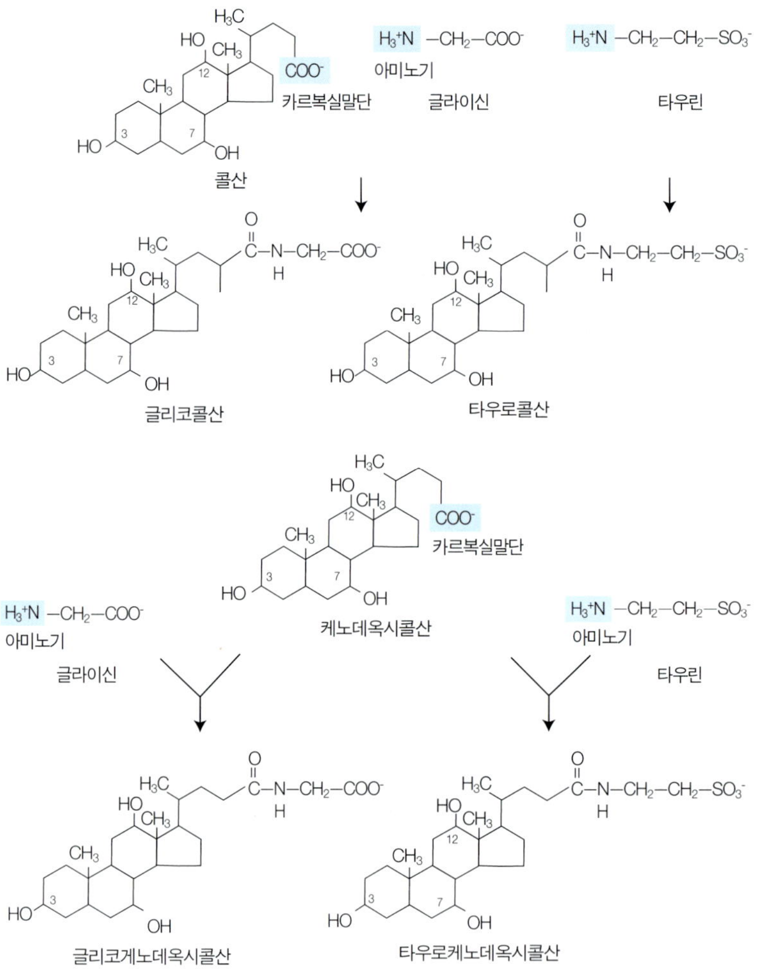

담즙산		아미노산		축합형 담즙
콜산(cholic acid)	+	글라이신(glycine)	⟶	글리코콜산(glycocholic acid)
케노데옥시콜산 (chenodeoxycholic acid)	+	글라이신(glycine)	⟶	글리코케노데옥시콜산 (glycochenodeoxycholic acid)
콜산(cholic acid)	+	타우린(taurine)	⟶	타우로콜산(taurocholic acid)
케노데옥시콜산 (chenodeoxycholic acid)	+	타우린(taurine)	⟶	타우로케노데옥시콜산 (taurochenodeoxycholic acid)

그림 6-12 담즙산의 생성

는 적황색의 빌리루빈과 녹색의 빌리버딘으로 구성되어 있다. 담즙의 분비는 콜레시스토키닌에 의해 조절된다.

4. 소화효소

효소는 생체 내 화학반응의 촉매로 작용하며, 원하는 작용에 알맞은 환경을 조성함으로써 소화가 빠르게 진행되도록 한다. 체내에서는 일부 효소들이 불활성 형태인 효소 전구체로 존재하는데, 활성화되기 위해서는 자신의 일부를 제거하여야 한다. 소화효소는 필요할 때 쉽게 활성화되고, 작용이 끝나면 활성이 정지된다. 효소의 활성은 보통 산도에 따라 좌우되어, 산성환경에서 작용하는 소화효소들는 소장의 알칼리성 환경에서는 작용하지 못한다.

일부 소화효소는 타액선과 위에서 만들어지지만 대부분의 소화효소들은 췌장과 소장에서 합성된다. 췌장은 영양소의 섭취변화에 따라 적절하게 소화효소를 생성한다. 예를 들어 단백질이 풍부한 식사를 한 경우에는 단백질을 분해하는 효소를 증가시킨다. 또 지방이 풍부하고 탄수화물이 적게 들어있는 식사를 한 경우 지방을 분해하는 효소가 증가하고, 탄수화물을 분해하는 효소는 감소한다. 단백질 소화효소의 경우 소화기관 역시 단백질로 구성되어 있으므로 소화관 자체의 소화를 방지하기 위하여 음식물이 없을 때에는 단백질 분해효소는 불활성 상태로 존재한다. 그러나 일단 음식물이 소화기관에 도착하면 불활성 상태의 여러 효소 전구체들이 일부 절단되며 활성화되어 분비된다. 이와 같은 효소의 기전 외에도 소화기관의 자가소화를 방지하기 위해서 위나 소장의 경우 점막세포에서 점액을 분비하여 보호막을 형성한다.

5. 호르몬

네 개의 호르몬 즉 가스트린, 세크레틴, 콜레시스토키닌 및 가스트린 억제 펩타이드(GIP)가 소화액의 분비나 소화관 운동과 같은 소화작용을 조절한다.

1) 가스트린

음식물을 씹게 되면 이로 인해 미주신경을 자극하게 되며, 이에 따라 위에 있는 가스트린 생성세포가 자극을 받아서 가스트린을 분비하게 된다. 가스트린은 위의 벽세포를 강하게 자극하며, 이외에도 음식물로 인해 위가 팽창되거나, 단백질 소화의 부산물인 히스타민에 의해서도 벽세포는 자극받는다. 벽세포가 자극을 받으면 물, 이산화탄소, 염소이온으로부터 염산을 생성한다. 한편 가스트린은 주세포에서 펩시노겐을 생성한다. 불활성형의 단백질 분해효소인 펩시노겐은 염산에 의해서 펩신으로 활성화된다. 활성화된 펩신은 음식물이 위에 들어 왔을 때에만 작용함으로써 위의 자가소화를 방지할 수 있다. 가스트린은 위의 산도가 pH 2에 가까워지면 분비를 멈춘다.

2) 세크레틴

세크레틴은 췌장에서 합성되어 소장의 윗부분으로 분비되는 호르몬이다. 산성의 위 내용물이 십이지장에 들어오면 세크레틴이 분비되며, 췌장을 자극하여 중탄산이온을 분비하게 함으로써 위의 염산을 중화한다. 따라서 pH가 1.5~2.5에서 5~7 정도로 급격히 증가하여 단백질의 소화작용이 소장에서 계속된다. 또한 세크레틴은 위와 장의 운동을 감소시킨다.

3) 콜레시스토키닌

담낭을 수축시켜 소장 상부로 담즙을 분비하게 한다. 또한 세크레틴, 가스트린과 함께 위가 비워지는 속도를 늦춤으로써 산성의 유미즙이 소장에 갑자기 도달하지 못하도록 한다.

4) GIP(gastric inhibitory peptide)

GIP는 유미즙 성분 중 단백질과 지방에 의해 소장 상부벽에서 분비되며, 위 내용물의 소장분출을 늦추고, 위산과 위액효소의 분비를 억제하고 췌장의 인슐린 분비를 촉진한다.

6. 영양소의 소화

소화기관마다 소화효소에 의한 영양소의 소화 진행방식이 다르다.

1) 탄수화물의 소화

탄수화물의 소화는 입에서 시작된다. 타액의 소화효소에 의해 음식물의 전분이 덱스트린, 말토오스(맥아당), 글루코오스(포도당)로 변한다. 글루코오스가 되는 양은 매우 적다고 알려져 있다. 생 전분은 소화작용을 받기 어렵다. 타액의 소화효소는 위에서 위산에 의해 불활성화되는데, 위에서 소장으로 보내져 소장의 소화효소작용을 받는다.

2) 단백질의 소화

단백질의 소화는 주로 위와 소장에서 이루어진다. 위에서 단백질은 위산에 의해 소화효소의 작용을 받기 쉬워져 어느 정도의 크기로 변화하여 소장에 보내진다. 소장에 보내진 단백질은 소화효소에 의해 좀 더 작은 단백질(펩타이드, 아미노산)로 변화한다. 대부분의 단백질은 아미노산으로 분해된다.

3) 지방의 소화

지방의 소화는 위와 소장에서 이루어진다. 위에 존재하는 지방 소화효소는 그 작용이 약하기 때문에 지방의 소화는 대부분 소장에서 이루어진다. 소장에 들어온 지방은 담즙의 작용에 의해 가는 입자로 변화하고 소장에서 췌장액으로 분비되는 소화효소의 작용을 받는다.

음식물에 많이 포함된 지방은 지방산과 글리세린(글리세롤)으로 만들어진다. 소장에서의 소화과정은 글리세린(글리세롤)과 결합된 3개의 지방산이 하나씩 떨어져 흡수되기 쉬운 형태로 변화한다.

4) 무기질의 소화

무기질의 소화는 위산 및 알칼리성 장액에 의해 이루어진다. 산 및 알칼리에 의한 무기성분의 용해, 이온화가 주체이다.

5) 비타민의 소화

비타민 자체는 특별히 소화를 필요로 하지 않지만 비타민을 포함한 음식, 세포벽 등이 용해되거나 분해되어 비타민이 유리될 필요가 있다.

7. 영양소의 흡수

소화된 영양소의 흡수는 대부분 소장에서 이루어지며 일부는 대장에서도 흡수된다. 소화 및 흡수는 연령, 영양소의 종류, 음식물의 종류와 조합, 먹는 방식, 영양소의 양 등에 따라 큰 변동이 나타난다.

1) 탄수화물의 흡수

건강한 사람의 경우 가열 조리의 탄수화물(전분) 소화흡수율은 95~100%이다. 탄수화물의 흡수는 모두 단당류로 변화하여 이루어진다. 단당류 중에서도 글루코오스, 갈락토오스의 흡수속도는 빨라서 이들 탄수화물의 흡수속도를 100이라고 했을 때 프룩토오스는 43, 말토오스는 19, 자일로오스는 15, 아라비노오스는 9로 알려져 있다.

2) 단백질의 흡수

단백질은 대부분 아미노산으로 변화하여 흡수되는데, 일부분은 아미노산이 2~6개 결합한 펩타이드 상태로 흡수된다. 단백질의 소화흡수율은 80~95%이다. 신생아의 경우는 단백질을 그대로 흡수한다고 알려져 있으며, 모유 중의 면역단백질 등이 흡수된다.

3) 지방의 흡수

지방의 흡수는 주로 소장에서 이루어진다. 지방의 흡수율은 일반적으로 70~95%이다.

4) 무기질의 흡수

무기질의 흡수는 그 종류에 따라 다르다. 또한 소화흡수율은 음식물 내의 다른 성분에 의해 크게 영향을 받는다.

(1) 칼슘

칼슘의 흡수는 대부분 소장에서 이루어진다. 최근의 연구 보고에 따르면 일부는 대장에서도 흡수되는 것으로 밝혀졌다. 흡수율은 섭취 단백질량, 섭취 인량, 섭취 식이섬유량, 섭취 비타민 D량, 섭취 칼슘량, 연령 등에 의해 크게 영향을 받는다. 그렇기 때문에 칼슘 흡수율은 한마디로 말하기가 어려운데, 한국인 영양 섭취기준(2010년판)에 따르면 대략 30%로 되어 있으며 노령화에 따라 점차 감소한다. 영유아의 경우에는 락토오스에 의해 칼슘 흡수율이 향상된다고 알려져 있는데 섭취한 칼슘의 75% 이상이 흡수된다고 한다. 또한 일반적으로 유제품 칼슘의 흡수율이 뛰어나다고 알려져 있는데, 지금까지의 연구보고를 조사해보면 유제품 칼슘과 같은 흡수율을 보이는 음식도 있다. 단백질 부족, 인 과잉, 식이섬유 과잉, 비타민 D 부족 등은 칼슘의 흡수율은 저하시킨다. 칼슘섭취량이 적을 경우에는 흡수율이 상승한다. 칼슘섭취량이 2,000mg에서 300mg으로 급감했을 때, 섭취한 칼슘의 흡수율은 27%에서 37%로 증가하였는데, 이러한 급격한 섭취량 변화 후에 새로운 평형상태에 도달하는 데 1~2주가 필요하다.

(2) 철

음식물 내의 철에는 비교적 흡수되기 쉬운 형태인 헴철과 그렇지 않은 비헴철의 2종류가 있다. 헴철은 고기, 어육, 간 등으로 철의 약 40%를 차지하며 흡수율은 23~28% 정도이다. 비헴철은 채소, 곡물, 계란, 유제품, 식육 등에 포함되며 흡수율은 소량이다. 단, 비타민 C, 식육성분 등은 비헴철의 흡수를 촉진시킨다. 흡수를 방해하는 것으로는 녹차의 탄닌, 곡물 내의 피트산, 제산제, 인 등이 있다. 방해인자가 없고 흡수촉진인자가 있을 경우에는 비헴철의 흡수가 10배나 상승한 적이 있다는 것도 알려져 있다. 인체에 저장되어 있는 철의 양이 적을 경우에는 헴철, 비헴철 모두 흡수율이 상승한다.

(3) 마그네슘

다양한 효소의 구성성분으로 들어 있으며, 흡수율을 조사한 예는 적지만 성인남성의 경우 30% 정도라는 보고가 있다.

(4) 인

인의 흡수에는 칼슘, 비타민 D 등이 관련되어 있다. 비타민 D는 인의 흡수를 촉진시키는데 다량의 칼슘은 인의 흡수를 저하시킨다. 영유아는 우유에 함유된 인의 65~70% 정도와 모유에 함유된 인의 85~90%를 흡수하며, 그 외의 사람은 음식물 내에 함유된 인의 50~70% 정도 흡수율을 보인다. 인의 섭취량이 적을 경우에는 흡수율이 90% 이상으로 상승한다.

(5) 소듐, 포타슘

소듐은 흡수가 빨라서 대부분 흡수되는데 배설도 빠르다. 포타슘은 90% 이상이 흡수된다. 그러나 필요량 이상일 경우에는 배설된다. 소듐, 포타슘 모두 대부분 소변에 의해 일부는 땀에 의해 배설된다.

5) 비타민의 흡수

비타민은 섭취량도 중요하지만 생체 내 이용률과 연관되어 흡수율이 중요하다(표 6-3).

■ ■ 표 6-3. 비타민의 흡수율

비타민	인체 흡수율
비타민 A (β-카로틴)	90% 이상(10~60%)
비타민 D	불명확(실험동물(흰쥐)의 경우 40~65%)
비타민 E	20~80%
비타민 K	40~70%
비타민 B_1	60%
비타민 B_2	50~70%
니아신	30%
비타민 C	80~90%

(1) 비타민 A

흡수율은 건강한 사람의 경우 90% 이상이다. 또한 비타민 A의 전구체인 β-카로틴은 일반적으로 10~60%이다. 한편 β-카로틴은 필요량 이상이 되면 비타민 A로 전환되지 않는다.

(2) 비타민 B_1

흡수율은 60% 정도이다. 약제 등으로 대량 섭취했을 경우에는 12~27%로 저하된다.

(3) 비타민 C

흡수율은 섭취량이 적을 경우에는 100%, 1일 30~60mg 섭취할 경우 80~90%이다. 1일 90~150mg의 비타민 C를 섭취해도 흡수율은 저하되지 않으며, 혈장 내의 농도가 100mL당 1.2~1.5mg에 이를 때까지 상승한다.

한편 물 등은 특별한 소화작용을 받지 않고 소장과 대장에서 흡수된다. 이상의 과정에서 흡수되지 않았던 음식물 내의 성분 및 장내 미생물은 대변으로 배설된다. 식이섬유처럼 소화 및 흡수되지 않는 성분이라도 사람의 건강을 유지하고 증진하기 위해 중요한 작용을 하고 있다. 그렇기 때문에 음식물 내 영양소의 소화 및 흡수가 좋다는 것만으로는 음식물의 좋고 나쁨을 평가할 수 없다.

8. 영양소의 역할

소화 · 흡수된 영양소는 혈액에 의해 몸의 각 부분으로 옮겨져 다양한 역할을 하고 있다. 그 내용을 크게 나눠보면 다음과 같다.

① 에너지가 되는 영양소 : 탄수화물, 지방, 단백질

② 몸의 구성성분이 되는 영양소 : 단백질, 지방, 무기질, 물

③ 몸의 기능을 조절하는 영양소 : 단백질, 지방, 탄수화물, 비타민, 무기질, 물

모든 영양소는 서로 도와가며 그 역할을 하고 있다. 예를 들어 에너지가 되는 영양소를 충분히 섭취했다고 해도 그 영양소가 에너지가 되는 것을 돕는 영양소가 부족하거나 결핍되었을 경우에는 몸 안에서 에너지가 될 수 없다. 모든 영양소를 균형있게 섭취하는 것이 중요하다고 말하는 것은 바로 이런 이유 때문이다.

영양소가 서로 관계되어 있다는 예로, 칼슘이 뼈로 형성되기까지 관계된 영양소를 그림 6-13에 나타냈다. 뼈 형성에는 적어도 9종류의 영양소가 필요하다. 우선 칼슘과 인, 단백질이 중요하다. 즉 칼슘과 인의 섭취량 및 그 비율이 중요하며, 단백질은 적정량이 필요하다. 이들 외에 마그네슘, 아연, 철, 비타민 C, 비타민 D, 비타민 K 등이 뼈 형성에 관여하고 있다.

섭취된 칼슘이 효율적으로 흡수되기 위해서는 소장벽에서 칼슘 결합단백질(calcium binding protein; CaBP)과 칼슘이 결합할 필요가 있다. CaBP가 합성되기 위해서는 비타민 D가 섭취되어 마그네슘을 보조효소로 하는 수산화효소에 의해 비타민 D가 수산화되고, 활성형 비타민 D가 되어 소장벽의 세포에 작용해서 CaBP의 합성이 이루어져야 한다. 그리고 흡수된 칼슘이 뼈에 침착하여 튼튼한 뼈를 형성하기 위해서는 뼈에 수산화된 콜라겐, 카르복실화된 오스테오칼신 등 칼슘과 결합한 단백질의 존재가 필요하다. 콜라겐에 수산기가 생기기 위해서는 비타민 C와 철을 보조효소로 하여 콜라겐을 수산화하는 수산화효소가 작용해야 한다. 한편 오스테오칼신의 카르복실화에는 비타민 K와 아연을 보조효소로 하는 탄산부가효소의 작용이 필요하다. 또한 이러한 효소가 충분한 양으로 합성되기 위해서는 식사로부터 섭취하는 단백질의 양과 질이 모두 필요량을 충족시켜야 한다. 단백질 부족은

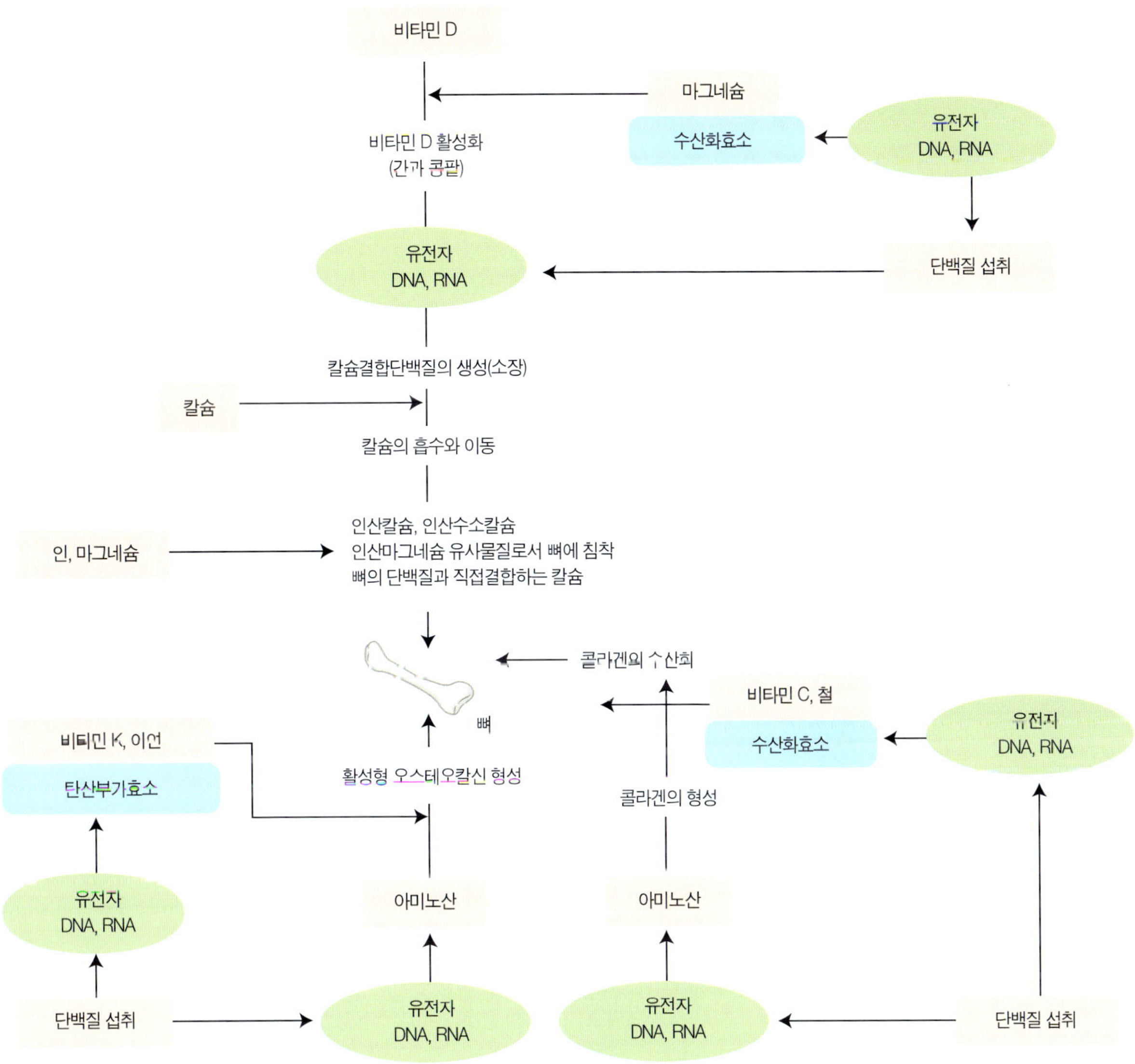

그림 6-13 뼈 형성과 영양소의 상호관계

세포 내에서 단백질 생합성의 공간인 리보소말 RNA의 양을 저하시키기 때문이다. 인도 뼈의 무기질로서 중요하기 때문에 일정량을 섭취해야 한다.

이들 외에 적정량의 비타민 A가 골단연골의 재형성을 촉진하여 뼈 성장을 돕는다고 밝혀졌다. 또한 포타슘 섭취와 골밀도의 증대, 탄산수소포타슘의 투여가 소변 내 칼슘 배설을 저하시킨다는 연구도 있다. 여기서 제시한 영양소는 뼈 형성에 관여하는 모든 영양소를 말한 것은 아니지만 이 정도로 많은 성분이 필요하다는 것을 이해할 수 있을 것이라 생각한다.

CHAPTER 06 POINT

1. 인간의 섭식본능에는 중대한 결점이 있어 먹고 싶은 것만 먹어서는 건강을 유지할 수 없다. 따라서 영양에 관한 기본 지식을 학습한다.
2. 현대인의 식생활은 정제식품, 정백식품으로 가득하며 이들 식품을 계속 먹으면 영양소 섭취의 불균형과 에너지 과잉섭취를 초래하게 된다.
3. 영양소의 소화는 입, 위, 소장, 대장에서 이루어지며 음식 내의 고분자를 저분자로 분해한다. 그리고 이러한 저분자는 주로 소장에서 흡수하며 일부는 위나 대장에서 흡수하여 인간의 생명과 건강을 지키고 있다.
4. 각종 영양소에는 사람에게 필요한 양이 있으며, 너무 많거나 너무 적어도 건강을 지키는 데 바람직하지 않다. 어떤 영양소가 과잉될 경우에는 다른 영양소의 흡수를 방해하고 또한 어떤 영양소가 부족할 경우에는 다른 영양소가 체성분이 되는 것을 방해하기도 한다.

07 영양 섭취기준

DENTAL BIOCHEMISTRY AND NUTRITION

07 영양 섭취기준

영양 섭취기준은 에너지 및 각 영양소 섭취량의 기준이 되는 것이다. 이 기준은 국민이 심신을 건전하게 발달시켜 건강유지 및 증진, 질병의 예방을 위해 섭취해야 할 에너지 및 각 영양소의 양을 성, 연령, 신체활동 수준별로 1일당의 수치로 나타낸 것이다. 급식시설이나 개인과 집단의 영양평가, 영양계획, 영양교육 등에 쓰인다.

에너지란 일을 할 수 있는 능력을 말한다. 우주에는 위치, 운동, 전기, 열, 빛, 화학 에너지 등 다양한 형태의 에너지가 존재하며, 이들 에너지는 상호전환이 가능하다. 인체가 사용하는 에너지의 근원은 태양이며, 동식물이 이를 직간접적으로 이용하여 탄수화물, 지방, 단백질의 화학결합 에너지로 저장한다. 인체는 식품을 통해 이들 동물과 식물의 저장 에너지를 공급받는다. 실제 인체가 사용하는 에너지의 형태는 ATP이므로 식품에서 온 탄수화물, 지방, 단백질의 화학결합 에너지를 ATP 형태로 바꾸는 과정이 필요하다. 탄수화물, 지방, 단백질의 결합 에너지가 ATP로 전환되는 에너지 대사는 결국, 식품이 전자 공여체로 작용하여 식품의 전자를 산소에 전달함으로써 물과 이산화탄소를 생성하는 과정이다. 이때 전자 전달반응은 여러 단계를 거쳐서 일어나며, 이 중 일부가 유용한 형태의 ATP로 저장된다. 생성된 ATP는 근육수축, 물질의 세포막 통과 혹은 단백질이나 지방 등 여러 고분자 합성 등에 이용된다. 일반적으로 식품 에너지의 ATP 형태로의 전환율은 약 25~40%이며, 나머지는 열로 발산되어 체온유지 등에 사용된다.

Ⅰ. 에너지 필요추정량

인간이 생명을 유지하기 위해 필요한 에너지, 일상생활 활동을 위해 필요한 에너지 부족 및 과잉 위험성이 최대한 적어지는 에너지 섭취량을 에너지 필요추정량이라 하며, 과거에는 에너지 소요량이라 하였다. 이러한 에너지는 연령, 성, 신체활동의 강약, 임신, 수유, 기타 조건에 따라 다르다.

에너지의 양은 칼로리(cal)라는 단위로 나타낸다. 1cal는 순수한 물 1g을 1기압에서 14.5℃에서 15.5℃까지 1℃ 상승시키는 데 필요한 에너지의 양을 말한다. 영양학에서 사용되는 에너지의 단위는 1cal의 1,000배인 1킬로칼로리(kcal)이다. 대부분의 국제적 기관에서는 모든 에너지의 형태를 줄(Joule; J)로 표현하기를 권장하고 있다. 1kcal = 4.184kJ이다.

1. 음식물의 에너지

음식에 포함된 영양소 중 체내에서 에너지를 발생하는 것은 탄수화물, 지방, 단백질이다. 이들 영양소가 발생하는 에너지량은 폭발열량계(봄칼로리미터, bomb calorimeter)라는 장치를 이용해 음식을 실제로 연소시켜서 측정할 수 있다. 이 장치로 측정하면 탄수화물 1g은 4.1kcal, 지방 1g은 9.45kcal, 단백질 1g은 5.65kcal, 알코올은 7.1kcal가 발생한다. 탄수화물과 지방은 그 구성원소가 탄소(C), 수소(H), 산소(O)의 3원소이므로 폭발열량계의 연소 최종 생성물은 탄산가스(CO_2)와 물(H_2O)이며, 이는 체내에서 이루어지는 대사의 산화분해물과 동일하다. 하지만 단백질의 경우는 폭발열량계로 측정한 경우와 같은 양의 에너지를 인간의 체내에서도 발생시키는 것은 아니다. 인체 내에서 연소되지 않고 소변으로 배설되는 성분도 폭발열량계로는 연소되어 에너지를 발생하기 때문이다. 단백질의 구성원소로는 탄소, 수소, 산소 외에 질소(N)를 포함하기 때문에 폭발열량계에서는 질소가스(N_2)를 생성한다. 하지만 인체 내에서는 단백질이 완전히 분해되지 않고 요소로 배설된다. 이 요소의 연소열 1.30kcal를 뺀 값이 4.35kcal이며 이것이 단백질의 체내 생성 에너지라고 볼 수 있다.

미국의 영양학자인 애트워터(Atwater WO)는 미국인이 평소 섭취하는 음식 중 탄수화물, 지방, 단백질의 소화흡수율을 측정했다. 그 결과 탄수화물 98%, 지방 95%, 단백질 92%라는 것을 알아냈다. 따라서 각 영양소가 체내에서 이용되는 에너지량은 다음과 같다.

탄수화물 : 4.1kcal × 0.98 ≒ 4kcal
지방 : 9.45kcal × 0.95 ≒ 9kcal
단백질 : 4.35kcal × 0.92 ≒ 4kcal

이 '4, 9, 4'를 애트워터의 에너지 환산계수라고 한다.

하지만 음식 내 영양소의 소화흡수율은 조리법 등에 따라 다르다. 따라서 음식 내 이용 에너지량을 정확하게 측정하고자 할 경우에는 하나하나의 음식 내 탄수화물, 지방, 단백질의 양과 그 소화흡수율을 조사해야 한다. 이와 같이 음식(식품)별 소화흡수율에 의해 구해진 계수를 그 식품의 에너지 환산계수라고 한다.

우리나라에서 사용되는 각 음식의 에너지량은 농업진흥청에서 2012년 발표한 '국가표준 식품성분표' 제8개정판에 수록되어 있다. 국내에서 생산 · 소비하는 총 2,757개 식품의 영양성분을 분석하여, 다양한 식품군을 곡류 · 채소류 · 과일류 등 22개 식품군으로 분류, 이들 식품에 대한 에너지 · 수분 · 단백질 · 지방 · 무기질 · 비타민 · 식이섬유 등을 분석한 영양성분이 수록되어 있다. 특히 이번 개정판은 지난 2006년에 발간한 제7개정판과 비교해 식품군은 18~22개로 세분화되고, 식품 수는 252종이 늘었으며, 소금 과잉섭취가 우려됨에 따라 식염상당량을 추가한 것이 특징이다. 식품성분표에 기재되어 있지 않은 그 외의 음식에 포함된 에너지에 대해서는 그 음식에 포함된 탄수화물, 지방, 단백질의 양과 애트워터의 에너지 환산계수로 구할 수 있다.

2. 인체의 에너지 요구량

인체의 에너지 요구량을 측정하기 위해서 기초대사량, 활동대사량 및 식이성 발열효과의 세 요소가 모두 측정되어야 한다. 최근에는 1일 사용 에너지를 네 가지 형태인 휴식대사량, 활동을 위한 에너지 소모량, 식품이용을 위한 에너지 소모량, 적응대사량으로 분류하고 있다.

1) 기초대사량

기초대사량은 기본적인 생체기능을 수행하는 데 필요한 최소한의 열량으로, 식사 후 적어도 12시간이 지난 완전한 휴식상태의 표준화된 온도에서 생명을 유지하는데 필요한 최소한의 에너지를 의미한다. 약 20~30분 동안 산소 소모량을 측정하여 간접열량 측정법으로 기초대사량을 측정한다. 흔히 기초대사량 대신 휴식대사량을 측정하기도 하는데, 휴식대사량은 식 후 몇 시간 지난 휴식상태에서 에너지 사용량을 측정하므로 기초대사량보다 측정하기에 편리하고, 실제 기초대사량보다 에너지 소모량이 약간 크나 그 차이가 3% 이내이므로 기초대사량과 휴식대사량을 혼용하여 사용하기도 한다. 성별, 연령 및 체격을 이용하여 기초대사량을 산출하는 공식 등이 개발되어 있는데, 다음은 20세 이상 성인을 위한 것이다.

남자(kcal/일) = 204 − 4 × 연령(세) + 450.5 × 신장(m) + 11.69 × 체중(kg)
여자(kcal/일) = 255 − 2.35 × 연령(세) + 361.6 × 신장(m) + 9.39 × 체중(kg)

또한 1.0kcal/hr/kg과 0.9kcal/hr/kg을 각각 남녀의 기초대사량 산출의 간이법으로 이용하기도 한다.

기초대사량은 하루 소모 열량의 60~70%를 차지하며, 개인 간의 차이가 크다. 기초대사량의 약 70~80%가 제지방량(체중에서 체지방량을 뺀 신체 질량)에 의존하며, 이런 제지방 신체조직은 심장, 간, 뇌, 콩팥, 근육 등 대사활동량이 많은 조직들을 포함하기 때문에 이들을 위해 소모되는 열량은 크다.

또한 기초대사량은 체표면적, 성별, 체온, 호르몬 상태, 나이, 영양상태, 임신 등 여러 요인에 의해 다르게 나타난다.

① 같은 연령과 키를 가진 사람이라도 체표면적이 크면 피부를 통하여 발산하는 에너지 손실이 크기 때문에 그만큼 기초대사량이 높다.
② 기초대사량은 같은 연령일지라도 성별에 따라 다르며, 남성은 여성보다 지방량이 적고 제지방량이 많기 때문에 기초대사량이 크다.
③ 주위온도가 낮은 겨울철이 여름철보다 기초대사량이 높으며, 고열 발생 때도 기초대사량이 증가한다.
④ 연령에 따라서도 기초대사량 차이가 나며, 생후 1~2년에 기초대사량이 가장 높고, 성인 이후 나이가 증가함에 따라 서서히 기초대사량이 감소하는데, 이는 나이가 들어감에 따라 체지방이 서서히 증가하는 것과 관련이 있다.
⑤ 호르몬 특히 갑상선호르몬 상태도 기초대사량과 직접 관계가 있으며, 갑상선기능항진 시 기초대사량이 증가하고, 반대로 갑상선기능저하 시는 기초대사량이 감소한다. 또한 부신에서 분비되는 에피네프린 역시 기초대사량을 증가시킨다.
⑥ 임신, 수유 시 기초대사량이 증가하고, 월경 주기에 따라서도 기초대사량이 달라지는데, 월경 직전에는 기초대사량이 증가하고, 월경이 시작하면 감소한다.
⑦ 영양상태에 따라서도 기초대사량은 달라지며, 식이섭취량이 감소하면 단기간에 기초대사량이 감소한다.

2) 활동을 위한 에너지 소모량

에너지 요구량 중 기초대사량 다음으로 많은 양을 차지하는 것으로, 주로 의식적인 근육활동에 필요한 에너지를 말한다. 활동을 위한 에너지 소모량은 활동의 종류나 활동강도, 활동시간, 체중 등에 따라 다르기 때문에 에너지 소모량 중 개인 간 차이가 가장 크다. 또한 같은 개인이라도 매일매일의 활동량이 다른데, 중등 정도의 활동을 하는 사람의 활동 에너지 소모량은 일반적으로 하루 필요 에너지의 약 15~30%를 차지한다. 최근 일상적인 활동량 부족으로 비만 인구가 늘어남에 따라, 운동이나 레저 활동에 많은 관심을 가지고 활동대사량을 증가시키려는 노력을 하고 있다. 얼마나 활동적인가의 정도는 총 에너지 소비량을 기초대사량으로 나눈 값, 즉 신체활동 수준에 근거하여 비활동적, 저활동적, 활동적, 매우 활동적의 4단계로 구분하고 있다. 비활동적 신체활동은 입원 환자와 같이 활동이 제한된 사람들의 활동수준에 해당하고, 다른 세 가지 활동 수준별 일상생활 패턴과 1일 활동 시간 구성을 표 7-1에 제시하였다. 표 7-2에는 휴식 및 여가활동, 저강도, 중강도, 고강도 활동별 해당 활동의 예를 나타냈다.

3) 식이성 발열효과

식품이용을 위한 에너지 소모량은 실제 식품섭취 후 식품을 소화시키거나 흡수, 대사, 이동, 저장을 위해 필요한 에너지를 말하며, 과거에는 식품의 특이동적 작용이라 했으나 최근에는 식사성 열발생 에너지 또는 식이성

■ ■ 표 7-1. 신체 활동 수준별 일상생활 패턴 및 1일 활동 시간 구성

		저활동적 1.50(1.40~1.60)	활동적 1.75(1.60~1.90)	매우 활동적 2.00(1.90~2.20)
일상생활		대부분 시간을 앉아서 하는 정적 활동으로 지냄	주로 앉아서 보내지만 서서하는 작업, 통근, 물건구입, 가사, 가벼운 운동 등 포함	주로 서서하는 작업 종사, 또는 운동 등 활발한 여가활동
1일 활동 구성	수면(1.0)	8	7~8	7
	휴식 및 여가활동 (1.5 : 1.1~1.9)	13~14	11~12	10
	저강도 활동 (2.5 : 2.0~2.9)	1~2	3	3~4
	중강도 활동 (4.5 : 3.0~5.9)	1	2	3
	고강도 활동 (7.0 : 6.0 이상)	0	0	0~1

■ ■ 표 7-2. 활동 수준별 신체활동의 예

신체 활동 수준	활동 예
1.0	수면
휴식 여가활동 (1.1~1.9)	옆으로 눕기, 앉아서 책읽기, 서예, TV 시청, 대화, 요리, 식사, 세면, 배변, 바느질, 재봉일, 꽃꽂이, 카드놀이, 악기연주, 운전, 서류 정리, 컴퓨터 문서작업, 사무용 기기 사용 등
저강도 활동 (2.0~2.9)	지하철/버스 서서 탑승, 쇼핑, 산책, 세탁(세탁기 사용), 청소(청소기 사용) 등
중강도 활동 (3.0~5.9)	정원 손질, 보통 속도 걷기, 목욕, 자전거 타기, 아기업고 보행, 게이트볼, 게치볼, 골프, 가벼운 댄스, 하이킹(평지), 계단 오르기, 이불 널고 걷기, 체조 등
고강도 활동 (6.0 이상)	근력 트레이닝, 에어로빅, 노 젖기, 조깅, 테니스, 배드민턴, 배구, 스키, 축구, 스케이트, 수영, 달리기 등

발열효과라는 다른 표현도 사용하며 섭취열량의 10%에 해당한다. 실제 식사 후 몇 시간 동안은 휴식대사량 이상으로 에너지가 소모되며, 주로 에너지가 열로 발산되므로 체온 상승효과를 가져온다. 식이성 발열효과는 섭취한 열량 영양소의 종류에 따라 다르며, 일반적으로 혼합식이 섭취 시 총에너지 섭취량의 약 10% 정도이다. 특히 고단백질 식사를 한 경우가 고탄수화물이나 고지방 식이를 한 경우보다 식이성 발열효과가 높고, 고지방 식사를 한 경우가 가장 낮다. 이러한 이유는 고지방 섭취 시 흡수된 지방을 체지방으로 전환하는 과정은, 과잉 글루코

오스를 글리코겐으로 저장하는 경우나, 과잉 아미노산으로부터 아미노기를 제거한 후 탄소골격으로부터 지방을 합성하는 경우보다 소모되는 에너지량이 적기 때문이다. 지방은 흡수, 분해, 저장과정이 비교적 쉽게 이루어지기 때문에 에너지 영양소 가운데 가장 적은 0~5%에 불과하며, 탄수화물은 5~10%, 단백질은 식이성 발열효과가 20~30%로 가장 많다. 단백질의 많은 식이성 발열효과는 단백질 소화분해 산물인 아미노산의 흡수, 아미노산의 체단백질 합성, 아민기의 요소 합성, 글루코오스 신생합성 등과 같은 복잡한 대사과정에서 기인한다. 알코올의 발열효과는 20%로 탄수화물의 2배 가량 되며, 단백질보다 적은 양이다. 따라서 식품 이용을 위한 에너지는 지방 < 탄수화물 < 단백질의 순서로 커지게 된다. 또한 많은 양의 식사를 한꺼번에 먹을 경우 적은 양의 식사를 몇 시간 동안 나누어서 먹을 때보다 식이성 발열효과가 크다. 이는 중추신경계 활동의 변화나 호르몬 및 효소생성이 많아지고, 분비 영양소의 흡수와 저장속도 등의 변화가 식이 섭취량에 따라 달라지기 때문이다.

4) 적응을 위한 에너지 소모량

적응을 위한 에너지 소모량, 즉 적응대사량은 사람이나 동물이 큰 환경변화에 적응하는데 요구되는 에너지로, 특히 추운 환경에 노출되거나 지나치게 과식을 하였을 경우, 창상 및 기타 여러 가지 스트레스 상황 하에서 열 발생으로 소모될 수 있는 에너지를 의미하며, 주로 갈색지방조직에 의한 열 발생 기전과 연관되어 설명되고 있다. 적응대사란 사람이 과식을 하거나 갑자기 추운 환경에 노출될 경우 교감신경계가 자극받아 갈색지방의 미토콘드리아를 활성화 하여 열 발생을 촉진시키는 것을 말한다. 또한 에페드린이나 카페인, 니코틴과 같은 물질의 투여도 교감신경계를 자극하여 에너지 소비량이 증가된다고 보고되었다. 이런 에너지 소비량의 증가가 적응대사와 관련이 있을 것이라 추정된다. 신생아의 등과 성인의 어깨나 견갑골 사이 부분에서 열 발생부위를 측정할 수 있으나, 얼마나 많은 양의 열이 발생하는가를 측정하기는 어렵다. 실제로 사람들이 과식을 하더라도 섭취량에 비례하여 체중이 증가하지 않는 것은 체내에서 에너지 효율을 떨어뜨리는 기전인 적응대사 때문이다. 그러나 적응대사에 대해서는 논란의 여지가 있어 많은 관심의 대상이 되고 있다.

많은 동물실험에서, 동면에서 깨어났을 때와 찬 온도에 노출되었을 때, 그리고 신생동물에서 갈색지방조직의

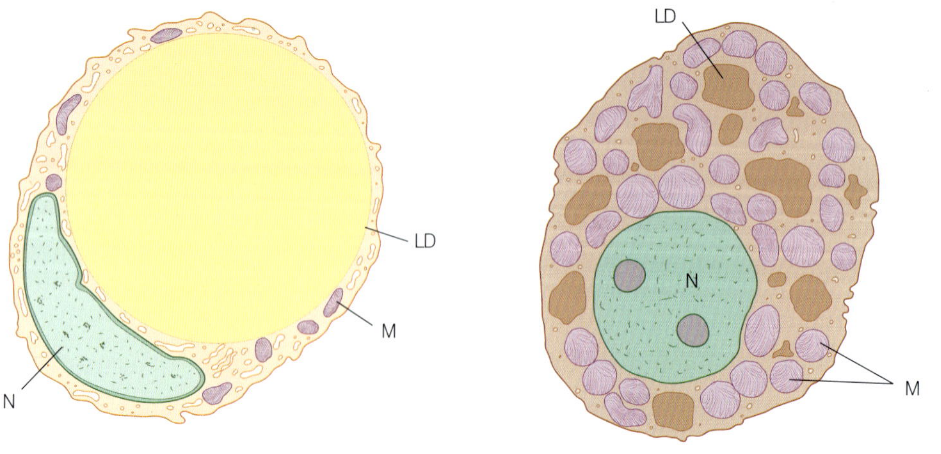

그림 7-1 백색지방세포와 갈색지방세포의 구조비교. LD : 지방소적, M : 미토콘드리아, N : 핵

■ ■ 표 7-3. 백색지방과 갈색지방의 차이 비교

특징 \ 지방종류	백색지방	갈색지방
혈관분포 및 공급량	적다	많다
지방소적 형태	중앙에 하나의 큰 지방소적	작은 지방소적이 퍼져 있음
미토콘드리아 및 사이토크롬	적다	많다
ATP 합성 효소	활성이 높다	활성이 낮다
짝풀림 단백질	없다	있다
산화적 인산화	ATP 생성	ATP 생성 대신 열 발생
존재 장소	피하, 고환이나 장기 주위	등, 견갑골사이, 겨드랑이 밑

양이 증가되었다. 갈색지방세포의 미토콘드리아는 백색지방세포의 미토콘드리아와는 달리 짝풀림 단백질(언커플링 단백질)이란 것이 있어서 영양소의 산화에서 나온 에너지를 ATP의 형태로 전환하지 않고 열로 발산해 체온을 상승시키는 원인이 된다. 쥐는 과식이나 추운 환경에 노출되었을 때 갈색지방이 증가하는 것이 정상이나, 그렇지 않을 경우 비만과 관련이 있었다. 따라서 사람에서도 이런 적응대사량의 손상이 비만과 관련이 있을 것이라 추정하고 있으나, 아직도 정확히 밝혀지지 않았다. 사람의 갈색지방량은 체중의 1% 이내인데, 비만과의 관련성에 대한 확실한 결론을 내리기에는 아직 어렵다. 적응대사량은 총에너지 소비량의 약 7% 정도이며, 실제 1일 에너지 필요량을 계산하는 데는 포함되지 않는다. 백색지방과 갈색지방세포의 구조 및 대사상의 특성에 따른 여러 차이를 그림 7-1과 표 7-3에 나타냈다.

3. 개인의 에너지 필요추정량 구하는 법

에너지 필요추정량은 에너지 부족 위험성과 과잉 위험성이 최저가 되는 에너지 섭취량으로 나타내고 있다. 단, 성장기에는 체성분이 증가하는 양을 가산하여 결정된다. 필요량을 초과하여 섭취하는 여분의 에너지는 체지방으로 축적되어 비만 및 관련 질환의 원인이 되므로 에너지에 대해서는 권장섭취량이나 상한섭취량이 설정되어 있지 않다. 2010년 개정된 한국인 영양 섭취기준에는 평균필요량에 해당하는 에너지 필요추정량을 제시하였다. 이중표시수분방법을 통해 에너지 소비량을 측정한 결과를 토대로, 에너지 필요추정량 계산식이 계산되었다. 성인남녀의 에너지 필요추정량은 연령, 체중, 신장과 활동 정도를 다음의 공식에 대입함으로써 계산할 수 있다.

성인남성(PA : 신체활동 단계별 계수)

662 − 9.53 × 연령(년) + PA[15.91 × 체중(kg) + 539.6 × 신장(m)]

PA = 1.0(비활동적), 1.11(저활동적), 1.25(활동적), 1.48(매우 활동적)

성인여성

354 − 6.91 × 연령(년) + PA[9.36 × 체중(kg) + 726 × 신장(m)]

PA = 1.0(비활동적), 1.12(저활동적), 1.27(활동적), 1.45(매우 활동적)

한국 성인의 신체활동 수준은 운동선수와 특수노동자를 제외하고는 대부분 신체활동수준(PAL) 1.6 미만의 저활동 상태로 보고되었다. 우리나라 성인남녀의 에너지 필요량은 남녀 각각 저활동적 수준에 해당하는 신체활동 수준 1.11과 1.12를 적용하여 추정한 결과, 성인남성은 19~29세에 2,600kcal, 30~40세에 2,400kcal, 50~64세 2,200kcal이고, 성인여성의 경우 19~29세에 2,100kcal, 30~49세에 1,900kcal, 50~64세 1,800kcal를 제시하였다. 임신부의 경우 임신 3분기별 부가량으로 +0/340/350kcal이며, 수유부는 +320kcal이다. 그럼에도 불구하고 에너지 필요추정량은 위의 공식을 이용하여 개별적으로 구할 수 있다. 일반적으로 여성이 남성에 비해 체중, 신장이 적고, 근육조직보다는 지방조직이 많으므로 에너지 필요추정량은 남성에 비해 낮다. 또한 성인기 이후 근육량이 10년에 2~3%씩 감소하여, 기초대사량도 감소되므로 연령이 증가할수록 에너지 필요추정량 역시 감소한다.

4. 지방 에너지 비율

1일 총에너지 섭취량(kcal) 중에서 몇 %를 지방으로부터 섭취하고 있는지 나타낸 것이 지방 에너지 비율이다. 지방 섭취량은 너무 적거나 너무 많아도 좋지 않다. 지방 에너지 비율은 일반 성인의 경우 20~25%, 청소년 및 근육노동 등을 하는 사람의 경우 25~30%가 바람직하다고 되어 있다. 우리나라의 평균적인 1인당 1일 지방 섭취량은 최근 30년 사이에 3배 가까이 증가하고 있어(그림 6-3 참조), 이 상태가 계속된다면 건강에 좋지 않을 것으로 생각된다. 국민건강영양조사에서의 지방 에너지 섭취비율이 2001년 19.5%이었으며, 2005년에는 20.6%로 다소 증가한 양상을 보였으나, 지방의 적정 섭취를 강조하기 위해 2005년도와 같이 2010년 영양 섭취기준에서 총지방 에너지 적정비율을 15~25%로 유지하기로 하였다. 또한 동물성 지방과 식물성 지방 섭취량의 비율을 1 : 2로 하거나, 적어도 1 : 1 범위로 하는 것이 바람직하다고 볼 수 있다. 지방 에너지 비율이 중요시되는 것은 지방 섭취량이 증가하면 동맥경화성 질환이나 유방암, 장암 발생이 증가한다고 밝혀졌기 때문이다. 2005년 국민건강영양조사에 의하면 20~29세 남녀에서 총지방 에너지 섭취비율이 25%를 초과하는 인구비율이 30% 이상이었고(남자 30.1%, 여자 32.1%), 중앙값이 22.6%이었다(표 7-4). 우리와 식습관형태가 비슷한 일본은 2010 식사섭취기준에서 전 연령의 총지방 에너지 적정비율을 20~30%로 하였다.

5. 부가운동에 의한 에너지 소비량의 증가

최근 우리나라에서는 몸을 움직여서 에너지 소비량을 증가시키는 것이 감소하고 있는 추세이다. 에너지 소비량이 많은 노동에 종사하는 경우에는 소비된 에너지를 보충할 식사를 해야 한다. 또한 에너지 소비량이 극단적으로 적은 일에 종사하는 경우라도 운동(스포츠) 등에 의해 일정량의 에너지를 소비하여야 하며 하루에 성인남성(19~29세)의 경우 2,600kcal, 여자 2,100kcal의 총에너지 소비량이 되도록 하는 것이 건강을 유지 · 증진하는데 바람직하다고 할 수 있다.

비만은 여러 가지 건강장애의 발증요인이 되기 때문에 병적인 경우를 제외하고 적당한 절식과 운동이 필요하다. 특히 어린이의 비만은 그 아이가 성인이 된 후에도 비만자가 되는 경우가 많으며 수명단축, 당뇨병, 고혈압, 심질환 등에 걸릴 비율이 높다는 것은 이미 잘 알려져 있다.

비만치료를 위한 운동요법은 운동의 종류, 강도, 빈도 및 지속시간이 적절해야 하고, 개인의 신체적 여건에 맞아야 하며, 즐겁고 편하게 실행되어야 한다. 체중감소를 위해서는 유산소운동이 효과적인데, 큰 근육을 20분 이상 계속적으로 사용하는 걷기, 수영, 자전거타기, 뛰기 등이 여기에 포함된다. 그러나 유산소운동이 너무 격렬해지면 인체는 무산소 대사상태로 전환되어 글루코오스가 일차 에너지원이 된다. 무산소운동은 신체의 산소공급 능력을 초과하는 속도와 강도로 진행되는 역도나 단거리 경주가 이에 속하는데, 체지방이 연소되는 것을 돕지 않으므로 체중조절에 유용하지는 않지만, 근육조직을 증가시키므로, 대사율을 높여 간접적으로 체중감소에 기여한다. 운

■ ■ 표 7-4. 지방 에너지 섭취비율(2005년 국민건강영양조사) 및 일본의 섭취기준

	2005 국민건강영양조사			2008 국민건강영양조사(평균)	문헌조사	2010 일본 AMDR(%E)
	사람 수	평균 ± 표준편차(%E)	중앙값 (%E)			
남 · 여						
1~2(세)	217	25.5±4.7	25.4	20.0	-	20~30
3~5	403	23.5±2.6	23.4	18.9	27.2	20~30
남자						
6~8(세)	213	23.5±2.1	23.5	21.1	-	20~30
9~11	234	23.2±4.5	23.0	20.3	28.1	20~30
12~14	240	23.5±3.4	23.3	21.4	-	20~30
15~19	279	24.0±2.8	23.9	22.9	26.1	20~30
20~29	410	22.9±4.4	22.7	21.1	26.1	20~30
30~49	1390	21.0±4.2	20.7	19.4	20.0	20~30
50~64	675	16.5±4.1	16.2	14.4	20.6	20~30
65~74	315	13.8±4.4	13.3	12.6	13.5	20~30
75 이상	67	13.8±2.7	13.6	10.7	-	20~30
여자						
6~8(세)	210	23.1±4.8	22.8	20.3	27.8	20~30
9~11	232	22.9±4.2	22.7	20.9	25.5	20~30
12~14	216	23.6±2.4	23.6	21.0	-	20~30
15~19	246	24.5±4.0	24.3	22.8	27.1	20~30
20~29	549	22.8±5.4	22.5	22.5	21.3	20~30
30~49	1635	19.2±3.7	19.0	17.3	19.0	20~30
50~64	777	15.0±4.1	14.6	12.7	19.4	20~30
65~74	404	12.4±3.9	12.0	10.2	12.7	20~30
75 이상	198	10.9±3.0	10.6	9.1	-	20~30

2005~2009년까지 조사된 문헌에서 연령별로 pooled mean 값을 제시함

동을 통해서 체중을 감소하려면, 그 운동이 능동적이어야 한다. 운동기계에 의한 수동적인 움직임은 에너지 소모나 근육증가를 초래하지 않는다. 비만치료를 위한 운동의 강도는 최대 심박수의 70~90%로 1주일에 3~5회, 그리고 한 번에 약 300kcal를 소비하도록 운동강도에 따라 30~60분 정도로 시행하는 것이 바람직하다. 최대 박동수는 220에서 자신의 나이를 뺀 값으로 계산한다.

운동을 겸하지 않고 열량제한 만으로 구성된 살빼기 프로그램으로 체중을 감소시키면 그 프로그램이 끝났을 때 체중은 프로그램 시작 전보다 더 많이 증가한다. 그 후 다시 체중을 감소시키려면 처음 살빼기 프로그램보다 더 심한 열량제한을 필요로 하게 되고, 프로그램 종료 후 체중의 증가는 더 빠르고 쉽게 진행된다. 이런 요요효과는 운동을 겸하지 않은 열량제한 식이로 인해 체지방의 손실과 더불어 대사적으로 활성이 높은 근육조직까지 파괴되기 때문이다. 저열량 식이에 적응을 시켜 에너지 대사를 보다 효율적으로 진행하며, 따라서 열량제한이 잠시 중단된다 하더라도 앞으로의 열량제한에 대비하기 위

해 에너지 축적을 증가시키기 때문이다. 더구나 요요현상으로 인한 체지방 증가는 주로 복부의 지방증가가 일어나 이와 관련된 위험요소도 증가할 수 있다.

Ⅱ. 기초대사

1. 기초대사량

기초대사량은 이른 아침 공복 시에 쾌적한 실내에서 편안하게 똑바로 누워 깨어 있는 상태에서 측정된다. 여러 가지 측정치를 바탕으로 체중 1kg당의 기초대사량을 구할 수 있으며, 이를 기초대사 기준치라고 한다. 기초대사량은 일반적으로 '기초대사량 = 기초대사 기준치 × 체중'으로 계산된다.

일반적으로 체중 1kg당의 기초대사량은 어린이가 높고, 여성이 남성보다 낮다. '한국인의 영양 섭취기준(2010년 판)'에서는 표 7-5와 같이 제시하고 있다.

■ ■ 표 7-5. 2010년 한국인의 에너지 영양 섭취기준(kcal/일)

연령		에너지 필요추정량	
영아			
0~5(개월) 6~11		550 700	
유아			
1~2(세) 3~5		1,000 1,400	
아동, 청소년, 성인, 노인			
		남자	여자
6~8(세) 9~11 12~14 15~18 19~29 30~49 50~64 65~74 75 이상		1,600 1,900 2,400 2,700 2,600 2,400 2,200 2,000 2,000	1,500 1,700 2,000 2,000 2,100 1,900 1,800 1,600 1,600
임신부	1분기 2분기 3분기		+0 +340 +450
수유부			+320

2. 기초대사량에 영향을 주는 인자

기초대사량은 연령, 성별, 체격, 체온, 영양상태, 임신, 호르몬 등에 의해 영향을 받는다.

① 연령 : 체중 1kg당으로 봤을 때 1~2세의 기초대사량이 가장 높다. 이후 연령이 증가함에 따라 감소한다.

② 성별 : 여성의 기초대사량은 같은 체중의 남성보다 6~10% 낮다. 근육량이 영향을 주고 있다.

③ 체격 : 기초대사량은 체중 및 체표면적에 비례한다.

④ 체온 : 체온이 1℃ 상승하면 기초대사량은 약 3% 증가한다. 열이 나서 체온이 39℃까지 올라가면 기초대사량은 약 50%나 증가한다고 계산된다.

⑤ 수면 시 : 수면 시에는 대사량이 10% 정도 저하된다. 진정한 기초대사량은 수면시의 에너지 대사량이라 보고 있다.

⑥ 영양상태 : 저영양상태에서는 기초대사량이 낮으며 고단백질 식사를 하면 높아진다.

⑦ 호르몬 : 갑상선 기능이 높아진 경우에는 기초대사량도 높아진다. 또한 정신적으로 긴장한 상태에서도 기초대사량이 높아진다.

⑧ 노동조건 : 근육노동을 하는 사람과 운동선수는 기초대사량이 높다.

⑨ 환경온도 : 바깥기온이 높아지면 기초대사량은 저하한다. 단, 여기에는 민족에 따른 차이가 있다고 한다. 우리나라의 경우 겨울에 높고 여름에는 낮다.

⑩ 월경 시 : 월경 2~3일 전에 높아지고, 월경 시에는 가장 낮아진다.

⑪ 임신 : 임신 후기에 15~20% 높아진다.

각 개인의 에너지 필요추정량의 적합 여부를 판단하기 위해서는 이상과 같은 요인에 대해서도 고려해야 한다.

Ⅲ. 한국인의 영양 섭취기준

1. '한국인의 영양 섭취기준' 의 의의

'한국인의 영양 섭취기준' 의 설정은 인간이 건강을 최적상태로 유지하는 것에 그 목표를 둔다. 따라서 영양 섭취기준은 국민의 건강유지와 증진 및 만성질환 예방을 목적으로 개인과 집단을 대상으로 한 에너지 및 각 영양소 섭취량의 기준을 나타낸 것이다. 현대사회에서는 식생활과 관련되어 질병양상이 변화되면서 영양부족으로 인해 발생하는 건강문제의 비중은 줄어들고 있는 반면, 영양과잉으로 비만과 만성질환의 위험률이 증가하고 있다. 또한 영양보충제 및 건강보조식품의 오남용에 따른 영양소의 과다섭취가 건강에 미치는 영향에 대한 우려도 높아지고 있다. 따라서 최적 건강상태 유지를 목표로 영양 섭취기준을 제시하려면 영양 필요량 충족에만 초점을 맞추기보다는 건강증진 및 질병예방의 차원, 즉 만성질환이나 영양소 과다섭취의 예방까지도 함께 고려하는 것이 바람직하다.

2005년 영양 섭취기준이 제정된 이래 학계에서 그 내용과 활용을 모니터한 결과, 그에 따른 개선 및 보완의 필요성이 제기되어 왔다. 5년 주기의 개정시기에 따라 2010년 개정판이 출판되었다. 2005년 영양 섭취기준 제정 과정 전체를 재확인 및 검토함은 물론, 새로운 근거자료로서 2005년, 2008년 국민건강영양조사의 건강과 식생활 관련 자료와 식품 및 영양소 섭취량을 검토하였으며, 2000년 이래 발표된 국내외 문헌을 체계적인 증거중심의 분석방법을 적용하여 문헌평가를 한 후 새로운 근거자료를 확보하여 영양소 섭취기준 개정에 반영하였다. 2010년 영양 섭취기준의 중요한 개정사항은 ① 성인 연령기준을 20세에서 19세로 조정하였고 ② 소아 · 청소년 체위기준은 2007년 질병관리본부에서 발표한 성장발육표준치를 적용하였다. 그 결과 소아 · 청소년 체위기준이 다소 상향되어 그에 따른 영양소 섭취기준을 조정하였다. ③ 식이섬유, 포타슘, 비타민 D, 비타민 E 등은 국민건강영양조사에서의 에너지 및 해당 영양소 섭취량 추정치를 반영한 결과에 의해 충분섭취량을 수정하였다. ④ 일부 미실정 영양성분인 탄수화물을 추가하였다. 포화지방과 콜레스테롤의 섭취기준 제정을 위한 근거자료 부족에도 불구하고 최근 높아진 대사증후군과 만성퇴행성질환 예방을 위해 19세부터 성인에 대해 섭취기준을 정하였다.

1) 에너지

(1) 에너지 필요추정량(estimated energy requirement : EER)

에너지의 부족 위험성 및 과잉 위험성이 모두 최소화되는 섭취량으로, 에너지는 신체의 호흡, 순환, 육체적 운동, 체온유지 등 다양한 기능을 유지하는데 필수적이다. 에너지는 영양 섭취기준으로 제시된 4가지 개념, 즉 평균필요량, 권장섭취량, 충분섭취량, 상한섭취량 가운데 평균필요량에 해당하는 에너지 필요추정량을 제시하였다. 에너지의 섭취기준, 즉 에너지 필요추정량은 건강하고 적정 활동을 수행하며, 정상체격을 지닌 사람이 에너지 평형을 유지하는데 필요한 양이다. 에너지는 일상 섭취량이 증가함에 따라 부족 위험도는 감소하는 반면, 과잉 위험성은 증가하므로, 섭취부족에 따른 유해효과와 과잉

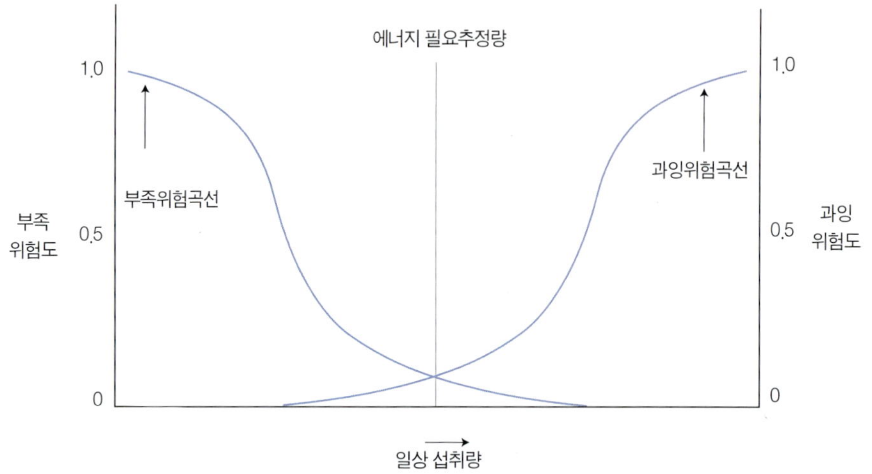

그림 7-2 에너지 필요추정량의 결정

섭취에 따른 피해가 최소가 되는 섭취량이 에너지 필요추정량이다(그림 7-2).

2) 영양소

건강의 유지 및 증진과 결핍증 예방을 위해 '추정 평균필요량'과 '권장량'의 2가지 값이 설정되어 있다. 이렇게 2가지 지표를 설정할 수 없는 영양소에 관해서는 '기준량'이 설정되어 있다. 또한 생활습관병의 1차 예방을 목적으로 식사 섭취기준을 설정할 필요가 있는 영양소에 관해서는 '목표량'이 설정되어 있다. 과잉섭취에 의한 건강장애를 미연에 방지하는 것을 목적으로 '내용상한량'이 설정되어 있다.

(1) 평균필요량(estimated average requirement : EAR)

평균필요량은 대상집단을 구성하는 건강한 사람들의 절반에 해당하는 사람들의 일일 필요량을 충족시키는 값이다. 특정 집단을 대상으로 측정된 필요량에서 성별 및 연령 계급별로 한국인의 필요량 평균치를 추정했다. 해당 성별 및 연령 계급에 속하는 사람들의 50%가 필요량을 채울 것으로 추정되는 1일 섭취량이다. 필요량을 측정하기 위해서는 영양소 섭취상태에 민감하게 반영하는 기능적 지표가 존재해야 하며, 영양상태에 대한 평가기준이 확립되어야 한다. 현재 모든 영양소에 대해 이러한 기준을 충족시키는 영양상태의 적정성을 판정할 수 있는 영양소의 경우에만 평균필요량이 설정되었다.

(2) 권장섭취량(recommended dietary allowance : RDA)

어떤 성별 및 연령계급에 속하는 사람들의 대부분(97.5%)이 1일 필요량을 채울 것으로 추정되는 1일 섭취량이다. 원칙적으로 '추정 평균필요량 + 표준편차의 2배(2SD)'이다. 평균필요량의 표준편차에 대한 충분한 자료가 없는 영양소에 대해서는 변이계수를 10%로 가정하고 평균섭취량의 120%에 해당하는 값으로 권장섭취량을 산출하였다.

(3) 충분섭취량(adequate intake : AI)

추정 평균필요량이나 권장량을 책정하는 데 충분한 과학적 근거를 얻을 수 없는 경우에 어떤 성별 및 연령계급에 속하는 사람들이 양호한 영양상태를 유지하는 데 충분한 양이다. 성인의 경우 탄수화물, 지방, 수분, 섬유소, 3종의 비타민과 7종의 무기질에 대해 충분섭취량이 설정되었다. 한편 성인에 대해서는 영양필요량과 권장섭취량이 정해진 영양소는 영아기에는 대부분 충분섭취량이 제시되었다.

(4) 목표량(tentative dietary goal for preventing life-style related diseases : DG)

생활습관병의 1차 예방을 위해 현재 한국인이 당면 목표로 해야 할 섭취량(또는 그 범위)이다.

(5) 상한섭취량(tolerable upper intake level : UL)

어떤 성별 및 연령 계급에 속하는 거의 모든 사람들이 과잉섭취에 의한 건강장애를 일으키지 않을 영양소 섭취량의 최대한의 양이다. 과량 섭취하였을 때 건강에 위험성이 있다는 자료가 있는 경우, 과잉섭취로 인한 위험성을 예방하기 위하여 대다수 사람에서 건강상 유해영향의 위험을 나타내지 않을 섭취 수준을 상한섭취량으로 설정한다.

3) '한국인의 영양 섭취기준' 의 활용

'한국인의 영양 섭취기준' 책정 시에는 연령별, 성별, 신체활동 강도별로 평균적인 체위를 상정하고 그러한 사람들이 섭취하는 것이 바람직한 에너지 필요추정량 및 영양소량의 기준이 제시되어 있다. 따라서 개인에 있어 이들 수치를 직접 적용할 수는 없다. 개인의 영양평가, 영양계획을 진행할 때에는 그 사람의 체위, 체질, 매일 에너지 소비량 등을 안 다음에, 영양 섭취기준을 정하기 위해 사용된 수치, 특히 추정 평균필요량을 바탕으로 개별로 판단해야 한다.

'한국인의 영양 섭취기준' 은 국민의 영양소 섭취상태를 판단하기 위한 기준으로 중요하다. 이 수치를 바탕으로 적정 에너지 및 영양소 섭취를 위한 각종 정책이 입안 및 실시되어 국민의 건강과 국가의 발전을 위해 도움이 되고 있다. 또한 국민 전체가 필요로 하는 에너지량, 영양소량 등을 계산하는 기초가 되어 식량정책 결정에 중요한 역할을 하고 있다. 또한 집단 급식시설에서의 영양평가, 영양계획 등에도 활용된다.

2. 한국인의 영양 섭취기준

1) 에너지 필요추정량

에너지 필요추정량을 이해하기 위한 개념도를 그림 7-2에 나타냈다. 습관적인 에너지 섭취량이 증가함에 따라 부족 위험성은 감소하고 과잉위험성은 증가한다는 것을 나타내고 있다. 이 두 위험성이 가장 적어지는 에너지 섭취량이 에너지 필요추정량이다.

2) '한국인의 영양 섭취기준' 의 각 지표

'한국인의 영양 섭취기준' 의 각 지표(평균필요량, 권장섭취량, 충분섭취량, 상한섭취량)를 이해하기 위한 개념도를 그림 6-1에 나타냈다. 부족 위험성은 평균필요량의 경우 0.5(50%), 권장섭취량의 경우 0.02~0.03(중앙값으로 0.025, 2~3% 또는 2.5%)임을 나타낸다. 상한섭취량 이상을 섭취했을 경우에는 과잉섭취에 의한 건강장애가 생길 잠재적인 위험성이 존재함을 나타내고 있다. 그리고 권장섭취량과 상한섭취량 사이의 섭취량은 부족 위험성과 과잉섭취에 의한 건강장애가 생길 위험성 모두 0에 가깝다는 것을 나타낸다. 충분섭취량에 관해서는 평균필요량 및 권장섭취량과 일정 관계를 갖지 않는다. 하지만 권장섭취량과 충분섭취량을 동시에 산정할 수 있다면 충분섭취량은 권장섭취량보다 크다고 생각되기 때문에 참고로 표기했다. 목표량에 관해서는 권장섭취량 또는 충분섭취량과 현재 섭취량의 중앙값으로 결정되기 때문에 이 그림에서는 표시할 수 없다. 연령 구분은 0~5개월, 6~11개월, 1~2세, 3~5세, 6~7세, 8~9세, 10~11세, 12~14세, 15~19세, 20~29세, 30~49세, 50~64세, 65-74세, 70세 이상 및 임신, 수유부이다.

3) 책정 영양소 등

에너지, 단백질, 지방(총 지방, 포화지방산, n-6계 지방산, n-3계 지방산, 콜레스테롤), 탄수화물, 식이섬유, 수용성 비타민(비타민 B_1, 비타민 B_2, 니아신, 비타민 B_6, 비타민 B_{12}, 엽산, 판토텐산, 비오틴, 비타민 C), 지용성 비타민(비타민 A, 비타민 D, 비타민 E, 비타민 K), 다량 무기질(소듐, 포타슘, 칼슘, 마그네슘, 인), 미량 무기질(철, 아연, 구리, 망간, 요소, 셀레늄, 크롬, 몰리브덴)을 들 수 있다.

3. '한국인의 영양 섭취기준' 의 기본적인 활용방법

영양 섭취기준을 정하는 기본적인 목적은 식사평가와 식사계획에 사용하기 위함이다. 식사평가는 식사섭취가 적절한지를 평가하는 것으로, 평가에 사용한 영양 섭취기준의 종류와 영양 섭취기준설정에 사용한 지표로 특성에 따라 다르게 해석될 수 있다. 영양 섭취기준은 건강한 사람들이 평소에 식품이나 보충제를 통해 섭취하는 영양소의 총량에 대한 기준이다. 각 영양소별로 평균필요량과 권장섭취량을 설정하거나, 평균필요량에 대한 정보가 충분하지 않은 경우에 충분섭취량을 설정하고 있으며, 과량섭취 시 건강에 위험성이 있을 수 있는 경우에 최대 영양소 섭취수준인 상한섭취량을 설정하게 된다. 그러므로 식사평가를 위해 영양 섭취기준을 사용할 때에는 해당 영양소의 섭취기준을 제정할 때 사용한 지표를 이해하는 것이 필요하다. 또한 식사구성안은 일반인에게 영양 섭취기준에 만족할 만한 식사를 제공할 수 있도록 식품군별 대표 식품과 섭취 횟수를 이용하여 식사의 기본 구성개념을 설명한 것이다.

1) 식사평가

(1) 개인의 식사평가

개인의 영양소 섭취에서 개인 내 변이가 존재하기 때문에 개인의 일상적인 영양소 섭취를 정확히 파악하기 위해서는 영양소에 따라 차이가 있기는 하나 수십일 또는 수백일의 조사가 필요하다. 따라서 특정 개인의 일상적인 영양소 섭취를 정확하게 파악한다는 것은 쉬운 일이 아니다. 또한 개인의 영양소 섭취추정에 널리 사용되는 회상법과 기록법은 영양소 섭취를 과소평가하는 경향이 있어 개인의 영양소 섭취를 정확하게 파악하는 것도 쉽지 않다. 이러한 여러 이유로 개인의 식사는 평균필요량, 충분섭취량, 상한섭취량 등의 기준을 적용하여 적절 또는 부적절한 수준에 도달할 가능성이 얼마나 되는가로 평가한다.

특정 개인의 평균필요량은 식이섭취 외의 다른 생리적 또는 생화학적 특성에 의해 영향을 받는다. 그러므로 식이섭취 자료에만 의거하여 개인의 영양소 섭취를 평가할 경우 영양소 섭취가 적절한지 아니면 부적절한 수준에 도달할 가능성이 얼마나 될지를 알 수 있을 뿐이다. 평균필요량 평가기준을 이용하여 개인의 영양소 섭취를 평가하기 위해서는 영양소 요구량이 정규분포를 이루어야 하며, 여러 날의 회상법이나 기록법 자료로부터 계산된 개인의 영양소 섭취의 평균 값, 그 개인의 생애주기와 성별에 맞는 대규모 자료로부터 추정된 영양소 섭취의 표준편차 값, 평균필요량 및 평균필요량의 표준편차 값이 있어야 한다. 이들 자료를 근거로 개인의 영양소 섭취량과 평균필요량과의 차이를 영양소 섭취량과 평균필요량의 변이의 추정치로 나누어 비율로 계산한다. 계산된 비율이 커질수록 개인의 영양소 섭취 적절 또는 부적절의 추정에 대한 확신의 정도가 큰 것으로 평가한다.

평균필요량이 설정되어 있지 않은 영양소의 경우 충분섭취량을 기준으로 하여 개인의 영양소 섭취상태를 평가한다. 개인의 일상적인 영양소 섭취량이 충분섭취량 수준 이상이면 섭취수준이 적절할 가능성이 매우 큰 것으로 평가한다. 반대로 개인의 일상 섭취량이 충분섭취량 수준 미만이면 섭취수준을 양적으로 평가할 수 없다. 충분섭취량을 기준으로 하여 개인의 영양소 섭취수준을 평가할 때 평가의 정확도는 식이섭취 조사 일수와 영양소

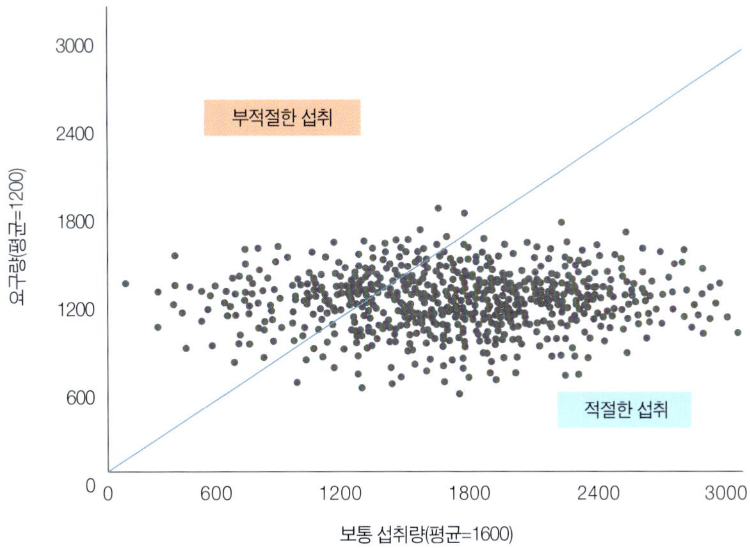

그림 7-3 집단 내 3,000명의 평균섭취량과 요구량의 산점도[45° 로 기울기 왼쪽(음영 처리부분)에 속하는 사람들은 부적절하게 섭취함]

섭취량의 개인 내 변이에 의해 영향을 받는다. 평균필요량의 경우와 마찬가지로 영양소 섭취량의 개인 내 변이가 60~70% 이상인 영양소에 대해서는 양적 평가를 할 수 없고 질적 평가만이 가능하다. 또한 영양보충제를 고려하지 않은 식사를 통한 개인의 영양평가는 영양소 섭취량이 실제와는 차이가 있다는 것도 고려되어야 한다.

상한섭취량은 영양소의 과잉섭취 가능성을 파악하기 위한 것이다. 만일 개인의 일상적인 영양소 섭취가 상한섭취량 수준 미만이면 과잉섭취로 인한 부작용의 위험성이 거의 없거나 없는 것으로 평가한다. 그러나 특정 개인이 특정 영양소를 과량으로 섭취할 때 부작용이 발생한다는 것을 확신할 만한 증거는 아직 없다. 상한섭취량을 기준으로 하여 개인의 식사평가를 하는 경우 섭취량의 표준편차를 대부분 대규모 자료에 의하여 구하였기 때문에 개인에 따라 실제 영양소 섭취량의 개인 내 변이가 과소평가 될 수 있다는 점을 감안하여야 한다.

(2) 집단의 식사평가

집단의 식사평가에서는 집단 구성원들의 섭취량이 영양소 필요량을 충족하는지 여부를 평가하여, 부적절하게 섭취하는 사람의 비율을 구한다. 그럼에도 불구하고 실제로 모든 개인의 필요량이나 평소 섭취량을 파악하는 것이 불가능하므로, 부적절하게 섭취하는 사람의 비율을 추정하기 위해서는 다른 접근 방법을 사용한다. 평균필요량, 권장섭취량, 적정섭취량, 상한섭취량 등의 영양 섭취기준을 식사평가에 이용하기 위해서는 각 영양섭취기준의 특성과 영양소의 특성을 파악하는 것이 필요하다.

집단 식사섭취의 적절성을 평가하기 위한 기준으로 평균필요량을 사용할 수 있다. 평균필요량을 이용하여 집단의 영양상태를 평가하는 방법에는 확률적 접근법과 분할점(cut-point) 방법이 있다. 확률적 접근법은 영양소 필요량의 확률분포와 영양소 섭취량의 확률분포를 결합하여 집단 내에 영양소 섭취량이 부족할 위험이 있는 사람들의 비율을 추정한다(그림 7-3). 집단의 어떤 영양소 필요량의 평균이 100인 정규분포라 할 때 위험곡선을 그리면, 섭취량이 100일 때는 부적절한 위험이 50%, 섭취량이 150이면 부적절할 위험이 거의 0%, 섭취

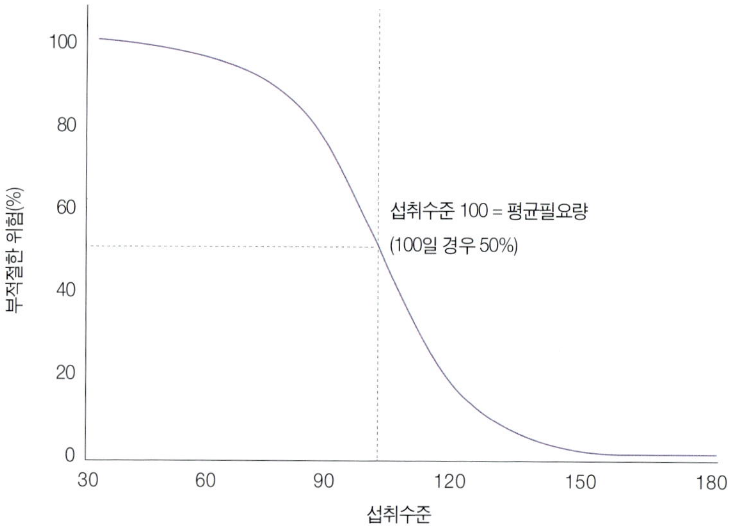

그림 7-4 평균 영양요구량 분포에 따른 위험곡선

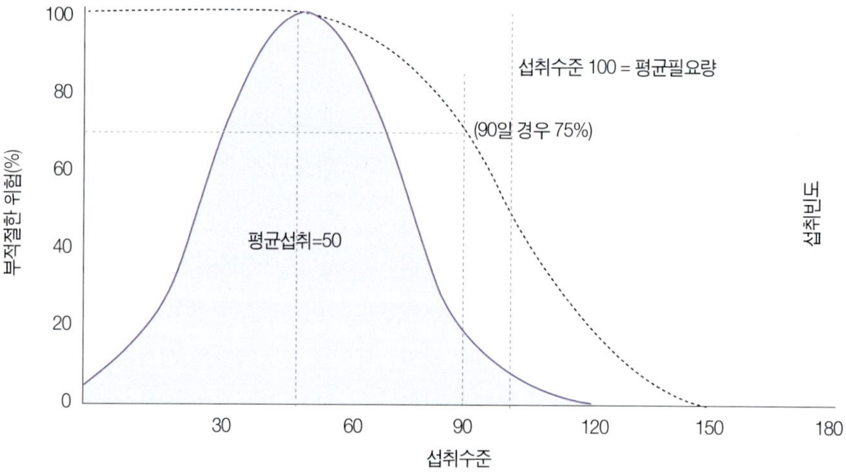

그림 7-5 평균필요량 미만으로 섭취한 평소섭취 분포와 결합된 위험곡선

량이 50이면 부적절할 위험이 거의 100%라고 추정할 수 있다(그림 7-4). 특정 집단의 위험곡선과 섭취량 분포를 결합하여 부적절하게 섭취하는 대상자의 비율을 추정한다. 만일 어떤 영양소의 평균필요량이 100일 때 특정 집단의 평균섭취량이 50이라면, 그 집단의 대부분 사람들의 섭취량은 평균필요량이 100보다 적을 것이므로, 부적절하게 섭취할 확률은 거의 100%로 높아지게 된다.

그림 7-5에서 보면 영양소 섭취량이 90인 경우 영양부족이 될 확률은 75%이다. 이 방법은 집단의 영양소 섭취량과 영양소 필요량간의 관련성이 없어야 하고, 영양소 필요량의 분포를 알고 있을 때 사용할 수 있다. 또한 이 방법은 과잉섭취할 위험은 매우 낮고, 영양소 섭취가 부족할 위험은 높은 경우에 적절하다. 그럼에도 불구하고 집단 구성원 개개인의 영양소 필요량을 아는 것이 불가

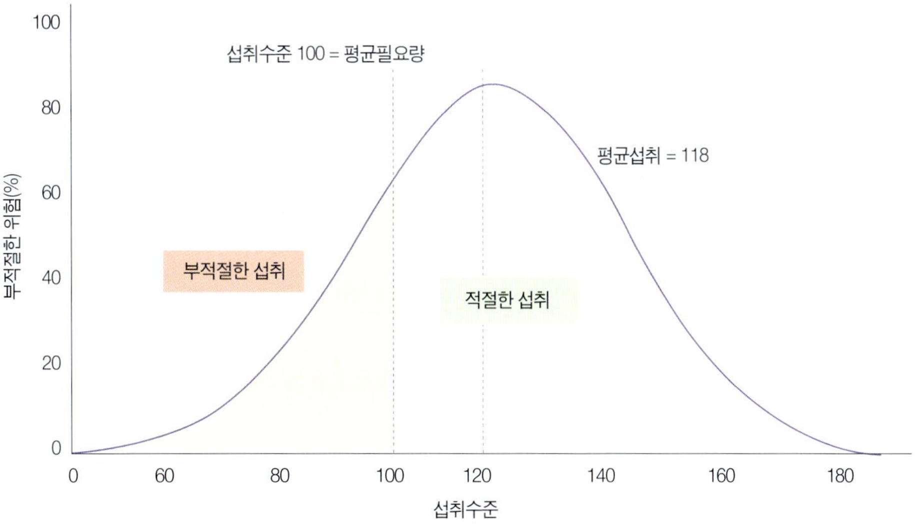

그림 7-6 평균필요량 분할점(cut-point) 방법

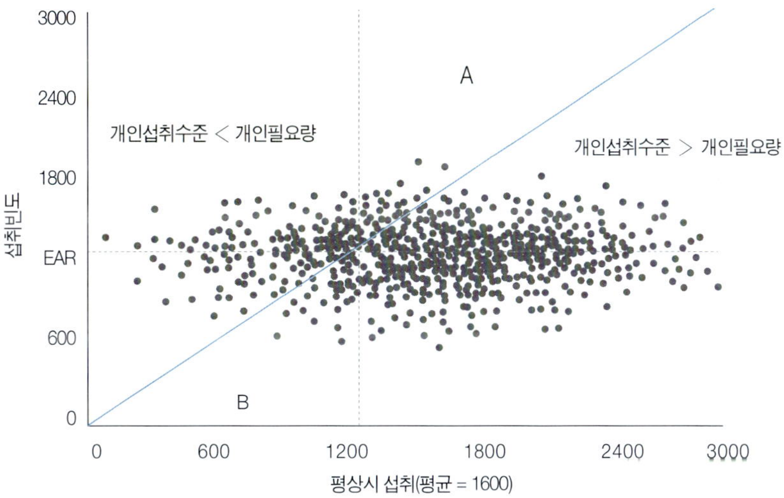

그림 7-7 집단 내 3,000명의 필요량과 섭취량 분포

능하므로, 실제로는 확률적 접근법을 사용하는 것은 쉽지가 않다.

평균필요량 분할점 방법은 확률적 접근법으로부터 도출된 간편한 방법으로, 영양소 필요량의 분포가 평균필요량을 중심으로 대칭일 경우에 사용할 수 있다. 영양소 필요량의 분산을 알 필요가 없으며, 분포의 중앙값 중심을 확인할 수 있으면 된다. 집단 중에서 평균필요량보다 적게 섭취하는 대상자의 비율로 부적절하게 영양소를 섭취하는 대상자의 비율을 파악한다(그림 7-6). 그림 7-7을 보면 평균섭취량은 1,600이고, 평균필요량은 1,200일 때, 음영된 삼각형 A분에 속하는 사람들은 평균필요량 이상으로 섭취하지만 개인의 필요량보다 낮은 경우이고, 삼각형 B부분에 속하는 사람들은 평균필요량 이하로 섭취하지만 개인의 필요량보다는 높은 경우이다. A부분과 B

■ ■ 표 7-6. 20~29세 성인남성의 식사 섭취기준 및 영양불량자 비율(2008년 국민건강영양조사), n=366

영양소	평균필요량	상한섭취량	평균섭취량	평균필요량 미만 섭취자 비율(%)	상한섭취량 초과 섭취자 비율(%)
비타민 A(μg RE/일)	540	3,000	827.3	21.6	0.2
비타민 C(mg/일)	75	2,000	104.1	25.3	0
티아민(mg/일)	1.0	-	1.6	8.1	-
리보플라빈(mg/일)	1.3	-	1.4	48.5	-
비타민 B_6(mg/일)	1.3	100	1.8	67.1	0
칼슘(mg/일)	580	2,500	530	37.1	0
인(mg/일)	580	3,500	1,300	0.4	0
철(mg/일)	8.0	45	14.9	6.5	0.2
아연(mg/일)	8.1	35	11.8	28.8	0.8

식품의약품안전청, 2010

부분의 사람 수는 대략적으로 유사한 규모이므로 평균필요량인 1,200 미만을 섭취하는 사람의 비율로 부족하게 섭취하는 사람의 비율을 추정하는 것이다. 이 방법은 섭취량과 필요량의 분포가 독립적이고, 섭취량의 분산이 필요량의 분산보다 크며, 부적절한 섭취대상자의 비율이 8~92% 범위에 있을 때 유용하다. 그럼에도 불구하고 에너지와 같이 섭취량과 필요량 분포가 서로 관련성이 있거나 생리중인 여성의 철분 필요량 같이 분포가 비대칭인 경우에는 적절하지 않다. 평균필요량 분할점 방법을 이용하여 국민건강영양조사 대상자 중에서 20~29세 남자 386명의 식사조사 자료를 평가한 결과를 표 7-6에 나타냈다. 총 386명의 비타민 A 섭취량과 해당 연령군의 비타민 A 평균필요량인 540mg/일과 비교했을 때, 평균섭취량 미만을 섭취한 대상자의 비율은 21.6%이었다. 동일한 방법을 다른 영양소에 적용한 경우 비타민 C는 25.3%, 티아민 8.1%, 리보플라빈 48.5%, 비타민 B_6는 36.3%이었다. 리보플라빈과 비타민 B_6의 섭취가 부족한 사람의 비율이 높음을 알 수 있다. 칼슘의 평균섭취량인 580mg/일 미만을 섭취하는 사람의 비율이 67.1%로 가장 높았고, 티아민, 인, 철은 부족하게 섭취하는 사람의 비율이 각각 8.1%, 0.4%, 6.5%로 낮았다.

권장섭취량은 인구집단의 97.5% 사람들의 필요량을 충족시키는 섭취수준이다. 권장섭취량은 평균필요량에 안전량을 가산하여 설정한 수치이므로, 권장섭취량을 기준으로 영양섭취가 부적절한 위험을 평가하면, 영양결핍의 위험을 과대평가하게 된다. 그러므로 집단의 식사평가에는 권장섭취량 기준을 사용하지 않으며, 만약 사용할 경우에는 결과 해석에 주의해야 한다.

충분섭취량은 영양소 필요량에 대한 정확한 자료가 부족하거나 필요량의 표준편차나 중앙값을 구할 수 없는 경우에 설정된다. 충분섭취량은 인구집단의 건강한 사람들이 실제로 섭취하는 영양소의 평균섭취량 혹은 실험적으로 도출해낸 섭취수준을 기본으로 설정한 하루 권장섭취기준이다. 충분섭취량은 일반적으로 평균필요량이나 권장섭취량보다는 큰 값이므로, 충분섭취량보다 적게 섭취하는 사람을 부적절한 섭취라고 평가하게 되면, 영양결핍의 위험을 과대평가할 수 있다. 그러므로 충분섭취량은 부적절하게 섭취하는 사람의 비율을 추정하기 위한

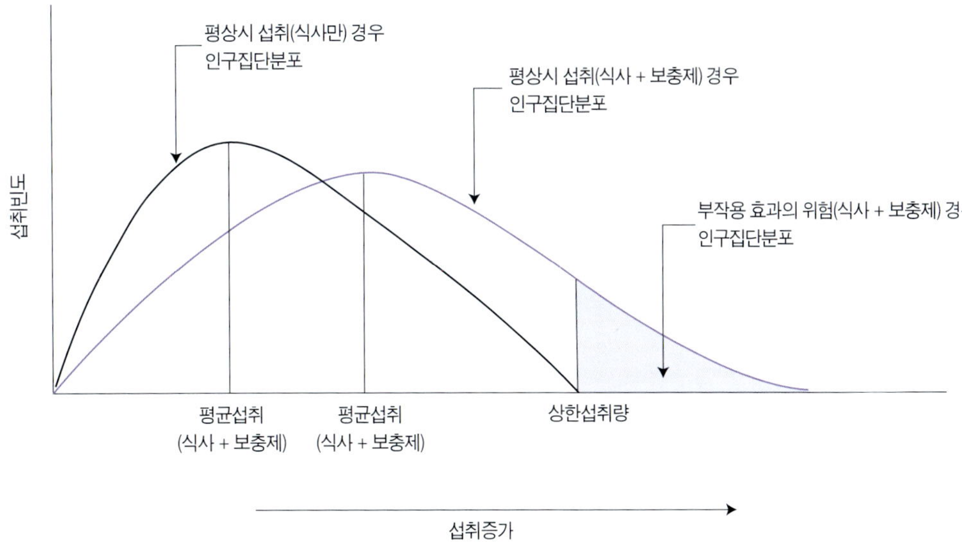

그림 7-8 추가로 보충제 섭취 시 잠재적 위험 효과

기준으로 사용하지 않으며, 만약 사용할 경우에는 결과 해석에 주의를 귀 기울여야 한다.

상한섭취량은 인체건강에 유해영향이 나타나지 않는 최대 섭취수준으로, 상한섭취량 이상으로 섭취할 경우에 건강에 나쁜 영향을 줄 위험이 있다는 자료에 근거하여 설정된다. 그러므로 상한섭취량은 잠재적으로 부정적인 영향을 줄 수 있는 수준에 대한 지표로 사용될 수 있다. 상한섭취량을 이용한 영양평가에서는 영양소의 모든 급원 즉, 식품, 영양보충제, 강화제, 약 등으로 섭취하는 영양소의 총량을 추정하여야 한다(그림 7-8). 평균필요량 분할점 방법과 유사하게 상한섭취량 분할점 방법을 사용하는데, 상한섭취량 이상을 섭취하는 경우에 잠재적인 유해 위험이 있는 것으로 판단한다. 표 7-6에서 보는 바와 같이 국민건강영양조사 자료를 분석하면, 우리나라 20~29세 비타민 A의 상한섭취량은 3,000μg/일이고, 상한섭취량 이상을 섭취하는 사람의 비율은 0.2%이었다. 비타민 C, 비타민 B_6, 칼슘, 인은 상한섭취량 이상을 섭취하는 대상자는 없었고, 철은 0.2%, 아연은 0.8%가 상한섭취량을 섭취하고 있다.

2) 식사계획

식사계획은 영양이 부족하지 않거나 과하지 않으면서 적절하게 영양을 공급할 수 있는 식사를 하도록 하는 것이다. 이러한 식사계획은 개인뿐만 아니라 단체의 식사계획은 물론 정부의 식품 보조 프로그램, 식사지침, 군대 급식, 식품표시, 식품강화, 새로운 식품개발, 식품 안정 등 여러 분야에서 사용될 수 있다. 개인의 경우는 식사계획의 목적이 권장섭취량이나 충분섭취량에 가까운 수준으로 섭취할 수 있도록 하는 것이며, 단체의 경우에는 평균필요량이나 상한섭취량을 기준으로 하여 평상 시 섭취분포가 부족하거나 과하지 않도록 식사계획을 세우는 것이다(표 7-7).

(1) 개인의 식사계획

개인을 대상으로 하는 식사계획의 목표 설정은 영양섭취기준을 이용하여 각 영양소에 대해 부족하게 섭취할 확률이 낮으면서 동시에 과하게 될 위험성이 최소화될 수 있도록 하는 것이다. 그러므로 개인의 식사계획에는 ① 영양요구량 충족에 관심이 있는 건강한 개인에게 지

■ ■ 표 7-7. 영양 섭취기준을 이용한 식사계획의 목표 설정

	개인을 대상으로 하는 경우	집단을 대상으로 하는 경우
평균필요량[1]	개인의 영양섭취 목표로 사용하지 않는다.	평소 섭취량이 평균섭취량 미만인 사람의 비율을 최소화 하는 것을 목표로 삼는다.
권장섭취량	평소 섭취량이 평균필요량 이하인 사람은 권장섭취량을 목표로 한다.	집단의 식사계획 목표로 사용하지 않는다.
충분섭취량	평소 섭취량을 충분섭취량에 가깝게 하는 것을 목표로 한다.	집단에 있어서 섭취량의 중앙값이 충분섭취량이 되도록 하는 것을 목표로 한다.
상한섭취량[2]	평소 섭취량을 상한섭취량 미만으로 한다.	평소 섭취량이 상한섭취량 이상인 사람의 비율을 최소화하도록 한다.

[1]에너지의 경우에는 에너지요구량을 목표로 하며, 건강한 성인이 에너지 균형을 위해 섭취해야 하는 양으로서, 연령, 성별, 키, 체중, 활동정도에 따라 달라지며, 체중을 모니터링하면서 에너지 섭취량을 조정해야 한다. 어린이, 임산부의 경우에는 건강유지 뿐만 아니라, 성장, 유즙분비에 필요한 양을 포함한다.

[2]충분섭취량이 건강한 집단의 평균섭취량으로 설정된 것이 아니라면, 식사계획의 목표로 정하는데 문제가 있다.

침서 제공 ② 특정 생활양식을 가진 운동선수, 채식주의자 등이나 치료식이 필요한 개인에 대한 상담 ③ 연구목적을 위한 식사구성 ④ 개인의 식사지도 지침 개발 등을 포함하여야 한다.

개인의 식사계획은 두 단계로 이루어지는데, 첫째 단계는 영양소 요구량에 영향을 미치는 여러 요소를 고려한 적절한 영양섭취목표를 정하는 것이고, 두 번째 단계는 개인이 쉽게 활용할 수 있는 식사계획안을 개발하는 것이다. 영양섭취 목표 설정은 상한섭취량을 초과하지 않으면서, 권장섭취량이 설정된 영양소의 경우에는 권장섭취량을 기준으로 하고, 권장섭취량 산출근거가 확실하지 않은 경우 충분섭취량을 기준으로 한다. 평균필요량을 이용할 경우 개인의 요구량을 충족시키지 못할 위험이 50%가 될 수 있기 때문이다. 개인의 영양 섭취기준을 충족하는 영양소 섭취 목표에 맞게 자신의 식사를 계획하는 것이 어렵기 때문에 실질적인 식품섭취 방법을 제시할 수 있는 식사계획안 개발이 필요하다. 우리나라의 식사구성안이나 미국의 MyPyramid 등을 식사계획안의 예로 들 수 있다.

개인의 식사계획 시 영양목표는 권장섭취량 또는 충분섭취량을 충족하여 결핍의 위험을 낮추면서, 상한섭취량을 초과하지 않도록 하여 과잉의 위험성을 낮추는 식사를 계획하는 것이다. 개인의 식사계획 시 에너지 섭취계획도 다른 영양소와 마찬가지로 부족과 과잉의 위험을 최소화하는 것이다. 그럼에도 불구하고 에너지 섭취목표를 계획하는데 있어서의 접근은 다른 영양소의 경우와 많이 다르다. 비타민이나 무기질 등의 영양소는 요구량 이상을 섭취한다고 해도 상한섭취량을 초과하지 않는다면 건강상 유해하지는 않다. 그러나 에너지의 경우 장기간 필요량 이상으로 섭취하면 체중이 증가하게 되어 권장섭취량 대신 에너지 필요추정량을 이용한다. 에너지 필요추정량은 성별, 연령, 신장, 체중, 활동량 등을 근거로 하여 정상 체중의 건강한 사람을 대상으로 산출되었기 때문에 절반에 해당되는 사람들의 요구량은 초과하지만 나머지 절반에 해당되는 사람들의 요구량에는 미달된다. 그렇기 때문에 에너지 필요추정량을 기준으로 하여 식사목표를 계획할 때에는 에너지 초과 또는 부족에 의한 체중 변화가 반영되지 않도록 체중을 모니터하여 섭취가 적정하도록 보정하여야 한다.

개인의 에너지 요구량을 충족시키고 영양소 부족과 과

■ 표 7-8. 다량 영양소 분배 및 영양소 우선순위

영양소	필요량	비교
에너지	에너지 필요추정량	
탄수화물	전체 에너지의 55~70%	
단백질	전체 에너지의 7~20%	
지방	전체 에너지의 15~30%	
비타민 A, 티아민, 리보플라빈, 비타민 C, 칼슘, 철, 식이섬유	권장섭취량이나 충분섭취량을 충족하고 상한섭취량 미만으로 섭취	결핍되기 쉬우며, 비교적 단기간의 섭취량에 주의
포화지방산, 소듐, 당류	되도록 적게 섭취	생활 습관병의 1차 예방의 관점에서 중요. 비교적 장기간 섭취량에 유의

■ 표 7-9. 개인의 식사계획 시 영양 섭취기준의 조절이 필요한 경우

고려사항	영양소	조절 내용
강화식품이나 보충제 섭취 권장	엽산	모든 가임기 여성은 평소의 식사뿐만 아니라 강화식품, 보충제 섭취를 통해 매일 400mg 이상의 엽산을 섭취하도록 권장한다.
	비타민 B_{12}	50세 이상의 성인은 비타민 B_{12} 강화식품이나 보충제 섭취를 통하여 영양 섭취기준을 충족시킨다.
흡연	비타민 C	흡연자는 비타민 C 섭취량을 1 일 30mg 증가시킬 수 있다.
식물성 급원식품 섭취	철	채식 위주의 식사를 할 경우에는 철의 이용성이 낮으므로 철 섭취량을 1.8배 증가시킨다.
	아연	곡류와 콩류를 주로 섭취하는 채식주의자는 아연 섭취량을 50~60% 증가시킨다.
생리 시작시기	철	15세 이전에 생리를 시작하거나 15세 이후에 생리를 하지 않는 경우에는 철 권장섭취량 값에서 0.5mg/일을 더하거나 뺀다.
운동량이 많은 운동선수	철	일반인에 비해 철 요구량을 30~70% 증가시킨다.
표준 체중에 대한 권장섭취량 설정	단백질	성인에 대한 권장섭취량은 0.83g/kg/일이다.
1,000kcal 당 충분섭취량 설정	식이섬유	충분섭취량은 12g/1,000kcal이다.

잉의 위험성을 낮추는 식사를 계획하는 것 외에도 탄수화물, 지방, 단백질이 각각의 허용범위 내에 있도록 다량 영양소의 섭취를 계획하고, 영양소 우선순위를 결정한다(표 7-8).

개인에 적절한 섭취목표가 정해지면 이에 부합되는 식사계획을 수립한다. 개인이 각각의 영양소에 대한 섭취기준을 충족하는 식사를 계획하는 것이 어렵기 때문에 각각의 영양소보다는 식품을 근거로 하여 식사를 계획할

수 있는 개념이 필요하다. 이에 따라 사람이 식품 또는 식품군의 개념으로 접근하여 자신의 영양목표에 적합한 식사를 계획할 수 있는 방법으로서 식사구성안이 개발되었다.

식사구성안은 영양적으로 만족할 만한 식사를 제공할 수 있는 식품의 양과 종류를 선택하기 위한 기본 구성 개념을 제공하는 방법으로서, 각 개인에게 필요한 에너지 섭취량에 따른 권장 식사패턴을 제시하는 것이다. 에너지 섭취량별 권장식사패턴은 1회 분량을 기준으로 하여 각 식품군의 섭취횟수를 제공하여 각 식품군 내에서 권장 횟수만큼 다양한 식품을 선택하여 섭취하면 개인의 영양소 필요량을 권장량 수준으로 충족할 수 있게 하는 식단 작성방법이다. 특정 영양소가 부족하게 될 확률을 감소시키기 위해서 강화식품이나 보충제를 이용함으로써 식사계획에 도움이 될 수도 있다(표 7-9).

집단의 식사계획에 있어 식사계획과 실시는 식사 섭취 상태의 평가 결과에 근거해 실시하는 것이 기본이다. 집단의 식사 섭취 상태의 평가가 곤란한 경우에는 성별, 연령, 및 신체활동 정도 등이 유사한 특성을 지닌 개인 또는 집단의 평가 결과를 참고로 하여 식사계획을 실시한다. 집단의 식사계획에서 영양 섭취기준의 이용은 기숙사, 군대급식, 병원 및 단체급식소 등에서 적용 가능하다. 평상시 섭취량에 근거하여 목표 섭취량 분포 추정에 따라 영양목표를 설정하며, 식사계획의 목표는 평균필요량을 기준으로 부족하게 섭취하는 구성원의 비율을 줄이고 상한섭취량 이상의 과잉 섭취로 인한 위험성을 최소화하기 위한 정도로 정하며, 실시 가능성이나 다른 영양소 섭취 상태를 고려한 후 종합적으로 판단하여 결정한다. 목표를 달성하기 위한 급식 관리방법이나 영양개선 사업의 실시는 대상자들의 연령, 성별 및 체위에 있어 상대적으로 동일한 집단인지, 영양소와 에너지 요구량의 차이가 있는 여러 개의 하위 그룹으로 구성되어 있는 집단인지에 따라 식사계획의 과정이 달라진다.

4. '한국인의 영양 섭취기준'을 사용함에 있어서 유의할 점

식사 섭취기준을 적용하는 대상은 주로 건강한 개인 및 건강한 사람을 중심으로 구성된 집단으로 한다. 단, 경도의 질환(예를 들어 고혈압, 지방이상증(고지혈증), 고혈당)을 갖고 있더라도 일상생활에 문제가 없고 해당 질환에 맞는 특유의 식사 지도, 식사 요법, 식사 제한이 적용되었거나 권장되었거나 하지 않은 자를 포함하는 것으로 한다. 식사 섭취기준으로 쓰이는 단위는 '1일당' 이지만 이는 습관적인 섭취량을 1일당으로 환산한 것이다. 영양 지도, 급식 계획 등에 활용할 때에는 기본적으로 에너지, 지방, 단백질, 비타민 A, 비타민 B_1, 비타민 C, 칼슘, 철, 소듐, 식이섬유에 관해 고려하는 것이 바람직하다. 권장량, 기준량, 목표량에 관해서는 일상 식생활에서 일반 식품에 의해 균형잡힌 식사를 함으로써 채우는 것이 기본이다. 내용상한량에 관해서는 일반 식품에 의한 식사에서 일시적으로 이 양을 넘었다고 해서 건강장애가 일어나는 것은 아니다. 고령자는 저작능력 저하, 소화흡수율 저하, 운동량 저하에 따른 섭취량 저하 등이 존재한다. 특히 이들은 개인에 따라 차이가 큰 것이 특징이다. 또한 대다수의 사람이 일종의 질환을 갖고 있는 것도 특징으로 들 수 있다. 따라서 연령뿐만 아니라 개인의 특징에 대해서도 충분히 주의를 기울일 필요가 있다.

CHAPTER 07 POINT

1. 식사 섭취기준은 건강한 개인 또는 집단을 대상으로 하여 국민의 건강 유지 및 증진, 생활습관병 예방을 목적으로 에너지 및 각 영양소 섭취량의 기본을 나타낸 것이다.
2. 개인의 1일 에너지 필요량은 다음 식으로 구한다.
   기초대사 기준치(kcal/kg/일) × 체중(kg) × 신체활동 수준
3. 개인의 에너지 섭취량의 적합 여부는 BMI로 평가한다. BMI 18.5~25.0 정도가 바람직한 것으로 본다.
4. 지방 에너지 비율은 15~30% 정도가 바람직하다고 본다. 이 범위보다 낮으면 지방 섭취 부족, 이 범위보다 높으면 지방섭취 과잉이 되어 여러 가지 건강장애를 발생시킬 위험성이 높아진다.
5. 부가운동에 의한 에너지 소비량의 증가가 요구되고 있다. 그 배경에는 운동 부족이 있다. 운동 부족은 비만을 초래하며 나아가서는 당뇨병, 고혈압, 심장병 등의 발증으로 이어지게 된다.

08 영양소의 작용

DENTAL BIOCHEMISTRY AND NUTRITION

08 영양소의 작용

Ⅰ. 탄수화물의 영양학적 의미

탄수화물은 주요 에너지원이며 주로 탄소(C), 수소(H), 산소(O)로 구성되어 있으며, 일반적인 구조식은 $C_m(H_2O)_n$으로 표기된다. 탄수화물은 탄소 : 수소 : 산소가 1 : 2 : 1의 비율로 조성된 물질로서 지방, 단백질과 함께 3대 영양소를 구성한다. 탄수화물은 자연계에 가장 많이 존재하는 유기질로 식물에는 글루코오스(포도당)를 광합성하여 뿌리, 열매, 줄기, 잎 등에 녹말과 셀룰로오스 형태로 저장하며, 동물은 식품으로부터 얻은 탄수화물을 당과 글리코겐 형태로 저장한다.

1. 탄수화물의 종류

1) 단당류

단당류란 더 이상 분해할 수 없는 단순한 당으로, 구성되는 탄소의 수에 따라 3탄당부터 7탄당까지 분류된다. 자연계에서 사슬형태 또는 고리형태로 존재하고, 생체 내에서는 주로 고리형태로 존재한다. 광학 활성도에 따라 D-형과 L-형의 당으로 분류하며, 생체계는 D-형 이성질체만을 대사한다. 가장 많이 섭취하는 단당류는 5탄당과 6탄당이다. 5탄당의 대표적인 것은 리보오스이며, 생체의 핵산성분이 되고 있다. 6탄당의 대표적인 것은 글루코오스(포도당), 프룩토오스(과당), 갈락토오스가 있다. L-형 이성질체는 생체 내에서 이용되지 않아 에너지를 생성하지 않으므로 대체 감미료로 쓰인다.

(1) 글루코오스(포도당)

체내 탄수화물 대사의 중심 물질로서 생체계의 가장 기본적인 에너지 공급원이다. 과일, 식물조직이나 사람의 혈액 내에 포함되어 있다. 전분, 수크로오스(자당), 락토오스(유당)의 구성성분이며, 자연에 가장 많이 존재한다. 화학적으로는 알데히드기를 가지는 알도오스 형태이다.

(2) 프룩토오스(과당)

과일, 벌꿀 등에 포함되어 있다. 단맛은 글루코오스보다 약 1.7배 강하고, 차게 하면 단맛이 더 증가하고 수크로오스(자당)의 구성성분이다. 프룩토오스는 케톤기가 있는 케토오스 형태의 육탄당이다.

(3) 갈락토오스

락토오스(유당), 한천, 펙틴의 구성성분으로 알도오스 형태의 육탄당이며, 단맛은 글루코오스의 약 0.4배이다.

2) 이당류

두 개의 단당이 결합한 탄수화물을 이당류라고 한다.

대표적인 것으로는 수크로오스(자당), 락토오스(유당), 말토오스(맥아당)가 있다.

(1) 수크로오스(자당)

글루코오스와 프룩토오스로 이루어진 비환원당이다. 사탕수수, 사탕무에 많이 포함되어 있으며 감미료로 널리 이용되고 있다. 요리에 사용하는 상백당은 99% 이상이 수크로오스로 이루어진다. 상백당은 일반적으로 백설탕이다. 설탕을 만들 때는 사탕수수로부터 즙을 짜내고 이 당분즙액에서 불순물을 제거하기 위해 진공상태에서 가열하여 농축하게 되는데 이 과정에서 설탕의 결정과 결정되지 않는 당밀이 나오게 된다. 이 설탕 결정과 당밀의 혼합물을 원심분리기나 포대에 넣어 당밀을 제거하는데 이렇게 하여 형성된 결정을 통틀어 분밀당이라고 한다. 이때에 처음 만들어진 무색투명한 결정이 바로 상백당 즉 백설탕이다. 상백당을 만들고 난 나머지 당액을 다시 가열하여 결정을 만드는 작업을 계속한다. 몇 번이고 가열하여 얻어진 결정은 캐러멜화하여 황색이나 갈색 계열의 색깔을 띠게 되며 이런 설탕이 바로 중백당과 삼온당이다. 이러한 설탕의 색이 흑설탕과 비슷하여 그 일종으로 오인되기도 하지만, 중백당이나 삼온당은 상백당(백설탕)을 가공하고 남은 것을 재처리하여 만든 것이며 성분도 상백당과 거의 비슷하다. 이와 같은 분밀당과는 달리 당분즙액에서 당밀을 제거하지 않고 그대로 끓여 수분만을 증발시켜 만든 농축된 결정을 함밀당이라 한다. 일명 흑설탕이라 하는 것이다. 함밀당은 당밀분을 포함한 채 고형화시킨 것으로, 정제 과정을 거치지 않고 바로 만들기 때문에 사탕수수의 원산지에서만 만들 수가 있다. 그래뉼 당은 일반 백설탕보다 정백도가 더 높은 당으로 전화당이 적고 백설탕에서 습기를 제거하고 정선, 가공한 것으로 순도가 가장 높다. 청량음료용으로 많이 사용하고 우리나라에서는 콜라당이라고도 한다. 그래뉼 당은 정제된 400~450μm의 결정으로, 99.9%의 높은 순도와 백색도가 특징이다.

(2) 락토오스(유당)

글루코오스와 갈락토오스로 이루어진다. 동물의 유즙 내에 존재하며 사람의 모유에는 5~7%, 우유에는 4~5%의 락토오스가 포함되어 있다.

(3) 말토오스(맥아당)

글루코오스가 2개 결합한 것이다. 맥아나 감주, 물엿에 존재한다. 전분 등이 체내의 소화효소로 분해될 때에도 생성된다.

3) 다당류

단당이 3~10개 결합한 올리고당은 당단백질이나 당지질의 구성성분으로서 세포 내에서는 주로 생체막에 부착되어 있고, 소포체와 골지체 등의 분비형 단백질과 결합되어 있다. 콩류에 있는 올리고당인 라피노오스와 스타키오스는 사람의 소화효소로는 소화가 되지 않으며, 대장에 있는 세균에 의해 분해되어 가스와 그 부산물이 생성된다. 다당류는 에너지의 저장형태이거나 식물의 구조를 형성하는 물질이다. 복합 탄수화물로도 불리는데, 소화성 다당류(녹말이나 글리코겐 등)와 난소화성 다당류(식이섬유소)로 구분된다. 전분, 글리코겐, 셀룰로오스 등이 다당류에 속한다.

(1) 전분

글루코오스가 다수 결합한 것이다. 쌀이나 보리, 감자류에 많이 포함되어 있으며 식물에서 글루코오스의 저장형태이다. 글루코오스간의 결합 차이에 따라 아밀로오스와 아밀로펙틴으로 나뉜다. 아밀로오스는 글루코오스가 가지를 치지 않는 사슬모양으로 연결된 것이고, 아밀로펙틴은 글루코오스가 분지형으로 연결된 것이다. 멥쌀보다 찹쌀의 끈기가 강한 것은 아밀로펙틴의 함유량이 많기 때문이다.

전분은 생것인 상태로는 소화되기 어렵고, 물을 더해 가열해서 알파화되면(α-전분) 소화효소의 작용을 받기 쉬워진다. 알파화란 호화라고도 한다. 생 전분에 물을 넣고 가열하거나 알칼리로 처리하면 구조를 유지하고 있던 수소결합이 끊어져 팽윤하는 현상으로 점도도 증가한다. 조리할 때 물에 녹인 밤 가루로 끈끈하게 하는데, 이는 이 성질을 이용한 것이다. 비상식 등으로 시판되고 있는 알파미(쌀에 물과 열을 가하여 알파(α)화하고 열풍으로 건조시켜 수분을 8% 이하까지 제거한 것)는 쌀 전분이 알파화한 상태이며, 물이나 따뜻한 물을 붓기만 하면 먹을 수 있다.

(2) 글리코겐

전분과 마찬가지로 글루코오스가 다수 결합(α-글리코시드 결합)한 것이다. 전분의 아밀로펙틴과 유사한 구조를 갖는데, 아밀로펙틴보다 분지가 많으며 결합된 글루코오스의 수는 적다. 글리코겐은 동물에 있어서 글루코오스의 저장형태이며, 운동할 때 에너지원이 된다.

동물의 간이나 근육, 패류에 포함되어 있다. 말고기에는 닭, 돼지 및 소고기보다 글리코겐이 많이 함유되어 있다.

(3) 셀룰로오스

글루코오스가 다수 결합(β-글리코시드 결합)한 것으로, 식물 세포벽의 주성분으로 되어 있다. 전분이나 글리코겐과 달리 사람의 소화효소로는 분해할 수 없지만, 장의 연동운동을 촉진시키기 때문에 식이섬유로서 중요하다. 초식동물인 소나 말, 양 등은 소화관 내의 미생물에 의해 셀룰로오스를 분해하여 에너지원으로 만들 수 있다.

(4) 펙틴

과일이나 야채의 세포막에 셀룰로오스와 결합하여 존재한다. 당과 산을 더해서 가열하면 젤리처럼 되는 성질을 갖고 있어 오렌지나 사과 같은 펙틴이 많은 과일을 이용하여 마멀레이드나 잼 등을 만들 수 있다. 펙틴은 셀룰로오스-헤미셀룰로오스 네트워크를 둘러싸는 수화된 겔로 갈락토오스의 산화물인 갈락튜론산이 주성분인 다당류이다. 네트워크의 집적과 붕괴를 막는 친수성 충전재로 작용하며, 세포벽의 고분자에 대한 다공성을 결정하는 역할을 담당한다. 주요 부분은 D-갈락튜론산 단위의 α-1, 4결합으로 구성되어 있다. 주성분은 호모갈락투로난, 람노갈락투로난, 아라비난, 갈락탄 등이다.

(5) 만난

단당인 만노오스로 이루어져 있으며 종자나 과실의 표피에 포함되어 있다. 곤약만난(글루코만난)은 글루코오스와 만노오스로 이루어져 있으며 곤약감자의 근경에 포함되어 있다. 곤약이란 곤약만난에 물과 알칼리를 더해 가열, 응고시킨 것이다. 곤약의 수분 함유량은 99%이기 때문에 만난이 장내 미생물에 의해 분해되었다고 하더라도 에너지원으로서는 무시할 수 있다. 알칼리를 더해 가열하면 응고되는 성질이 있다. 사람의 소화효소로는 분해되지 않지만 장내 미생물은 이 다당류를 분해하는 능력이 있다고 한다.

(6) 이눌린

프룩토오스가 다수 결합한 것으로, 백합과나 국화과의 근경에 포함되어 있다. 백합뿌리, 우엉, 아스파라거스 등에 포함되어 있으며, 칼슘과 철분의 섭취를 도와준다.

(7) 식이섬유소

식이섬유소는 사람의 체내 소화효소로 분해되지 않아 소화되지 않는 고분자 화합물로서 가용성과 불용성 섬유소의 두 종류가 있으며, 대부분 식물성 식품에서 섭취된다. 펙틴, 껌, 점액질과 같은 가용성 섬유소는 세포가 서로 붙어 있도록 접착제 역할을 한다. 이 식이 섬유소들은 물과 친화력이 커서 쉽게 용해되거나 팽윤되어 겔을 형성한다. 이에 따라 당, 콜레스테롤, 무기질과 같은 여러 영양성분들의 흡수를 지연시키거나 방해하는 효과가 있

■ ■ 표 8-1. 식이섬유소의 분류와 생리적 기능

분류	종류	주요 급원 식품	생리적 기능
가용성 섬유소	펙틴, 껌	감귤류, 사과, 해조류	위장 통과 지연 소장에서 당 흡수속도 지연 혈액 콜레스테롤 감소
	헤미셀룰로오스의 일부	바나나	
	뮤실리지	보리, 귀리, 두류	
불용성 섬유소	셀룰로오스 헤미셀룰로오스 리그닌	모든 식물, 밀겨 통밀 호밀, 쌀, 채소	분변량 증가 장 통과속도 가속 포도당 흡수 지연

으며, 대장 미생물에 의해 발효되어 초산, 프로피온산, 낙산(부티르산) 등의 단일 사슬 지방산을 합성한다. 특히 낙산은 대장의 세포 속으로 들어가 에너지원으로 사용된다. 그러므로 가용성 섬유소는 평균 3kcal/g의 열량을 내는 것으로 알려져 있다. 식이섬유소의 섭취가 많으면 세균에 의해 분해되어 메탄과 수소 등의 가스가 생성되어 호흡으로 방출되나 건강에는 해가 없다. 가용성 섬유소에는 아라비아껌, 구아껌, 로커스트빈껌, 펙틴 등이 있으며, 샐러드 드레싱, 아이스크림, 잼, 젤리 등에 첨가된다. 보통 가용성 섬유소는 과일과 채소에 들어 있으며, 콩류, 쌀겨, 질경이 종자 등에도 들어 있다(표 8-1).

불용성 섬유소는 물과 친화력이 적어 겔 형성력이 낮으며, 장내 미생물에 의해서도 분해되지 않고 배설되므로 배변량과 배변속도를 증가시키는 작용이 있다. 불용성 섬유소의 대표적인 물질인 셀룰로오스는 아밀로오스와 비슷한 긴 사슬형태의 다당류로서 포도당이 β-결합을 하고 있다. 사람의 경우 셀룰로오스를 분해할 수 있는 셀룰라아제가 없으므로 셀룰로오스를 소화시키기 어려우나, 분해효소가 분비되는 초식동물은 소화할 수 있다. 긴 사슬의 셀룰로오스는 서로 겹쳐져 매우 강한 망상 구조를 형성한다. 곡류 대부분은 바깥층에 이러한 섬유질이 많은 겨층을 가지므로, 전곡류에는 식이섬유소가 많이 들어 있다. 나무줄기나 브로콜리 등의 단단한 줄기에는 물에 녹지 않는 불용성 리그닌이 일부 있다.

4) 그 외의 탄수화물

저에너지 또는 에너지원이 되지 않는 감미료가 청량음료수, 껌, 사탕 등에 널리 이용되고 있다. 이들은 사람의 소화효소로는 분해되지 않고, 흡수되지도 않으며, 또는 흡수되더라도 이용되지 않고 배설되는 특징이 있다. 또한 구강 내 미생물에 이용되지 않는 것 또는 비피더스균의 생육인자가 되는 것도 있다.

저에너지 및 저우식성을 갖는 감미료에는 솔비톨, 말티톨, 자일리톨 등이 있다. 또한 저우식성 및 비피더스균의 생육인자를 갖는 감미료에는 프룩토올리고당, 커플링슈가 등이 있다. 자일리톨은 D-자일로오스의 당알코올이다. 수크로오스(자당)나 글루코오스에 비해 치아우식증 발생률이 적고, 저칼로리여서 혈당치 상승 억제 효과를 가진 감미료로 알려져 껌, 사탕 등에 널리 이용되고 있다. 감미도는 수크로오스와 거의 동일하지만 장관에서 흡수되기 어렵기 때문에 한 번에 대량(30~40g) 섭취하면 설사나 복부 불쾌감을 일으킨다.

2. 탄수화물의 영양학적 의미

1) 탄수화물의 작용

탄수화물의 주요 작용은 에너지원이 되는 것이며 1g당 약 4kcal의 에너지를 발생한다. 식사로부터의 에너지 공급원으로서 가장 많이 차지하며 이용되기 쉽다. 섭취한 탄수화물은 소화효소에 의해 단당류로 분해되어 장관에서 흡수된다. 섭취한 음식은 저작과 장관운동, 소화효소의 작용에 의해 흡수 가능한 저분자로 분해된다. 이 과정을 소화라고 하며, 소화성이란 이런 분해가 잘되고 소화효소의 작용을 받기 쉬움을 말한다. 또한 소화되어서 저분자가 된 물질은 장관의 점막세포에서 흡수되어 체내에서 이용된다. 이렇게 장관으로부터의 흡수가 잘되는 것을 흡수성이라 한다. 단, 셀룰로오스 등의 식이섬유는 사람의 소화효소로는 분해되지 않으며 대변을 통해 배설된다.

흡수된 당류는 몇 단계를 거쳐 글루코오스가 되어 혈액에 들어가고 에너지가 필요한 조직에 공급된다. 혈액 내의 글루코오스 농도를 혈당치라고 하며, 인슐린, 글루카곤, 에피네프린 같은 호르몬이나 간에서의 글루코오스 생합성에 의해 일정 농도가 되도록 조절되고 있다. 공복 시의 혈당치는 건강한 사람의 경우 70~110mg/dL이다.

(1) 글루코오스의 저장과 이용

간이나 근육에는 글루코오스의 저장형태인 글리코겐이 저장되어 있다. 글리코겐은 필요에 따라 글루코오스로 분해되어 혈중으로 방출, 각 조직에서 에너지원으로 이용된다. 단, 근육의 글리코겐은 근육을 움직일 때의 에너지원이 되지만 글루코오스로 다시 분해되어 혈당으로 혈액 내에 들어갈 수는 없다. 간의 글리코겐은 혈당으로서 혈액 내에 방출되며, 혈당 유지에도 이용된다. 체내에 저장할 수 있는 글리코겐의 양은 간에 약 100g, 근육에 약 250g으로 알려져 있다. 하지만 이 양으로는 사람이 하루에 필요한 에너지를 보충할 수 없기 때문에 음식으로부터의 섭취가 필요하다.

(2) 잉여 탄수화물의 행방

에너지원으로 이용되거나 또는 글리코겐으로 저장할 수 없었던 탄수화물은 중성지방이나 지방산으로 생합성되어 지방조직에 침착한다. 수크로오스(자당)를 구성하는 당인 프룩토오스는 글루코오스보다 중성지방이 되기 쉽고, 혈액 콜레스테롤을 상승시키기 쉽다. 또한 내당능 저하를 일으키기 쉬운 것으로 알려져 있다. 내당능이란 혈액 내의 글루코오스 농도 상승이 일어나는 상황에 대처하여 혈당치를 일정 범위 내로 유지하는 능력으로 식사 등의 섭취에 의해 혈당치가 상승하려고 하면 인슐린 등의 호르몬이 분비되어 혈당치를 일정 수준으로 유지하도록 작용한다. 이러한 능력이 깨지면 당뇨병이 발생하기 쉬워진다.

지방의 침착 증가, 혈액 콜레스테롤의 상승, 내당능의 저하 등은 심질환, 당뇨병 등의 생활습관병의 요인이 되기 때문에 바람직하지 않다. 수크로오스(자당)를 비롯해 탄수화물을 과잉섭취하지 않도록 주의할 필요가 있다.

(3) 글루코오스의 대사

혈액에 의해 체내의 각 조직으로 운반된 글루코오스는 대사되어서 최종적으로 이산화탄소(CO_2)와 물(H_2O)로 분해된다. 이러한 대사 단계에서 방출되는 에너지를 각 조직의 활동 에너지로 이용하고 있다.

글루코오스가 원활하게 대사되기 위해서는 충분한 양의 산소와 비타민 B_1, 비타민 B_2, 니아신 등이 필요하다. 이들이 충분하지 않을 경우, 글루코오스는 완전히 대사되지 않고 중간대사물인 피루브산이나 젖산 등이 증가하여 바람직하지 않다.

뇌의 에너지 소비량은 높아서 체내에서 소비되는 에너지의 약 20%, 1일 약 400~500kcal나 된다. 통상 뇌의 유일한 에너지원은 글루코오스이며, 혈당이 직접 에너지원으로 이용되고 있다. 공복 시에도 혈당치가 일정 수준으로 유지되는 것은 뇌로 에너지 공급이 되기 때문이라고 할 수 있다. 아침 식사를 굶으면 혈당치가 저하되어 뇌의 에너지원이 부족하기 때문에 뇌가 충분히 활동하지 못해 집중력이나 기억력 등이 떨어진다.

(4) 단백질 절약작용

적혈구, 뇌, 신경세포 등은 글루코오스를 주요 에너지

원으로 사용하며, 이에 따라 신체는 일정 수준의 혈당을 항상 유지하려 한다. 그러나 탄수화물 섭취가 부족한 경우 당 이외의 단백질 등으로부터 글루코오스를 새롭게 합성할 수 있다. 이를 당 신생과정이라고 하며, 주로 간과 콩팥에서 일어난다. 그러므로 탄수화물을 충분히 섭취하는 경우에는 체내 단백질이 글루코오스 합성에 이용되지 않으므로 단백질을 절약할 수 있다. 글루코오스 당 신생과정의 급원으로는 주로 단백질 분해산물이 사용되며, 지방산은 이용할 수가 없다. 즉, 근육, 간, 콩팥, 심장 등 여러 기관에서 단백질이 분해되어 사용된다. 그러므로 저열량식이나 기아상태에서 이 합성과정이 여러 주일 지속되면 이 기관들은 단백질이 급격히 소실되어 쇠약해진다. 장기간 금식이나 기아상태의 경우 단백질 손실과 그로 인한 급격한 체중감소가 나타나므로 이를 치료하기 위해 여러 조제식이 개발되고 있다.

(5) 케톤증 예방

지방산 산화에는 적절한 탄수화물 섭취가 필수적이다. 즉 저탄수화물 식사로 인슐린 분비가 감소하면서 지방이 분해된다. 이에 따라 아세틸-CoA가 다량 생성되나, 글루코오스로부터 생성되는 옥살초산(옥살로아세트산)이 없으므로 TCA 회로에 들어갈 수가 없어 간에서 지방산 산화가 불완전하게 된다. 이 때 생성된 아세틸-CoA는 아세트초산, β 하이드록시부티르산, 아세톤 등의 케톤체를 다량 생성해 혈액과 조직에 축적되는데, 이를 케톤증이라 한다.

이러한 케톤증을 방지하기 위해서는 하루 50~100g의 탄수화물 섭취가 꼭 필요하다. 한국인의 경우 밥 한 공기에 65.5g의 탄수화물이 있어 비교적 쉽게 섭취할 수 있다. 기아상태의 경우에는 탄수화물의 섭취가 부족해 피하조직에서 분해된 지방이 대사되므로 혈액에 케톤체가 나타난다. 이는 체내 에너지원이 부족한 경우의 정상적인 대사반응이다. 케톤체는 유리 지방산보다 조직에서 이용하기 쉬운 에너지 형태이며, 뇌와 심장 등 일부 조직은 기아상태와 같은 비상시에는 케톤체를 에너지원으로 사용하여 생체 단백질 손실을 1/3 가량 줄여준다. 만일 일부 뇌조직이 케톤체를 사용하지 못한다면, 뇌에 에너지를 공급하기 위해 생체 단백질을 분해하여 글루코오스를 합성할 것이다. 이는 결국 자기소화현상을 나타내는 것으로, 근육, 심장 등의 주요기관을 파괴함으로써 생물체의 생존능력을 감소시켜 오랫동안 생존할 수 없게 만든다.

(6) 유당불내증

유제품을 섭취하면 설사나 복통을 일으키는 사람이 있는데, 이는 유제품에 포함된 유당을 분해하는 효소(락타아제)가 선천적으로 결핍되었거나 효소의 작용이 결핍된 경우에 나타난다. 흑인이나 아시아인은 나이가 들면서 락티아제의 작용이 떨어지는 것으로 알려져 있다. 병적으로 저하되었을 경우 유당불내증으로 진단된다. 하지만 유당불내증인 사람이라도 유제품을 소량 자주 섭취하거나 또는 가열해서 섭취하면 설사를 하지 않는 경우도 있다. 락토오스에는 칼슘 흡수 촉진 효과, 장내의 유용세균 증식작용이 있는 것으로 알려져 있다.

2) 탄수화물의 필요량과 급원

(1) 탄수화물의 필요량

탄수화물의 필요량은 총에너지 섭취량의 55~70%가 적정한 것으로 보고 있다. 탄수화물을 전혀 섭취하지 않으면 단백질과 지방이 에너지원으로 이용된다. 단백질이 이용되면 체단백질 저하(근육량 저하 등)가 일어날 우려가 있다. 또한 지방이 많이 이용되면 분해가 잘 진행되지 않아 혈중 케톤체가 증가하여 나쁜 영향이 생기는 경우도 있다

(2) 탄수화물의 급원

탄수화물은 전분으로서 곡류, 감자류, 옥수수, 콩류 및 이것들로 제조된 각종 식품으로 섭취할 수 있다. 또한 청량음료수 등에도 수크로오스, 글루코오스, 전화당 등으

■■ 표 8-2. 탄수화물을 많이 포함한 식품

식품명	100g당 양(g)	식품명	100g당 양(g)	식품명	100g당 양(g)
정백미	77	정백반	37	천연 밀감과즙	10
소맥분	73	식빵	44	천연 사과과즙	11
보리	68	옥수수	14	아이스크림	23
조	70	서양호박	17	초콜릿	60
피	68	바나나	21	우동(익힌)	21
상백당	99	팥	41	마카로니(익힌)	27
과자류	14~98	까치콩	39	스파게티(익힌)	27
감자	16	완두콩	43	메밀국수(익힌)	24
고구마	29	포도	15	쌀국수	79
토란	11	사과	13	백옥분	80

소수점 이하는 사사오입. 특별한 단서가 없는 경우는 생것인 경우의 값. 탄수화물에서 식이섬유량을 뺀 값

로 10~15%의 탄수화물이 포함되어 있다. 전화당이란 수크로오스를 산 또는 효소로 가수분해하면 수크로오스 1분자에서 글루코오스와 프룩토오스가 1분자씩 생성된다. 이 혼합물을 전화당이라 한다. 수크로오스보다 용해도가 높고 단맛도 강하다. 과일에도 프룩토오스, 글루코오스 등으로 포함되어 있다. 한국인(20세 이상, 2008년 국민건강영양조사)의 현재 섭취상황은 탄수화물 에너지 비율 67.0%, 탄수화물 293.3g이라고 되어 있다. 표 8-2에 탄수화물을 많이 포함한 식품을 나타냈다.

현대의 식생활은 주로 정제 탄수화물(백미, 식빵, 백설탕 등)을 섭취하는 소비구조로 되어 있기 때문에 식이섬유, 무기질, 비타민 등의 섭취부족을 초래하기 쉽다. 또한 정제 탄수화물은 소화·흡수가 빠르기 때문에 혈당치가 상승하기 쉬운 것으로 알려져 있다. 혈당치의 급격한 상승은 당뇨병이나 비만으로 이어질 우려가 있다.

3) 탄수화물과 치아우식증

탄수화물, 특히 수크로오스가 치아우식증 발생을 현저히 증가시키는 것으로 알려져 있다. 치아우식증은 구강 내의 우식원성 미생물(주로 충치구균)이 글루코오스를 기질로 하여 치아표면에 점착되기 쉬운 다당류인 불용성 글루칸(덱스트란)을 생성하며 치태형성을 촉진하는 것으로 시작된다. 치태가 치아에 부착되면 치면과 치태 사이에 타액이 들어갈 수 없게 되고 우식원성 미생물이 탄수화물을 대사함으로써 생산되는 산을 중화하는 효과가 방해된다. 따라서 치아표면이 산성(pH의 저하) 환경에 노출되기 때문에 탈회가 일어나고 치아우식증이 생기는 것이다. 글루코오스, 프룩토오스, 말토오스(맥아당), 락토오스(유당) 등도 우식원성 미생물에 이용되는데, 다당류(불용성 글루칸)의 생성이 없기 때문에 우식발생의 정도는 글루코오스보다 낮다. 또한 탄수화물계 감미료(커플링 슈가, 팔라티노오스, 트레할로오스, 자일리톨 등)는 우식원성 미생물에 이용되지 않기 때문에 산 생산이 없고 점액다당류도 생성되지 않아 치아우식증 발생 위험성이 감소한다.

또한 구연산을 포함한 청량음료수 등은 구강 내의 수소이온농도(pH)를 저하시켜서 치면을 직접 용해하여 우식을 발생시키기 쉽다고 지적되고 있다. 이러한 구연산은 감귤류에 포함된 신맛으로 식품첨가물의 산미료로 이용되어 청량음료수, 소스 등에 첨가되고 있다.

Ⅱ. 단백질의 영양학적 의미

단백질은 탄수화물이나 지방과는 달리 분자 내에 탄소(C), 수소(H), 산소(O)의 3원소 외에도 질소(N) 및 황(S)을 포함하고 있다. 탄수화물과 지방은 서로 대체할 수 있지만 단백질은 대체가 불가능하다.

단백질은 몸을 구성하는 세포 중에서 가장 양이 많은 유기화합물이며, 인체에서는 수분을 제외한 부분의 약 50%를 차지한다. 단백질은 근육, 장기, 혈액 등의 구성성분임과 동시에 체조직의 합성과 분해, 영양소의 소화 등을 하는 효소의 본체이기도 하다. 또한 대사 조절기능을 하는 호르몬, 병에 대한 저항력과 관련된 면역반응의 항체 등도 단백질로 만들어진다.

식품에 함유된 단백질에는 평균 16%의 질소가 포함되어 있다. 식품 내의 단백질량을 구할 경우에는 질소 함유량을 분석하여 거기에 100/16=6.25를 곱하면 된다. 이 6.25를 질소·단백질 환산계수라고 한다.

1. 단백질의 종류

단백질은 아미노산이 다수의 펩타이드와 결합한 것으로 약 20종류에 이르는 아미노산의 결합순서와 양에 의해 다양한 종류의 단백질이 만들어진다. 단백질은 그 구성성분이나 물리화학적 성질에 따라 여러 종류로 나뉜다. 영양상의 중요성 측면에서 말하자면 각각의 단백질이 어떤 아미노산으로 구성되어 있는지, 그리고 각 아미노산의 양과 비율, 소화흡수율 등에 주목하여 단백질의 분류를 이해하는 것이 중요하다.

1) 필수아미노산과 비필수아미노산

단백질을 구성하고 있는 약 20종류의 아미노산 중 체내에서 합성하지 못하거나 또는 합성속도가 느리기 때문에 음식으로 섭취해야 하는 것을 필수아미노산이라 한다. 사람의 필수아미노산은 라이신, 메티오닌, 트립토판, 로이신, 이소로이신, 발린, 트레오닌, 페닐알라닌, 히스티딘의 9종류이다. 히스티딘은 필수아미노산이라고 하지만, 8개의 다른 필수아미노산과는 달리 히스티딘 결핍 식사 시, 바로 음성 질소평형이 야기되거나, 단백질 합성이 감소되지는 않아 필수아미노산으로서의 기준이 다르다. 아르기닌은 동물의 종류에 따라 보급을 하면 성장 개선을 보이는 경우가 있기 때문에 필수아미노산에 준하는 취급을 하는 경우가 있는데, 사람의 경우는 필수아미노산으로 보지 않는다. 단, 유아기에는 '조건적 필수아미노산'으로 취급하는 경우도 있다(표 8-3).

필수아미노산 외의 아미노산을 비필수아미노산이라

표 8-3. 필수/비필수아미노산 및 조건적 필수아미노산

필수아미노산	비필수아미노산	조건적 필수아미노산	조건적 필수아미노산의 전구체
히스티딘	알라닌	아르기닌	글루타민/글루탐산, 아스파르트산
이소로이신	아스파르트산	시트룰린	메티오닌, 세린
로이신	아스파라긴	오르니틴	글루탐산/암모니아
라이신	글루탐산	시스테인	세린, 콜린
메티오닌	세린	티로신	글루탐산
페닐알라닌		글루타민	페닐알라닌
트레오닌		글리신	
트립토판		프롤린	
발린		타우린	

■ ■ 표 8-4. 영유아부터 성인의 필수아미노산 필요량

필수아미노산	평균필요량		권장섭취량 (mg/kg/일)
	(mg/kg/일)	(mg/g 단백질)	
히스티딘	11	17	14
이소로이신	15	23	19
로이신	34	52	43
라이신	35	53	44
메티오닌(+시스테인)	15	23	19
페닐알라닌(+티로신)	40	61	50
트레오닌	16	24	20
트립토판	4	6	5
발린	19	29	24
단백질추정평균필요량	660	-	-

■ ■ 표 8-5. 밀 아미노산 함량과 기준 아미노산 함량의 비교

아미노산	아미노산 함량(g/100g 단백질)			밀 단백질을 계란 단백질과 비교(% 편차)
	밀	계란	FAO/WHO 기준	
페닐알라닌(+티로신)	8.1	10.1	7.3	-20
히스티딘	1.9	2.4	1.7	-21
트립토판	1.2	1.6	1.1	-25
로이신	6.3	8.8	7.0	-28
함황 아미노산	3.5	5.5	2.6	-36
이소로이신	4.0	6.6	4.2	-40
발린	4.3	7.4	4.8	-42
트레오닌	2.7	5.0	3.5	-46
라이신	2.4	6.4	5.1	-62

밀의 제 1 제한아미노산은 라이신 화학가 = 2.4/6.4 × 100 = 38, 아미노산가 = 2.4/5.1 × 100 = 47

고 하는데, 이러한 아미노산이 불필요한 아미노산이라는 뜻은 아니다. 체내에서 필수아미노산으로 만들 수 있다는 의미이며, 영양상 중요한 작용을 하고 있다.

2) 단백질의 영양가

인체에 필요한 필수아미노산의 양을 기준으로 각 필수아미노산의 바람직한 비율이 구해져 있다. 이 비율은 통상 단백질 1g 또는 단백질에 포함된 질소 1g당에 대한 각 필수아미노산의 mg으로 나타낸다.

단, '인체에 필요한 각 필수아미노산의 양과 비율'은 영양학의 진보에 의해 지금까지 여러 번에 걸쳐 바뀌어 왔다. 2007년에 국제연합식량농업기구(FAO), 세계보건기구(WHO), 국제연합대학(UNU)의 합동 전문위원회가 발표했다. 성인의 필수아미노산 필요량을 표 8-4에 나타

냈다. 티로신은 페닐알라닌으로부터 합성, 시스틴은 메티오닌으로부터 합성된다는 점에서 이들의 합계 양이 충족되었는지를 판정 기준으로 하고 있다.

음식 중 단백질의 필수아미노산의 양과 앞에서 설명한 바람직한 필수아미노산의 양을 비교하여 바람직한 필수아미노산의 양보다 적은 식품 중의 필수아미노산을 제한아미노산이라 한다. 이 제한아미노산 중 가장 비율이 적은 것을 제 1 제한아미노산이라 한다.

1955년 FAO가 제창한 수치를 기준으로 계산된 각 식품 중의 필수아미노산과의 비율(%)을 단백가, 1973년 FAO와 WHO의 합동전문위원회가 발표한 수치를 기준으로 계산된 각 식품 중의 필수아미노산과의 비율(%)을 아미노산가(amino acid score)라고 한다. 또한 1985년에는 연령 구분별로 바람직한 필수아미노산의 양과 그 비율(필수아미노산 패턴)이 제시되었으며, 2007년에도 새로운 수치가 공표되었다. 이들 수치를 기준으로 구한 아미노산가는 각 식품의 단백질 영양가를 평가하기 위해 이용되고 있다.

표 8-5에 주요 식품의 아미노산가를, 그림 8-1에 단백질 영양가의 개념도를 나타냈다.

3) 동물성 단백질과 식물성 단백질

단백질은 영양학적으로 동물성 단백질과 식물성 단백질로 분류된다. 일반적으로 동물성 단백질이 식물성 단백질보다 영양가가 높다. 단, 식물성 단백질이라도 대두 단백질은 영양가가 높다. 식물성 단백질의 제한아미노산은 라이신이나 로이신 등인 경우가 많은데, 동물성 단백질에는 이러한 아미노산이 많이 포함되어 있다. 따라서 식물성 단백질과 동물성 단백질을 조합해서 섭취하면 부족한 부분이 보완되어 단백질의 영양가가 개선된다. 질

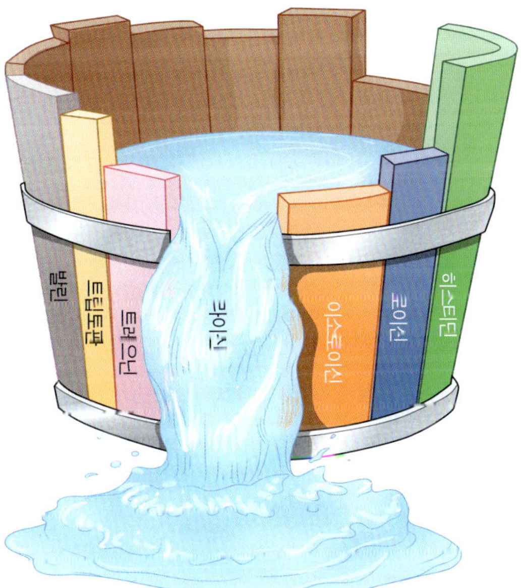

그림 8-1 단백질의 영양가 개념을 나타내는 리비히(Liebig)의 통. 필요량 이상으로 많은 필수아미노산은 필요하지 않다. 예를 들어 라이신이 이 정도 밖에 안 될 경우 이 통은 여기까지만 물을 채울 수 있다. 즉 이 양까지만 단백질이 이용된다. 단백질을 구성하는 필수아미노산은 각각 필요량이 다르다. 이 그림은 통을 이루는 판의 폭으로 각 아미노산의 필요량을 나타냈고, 높이로 충족도를 나타냈다. 예를 들어 어떤 필수아미노산이 결핍될 경우 그 결핍도에 따라 판의 높이를 작도한다. 즉 이 통에 물을 채울 경우 가장 결핍되어 있는 판의 높이까지만 채울 수 있으므로 그 양만큼만 이용된다는 것을 설명하고 있다.

■ ■ 표 8-6. 식물성 식품에 부족한 아미노산과 단백질 질의 보충효과

식품	부족한 아미노산	단백질 질의 보충효과
콩류	메티오닌	두부와 쌀밥
곡류	라이신, 트레오닌	콩밥, 팥밥
견과 및 종실류	라이신	콩과 참깨가루를 섞어 만든 일본식 된장 땅콩과 완두 등의 콩을 섞은 샐러드
채소	메티오닌	나물과 쌀밥, 채소와 견과류를 섞은 샐러드
옥수수	트립토판, 라이신	옥수수와 계란을 섞은 볶음밥

이 낮은 단백질에 부족한 아미노산을 보충하거나, 그 아미노산을 함유하는 단백질을 함께 섭취하면 필수아미노산의 공급을 향상시킬 수 있다. 이렇게 단백질의 질을 향상시키는 효과를 단백질 질의 보충효과라 하며, 전통적으로 콩을 쌀과 혼합해서 잡곡밥을 지어먹는 것은 쌀의 단백질 질을 향상시키는 보완방법이다(표 8-6). 질이 낮은 식물성 단백질을 단독으로 먹는 것보다 여러 종류의 식물성 단백질을 혼합하거나 양질의 동물성 단백질과 혼합하여 먹음으로써 부족한 아미노산을 보완할 수 있다. 또한 질이 낮은 단백질의 제 1 제한아미노산이나 제 2 제한아미노산을 첨가해서 단백질의 질을 상승시킬 수도 있는데, 그 예로 밀가루에 라이신이나 트레오닌을 강화시키는 경우이다. 통상 동물성 단백질 비(총 단백질 섭취량에 대한 비율)가 40% 이상이면 단백질의 영양가는 충분히 높다고 할 수 있다. 단, 제한아미노산을 보충하려고 단일 아미노산을 다량 섭취하면 영양가가 떨어지거나 과잉 독성을 보이는 경우가 있으므로 주의가 필요하다. 과잉 독성이란 영양소의 과잉섭취에 의한 해를 말한다. 예를 들어 어떤 아미노산만 과잉으로 섭취하면 체중이 감소된다는 것이 동물실험에 의해 밝혀졌다. 그럴 경우 다른 아미노산도 동시에 섭취하면 그 해를 줄일 수 있다. 또한 아미노산가만으로 단백질의 영양가를 비교할 것이 아니라 그 식품에 포함된 단백질의 양도 고려할 필요가 있다. 단백질 함유량이 적으면 단백질로서의 가치가 낮아지기 때문이다.

2. 단백질의 영양학적 의미

1) 단백질 작용

(1) 단백질 역할

단백질은 체내에서 분해되어 1g당 4kcal의 에너지를 발생하는데, 주요 역할은 우리 몸의 구성성분이 되는 것이다. 음식 중에 포함된 단백질은 성장기 어린이나 임산부의 경우 새로운 조직을 형성하거나 증식하기 위해, 그리고 소모된 체단백질을 보충하기 위해 쓰인다. 성인의 경우에도 소모된 체단백질을 보충하기 위해 음식 중에 포함된 단백질이 필요하다.

성인처럼 체조직량이 증가하지 않는 경우라도 체내에서는 상당량의 단백질 분해와 합성이 일어나고 있다. 하루에 체중 1kg당 약 3g의 단백질이 합성된다는 보고가 있으므로, 예를 들어 체중이 60kg일 경우 약 180g의 체단백질이 매일 합성과 분해를 반복하고 있는 것이다. 이 양은 2005년 한국인의 1일 단백질 섭취량인 약 75g의 2배 이상이나 된다. 이는 약 180g의 단백질에서 생긴 아미노

산의 대부분이 합성을 위해 재이용되고 있다는 것을 의미한다.

혈액이나 간 등의 조직에는 섭취한 단백질이 소화 및 흡수되어 아미노산이 되어 들어옴과 동시에 체조직을 구성하고 있던 단백질의 분해에 의해 생긴 아미노산이 혼합상태로 존재하고 있다. 이를 아미노산 풀이라 한다. 아미노산 풀 중의 아미노산이 근육이나 장기 등의 단백질 합성과 효소나 호르몬, 혈액단백질을 합성하는 데 사용된다(그림 8-2).

체단백질은 항상 대사회전되고 있는데, 이 대사회전 속도는 체단백질의 종류에 따라 다르다. 체단백질을 구성하고 있는 아미노산의 반이 교체되는 데 소요되는 시간은 간의 경우 약 12일, 근육의 경우 약 80일이라고 알려져 있다.

뼈나 치아 같은 경조직도 그 기본구조는 콜라겐이라는 단백질로 만들어져 있다. 뼈의 경우 단백질의 반이 새로운 것으로 교체되기 위해서는 약 240일 정도 걸린다고 알려져 있다. 하지만 치아의 경우 음식으로 섭취된 단백질이 치아의 단백질로 이용되지만 그 단백질이 새로운 것으로 교체되는 것은 아니다.

(2) 아미노산의 보충효과

이미 설명한 것처럼 음식 중의 단백질은 사람이 필요로 하는 아미노산을 바람직한 양과 비율로 포함하고 있는 것은 아니다. 그래서 어떤 특정한 필수아미노산이 부족한 음식과 그 아미노산을 많이 포함하는 음식을 조합시켜서 섭취하면 섭취한 필수아미노산의 양과 비율이 바람직한 상태가 된다. 이를 아미노산의 보충효과라고 한다. 밥이나 빵 등의 주식과 고기, 생선, 계란 등의 부식을 섭취하는 것은 이러한 보충 효과와 관련되어 있다.

(3) 잉여 단백질의 행방

단백질을 과잉으로 섭취한다고 해서 체내의 단백질이 한없이 증가하는 것은 아니다. 흡수된 잉여 아미노산은 간에서 질소부분(아미노기)이 유리되고 요소가 되어 소변 내에 배설된다. 남은 질소 외의 성분(탄소골격)은 에

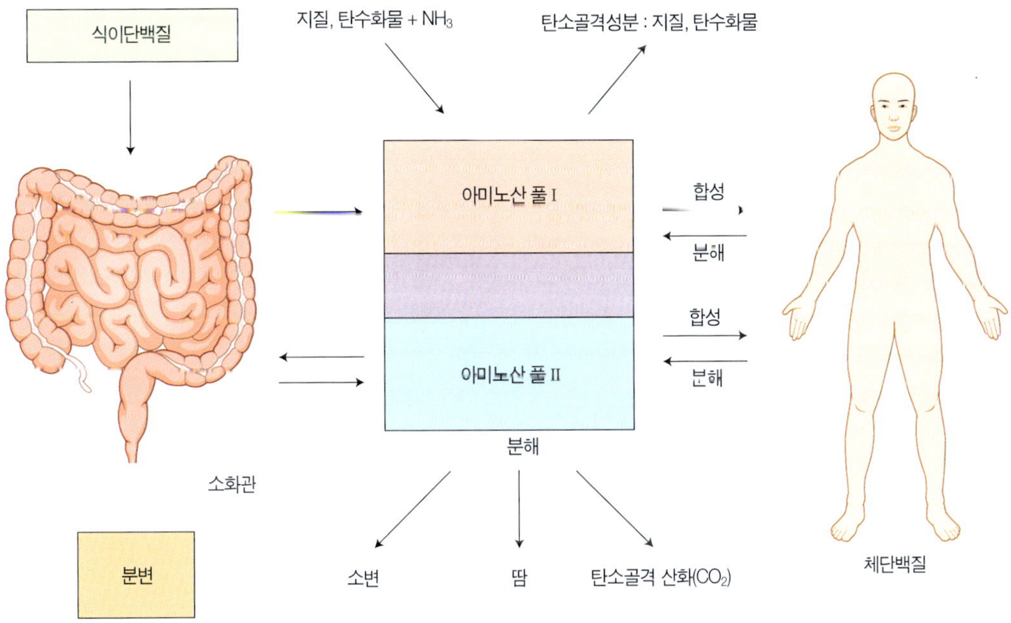

그림 8-2 아미노산 풀의 모식도

너지원이나 글리코겐, 지방이 되어 체내에 축적된다.

(4) 단백질의 여러 작용

단백질은 근육을 비롯한 각 조직의 구성성분이 되는 것 외에도 효소가 되어 생체 내에서 일어나는 여러 화학반응에 관여하고 있다. 또한 인슐린이나 뇌하수체 호르몬 등의 호르몬 구성성분, 면역반응의 항체가 되는 면역글로불린, 면역반응에 관여하는 사이토카인의 구성성분도 되고 있다. 산소를 운반하는 헤모글로빈, 지방을 운반하는 지단백질, 철을 운반하는 트랜스페린, 칼슘과 결합하는 칼슘 결합단백질 등 산소와 각종 영양소를 운반하는 역할도 맡고 있다.

또한 단백질은 그 분자 내에 산성을 띠는 부분과 알칼리성을 띠는 부분이 있어 필요에 따라 산성 물질 또는 알칼리성 물질로 작용할 수 있다. 사람의 체액을 약알칼리성 또는 중성으로 유지하는 데 있어서 혈액 내의 단백질은 중요한 역할을 하고 있다. 그 밖에도 혈액 내의 단백질은 체액의 삼투압을 조절하기도 한다. 단백질 섭취량이 부족하여 혈액 내의 단백질 농도가 저하되면 혈관 내 삼투압이 저하되기 때문에 조직에 물이 고여 부종이 생긴다. 이를 영양성 부종이라 한다.

2) 단백질의 필요량과 급원

(1) 단백질의 필요량

단백질의 필요량은 성별, 연령, 신체상황(성장기, 임신기, 수유기 등), 신체활동 수준, 섭취하는 단백질의 질 등에 의해 결정된다. 성인의 경우 단백질 필요량을 결정하는 기본적인 개념은 체내에서 소실된 단백질(소변, 대변, 땀, 모발, 피부, 손톱 등)의 양을 보충한다는 것이다. 또한 섭취하고 있는 단백질의 소화흡수율, 아미노산가(단백질의 영양가), 개인차도 고려한다. 유아의 경우 모유 내의 단백질량과 유아의 모유섭취량을 참고로 하며, 성장기 어린이는 체내에 축적된 단백질량을 연령별로 계산하여 구한다. 임산부의 경우는 태아의 성장에 필요한 단백질량, 수유부의 경우는 모유생성에 필요한 단백질량이 각각 부가되고 있다.

이와 같이 결정된 수치를 한국인의 단백질 영양 섭취기준이라 한다. 한국인의 영양 섭취기준(2010)에서 성인의 경우 체중 1kg당 단백질 평균필요량은 0.66g으로 되어 있다. 평균필요량에 한 인구집단 내에서의 개인 변이를 모두 감안할 수 있는 충분한 수준인 권장섭취량의 산출에 적용된 변이계수는 과거 우리나라 권장량과 FAO/WHO/UNU 전문위원회에서 제안한 125%를 그대로 적용하였다. 즉 성인의 단백질 권장섭취량은 0.66 × 1.25 = 0.825g/kg/일로 산정되었다. 1일 권장량은 성인남성의 경우 19~29세가 56g, 성인여성의 경우 50g, 1~2세 유아의 경우 15g, 3~5세 어린이의 경우 20g 등이다.

2005년 1일 단백질 섭취량은 75.8g이며 그 중 동물성 단백질은 32.1g(동물성 단백질비, 42.4%)으로 되어 있다. 또한 총 에너지 섭취량에서 차지하는 단백질 에너지 비율은 15.0%로, 평균적으로는 적정 수준에 있음을 알 수 있다.

음식 중의 단백질 영양가는 음식의 종류에 따라 다르다. 따라서 영양가가 낮은 단백질을 섭취하고 있는 경우에는 양적으로 필요량을 채우더라도 단백질 부족 증상이 나타난다. 총 단백질 섭취량의 40% 정도는 동물성 단백질로 섭취하는 것이 바람직하다. 단, 동물성 단백질비가 높은 것은 동물성 지방의 과잉섭취로 연결되는 경우도 있으므로 주의가 필요하다. 또한 격한 스포츠 등을 장시간 할 경우에는 그에 따른 증가 에너지의 약 10~15%를 단백질로 보충하는 것이 바람직하다. 헤모글로빈 합성이나 철의 흡수, 저장 및 운반에도 단백질이 관여하고 있기 때문에 단백질이 부족하면 빈혈이 일어난다.

(2) 단백질 부족과 과잉의 영향

단백질은 우리 몸 구성성분이 될 뿐만 아니라 생체의 기능을 유지하는 데에도 여러 면에서 관여하고 있기 때문에 섭취량이 부족하면 여러 가지 장애가 일어난다. 영유아의 단백질 부족은 성장 지연, 질병에 대한 저항성 저하를 유발한다. 또한 치아의 맹출 지연, 유치의 형성부전도 나타나는 것으로 보고되었다.

성인의 단백질 부족은 빈혈, 감기에 잘 걸리거나 상처가 잘 낫지 않는 등의 세균감염 저항력 저하, 쉽게 피로함을 느끼는 등의 증상으로 나타난다. 젊은 여성에서 체중이 증가되는 것을 걱정한 나머지 음식섭취량을 감소시키면 단백질 섭취부족이 되는 경우를 자주 볼 수 있다. 임산부의 경우 빈혈, 태아 발육부전, 부종 등을 일으키며 심할 경우에는 유산의 위험도 있다. 오랫동안 자리에 누워있는 고령자의 경우 단백질이 부족하면 감염증에 걸리기 쉽고 욕창이 심해지기도 한다.

한편 단백질 섭취량이 어느 정도 많더라도 특별한 장애는 나타나지 않으며, 여분의 단백질은 에너지원으로 축적된다. 하지만 권장량의 2배 이상 되는 단백질, 특히 동물성 단백질의 과잉섭취는 바람직하지 않다. 단백질의 과잉섭취는 탄수화물 등의 섭취감소를 초래하며, 장 운동을 저하시켜서 변비가 일어날 가능성이 높다. 또한 동물성 단백질의 과잉섭취는 소변 내 칼슘 배설량을 증가시켜 뼈 속의 칼슘이 감소하는 것으로 밝혀졌다. 섭취한 단백질이 소화 및 흡수되어 체내에서 원활하게 대사되기 위해서는 비타민 B_6가 필요하다. 그렇기 때문에 고단백질식을 섭취할 경우 비타민 B_6도 많이 섭취하도록 신경 쓸 필요가 있다.

(3) 단백질의 급원

단백질의 주요 급원은 육류, 어패류, 우유 및 유제품, 대두제품 등이다. 쌀, 소맥류의 단백질 함유량은 그다지 많지 않지만 하루에 섭취하는 양이 많기 때문에 단백질의 급원으로서 중요하다. 밥 한 공기(150g)는 약 4g, 식빵 1장(60g)은 약 6g, 삶은 우동(250g)은 약 7g의 단백질을 섭취할 수 있다. 단, 쌀, 소맥 등은 라이신 같은 필수아미노산이 부족하기 때문에 어패류, 알류, 육류, 우유 및 유

표 8-7. 식품의 단백질 함유량

동물성 식품	100g당 양(g)	식물성 식품	100g당 양(g)
까나리 익혀 말린 것	43	대두	35
정어리 말린 것	18	유부	19
어육	14~26	낫토	17
오징어	12~18	된장	10~17
패류	6~22	두부	6~10
발시분유	34	밤콩	27
치즈	8~44	팥	20
우유	3	완두	22
수육	12~21	소맥분	8~12
햄	12~26	식빵	9
소고기 통조림	20	삶은 면	3
구운 소고기	22	대맥 · 압맥	6
계란	12	정백미	6~9
		정백반	3
		서양호박	1~2
		토마토	1
		마른 미역	14

제품, 대두제품 등의 식품을 조합해서 쌀이나 소맥의 단백질 결점을 보충해야 할 것이다. 단백질 공급원은 곡류군이 21.9g, 어패류 14.2g, 육류 및 그 가공품군이 15.4g이었고, 주요 급원 식품은 백미, 돼지고기, 닭고기, 계란, 소고기, 두부 등으로 나타난다(표 8-7).

특히 사람은 공복, 즉 에너지 부족을 본능적으로 채우려고 하는 능력을 갖고 있는데, 단백질 부족을 자각하는 능력은 매우 낮다는 것을 유의하여 매일 식사를 통해 섭취해야 한다. 이는 비타민, 무기질도 마찬가지이다.

III. 지방의 영양학적 의미

지방은 탄소, 수소, 산소로 이루어진 유기화합물로서, 상온에서 고체형태인 지방과 액체형태인 기름으로 존재하여 물에는 녹지 않고 유기용매에 녹는다. 식품성분 중에서 물에 녹지 않고 클로로포름이나 에테르, 메탄올 등의 유기용매에 의해 추출되어 생체에서 이용되는 물질을 지방이라 한다. 지방은 좁은 의미로는 고체형태만을 지칭하나, 넓은 의미로는 지방과 기름을 포함하여 지칭한다. 식품의 체내에 있는 지방은 중성지방이 대부분이며, 소량의 인지질, 당지질, 스테로이드, 지용성 비타민, 왁스류와 기타 복합지질 화합물들이 포함된다. 지방의 과도한 섭취는 비만, 암, 심혈관계 질환 등과 관련이 있기 때문에 지방을 적절하게 섭취하는 것이 중요하다.

1. 지방의 종류

지방은 구성성분의 차이에 따라 단순지방, 복합지방, 스테롤로 분류된다.

1) 단순지방

단순지방에는 글리세린(글리세롤)과 지방산 3분자로 이루어진 중성지방과 고급 알코올과 지방산으로 이루어진 밀납이 있다. 일상 식생활에서 가장 많이 섭취하고 있는 것은 중성지방이며, 식물기름이나 육류의 지방이 중성지방에 해당된다.

2) 복합지방

복합지방은 단순지방(글리세린(글리세롤)과 지방산)에 인산, 탄수화물, 단백질 등이 결합한 것을 말하며, 각각 인지질, 당지질, 지단백질로 불린다. 인지질과 당지질은 생체막의 구성성분이 되는 것 외에도 뇌와 신경조직에도 많이 존재한다. 혈중의 지단백질은 밀도에 의해 분류된다. 즉, 혈중에는 지단백질로서 고밀도 지단백질(HDL), 저밀도 지단백질(LDL), 초저밀도 지단백질(VLDL) 등이 있으며, 장기에서 장기로 지방을 운반하는 작용을 하고 있다. 밀도가 낮을수록 지방의 함유량이 높아진다.

3) 스테롤

콜레스테롤, 에르고스테롤, 담즙산, 스테로이드호르몬(부신피질호르몬과 성호르몬) 등을 스테롤류라고 한다. 콜레스테롤은 인지질과 함께 생체막을 구성하고 있다. 에르고스테롤은 비타민 D_2(에르고칼시페롤)의 전구체로 표고버섯이나 효모에 포함되어 있다. 표고버섯을 햇빛에 말리면 에르고스테롤이 비타민 D_2가 된다. 담즙산은 담즙에서 분비되며, 지방과 지용성 비타민의 흡수를 돕는 작용을 한다.

4) 지방산

지방의 구성성분인 지방산은 긴 탄소사슬로 서로 연결되어 있고, 여기에 많은 수소가 결합되어 있으며, 탄화수소기의 말단에 카르복실기를 가진 유기산이다. 지방산의 탄소 수는 짝수이며 일반적으로 탄소수가 4~6개로 이루어 진 것을 단쇄지방산, 8~12인 것을 중쇄지방산, 14 이상인 것을 장쇄지방산이라 한다(표 8-8).

탄화수소기에 이중결합(불포화결합)을 갖지 않는 것

을 포화지방산, 1개만 이중결합을 갖는 것을 단일 불포화지방산, 2개 이상 갖는 것을 다가 불포화지방산이라 한다. 또한 지방산 구조식의 메틸기 쪽부터 세어서 맨 처음 이중결합을 한 곳이 3번째와 4번째 탄소 사이에 있는 지방산을 n-3계 지방산, 6번째와 7번째 탄소 사이에 있는 지방산을 n-6계 지방산이라 한다.

(1) 포화지방산과 불포화지방산

포화지방산은 돼지기름이나 소기름 같은 동물성 지방에 많이 포함되어 있는데, 팜유, 코코넛 기름 같은 식물성 지방에도 포함되어 있다. 이들은 융점이 높기 때문에 실온에서는 고체상태이다. 포화지방산 중에는 팔미트산과 스테아린산을 식사로부터 많이 섭취하고 있다. 불포화지방산은 일반적으로 대두유, 옥수수유, 참기름 등의 식물성 지방에 많이 포함되어 있다. 하지만 동물성 지방이라도 생선기름에는 다가 불포화지방산인 아이코사펜타엔산(EPA)과 도코사헥사엔산(DHA)이 포함되어 있다. 이들은 융점이 낮기 때문에 실온에서 액체이다. 불포화지방산 중에는 올레인산이나 리놀산이 식사로부터 많이 섭취되고 있다.

(2) 필수지방산

체내에서 합성할 수 없는 또는 충분한 양을 합성할 수 없는 지방산을 필수지방산이라 한다. 리놀산, α-리놀렌산, 아라키돈산이 이에 해당되며, 음식으로부터 섭취해야 한다. 아라키돈산은 체내에서 리놀산으로 합성할 수 있는데 합성 양이 적다.

또한 EPA와 DHA는 혈중 중성지방 저하작용, 혈전예

표 8-8. 지방산의 종류

지방산명			화학식	융점(℃)	관용기호	계열	함유식품 등
포화지방산		낙산(부티르산)	$CH_3(CH_2)_2COOH$	-7.9	$C_{4:0}$		버터, 야자유
		카프론산	$CH_3(CH_2)_4COOH$	-3.4	$C_{6:0}$		
		옥탄산	$CH_3(CH_2)_6COOH$	17	$C_{8:0}$		
		데칸산	$CH_3(CH_2)_8COOH$	32	$C_{10:0}$		
		라우린산	$CH_3(CH_2)_{10}COOH$	44	$C_{12:0}$		버터, 야자유, 낙화생유
		미리스틴산	$CH_3(CH_2)_{12}COOH$	54	$C_{14:0}$		동식물유
		팔미트산	$CH_3(CH_2)_{14}COOH$	63	$C_{16:0}$		동식물유
		스테아린산	$CH_3(CH_2)_{16}COOH$	70	$C_{18:0}$		낙화생유, 면실유
		아라키딘산	$CH_3(CH_2)_{18}COOH$	75	$C_{20:0}$		
불포화지방산	단일	팔미트올레인산	$CH_3(CH_2)_5CH=CH(CH_2)_7COOH$	0.5	$C_{16:1}$		어유, 경유
		올레인산	$CH_3(CH_2)_7CH=CH(CH_2)_7COOH$	11	$C_{18:1}$		동식물유
	다가	리놀산	$CH_3(CH_2)_3(CH_2CH=CH)_2(CH_2)_7COOH(\Delta^{9,12})$	-5	$C_{18:2}$	n-6	옥수수유, 대두유
		α-리놀렌산	$CH_3(CH_2CH=CH)_3(CH_2)_7COOH(\Delta^{9,12,15})$	-10	$C_{18:3}$	n-3	차조기유
		아라키돈산	$CH_3(CH_2)_3(CH_2CH=CH)_4(CH_2)_3COOH(\Delta^{5,8,11,14})$	-50	$C_{20:4}$	n-6	어유, 간유
		아이코사펜타엔산	$CH_3(CH_2CH=CH)_4(CH_2)_2COOH(\Delta^{5,8,11,14,17})$	-	$C_{20:5}$	n-3	어유
		도코사헥사엔산	$CH_3(CH_2CH=CH)_6(CH_2)_2COOH(\Delta^{4,7,10,13,16,19})$	-	$C_{22:6}$	n-3	어유

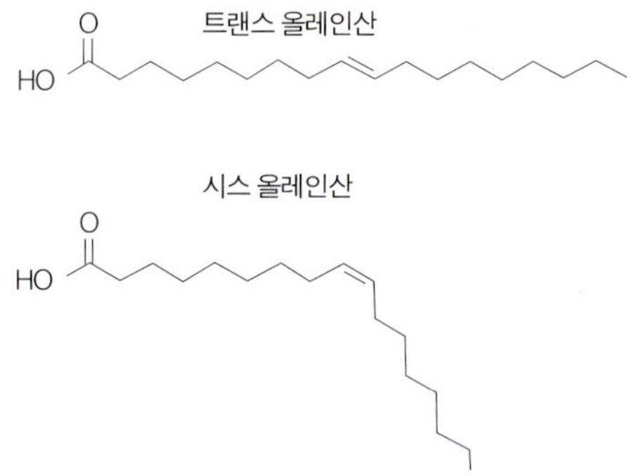

그림 8-3 시스형과 트랜스형 올레인산

방, 항알레르기 작용 같은 유효성이 있다. 이들 지방산은 α-리놀렌산으로 합성되는데 합성되는 양이 불충분한 경우도 있기 때문에 그 필수성이 강조되고 있다.

(3) 기타 지방산

천연유지의 불포화지방산의 이중결합은 대부분 시스형인데 불포화지방산에 공업적으로 수소를 첨가하여 포화지방산으로 만들 때, 그 부산물로 트랜스형 이중결합이 생긴다. 이 트랜스형 이중결합을 가진 지방산을 트랜스지방산이라 한다(그림 8-3). 불포화상태의 지방은 산소와 반응하면 산패가 쉽게 일어나고, 액체이기 때문에 운반과 저장이 어려워 사용에 불편하다. 따라서 부분적으로 경화된 식물성 지방이 오랫동안 요리에 사용되어 왔다. 마가린이나 쇼트닝은 비교적 저렴한 식물성 유지를 이용해 여기에 많이 포함된 리놀산에 수소를 첨가하여 만들어진다. 트랜스지방산은 혈액 LDL 콜레스테롤을 증가, HDL 콜레스테롤을 저하시켜 관상동맥질환 위험성을 높인다는 보고가 있기 때문에 서양에서는 트랜스지방산에 대해 규제를 하고 있다.

2. 지방의 영양학적 의미

1) 지방의 작용

지방의 주요 작용은 에너지원이 되는 것이다. 음식 내의 지방은 1g당 9kcal의 에너지를 생산하여, 탄수화물이나 단백질(1g당 4kcal)에 비해 효율이 좋다. 지방이 대사되어 에너지원이 되기 위해서는 비타민 B_2, 니아신, 판토텐산 등이 필요하다. 지방의 일종인 콜레스테롤은 스테로이드호르몬(부신피질호르몬과 성호르몬), 프로비타민 D, 담즙산 등의 구성성분으로 이용된다.

또한 리놀산 등의 필수지방산은 인지질로서 생체막의 구성성분이 되고 있다. 생체막은 대사, 막 수송, 정보 전달 같은 역할을 하고 있으며, 생체기능을 유지하는 데 중요한 작용을 하고 있다. 필수지방산의 섭취부족 또는 필수지방산이 산화되면 정상적인 생체막의 유지가 어려워진다. 필수지방산은 불포화지방산이기 때문에 산화되기 쉬우며 비타민 E, 비타민 C, 카로틴 등 항산화작용을 가진 비타민 섭취가 산화 방지에 유효하다는 보고가 있다. 지용성 비타민인 비타민 A, D, E, K는 식품 내 지방에 녹아 있기 때문에 지용성 비타민의 섭취 급원이 된다. 또한 이들 비타민이 흡수될 때에도 지방이 유효하게 작용한다. 채소, 과일에 포함된 β-카로틴(프로비타민 A)은 지방과 함께 섭취하면 흡수가 높아진다.

2) 지방의 필요량과 급원

지방의 1일 섭취 목표량은 19세 이상 성인의 경우 에너지 비율에서 15~25%이고, 1~2세의 경우 20~30%, 3~18세 15~30%이다. 한국인의 지방 에너지 섭취비율이 2001년에는 19.5%이었으며, 2005년에는 20.6%로 다소 증가한 양상을 보였으나 거의 적정 범위에 있다. 하지만 지방 섭취량은 개인에 따라 차이가 크고 40%에 가까운 사람이 지방을 많이 섭취하고 있다는 보고도 있다. 지방은 풍미나 맛과 직결되기 때문에 주의하지 않으면 과잉섭취되기 쉽다.

'한국인의 영양 섭취기준' 에서는 포화지방산의 섭취 목표량 범위, n-6계 지방산(리놀산, 아라키돈산 등), n-3계 지방산(α-리놀렌산, EPA, DHA)의 목표량도 정하고 있다. EPA 및 DHA는 하루에 1g 이상 섭취하는 것이 바람

■ ■ 표 8-9. 콜레스테롤을 많이 함유한 식품

식품명	100g당 양(mg)	1회 식사 시의 양(mg) ( )안은 1회 식사 시의 기준량	식품명	100g당 양(mg)	1회 식사 시의 양(mg) ( )안은 1회 식사 시의 기준량
오징어(말린 것)	980	294(30g)	돼지(간)	250	250(100g)
아귀(간)	560	280(50g)	계란(전란)	420	231(51g)
계란(난황)	1,400	280(20g)	돼지(삶은 대장)	210	168(80g)
장어(구이)	230	276(120g)	흰 연어(알젓)	510	153(30g)
대구(정소)	360	252(70g)	청어(청어알)	370	111(30g)

■ ■ 표 8-10. 식품 내 지방 함유량(%)

식품명		식품명		식품명	
식물유	100	소프트타입 마가린	82	웨이퍼스	14
소금이 들어간 버터	81	마요네즈(난황형)	75	포테이토칩	36
돼지기름	100	베이컨	39	밀크초콜릿	34
깨(볶은 것)	54	계란	10	낫토	10
땅콩(볶은 것)	49	소 및 돼지기름	74~86	두유	4
호두	69	지방이 많은 생선	10~25	다진 돼지고기	15
대두	19	우유	4	아이스크림	8
유부	33	도넛	20	가공 치즈	26
두부야채튀김	18	일본식 맛동산	12	모유	4

직한데, 홍송어 한 조각(80g)에는 약 0.8g, 고등어 1조각(80g)에는 약 1.3g의 EPA, DHA가 포함되어 있으므로 섭취하기는 어렵지 않다.

콜레스테롤의 과잉섭취는 혈중 LDL 콜레스테롤 수치를 증가시켜서 동맥경화 위험을 촉진시키기 때문에 섭취량에 상한치를 정하고 있다. 19세 이상의 남성은 750mg/일 미만, 여성은 600mg/일 미만이다. 표 8-9에 콜레스테롤을 많이 함유한 식품, 표 8-10에 식품 내 지방 함유량을 나타냈다.

Ⅳ. 비타민의 영양학적 의미

1. 비타민의 종류

비타민은 생체의 기능을 유지하기 위해 필수적인 영양소이며, 체내에서 합성되지 않거나 또는 합성량이 충분하지 않기 때문에 식품 등으로 섭취할 필요가 있는 유기화합물이다. 필요량은 마이크로그램(μg), 밀리그램(mg)

단위로 나타낼 만큼 미량이지만 섭취가 부족하면 결핍증이 생긴다.

비타민은 지용성 비타민과 수용성 비타민으로 나뉜다. 지용성 비타민에는 비타민 A, D, E, K가 있고, 수용성 비타민에는 비타민 B군과 비타민 C가 있다. 비타민 B군에는 비타민 B_1, 비타민 B_2, 비타민 B_6, 니아신, 판토텐산, 엽산, 비타민 B_{12}, 비오틴이 있다.

2. 비타민의 영양학적 의미

1) 비타민의 작용과 결핍증 및 과잉증

비타민은 에너지원이나 신체의 구성성분은 되지 않지만 체내의 물질대사와 생리기능에 보조효소와 조절인자로 관여하고 있다. 비타민 섭취량이 부족하면 체내조절 기능이 잘 제어되지 않아 각 비타민 특유의 결핍증상이 나타난다. 또한 비타민을 과잉으로 섭취할 경우 수용성 비타민은 소변으로 배설되지만, 지용성 비타민은 체내의 지방부분에 축적되어 과잉증을 일으키는 경우가 있다. 단, 일상적인 식생활을 잘하면 식품으로 과잉증이 일어날 만큼 비타민을 섭취하는 경우는 없다. 특정 식품만 섭취하여 균형이 이루어지지 않은 식사를 하거나 비타민제를 너무 많이 섭취하면 과잉증이 생기는 경우가 있다. 한편 과도한 스트레스, 알코올 과잉섭취, 비타민의 분해 및 배설을 촉진하는 약물을 섭취하고 있을 경우 비타민의 작용이 증가 또는 배설이 증가되기 때문에 비타민 결핍증이 생기는 경우가 있다. 또한 극단적인 다이어트도 비타민 결핍증을 유발할 수 있으므로 주의가 필요하다.

2) 수용성 비타민

(1) 비타민 B_1(티아민)

탄수화물 및 아미노산 대사에 중요한 작용을 하고 있다. 부족하면 신경과 근육의 기능이 쇠퇴하고, 식욕부진이나 심장 비대를 일으킨다. 대표적인 결핍증은 각기병(말초신경 장애), 베르니케-코르사코프 증세이다. 베르니케-코르사코프 증세로는 안구가 불수의적으로 계속 움직이며, 안근마비, 비틀거림, 정신혼란 등이 있다. 티아민은 장시간 가열조리하면 분자 내에 있는 양쪽 고리구조와 메틸렌기 사이의 화학결합이 쉽게 끊어져 비타민으로서의 기능을 잃게 된다. 티아민의 조효소 형태는 티아민에 두 개의 인산기가 결합되어 형성된 티아민 피로인산(TPP)이다. 티아민은 알칼리 조건에서 파괴되므로 완두콩의 녹색을 선명하게 유지하거나 말린 콩을 빨리 무르게 할 목적으로 베이킹 파우더(식소다)를 첨가하는 것은 영양학적으로 바람직하지 못하다.

(2) 비타민 B_2(리보플라빈)

탄수화물, 지방 및 아미노산 대사에 중요한 작용을 하고 있다. 정상적인 발육을 유지하기 위해 반드시 필요하며, 피부와 점막의 성상을 유지하는 작용도 있다. 결핍되면 성장장애, 구각염, 구순염, 설염 등을 유발한다. 리보플라빈은 전자를 쉽게 얻거나 잃을 수 있는 화학구조이므로, 산화형이나 환원형으로 존재하면서 산화-환원반응의 생촉매반응을 한다. 리보플라빈은 플라빈 모노뉴클레오티드(FMN)와 플라빈 아데닌 디뉴클레오티드(FAD)의 두 가지 조효소의 구성성분이다.

(3) 니아신

니아신은 니코틴산과 니코틴아마이드로 존재하며 카르복실기 또는 아마이드기를 갖는다. 니아신의 조효소형태는 니코틴아마이드 디뉴클레오티드(NAD)와 니코틴아마이드 디뉴클레오티드 포스페이트(NADP)로서 체내의 산화-환원반응에 참여한다. 특히 에너지 영양소들로부터 ATP를 생성하는 대사과정에 필수적인 조효소로 작용한다. 아미노산인 트립토판에서도 생성되기 때문에 결핍증은 잘 일어나지 않는다. 과거에 옥수수를 주식으로 먹던 지방에서 펠라그라라는 니아신 결핍증이 유행했던 적이 있다. 이는 옥수수에 트립토판 함유량이 적기 때문에 니아신 생성이 충분하지 못했던 것이 원인이다. 펠라그라

■ ■ 표 8-11. 수용성 비타민 요약

비타민	조효소	생화학적 기능	풍부한 식품	결핍증	과잉증
티아민	티아민 피로인산	탈탄산반응(해당과정, TCA 회로) 펜토오스 인산회로 신경계에서의 기능	돼지고기, 전곡, 강화곡류, 내장육, 깍지강남콩, 땅콩, 두류	각기병(허약, 피로, 다리의 감각상실, 보행불능 · 부종, 심부전증, 식욕부진)	100~500mg 섭취시 구토증 이외에는 다른 이상이 없음
리보플라빈	FAD, FMN	산화-환원반응에서 전자(수소) 전달(TCA 회로 · 전자전달계), 지방분해	우유, 요구르트, 치즈, 육류, 계란, 강화된 곡류 제품, 간, 버섯, 시금치 및 엽채류	구내염, 구각염, 설염, 구순염, 눈부심	부작용이 거의 없음
니아신	NAD, NADP	전자 · 수소이온 전달, 산화-환원반응(해당과정 · TCA 회로 · 지방합성 및 분해)	참치, 닭고기, 간, 육류, 버섯, 땅콩, 완두콩, 밀기울	펠라그라(설사, 피부염, 치매, 죽음) 설염, 근육통, 피부건조증	100mg 이상 섭취시 피부발진, 십이지장궤양, 간 이상
판토텐산	코엔자임 A	아실기 전달 (아세틸화반응 : TCA 회로 · 지방합성 및 분해)	난황, 간, 치즈, 버섯, 땅콩, 진녹색 채소(대부분 식품)	피로, 무관심, 두통, 불면증, 구토, 복통	밝혀지지 않았음
비오틴	비오시틴	CO_2 운반 (당으로부터 에너지 생성, 지방산 합성)	난황, 간, 이스트, 땅콩, 치즈(소화기관 내의 미생물에 의해 합성)	빈혈, 식욕감퇴, 구토, 설염, 근육통, 피부건조증	밝혀지지 않았음
비타민 B_6	인산 피리독살	단백질 · 지방의 체내 이용률 향상, 신경전달물질 합성	육류, 닭고기, 연어, 바나나, 해바라기씨, 감자, 시금치, 밀배아	피부염, 설염, 발작, 두통, 구토, 빈혈	신경파괴(〉2g/일 · 500mg/일, 장기간 섭취), 과량복용시 습관성
엽산	THF	DNA와 RNA 합성, 아미노산의 합성, 적혈구의 성숙	시금치, 진푸른 잎채소, 간, 내장육, 오렌지 주스, 밀배아, 아스파라거스, 멜론	거대적 아구성 빈혈, 설염, 설사, 성장장애, 정신질환, 신경관 결함	부작용이 거의 없음(엽산의 과다섭취는 비타민 B_{12} 결핍 조기 발견의 기회상실)
비타민 B_{12}	메틸코발아민, 아데노실코발아민	엽산 대사과정 관여, 신경기능의 유지	동물성 식품, 특히 내장육, 굴, 조개류	악성빈혈(거대적아구성 빈혈 · 신경계 손상)	부작용이 거의 없음
비타민 C	아스코르빈산	항산화제, 수산화반응(콜라겐 형성 · 혈관유지 · 면역기능 향상)	감귤류, 오렌지, 자몽, 토마토, 딸기, 레몬, 콩, 양배추, 고추	괴혈병(피로 · 식욕감퇴 · 상처치유 지연 · 잇몸출혈 · 체중감소)	1~2g 이상(설사 · 임상실험 오차유발), 철분흡수 증가, 콩팥결석

의 주요 증상은 피부염, 소화장애, 정신기능장애 등이다.

(4) 비타민 C(아스코르빈산)

세포 내 산화환원반응과 콜라겐 생성에 관여한다. 콜라겐은 결합조직에 있는 단백질로 비타민 C가 결핍되면 콜라겐의 프롤린기와 라이신기에 수산화반응이 잘 일어나지 않아 정상적인 콜라겐이 충분히 생성되지 않기 때문에 혈관이 약해지고 출혈이 쉽게 된다. 전신권태, 관절통, 치은 종창과 출혈은 비타민 C 결핍증인 괴혈병의 주요 증상이다. 뼈의 단백질도 콜라겐이기 때문에 뼈도 약해진다. 부신피질과 수질 호르몬의 생성과 이용에도 관여하고 있으며, 스트레스를 받으면 이들의 호르몬 생성과 이용이 높아지기 때문에 비타민 C의 필요량도 증가한다. 특히 담배를 피는 사람은 비타민 C의 체내 소비량이 많은 것으로 알려져 있다. 또한 간에서의 약물대사 활성과 철의 흡수를 촉진하는 작용도 있다.

(5) 엽산

정상적인 조혈기능을 유지하기 위해 작용한다. 일상적인 식사로는 결핍되기 어렵지만 결핍되면 거대적아구성 빈혈과 신경장애를 일으킨다. 특히 임신 초기에 결핍되면 신생아의 신경관 폐쇄장애(이분척추증)를 일으킬 위험이 있다.

(6) 비타민 B_{12}(코발아민)

코발트 원소를 포함하기 때문에 코발아민이라고도 한다. 핵산의 합성과 아미노산이나 탄수화물의 대사에 관여하고 있다. 흡수되기 위해서는 위에서 분비되는 내성인자가 필요하기 때문에 위 절제를 한 경우나 위에 질환이 있는 경우 내성인자의 분비가 충분히 이루어지지 않아 비타민 B_{12}의 흡수가 저하된다. 결핍되면 핵산의 합성이 저해되어 적혈구가 정상적으로 성숙하기 어렵기 때문에 악성빈혈이 된다.

수용성 비타민에 대하여 표 8-11에 나타냈다.

3) 지용성 비타민

(1) 비타민 A(레티놀)

동물성 식품에 포함된 주된 비타민 A는 레티놀로 존재한다. 녹황색 채소에는 β-카로틴(프로비타민 A)으로 존재하고, 흡수 후 필요에 따라 레티놀로 변환된다. 비타민 A는 시각기능 유지, 상피세포의 정상화, 면역기능 강화, 세포의 분화 및 성장에 관여하고 있으며, 결핍되면 야맹증, 성장장애, 피부의 건조화, 감염증에 걸리기 쉬워진다. 세포의 분화 및 성장에 관여하기 때문에 비타민 A가 결핍되면 뼈나 치아의 발육도 나빠진다. 에나멜질과 상아질의 형성 부전, 치조골은 초기 증상으로 흡수가 일어난다. 과잉증으로는 구토 · 오심을 들 수 있다. 또한 임신 초기에 과잉으로 섭취하면 태아 기형을 일으킬 위험이 있다. 치아에서 나타나는 과잉증은 치조골의 흡수와 천공, 치근 노출이 있다. 단, 이러한 과잉증은 레티놀(동물성 식품)로 비타민 A를 섭취했을 경우에 일어나며 카로틴으로 비타민 A를 섭취했을 경우에는 일어나지 않는다. 감귤류를 과잉섭취하면 카로틴이 축적되어 피부가 노랗게 보이지만 특별한 해는 없다.

(2) 비타민 D(칼시페롤)

비타민 D는 칼슘 대사에 관여하고 있어 칼시페롤이라고도 한다. 소장에서의 칼슘과 인의 흡수에 관여하며 뼈와 치아의 형성을 촉진한다. 결핍되면 뼈와 치아의 형성이 저해되어 유아의 경우 구루병, 성인의 경우 골연화증을 유발한다. 유아의 경우 O형 다리와 X형 다리, 척추가 휘기도 한다. 급성 과잉증으로 구토와 식욕부진, 만성 과잉증으로 콩팥과 동맥에 석회화가 일어난다.

(3) 비타민 E(토코페롤)

비타민 E는 항산화 작용을 갖기 때문에 식품 내에서는 유지의 산화를 방지하고 생체 내에서는 세포막의 산화작용을 방지한다. 적혈구 세포막을 안정화시키기 때문에 용혈 방지효과가 있다. 노화와 생활습관병의 원인 중 하나인 활성산소를 무독화하는 작용도 있다. 사람의 경우 결핍증이 별로 나타나지 않지만 불포화지방산을 과잉으로 섭취하여 비타민 E의 필요량이 증가했을 때 또는 비타민 E의 흡수 장애 시 용혈성 빈혈과 신경 · 근 장애가 나타나는 경우가 있다.

(4) 비타민 K(필로퀴논, 메나퀴논)

혈액응고에 관여하기 때문에 결핍되면 혈액응고가 지연된다. 장내 세균에서 생산되기 때문에 결핍될 일은 드물지만 장내 세균이 충분히 자라지 않은 신생아의 경우는 비타민 K 결핍에 의한 두개내출혈을 일으키는 경우가 있다. 뼈에 칼슘이 침착되는 것을 촉진하는 단백질 합성에도 관여한다.

4) 비타민의 필요량과 급원

(1) 비타민의 필요량

비타민은 영양소로서 음식으로부터 섭취해야 한다. 그 필요량은 '한국인의 영양 섭취기준'에 제시되어 있다(표 8-12~15).

표 8-12. 지용성 비타민의 영양 섭취기준

성별	연령	비타민A (μgRE/일)				비타민D (μg/일)		비타민E (μg α-TE /일)		비타민K (μg/일)
		평균 필요량	권장 섭취량	충분 섭취량	상한 섭취량	충분 섭취량	상한 섭취량	충분 섭취량	상한 섭취량*	충분 섭취량
영아	0~5(개월)			350	600	5	25	3		4
	6~11			400	600	5	25	4		7
유아	1~2(세)	200	300		600	10	60	5	100	25
	3~5	210	300		700	10	60	6	130	30
남자	6~8(세)	290	400		1,000	10	60	7	180	45
	9~11	380	550		1,400	10	60	9	260	55
	12~14	500	700		21,00	10	60	10	380	70
	15~19	600	850		2,400	10	60	10	430	80
	20~29	540	750		3,000	5	60	10	540	75
	30~39	520	750		3,000	5	60	10	540	75
	50~64	500	700		3,000	10	60	10	540	75
	65~74	500	700		3,000	10	60	10	540	75
	75 이상	500	700		3,000	10	60	10	540	75
여자	6~8(세)	270	400		1,000	10	60	7	180	45
	9~11	350	500		1,400	10	60	9	260	55
	12~14	460	650		2,100	10	60	10	380	70
	15~19	500	700		2,100	10	60	10	430	80
	20~29	460	650		2,400	5	60	10	540	75
	30~39	450	650		3,000	5	60	10	540	75
	50~64	430	600		3,000	10	60	10	540	75
	65~74	430	600		3,000	10	60	10	540	75
	75 이상	430	600		3,000	10	60	10	540	75
임신부		+50	+70		3,000	+5	60	540	540	+0
수유부		+500	+500		3,000	+5	60	540	540	+0

*RRR- α-tocopherol

■ ■ 표 8-13. 수용성 비타민의 영양 섭취기준 I

성별	연령	티아민(mg/일)			리보플라빈(mg/일)			니아신(mg NE/일)				
		평균 필요량	권장 섭취량	충분 섭취량	평균 섭취량	권장 섭취량	충분 섭취량	평균 필요량	권장 섭취량	충분 섭취량	상한 섭취량[1]	상한 섭취량[2]
영아	0~5(개월)			0.2						2		
	6~11			0.3						3		
유아	1~2(세)	0.4	0.5		0.5	0.6		5	6		10	180
	3~5	0.4	0.5		0.6	0.7		5	7		10	250
남자	6~8(세)	0.6	0.7		0.7	0.9		7	9		15	350
	9~11	0.7	0.9		0.9	1.1		9	12		20	500
	12~14	0.9	1.2		1.2	1.5		11	1		25	700
	15~19	1.1	1.4		1.4	1.7		13	17		30	800
	20~29	1.0	1.3		1.3	1.5		12	16		35	1,000
	30~39	1.0	1.3		1.3	1.5		12	16		35	1,000
	50~64	1.0	1.3		1.3	1.5		12	16		35	1,000
	65~74	1.0	1.3		1.3	1.5		12	16		35	1,000
	75 이상	1.0	1.3		1.3	1.5		12	16		35	1,000
여자	6~8(세)	0.6	0.7		0.6	0.7		7	9		15	350
	9~11	0.7	0.9		0.8	0.9		9	11		20	500
	12~14	0.9	1.1		1.0	1.2		11	14		25	700
	15~19	0.9	1.0		1.0	1.2		11	14		30	800
	20~29	0.9	1.1		1.0	1.2		11	14		35	1,000
	30~39	0.9	1.1		1.0	1.2		11	14		35	1,000
	50~64	0.9	1.1		1.0	1.2		11	14		35	1,000
	65~74	0.9	1.1		1.0	1.2		11	14		35	1,000
	75 이상	0.9	1.1		1.0	1.2		11	14		35	1,000
임신부		+0.4	+0.4		+0.3	+0.4		+3	+4		35	1,000
수유부		+0.3	+0.4		+0.4	+0.4		+3	+4		35	1,000

[1] 니코틴산(mg/일)
[2] 니코틴아미드(mg/일)

비타민은 탄수화물, 지방, 아미노산 대사와 에너지 대사를 윤활하게 하도록 작용하기 때문에 예를 들어 밥이나 빵 같은 탄수화물을 많이 섭취했을 경우 탄수화물 대사에 관여하는 비타민 B_1, 비타민 B_2, 니아신 등의 필요량도 증가한다.

(2) 비타민의 급원

① 비타민 B_1

동물성 식품 중에는 돼지고기, 식물성 식품 중에는 배아, 마늘, 대두에 많이 포함되어 있다(표 8-16). 해바라기 씨앗, 전곡, 강화곡류, 깍지콩, 내장육, 땅콩 및 종실류 등도 좋은 공급원이다. 어패류에는 티아민을 파괴하는 티아민 분해효소가 함유되어 있으나, 이 효소는 가열조리에 의해 활성을 잃는다.

② 비타민 B_2

우유, 요구르트, 치즈는 리보플라빈이 가장 풍부한 식품이다. 우유 2컵에는 약 1mg의 리보플라빈이 함유되어

■ ■ 표 8-14. 수용성 비타민의 영양 섭취기준 II

성별	연령	판토텐산(mg/일)	비오틴(μg/일)	비타민 B_6(mg/일)				엽산(μg DFE/일)[1)]				비타민 B_{12}(μg/일)		
		충분 섭취량	충분 섭취량	평균 필요량	권장 섭취량	충분 섭취량	상한 섭취량	평균 필요량	권장 섭취량	충분 섭취량	상한 섭취량[2)]	평균 필요량	권장 섭취량	충분 섭취량
영아	0~5(개월)	1.7	5			0.1				65				0.3
	6~11	1.8	6			0.3				80				0.5
유아	1~2(세)	2	9	0.5	0.6		25	120	150		300	0.8	0.9	
	3~5	3	11	0.6	0.7		35	150	180		400	0.9	1.1	
남자	6~8(세)	3	15	0.7	0.9		45	180	220		500	1.1	1.3	
	9~11	4	20	0.9	1.1		30	250	300		600	1.5	1.7	
	12~14	5	25	1.3	1.5		80	320	400		800	1.9	2.3	
	15~19	6	30	1.3	1.5		90	320	400		900	2.2	2.7	
	20~29	5	30	1.3	1.5		100	320	400		1,000	2.0	2.4	
	30~39	5	30	1.3	1.5		100	320	400		1,000	2.0	2.4	
	50~64	5	30	1.3	1.5		100	320	400		1,000	2.0	2.4	
	65~74	5	30	1.3	1.5		100	320	400		1,000	2.0	2.4	
	75 이상	5	30	1.3	1.5		100	320	400		1,000	2.0	2.4	
여자	6~8(세)	3	15	0.7	0.9		45	180	220		500	1.2	1.5	
	9~11	4	20	0.9	1.1		30	250	300		600	1.6	1.9	
	12~14	5	25	1.2	1.4		80	320	400		800	2.0	2.4	
	15~19	6	30	1.2	1.4		90	320	400		900	2.0	2.4	
	20~29	5	30	1.2	1.4		100	320	400		1,000	2.0	2.4	
	30~39	5	30	1.2	1.4		100	320	400		1,000	2.0	2.4	
	50~64	5	30	1.2	1.4		100	320	400		1,000	2.0	2.4	
	65~74	5	30	1.2	1.4		100	320	400		1,000	2.0	2.4	
	75 이상	5	30	1.2	1.4		100	320	400		1,000	2.0	2.4	
임신부		+1	+0	+0.6	+0.8		100	+200	+200		1,000	+0.2	+0.2	
수유부		+2	+5	+0.6	+0.8		100	+130	+150		1,000	+0.3	+0.4	

[1)] Dietary Folate Equivalents

[2)] 엽산의 상한 섭취량은 보충제/강화식품을 통해 인공합성 형태로 섭취하는 엽산섭취량에 국한하여 적용됨

있으며, 그 외에도 육류, 계란, 강화된 곡류 제품도 리보플라빈이 풍부하다. 그 외에도 간, 버섯, 시금치 및 엽채류, 브로콜리, 아스파라거스, 저지방유, 탈지유 등도 영양밀도가 높은 식품이다(표 8-17). 장내 세균에서도 합성된다. 2008년 우리나라 국민건강영양조사에서 성인 1일 리보플라빈 평균섭취량은 남자 1.3mg, 여자 0.94mg으로 나타났으며, 성인의 약 62%가 리보플라빈 권장섭취량 보다 적게 섭취하고 있어서 수용성 비타민 가운데 가장 섭취량이 부족한 것으로 조사되었다.

③ 니아신

니아신 영양밀도가 높은 식품으로는 버섯, 참치, 닭고기, 고등어, 아스파라거스, 땅콩, 밀기울 등이 있다(표 8-18). 우유와 계란 등의 동물성 단백질은 니아신을 거의

■■ 표 8-15. 비타민 C의 영양 섭취기준

성별	연령	비타민 C(mg/일)			
		평균필요량	권장섭취량	충분섭취량	상한섭취량
영아	0~5(개월)			35	
	6~11			40	
유아	1~2(세)	30	40		350
	3~5	30	40		500
남자	6~8(세)	40	60		700
	9~11	55	70		1,000
	12~14	75	100		1,400
	15~19	85	110		1,600
	20~29	75	100		2,000
	30~39	75	100		2,000
	50~64	75	100		2,000
	65~74	75	100		2,000
	75이상	75	100		2,000
여자	6~8(세)	40	60		700
	9~11	55	80		1,000
	12~14	75	100		1,400
	15~19	85	100		1,600
	20~29	75	100		2,000
	30~39	75	100		2,000
	50~64	75	100		2,000
	65~74	75	100		2,000
	75이상	75	100		2,000
임신부		+10	+10		2,000
수유부		+35	+35		2,000

■■ 표 8-16. 각 식품군의 티아민 함유량

분류	식품명	목측량	중량(g)	티아민(mg)
곡류 및 전분류	현미빵	1공기	210	0.32
	통밀빵	3조각	90	0.30
	쌀밥	1공기	210	0.08
고기, 생선, 계란, 콩류	돼지고기	1토막	60	0.55
	햄(통조림)		60	0.34
	참치		70	0.24
	쇠간		60	0.13
	대두(말린 것)		20	0.12
채소 및 과일류	오렌지	1개(중)	100	0.13
	오렌지주스	1컵	200	0.12
우유 및 유제품	우유	1컵	200	0.09
유지, 견과 및 당류	티아민의 주요 급원이 아님			

■ ■ 표 8-17. 각 식품군의 리보플라빈 함량

분류	식품명	목측량	중량	리보플라빈(mg)
곡류 및 전분류	시리얼, 현미 플레이크(강화)	1컵	90	0.90
	통밀 플레이크	1컵	90	0.38
	쌀밥	1공기	210	0.02
	감자(삶은 것)	1개(소)	100	0.15
고기, 생선, 계란, 콩류	쇠간(볶은 것)		60	2.48
	닭간(익힌 것)		60	1.05
	고등어(익힌 것)	1토막	70	0.28
	돼지고기		60	0.19
	계란(날것)	1개(대)	50	0.15
	닭고기		60	0.11
채소 및 과일류	시금치(날것)		70	0.25
	시금치(데친 것)		70	0.09
	오렌지	1개(중)	100	0.04
우유 및 유제품	우유	1컵	200	0.78
	탈지우유	1컵	200	0.68
	요구르트	1컵	200	0.68
유지 및 견과 및 당류	리보플라빈의 주요 급원이 아님			

■ ■ 표 8-18. 각 식품군의 니아신 함유량

분류	식품명	목측량	중량(g)	니아신(mg)
곡류 및 전분류	수수경단		100	8.4
	찹쌀가루		90	4.5
	녹두가루		90	4.2
	메밀가루		90	4.1
	쌀밥, 현미	1공기	210	3.2
	통밀빵	3조각	90	3.0
	쌀밥, 백미	1공기	210	1.2
고기, 생선, 계란, 콩류	참치		70	9.3
	완두콩(날것)		20	9.0
	닭고기(가슴)		60	7.6
	고등어(구운 것)	1토막	70	7.0
	쇠간		60	6.4
	언어	1토막	70	5.3
	소고기		70	3.2
	닭간		60	2.7
채소 및 과일류	표고버섯 · 참나무(말린 것)		70	7.4
	느타리버섯(삶은 것)	1접시	70	6.2
	송이버섯(날것)	1접시	70	5.6
	아보카도	1개(중)	70	2.3
우유 및 유제품	우유	1컵	200	0.2
유지, 견과 및 당류	땅콩(볶은 것)		13	2.5

■ 표 8-19. 각 식품군의 비타민 C 함량

분류	식품명	목측량	중량(g)	비타민 C(mg)
곡류 및 전분류	생고구마, 찐고구마	1개(중)	140	24
	찐감자	1개(중)	130	16
고기, 생성, 계란, 콩류	비타민 C의 주 급원이 아님			
채소 및 과일류	딸기	1컵	200	154
	오렌지주스	1컵	200	124
	레몬주스	1컵	200	112
	레몬	1개(중)	100	70
	풋고추	반 컵	70	64
	귤	1개(중)	100	55
	토마토	1개(중)	200	44
	브로콜리	반컵	70	41
	갓김치	1접시	50	28
	키위	1개(중)	100	27
	열무김치	1접시	50	11
	콩나물	1접시	70	7
우유 및 유제품	탈지우유	1컵	200	4
유지, 견과 및 당류	비타민 C의 주 급원이 아님			

■ 표 8-20. 각 식품군의 엽산 함량

분류	식품명	목측량	중량(g)	엽산(μg)
곡류 및 전분류	밀배아	3조각	90	100
	통밀식빵		90	42
고기, 생성, 계란, 콩류	닭간(익힌 것)	1접시	60	460
	쇠간(볶은 것)	1접시	60	130
	강낭콩(익힌 것)	1컵		229
	완두콩(익힌 것)	1컵		51
	계란(날것)	1개(대)	50	32
채소 및 과일류	시금치(데친 것)	1/3 컵		87
	상치		70	62
	배추		70	32
	오렌지	1개(중)	100	30
	바나나	1개(중)	200	22
우유 및 유제품	우유	1컵	200	12
	요구르트	1컵	200	17
유지, 견과 및 당류	엽산의 주요 급원이 아님			

함유하고 있지 않으나, 간접적으로 니아신을 제공할 수 있는 트립토판을 많이 함유하고 있으므로 트립토판의 좋은 공급원이다.

④ 비타민 C

비타민 C의 주 공급원은 신선한 감귤류와 녹색 채소로서 오렌지, 자몽, 귤, 토마토, 레몬 등이다. 단위 에너지당 비타민 C 함량이 높은 식품으로는 풋고추, 콜리플라워, 브로콜리, 케일, 양배추, 피망, 시금치, 고춧잎, 토마토 등의 채소와 키위, 오렌지, 딸기 등 과일이 있다(표 8-19).

⑤ 엽산

간, 육류, 효모, 콩류, 푸른 잎채소에 많이 포함되어 있다. 한 컵의 오렌지 주스는 100mg의 엽산을 함유하고 있으므로 오렌지 주스를 마실 때 비타민 C 뿐만 아니라 상당량의 엽산도 섭취하게 된다. 또한 비타민 C는 엽산이 산화로 인해 파괴되는 것을 보호하는 역할도 한다. 엽산은 장내 세균에 의해 일부 합성된다(표 8-20).

⑥ 비타민 A

동물성 식품 중에는 간, 장어, 식물성 식품 중에는 시금치, 당근, 호박 등에 많이 포함되어 있다(표 8-21). 단위 무게당 또는 단위 에너지당 비타민 A 함량이 가장 높은 것은 동물의 간이며, 비타민 A 전구체 함량은 당근이 가장 높다. 국민건강영양조사 결과보고서에 의하면 우리 국민이 섭취하는 비타민 A의 80% 이상이 카로티노이드로 공급된다. 돼지 간은 25g이 비타민 A 섭취 상한량(2700μgRE)에 이르기 때문에 매일 매식사마다 계속 먹지 않도록 주의가 필요하다.

표 8-21. 비타민 A가 풍부한 식품

식품	목측량	중량(g)	비타민 A(mgRE)
소의 간		60	5,700
당근	1개(소)	150	1,900
시금치		70	4230
토마토	1개	150	135
늙은 호박		100	120
살구	1개	40	100
난황	1개	17	80
계란	1개	50	80
마른 김	1장	2	75
옥수수	1개(중)	260	68
감	1개	140	30~60
오렌지주스	1컵	240	50
귤	1개	110	36
오렌지	1개	180	26

■ ■ 표 8-22. 각 식품군의 비타민 D 함량

분류	식품	목측량	중량(g)	비타민 D(mg)
곡류 및 전분류	건포도 콘플레이크	1/4컵 1컵	28 28	1.23 1.00
고기, 생선, 콩류	비타민 D 주요 급원이 아님			
계란	난황 전란	1개(대) 1개(대)	17 50	0.68 0.68
채소및 과일류	비타민 D 주요 급원이 아님			
우유 및 유제품	우유(비타민 D 강화) 치즈	1컵 2장	240 28	2.50 0.08
유지, 견과 및 당류	마가린	1작은술		1.50

■ ■ 표 8-23. 각 식품군의 비타민 E 함유량

분류	식품	목측량	중량(g)	비타민 E(α-TE, mg)
곡류 및 전분류	비타민 E의 주요 급원이 아님			
고기, 생선, 계란, 콩류	비타민 E의 주요 급원이 아님			
채소 및 과일류	망고 아보카도 아스파라가스 배 사과(껍질포함) 살구(통조림) 양배추(찢은 것) 양상치 시금치(다진 것) 당근 바나나	1개(중) 1개(중) 4잎 1개(중) 1개(중) 4쪽 반컵 1/4 포기 반컵 1개(중) 1개(중)	207 173 58 166 138 90 35 135 28 72 114	2.32 2.32 1.15 0.83 0.81 0.80 0.58 0.54 0.53 0.32 0.31
우유 및 유제품	비타민 E의 주요 급원이 아님			
유지, 견과 및 당류	면실유 홍화유 팜유 옥수수기름 올리브유 땅콩기름 대두유 아몬드(말린 것) 헤즐넛(말린 것) 땅콩버터 땅콩 호두	1큰술 1큰술 1큰술 1큰술 1큰술 1큰술 1큰술 24개 1큰술 	14 14 14 14 14 14 14 28 28 16 28 28	4.80 4.60 2.60 1.90 1.60 1.60 1.50 6.72 6.70 3.00 2.65 0.73

■ ■ 표 8-24. 각 식품군의 비타민 K 함량

분류	식품	중량(g)	비타민 K(mg)
곡류 및 전분류	밀기울	90	75
	귀리(말린 것)	90	57
	전밀가루	90	27
고기, 생선 계란, 콩류	소의 간	60	62
	돼지 간	60	53
	닭간	60	48
채소류	순무	70	455
	시금치	70	186
	렌즈콩	70	156
	콜리플라워	70	134
	양배추	70	104
	브로콜리	70	92
	양상치	70	78
과일류	비타민 K의 주요 급원이 아님		
우유 및 유제품	비타민 K의 주요 급원이 아님		
유지, 견과 및 당류	대두유	5	27
	옥수수기름	5	3

⑦ 비타민 D

햇빛을 충분히 받지 못하여 신체에서 요구하는 양만큼 비타민 D를 합성할 수 없는 경우, 식품에서 비타민 D를 섭취하여야 한다. 그러나 자연식품의 경우 대부분 비타민 D가 전혀 없거나 아주 소량 함유되어 있으며, 자연식품으로 비타민 D_2나 비타민 D_3를 함유한 것은 각각 이스트와 생선 간유 등이다. 어패류와 버섯에 많이 포함되어 있다. 자외선에 의해 피부에서도 생성된다. 말린 표고버섯은 천일 건조한 것이 좋은데, 기계로 건조시킨 것도 햇빛에 몇 시간 동안 말리면 비타민 D가 증가한다(표 8-22).

⑧ 비타민 E

비타민 E는 식물성 기름, 밀의 배아, 땅콩, 아스파라거스, 마가린 등에 많이 존재한다(표 8-23). 식품 내 함량은 불포화지방산과 밀접한 관계가 있는데, 특히 리놀레산의 농도와 비타민 E의 농도는 관련성이 높다.

⑨ 비타민 K

순무, 시금치, 렌즈콩, 콜리플라워, 양배추, 브로콜리, 양상치 등에 많이 포함되어 있다. 장내 세균에 의해 합성된다(표 8-24).

비타민 K는 혈액을 응고시키는 작용이 있고, 항혈액응고제인 와파린은 비타민 K의 활성을 억제하는 작용이 있다. 따라서 혈전 방지를 위해 와파린을 복용하고 있을 때 비타민 K를 다량 섭취하면 와파린의 작용이 방해될 위험이 있다. 낫토(일본식 청국장)는 비타민 K를 특히 많이 포함한 식품이며, 최근에는 비타민 K를 일반의 1.5배 많이 함유한 낫토도 개발되었다. 낫토의 원료인 대두에는 비타민 K가 그다지 많이 포함되어 있지 않으므로 대두 제품을 섭취할 때에는 콩자반, 두부, 유부 등이 좋다. 또한 낫토만큼은 아니지만 녹황색 채소에도 비타민 K가 포함되어 있다. 이러한 식품을 매일 다량 섭취하면 와파린의 작용을 약화시키므로 주의가 필요하다. 건강보조식품인 클로렐라나 가루녹차에도 비타민 K가 많이 포함되어 있으므로 주의하도록 하자.

V. 무기질의 영양학적 의미

1. 무기질의 종류

인체를 구성하는 원소는 약 60종류이며 그 중 산소, 탄소, 수소, 질소의 4원소가 약 96%를 차지하고 나머지 약 4%가 칼슘, 인, 포타슘, 소듐 등 무기질(미네랄)이라 불리는 원소가 차지하고 있다. 철보다 체내 존재량이 많은 무기질(1일 필요량이 100mg 이상)을 다량 무기질, 철 및 철보다 존재량이 적은 무기질(1일 필요량이 100mg 이하)을 미량 무기질이라고 한다(표 8-25).

여러 무기질은 체내에서 다양한 역할을 담당한다. 예로 마그네슘이나 망간과 같은 무기질은 효소가 활성을 나타

표 8-25. 주요 무기질의 체내 분포

명칭	원소기호	%	g/체중 65kg
칼슘	Ca	1.5~2.2	975~1,430
인	P	0.8~1.2	520~780
황	S	0.25	163
포타슘	K	0.2	130
소듐	Na	0.15	98
염소	Cl	0.15	98
마그네슘	Mg	0.05	33
철	Fe	0.0057	3.7
아연	Zn	0.0033	2.2
구리	Cu	0.00014	0.09
요소	I	0.000043	0.03
망간	Mn	0.000030	0.02
세레늄	Se	미량	
크롬	Cr	미량	
몰리브덴	Mo	미량	
코발트	Co	미량	
불소	F	미량	

내는데 꼭 필요하며, 소듐, 포타슘, 염소 등은 체내 전해질 균형이나 신경자극의 전달, 근육수축 등에 필요하다. 또한 칼슘과 인은 뼈의 형성과 성장발달에 매우 중요하다.

무기질은 식품 내에 함유된 양 뿐만 아니라 생체이용률에 의해 체내로 흡수되고 이용되는 정도가 다르다. 무기질의 체내 이용률은 다양한 요인에 의해 영향을 받는다. 생체이용률에 영향을 주는 중요한 인자로는 무기질에 대한 생리적 요구이다. 이밖에도 무기질과 무기질 사이의 상호작용, 비타민과 무기질 사이의 상호작용, 식이섬유와 무기질 사이의 상호작용 등이 영향을 준다. 마그네슘, 칼슘, 철분, 구리 등의 2가 양이온은 크기나 전하가 유사하여 흡수 시 서로 경쟁하여 상호간의 생체이용률이나 대사에 영향을 준다. 이러한 상호작용으로 각각의 무기질 보충제 이용은 꼭 필요한 경우에만 사용하고 병용하는 것은 바람직하지 못하다. 비타민과 무기질 사이의 상호작용으로는 비타민 D의 경우 칼슘의 흡수를 돕고, 비타민 C는 철분의 흡수를 증가시킨다. 또한 비타민은 특정 무기질의 구조나 기능 유지를 위해 필요하기도 하다. 이에 비해 식이섬유의 경우 무기질의 흡수를 방해한다. 피트산의 경우 무기질 흡수를 감소시키며, 고섬유식이는 칼슘, 철분, 아연, 마그네슘 등의 흡수를 저하시킨다. 식이섬유를 35g 이상 섭취하는 경우 무기질 흡수에 문제를 야기할 수 있으므로 식이섬유의 과다섭취는 무기질 영양과 관련하여 볼 경우 바람직하지 않다

'한국인의 영양 섭취기준(2010년판)' 에서는 칼슘, 인, 소듐, 염소, 포타슘, 마그네슘, 철, 아연, 구리, 불소, 망간, 요오드, 셀레늄, 몰리브덴의 14종류의 섭취기준이 제시되어 있다.

2. 무기질의 작용과 결핍 및 과잉증

1) 무기질의 일반적인 작용

체내에 흡수된 무기질의 주요 작용은 다음과 같다.

(1) 생체조직의 구성성분이 된다.

① 칼슘, 인, 마그네슘 등은 뼈, 치아 같은 경조직의 구성 재료가 된다.

② 인지질(인), 헤모글로빈(철), 함황아미노산(황) 등의 구성성분으로 근육, 피부, 혈액, 장기 같은 연조직의 구성재료가 된다.

(2) 생체기능 조절을 한다.

① 포타슘, 소듐, 칼슘, 마그네슘, 인 등은 체액 내에 용해되어 pH와 삼투압을 조절한다.

② 포타슘, 소듐, 칼슘, 마그네슘 등은 신경, 근육, 심장의 흥분성을 조절한다.

③ 마그네슘, 구리, 아연, 망간, 칼슘 등은 효소반응의 활성화 물질로 작용한다.

④ 요소, 철, 아연, 인, 몰리브덴 등은 생리활성물질의 구성성분이 되어 생명활동의 조절을 한다.

2) 각 무기질의 작용과 결핍 및 과잉

(1) 칼슘

칼슘은 생체에 가장 많이 함유된 무기질로 체중의 1~2%를 차지하여 성인의 경우 칼슘 보유량은 1,200g 정도가 된다. 칼슘의 99% 이상은 치아와 뼈에 들어 있고, 나머지 1%는 혈액, 세포 외액, 근육을 비롯한 여러 조직에 존재하여 세포의 주요기능에 관여한다. 혈중 칼슘농도는 9~11mg/dL로 유지되도록 조절기구가 작용하고 있으며, 칼슘섭취량이 적어서 혈액 칼슘농도가 저하되었을 경우 뼈의 칼슘이 혈중에 녹는다.

혈중 칼슘의 50%는 알부민, 글로불린 같은 단백질과 결합하고 있으며 나머지 50%는 이온형태로 존재한다. 이온화 칼슘은 심근을 비롯한 근육의 수축과 콩팥, 뇌와 신경기능을 정상적으로 유지하도록 작용한다.

칼슘이 부족하면 소아의 경우 흥분성이 높거나 성장지연을 보인다. 또한 장기간 칼슘이 부족하면 골밀도 저하

■ ■ 표 8-26. 칼슘을 많이 함유한 식품

분류	식품명	1회 분량	중량(g)	칼슘(mg)
곡류 및 전분류	메밀국수(건면)	1그릇(익힌 것)	90	152
	롤빵(하드롤)	3개	100	119
	식빵	3쪽	100	119
고기, 생선, 계란, 콩류	꽃새우(말린 것)	1/4컵	20	814
	새우(말린 것)	1/4컵(중)	20	553
	멸치(큰멸치, 말린 것)	1/4컵	20	381
	순두부	1컵	200	240
	뱅어포	1장	20	211
	쥐포	3개(중)	50	205
	멸치(잔멸치, 말린 것)	1/4컵	20	180
	계란(난황)	2개(대)	100	149
	두부	1/5모	80	145
	꽁치 통조림	1/3컵	50	139
	고등어 통조림	1/3컵	50	126
	정어리 통조림	1/3컵	50	120
	동태	반 토막	50	117
	검정콩(말린 것)	5큰술	· 50	107
채소 및 과일류	튀각	반 컵	50	398
	꼬시래기	반 컵	50	315
	케일	3/4컵	100	181
	돌나물	1/3컵	70	180
	토란 대(삶은 것)	반 컵	100	130
	브로콜리	3/4컵	100	103
	고춧잎	반 컵	25	91
	근대(삶은 것)	반 컵	70	91
우유 및 유제품	분유(탈지)	5큰술	25	325
	치즈(자연)	2장	30	269
	분유(전지)	5큰술	25	225
	우유	1컵	200	24
	치즈(가공)	2장	30	184
	요구르트(호상)	반 컵	100	166
	연유(가당)	1/4컵	50	156
	아이스크림	반 컵	100	130
	요구르트(액상)	반 컵	100	120
	연유(무가당)	1/4컵	50	113
유지, 견과 및 당류	호두	1컵	100	130
	검정깨	1큰술	10	110

1일 권장량 : 성인남성 700~750mg, 성인여성 650~700mg, 상한 섭취량 : 2,500mg

를 초래하여 골다공증을 일으키는 원인이 된다. 여성의 경우는 폐경 후 여성 호르몬(에스트로겐)의 분비가 저하되기 때문에 골밀도가 급격히 저하되어 골다공증에 걸리기 쉽다. 이를 예방하기 위해서는 성장기, 청년기에 최대골량을 높여두는 것이 중요하다. 최대골량을 높이기 위해서는 충분한 칼슘섭취 외에도 뼈 형성에 관여하는 비타민 D, 비타민 K, 비타민 C 같은 비타민과 단백질의 섭취 및 적절한 운동이 필요하다.

칼슘은 한국인의 식생활에서는 부족한 경향을 보이는 무기질 중 하나이다. 1일 칼슘 권장량은 성인의 경우 650~750mg이지만, 우리나라 국민의 1인 1일 평균 칼슘 섭취량은 국민건강영양조사가 시작된 1969년 이래, 400~600mg/일 수준으로 매우 부족한 실정이다. 칼슘의 한국인 영양 섭취기준은 칼슘 배설량, 흡수량, 불감손실량(우리가 느끼지 못하는 사이 피부와 폐를 통해 배출되는 양으로 땀으로 배설되는 양은 포함하지 않음), 부가손실량(월경 등에 의한 부가적인 손실 양)을 고려한 칼슘평형실험 결과를 바탕으로 설정하였으며, 이로부터 계산된 성인의 1일 평균 필요량은 남자는 620mg, 여자는 530mg으로, 권장섭취량은 남자는 750mg, 여자는 650mg이었다. 폐경기 여성의 경우 만성질환 및 골다공증 예방을 위해 부가손실량을 감안하여 700mg을 권장하였고, 성인남성과 노인의 경우에도 700mg을 권장섭취량으로 정하였다. 칼슘을 많이 함유한 식품을 표 8-26에 나타냈다. 칼슘 함유량이 많더라도 1회 섭취하는 양이 적은 식품은 칼슘의 급원이 되기 어렵다. 유제품은 칼슘의 급원으로서 유효하다. 한편 한식의 문제점은 바로 발효식품에 '염분' 이 많다는 사실과 '칼슘' 이 부족하다는 것이다. 특히 칼슘은 건강한 한식으로도 충분히 채워지지 않는다. 성인 하루 칼슘 권장량은 650~750mg인데 보통 한식 세 끼로 얻을 수 있는 양은 500mg 이하다. 칼슘이 많이 든 음식으로는 시금치, 곰국, 멸치, 우유 등이다. 시금치의 경우, 칼슘이 체내에서 흡수되는 비율은 5% 밖에 되지 않고, 곰국도 인 성분이 많아서 칼슘 흡수가 제대로 이뤄지지 않는다. 멸치는 칼슘의 양보다 몸에 좋지 않은 소듐 양이 1.5배나 된다. 우유도 동양인의 경우는 소화시키지 못하는 경우가 많다. 그러므로 칼슘을 많이 섭취하기에 어려운 메뉴로 되어 있는데, 식탁에 항상 참깨를 두어 요리에 뿌려먹는 습관을 들이면 티스푼 하나(약 5g)의 양으로 60mg 정도를 섭취할 수 있어 편리하다.

(2) 인

인은 칼슘 다음으로 생체에 많이 포함되어 있으며 칼슘과 결합하여 뼈와 치아 등의 경조직에 존재한다. 또한 인지질로서 세포막, 인산으로서 핵산(DNA, RNA)과 ATP(아데노신-3-인산)의 구성성분이 되고 있다. 체액의 산 · 알칼리 평형, 심두압 조절, 근육수축에 관여하고 있다.

인은 여러 식품에 포함되어 있기 때문에 섭취부족이 될 일은 거의 없다. 오히려 가공식품에 각종 인산염이 식품첨가물로 사용되기 때문에 과잉섭취가 우려된다. 또한 식품 중의 인산화합물인 피트산은 칼슘, 아연, 철의 흡수를 억제한다고 알려져 있다.

칼슘과 인의 섭취비율은 1 : 1 또는 1 : 2 이내가 바람직하다. 표 8-27에 대표적인 식품 칼슘과 인의 함량을 나타냈다.

(3) 마그네슘

마그네슘의 약 60%는 뼈에 존재하며 30%는 근육에, 나머지는 뇌와 콩팥 등의 조직과 세포 외액에 존재한다. 또한 마그네슘은 생체 내의 물질대사에 중요한 작용을 하고 있어 300종류 이상의 효소반응과 관련되어 있다. 마그네슘은 식물색소인 엽록소의 구성원소이므로 식물성 식품은 마그네슘의 풍부한 급원이 된다. 일반적인 식생활에서는 부족할 일이 없지만 부족하게 되면 식욕부진, 구토, 다리경련, 근육의 긴장감 저하, 심전도 이상을 보인다. 알코올 중독환자는 소변 내 마그네슘 배설이 높기 때문에 마그네슘 결핍이 되는 경우가 있다. 성인의 경우 마그네

■ ■ 표 8-27. 인이 풍부한 식품

분류	식품명	1회분량	중량(g)	인(mg)
곡류 및 전분류	현미	1공기	90	256
	노란콩	5큰술	50	245
	라면	1개	100	127
	칠분도미	1공기	90	161
	백미	1공기	90	107
고기, 생선 계란, 콩류	소의 간(로스용)	8~10쪽	100	365
	멸치(잔멸치, 말린 것)	1/4컵	20	292
	검정콩	5큰술	50	255
	돼지고기(로스용)	8~10쪽	100	204
	닭간	2~3조각(중)	100	200
	땅콩	반 컵	50	188
	소고기(로스용)	8~10쪽	100	172
	계란	1개(중)	50	120
	고등어	1토막	50	116
	닭고기	2~3조각(중)	100	113
	굴	1컵	15	102
	갈치	1토막	50	96
	두부	1/5모	80	75
채소 및 과일류	줄나물	반 컵	50	325
	목이버섯(말린 것)	반 컵(익힌 것)	100	217
	표고버섯(말린 것)	반 컵(익힌 것)	100	172
	느타리버섯	1컵(익힌 것)	100	110
우유 및 유제품	분유(탈지)	5큰술	25	252
	분유(전지)	5큰술	25	203
	치즈(자연)	2장	30	192
	치즈(가공)	2장	30	184
	우유	1컵	200	180
	아이스크림	반 컵	100	120
	연유(가당)	1/4컵	50	116
	요구르트(호상)	반 컵	100	100
	연유(무가당)	1/4컵	50	95
유지, 견과 및 당류	콜라	1캔	250	38

■ 표 8-28. 마그네슘이 풍부한 식품

분류	식품명	1회 분량	중량(g)	마그네슘(mg)
곡류 및 전분류	오트밀가루 밀가루	5큰술 1컵	30 125	33 28
고기, 생선 계란, 콩류	콩가루	5큰술	30	93
채소 및 과일류	시금치(냉동) 무청	1/3컵(익힌 것) 반 컵	70 50	73 29
유지, 견과 및 당류	아몬드 땅콩 설탕	반 컵 반 컵	50 50 12	147 88 7

■ 표 8-29. 바람직한 Ca/Mg, P/Mg, P/Ca비를 가진 식품 예(칼슘 50~100mg/100g 정도 이상)

연두부	그린볼(녹조의 일종)	시금치
보리된장	우엉(뿌리, 삶은 것)	쪽파
가리맛조개	사각콩(날것)	대추(말린 것)
꽃게	쑥갓	국화새싹(날것)
바다참게(익힌 통조림)	무순(날것)	다시마차
강낭콩	서양종 유채나물	우스터 소스(Worcestershire sauce)
풋콩	잎 당근	

Ca/Mg는 1~3 이내, P/Mg는 4 이하, P/Ca는 2 이하

슘은 남자 340~350mg/일, 여자 280mg/일이며, 상한 섭취량은 350mg/일이다. 또한 마그네슘을 식품으로 다량 섭취하더라도 과잉증은 일어나지 않지만, 제산제(마그네슘 함유)나 마그네슘 보조제를 섭취하면 설사를 일으킨다.

마그네슘을 많이 함유한 식품을 표 8-28에 나타냈다. 배아, 밀기울 부분에는 마그네슘이 많은데 정백 및 정제하는 과정에서 그 부분이 떨어져 나간다. 정백 및 정제 식품 중심의 식생활은 마그네슘 부족이 될 위험이 있다. 마그네슘과 칼슘의 섭취비율이 낮으면 심장질환 위험이 높아진다는 보고가 있으므로 마그네슘 섭취부족이 되지 않도록 주의할 필요가 있다. 성인의 경우 혈액 중 마그네슘의 정상범위는 1.6~2.6mg/dL이고, 소변 중의 정상범위는 36.0~37.0mg/dL 정도이다.

칼슘을 100g당 50~100mg 이상 포함하여 인, 마그네슘비가 바람직한 식품을 표 8-29에 나타냈다. 유제품은 칼슘과 인의 비율은 좋지만 마그네슘의 양이 적기 때문에

표 8-30. 소듐이 풍부한 식품

분류	식품명	1회 분량	중량(g)	소듐(mg)
곡류 및 전분류	라면	1개	90	643
	식빵	3쪽	100	346
	곰보빵	1개	80	131
고기, 생선 계란, 콩류	자반 고등어	1토막	70	1,100
	소시지	3조각(얇게)	50	800
	오징어		70	686
	햄	2조각(얇게)	30	400
	베이컨	3조각(얇게)	30	320
	멸치	1/4컵	20	174
	굴		80	166
	돼지고기(등심)	8~10쪽	100	66
	계란	1개(중)	60	63
	고등어	1토막	70	53
	소고기(등심)	8~10쪽	100	53
채소 및 과일류	무청김치	반 컵	50	2,055
	배추김치		60	1,957
	깍두기		50	1,036
	오이지		30	600
우유 및 유제품	치즈(가공)		30	405
	치즈(체다, 자연)		30	176
	우유	1컵	200	132
	아이스크림	반 컵	100	80
유지, 견과 및 당류	버터	1.5작은술	6	19

바람직한 식품으로 선택되지는 않았다. 유제품을 섭취할 때에는 마그네슘 섭취도 신경써야 할 것이다.

(4) 소듐

소듐은 대부분 세포 외에 존재하여 세포 외액의 삼투압 유지, 세포 외액량 조절, 수분 대사, 근육의 수축, 산 및 알칼리 평형 등에 관여하고 있다. 소듐의 대부분은 식염으로 섭취되고 있다. 소듐의 과잉섭취는 혈압을 상승시킨다. 또한 위암, 뇌졸중 발증과도 관련이 있다. 일반적인 식생활에서는 소듐 섭취부족이 일어나지 않지만 다량의 발한, 심한 설사, 이뇨제 사용에 의해 소듐 손실이 심할 경우에는 소듐 결핍에 의한 근육경련, 식욕저하, 두통 등의 증상이 나타난다.

식염의 충분섭취량은 하루에 1.5g으로 되어 있는데,

우리 식생활에서는 이 양이 지켜지지 않는다. 목표 섭취량은 2.0g이다. 1.5g 소듐 수준은 3.8g 염화소듐과 동량으로 이 경우 염소는 2.3g이 제공된다. 2008년 국민건강영양조사에서 한국인의 평균 소듐 섭취량은 4,553.0mg으로 남자는 5,307.6mg, 여자는 3,792.6mg이었다. 영양섭취기준에 대한 소듐 섭취비율은 전체 평균 324.4%였으며, 남자는 376.4%, 여자는 272.0%였다. 표 8-30에 소듐이 풍부한 식품을 나타냈다.

(5) 포타슘

포타슘은 대부분 세포 내에 존재하며 세포 외액에 존재하는 소듐과 함께 삼투압 조절과 산·알칼리 평형 유지에 관여하고 있다. 또한 칼슘과는 반대로 근육과 신경의 흥분을 약하게 하는 작용을 하고 있다.

포타슘은 감자류, 육류, 채소, 과일 등 평소 섭취하는 식품에 많이 포함되어 있다. 일반적인 식생활에서는 결핍되거나 과잉되지 않지만 구토, 설사, 이뇨제 사용에 의해 포타슘 손실이 심할 경우에는 저포타슘혈증이 되어 무기력감, 식욕부진, 메스꺼움, 부정맥 등이 일어난다. 또한 통상 과잉으로 남는 것은 소변 내로 배설되는데 콩팥 기능 이상에 의해 배설되지 않을 경우에는 고포타슘혈증이 되어 저포타슘혈증과 같은 증상이 나타난다.

포타슘은 소듐의 과잉섭취에 의해 일어날 수 있는 혈압상승을 억제하는 작용이 있다. 또한 포타슘 섭취량과 뇌졸중은 반비례 관계에 있다는 것도 보고되었다. 2005년 국민건강영양조사에 의하면 한국인 1일 포타슘 평균 섭취량은 2.8g(남자 3.0g, 여자 2.5g)이었다. 2008년 국민건강영양조사 결과 포타슘 섭취량의 중앙값이 성인남성에서는 3.1~3.3g/일, 성인여성은 2.4~2.8g/일로 2005년 조사결과에 비해 약간 증가하였다. 바람직한 식사의 소듐과 포타슘의 몰비는 1 : 1이며, 이에 따라 소듐 충분섭취량으로 제안된 소듐 1.5g(65mmole)에 대하여 포타슘은 2.54g이 적절한 수준이다. 12세 이후의 포타슘의 충분섭취량은 3.5g/일로 정하였다.

(6) 철

철은 적혈구의 헤모글로빈과 근육 내의 미오글로빈의 구성원소이며 사이토크롬 등의 철 함유 효소의 구성성분으로서 산소운반, 전자전달계와 조직 내의 산화반응에 중요한 작용을 하고 있다. 철은 크게 기능성 철과 저장성 철로 구분되는데, 기능성 철에는 헤모글로빈, 미오글로빈 같은 헴철, 저장성 철에는 페리틴, 헤모시데린 같은 비헴철이 있다.

철은 칼슘과 마찬가지로 섭취하기 어려운 무기질이다. 특히 젊은 여성이나 임산부는 철 섭취부족에 의한 빈혈이 많이 나타난다. 또한 철 결핍에 의해 운동능력 저하, 면역능력 저하가 일어난다는 것도 보고되었다. 운동선수의 경우 철 결핍에 의한 지구력 저하도 나타난다.

소장에서의 철 흡수율은 생체측의 저장성 철의 양, 식품 중의 철 형태, 다른 식사인자의 영향을 받는다. 저장성 철의 양(페리틴, 헤모시데린)이 저하되면 철의 흡수율을 높이는 조절기구가 작용한다. 또한 식물성 식품에 포함된 비헴철은 동물성 식품에 포함된 헴철보다 흡수가 나쁜데, 비타민 C 등의 환원성 있는 물질과 섭취하면 흡수율이 높아진다. 식물성 식품 중의 철은 대부분 3가철로 산화형이며, 비타민 C에 의해 환원되어 2가철이 되면 흡수가 높아진다고 한다. 또한 동물성 단백질과 동시에 섭취하면 비헴철의 흡수율이 높아진다. 표 8-31에 철을 많이 함유한 식품을 나타냈다.

한국인 영양 섭취기준에서 철분의 상한 섭취량은 1일 45mg으로 정하였는데, 이는 위장장애를 일으키지 않는 수준, 즉 70mg/일을 최저독성량으로 하고 이를 불확실계수 1.5로 나눈 수치이다. 성인여성의 경우 19~49세의 연령층은 1일 평균 철분 손실량이 1.29mg(기본적 손실량 1일 0.79mg, 월경에 의한 손실량 0.5mg)이며, 철분의 흡수율은 12%로 산정하면 철분의 평균필요량은 19~29세는 1일 10.8mg, 30~49세는 10.5mg이다. 권장섭취량은 14mg이다. 50대 이후 폐경기 여성과 노인 여성의 경우 체중감소와 흡수율 저하(10%)를 고려하여 철분의 평균필요

■ ■ 표 8-31. 철분 함유식품

분류	식품명	1회 분량	중량(g)	철분(mg)
곡류 및 전분류	보리쌀밥	1공기	90	2.7
	국수(건면)	1대접	90	1.9
	현미밥	1공기	90	1.9
	시리얼(콘플레이크)	1그릇	30	1.5
	식빵	3쪽	100	1.2
	백미밥	1공기	90	0.5
고기, 생선, 계란, 콩류	맛조개		80	12.5
	굴		80	6.4
	닭고기(생간)	1접시	60	6.1
	소의 간(날것)	1접시	60	6.1
	마른 뱅어	2큰술	20	4.0
	콩(말린 검정콩 · 노란콩)	2큰술	20	2.5
	소고기(생 사태)	1접시	60	2.1
	두부	1/5모	80	1.8
	청어	1토막	70	1.6
	돼지고기(로스용 생 등심)	6쪽	60	1.2
	계란	1개(중)	50	1.0
	닭고기(날것)	1접시	60	0.7
채소 및 과일류	쑥(날것)	1/3컵	70	7.6
	호박나물(날것)	1/3컵	70	6.4
	무청, 조선 무청	1접시	70	4.1
	근대(날것)	1/3컵	70	3.5
	미나리(날것)	1/3컵	70	2.9
	시금치(날것)	1/3컵	70	1.8
	다시마(날것)	1접시	70	1.7
	도라지(날것)	1접시	50	1.1
	당근	1접시	70	0.9
	사과	반 개(중)	100	0.8
	딸기	10개	100	0.5
	귤	1개	100	0.4
	김치, 배추김치	1접시	60	0.2
우유 및 유제품	요구르트(호상)	1컵	180	0.9
	치즈(자연)	1.5~2장	30	0.3
	우유	1컵	200	0.2
	치즈(가공)	1.5~2장	30	0.2
유지, 견과 및 당류	들깨	1큰술	10	1.6

량을 1일 6.1mg, 권장섭취량은 10mg을 추가하도록 하였다. 남자의 경우 12~14세에 1일 14mg, 15~18세에 15mg, 19~49세 남자의 경우 10mg, 50세 이상의 경우 9mg을 권장섭취량으로 정하였다.

(7) 아연

아연은 체내에 1.5~2.5g 정도로 소량 존재하지만 아연은 200종류 이상의 효소성분이 되고 있으며 성장과 면역, 미각, 피부와 뼈 등의 기능유지에 관여하고 있다. 또한 인슐린의 구성 원소이기도 하다. 1960년대 초반 이란을 비롯한 중동 아시아 지역의 청소년에서 성장부진, 왜소증, 생식기의 부전증이 나타났는데, 이는 아연결핍과 관련 있음이 밝혀졌다. 아연이 결핍되면 성장장애, 성선기능 저하증, 피부장애, 미각장애, 면역력 저하를 일으킨다. 선천성 장애로는 장성지단피부염을 들 수 있다. 장성지단 피부염이란 흡수장애로, 소아에서 나타나며 눈이나 입주위, 수족에 피부염을 일으킨다. 아연은 독성이 약하기 때문에 일반적인 식사에서는 과잉으로 인한 장애가 나타나지 않지만 보조식품 등으로 과잉섭취했을 경우에는 발열, 오심, 구토, 위통, 설사 등이 나타난다.

아연의 급원은 어패류, 육류, 현미, 백미, 콩류 등이 있으며, 특히 굴은 좋은 급원이 된다. 굴 2개(40g)로 5.3mg의 아연을 섭취할 수 있다. 2010년 한국인 영양 섭취기준에서는 1세 이상의 경우 아연의 평균필요량, 권장섭취량, 상한 섭취량을 설정하였고, 5개월 이하의 영아는 충분섭취량을, 6~11개월의 영아는 평균필요량, 권장섭취량을 정하였다. 성인남성의 경우 1일 3.3mg, 여자는 2.8mg이다. 이에 식사의 아연 흡수 이용률 40%를 적용하여 20대 성인남성의 1일 평균필요량은 8.1mg/일, 20대 성인여성의 1일 평균필요량은 7.0mg으로 설정하였다. 권장섭취량은 이에 10%는 변이계수를 적용하여 20~29세 성인남성의 경우 10mg, 성인여성은 8mg으로 하였다. 30세 이상 성인남성은 권장섭취량을 9mg으로, 30~64세 여자는 8mg으로, 65세 이상 여자는 7mg으로 정하였다.

(8) 구리

구리는 구리 결합단백질이나 구리 함유 효소의 성분으로, 혈액응고와 조혈, 철 수송, 뼈 형성, 콜레스테롤과 당대사 등에 관여하고 있다. 구리가 결핍되면 빈혈, 성장장애, 뼈와 피부의 이상, 색소침착 결손 등이 나타난다. 또한 선천적인 구리 대사 이상으로는 멘케스병과 윌슨병이 있다. 멘케스병과 윌슨병은 둘 다 유전자 질환이며, 멘케스병은 구리 결핍, 윌슨병은 구리 과잉에 의해 일어난다. 멘케스병은 혈중, 간이나 뇌의 구리 함유량이 현저히 저하되어 모발수축, 지능저하, 발육장애가 나타난다. 윌슨병은 간이나 뇌, 콩팥에 구리의 이상 침착이 일어나 간경변과 정신신경증상이 나타난다. 구리는 독성이 약해서 과잉증은 나타나지 않는다. 구리의 급원은 내장고기인 소간, 돼지간과 견과류, 콩류 등과 굴, 가재, 패류 등의 해산물을 들 수 있다. 한국인 영양 섭취기준에서는 체중의 차이를 고려하여 20세 이상 성인의 구리 평균필요량은 1일 600mg, 권장섭취량을 800mg(변이계수 15% 적용)을 추가하도록 하였다. 구리의 상한섭취량은 1일 10mg으로 설정하였다.

(9) 셀레늄

셀레늄은 체내에서 단백질과 결합하여 항산화 작용과 갑상선 호르몬의 생리 활성을 높이는 작용을 하고 있다. 셀레늄이 결핍되면 성장장애, 근력저하, 간장애, 불임증 등이 나타난다. 토양 중의 셀레늄 농도가 낮은 지역에서는 결핍증이 발생하기 쉽다. 케샨병은 중국 동북부부터 남서부에 걸쳐 나타나는 대표적인 결핍증으로 근육이 손실되거나 성장저하, 심근장애가 발생하며 어린이나 가임기의 젊은 여성에서 발생하는 울혈성 심장비대나 기능저하 등이 특징이다. 과잉 장애로는 피로감, 탈모, 손톱의 변화, 오심과 구토 등이 나타난다. 우리나라 19세 이상 성인의 셀레늄 평균필요량은 글루타티온 과산화효소의 활성을 최대화하는 섭취량에 기초하여 1일 45mg으로 정하였으며, 권장섭취량은 평균필요량의 120% 수준인

55mg으로 하였다. 상한섭취량은 1일 400mg으로 설정하였다.

(10) 요오드

요오드는 갑상선 호르몬의 구성성분이며, 에너지 대사, 단백질 합성, 태아의 분화 및 발육, 뼈 형성 등에 관여하고 있다. 요오드가 결핍되면 혈액 지방 양의 상승, 피부 장애, 혀의 비후, 심부전 등이 나타난다. 한국인의 식생활에서는 결핍될 일이 없지만 토양 중의 요오드 농도가 낮은 지역이나 해조류를 먹는 습관이 없는 지역에서는 결핍되기 쉽다. 결핍증으로는 갑상선종과 크레틴증이 있으며, 과잉증으로는 갑상선종과 갑상선 기능 항진증이 있다. 크레틴증은 요소와 셀레늄이 모두 결핍되었을 때 발증한다.

요소의 급원은 미역, 김, 다시마, 파래 등의 해조류나 해산물에 풍부하다. 갑상선종을 방지하기 위해서는 최소한 하루 50~75mg의 요오드를 섭취하는 것이 좋다. 한국인의 영양 섭취기준에서는 3~5세의 유아의 평균필요량을 65mg/일로, 15세 이상 청소년과 성인의 평균필요량을 95mg/일로 정하였다.

(11) 크롬

크롬은 인슐린의 작용을 강화시키거나 면역반응을 개선하는 작용이 있다. 일상적인 식사를 하는 한 부족해질 일은 없다. 영양상태가 불량한 어린이나 고령자, 크롬이 첨가되어 있지 않은 수액을 맞고 있는 환자의 경우 결핍에 의해 인슐린 감수성이 저하되는 경우가 있다. 경구 섭취에 의한 과잉증은 보고되어 있지 않지만, 작업 현장에서 6가 크롬에 노출되었을 경우 알레르기성 피부염, 폐암 등의 발증이 보고된 바 있다. 한국인의 영양 섭취기준 중에는 크롬의 권장 수준이 설정되지 않았지만, 2000년도 한국인 영양권장량에서는 크롬의 안전하고도 적절한 섭취범위를 1일 50~200μg로 설정한 바 있다. 크롬이 풍부한 대표적 식품으로는 간, 계란과 전밀, 밀겨, 밀배아 등의 도정하지 않은 곡류, 육류, 이스트가 있다.

(12) 망간

성인의 체내에는 대략 20mg의 망간이 주로 간, 골격, 췌장, 뇌하수체에 존재한다. 효소의 성분으로 탄수화물, 지방, 단백질 대사에 관여하고 있다. 또한 신경전달, 생식기능 유지, 뼈 형성에도 관여한다. 식물성 식품에 많이 함유되어 있으며 일상적인 식생활에서는 결핍될 일이 없다. 결핍증으로는 성장장애, 뼈 형성 이상, 생식능력 결여, 저콜레스테롤혈증, 관절통, 신경통 등이 나타나는 것으로 보고되었다.

식사에서 유래하는 과잉증이 보고된 예는 거의 없다. 단, 항상성이 저하된 사람이 망간을 과잉섭취하면 뇌에 망간이 축적되어 수면장애 같은 신경증상이 나타날 위험이 있다고 한다.

망간은 식물성 식품에 비교적 많이 함유되어 있어, 호두, 땅콩 등의 견과류, 귀리, 전곡류, 도정하지 않은 곡류로 만든 시리얼, 콩류 등이 좋은 급원이다. 성인의 망간 충분섭취량은 남자 4.0mg/일, 여자 3.5mg/일로 미국의 성인남성 충분섭취량 2.5mg/일, 여자 1.8mg/일보다 다소 높은 편이다. 망간의 상한섭취량은 최대독성량인 11mg/일로 정하였다.

(13) 몰리브덴

체내에서는 간, 콩팥, 치아의 에나멜질에 고농도로 존재하는데, 섭취량에 따라 쉽게 변동한다. 아초산산화효소, 잔틴 산화효소/탈수소효소, 알데히드 산화효소의 성분이 되고 있다.

곡물이나 콩류에 많이 포함되어 있기 때문에 일상적인 식생활에서는 결핍될 일이 없다. 몰리브덴의 좋은 급원으로는 밀 배아, 전곡류, 말린 콩, 간 등의 내장육, 우유 및 유제품 등이다. 몰리브덴이 첨가되지 않은 수액을 맞는 환자에서 나타나는 결핍증으로 빈맥, 두통, 다호흡, 오심, 시야 어두움, 야맹증 등이 보고되었다. 몰리브덴은 독성

■ ■ 표 8-32. 2010년 한국인의 불소 영양 섭취기준(mg/일)

연령	평균필요량	권장섭취량	충분섭취량		상한섭취량
영아					
0~5(개월)	정해지지 않음	정해지지 않음	0.01		0.6
6~11			0.5		0.9
유아					
1~2(세)	정해지지 않음	정해지지 않음	0.6		1.2
3~5			0.8		1.7
아동, 청소년, 성인, 노인			남자	여자	남·여
6~8(세)	정해지지 않음	정해지지 않음	1.0	1.0	2.5
9~11			2.0	2.0	10.0
12~14			2.5	2.5	10.0
15~18			3.0	2.5	10.0
19~29			3.5	3.0	10.0
30~49			3.0	2.5	10.0
50~64			3.0	2.5	10.0
65~74			3.0	2.5	10.0
75 이상			3.0	2.5	10.0
임신부	정해지지 않음	정해지지 않음	+0		10.0
수유부	정해지지 않음	정해지지 않음	+0		10.0

이 낮지만 과잉섭취하면 구리의 흡수를 저해한다.

(14) 불소

인생동안 건강유지 및 증진하는 데 있어서 불소 응용에 의한 치아우식증 예방은 기본적이고 불가결하다는 것이 여러 역학조사를 통해 실증되었다. 이러한 불소 섭취기준은 미국의 경우 추정 평균필요량 추정이 어렵기 때문에 각 연령층별로 1일 불소 기준량과 상한량을 제시하고 있다.

불소는 해조류, 고등어, 정어리, 연어 등의 어류, 불소가 첨가된 식수, 차 등에 함유되어 있다. 대부분은 식사나 식수로부터 공급되지만, 이 외에 불소를 첨가한 치약이나 치과에서 불소를 도포하는 과정에서도 공급된다.

보통 불소가 첨가된 물은 한 컵당 0.2mg의 불소가 들어있기 때문에 식수에 포함된 불소 함유량은 전체 불소 섭취량에 절대적으로 영향을 미치며, 그 외의 섭취량은 0.5~5mg 정도이다. 식수와 식품 등에서 섭취하는 불소의 충분섭취량은 체중 kg당 0.05mg을 기준으로 19~29세 성인남성 3.5mg, 30~39세 성인남성 3.0mg, 50세 이상 성인남성 및 20대 성인여성은 3.0mg, 30세 이상 성인여성은 2.5mg으로 정하였다(표 8-32). 불소의 상한섭취량은 1일 10mg으로 설정하였다.

Ⅵ. 물의 영양학적 의미

우리 몸 성분 중에서 가장 많은 것이 물이다. 물은 특별한 주의를 기울이지 않아도 필요량을 섭취할 수 있기 때문에 그다지 중요시되지 않지만 생명을 유지하는 데 있어서 없어서는 안 될 영양소이다.

1. 물의 작용과 대사

성인의 경우 체중의 약 60%가 수분이며 그 중 약 2/3가 세포 내액으로, 약 1/3이 세포 외액으로 존재한다. 세포 외액이란 세포간질액과 혈액 내의 혈장에 해당하며, 세포 외액 중 약 85%가 혈장에 해당한다. 장기 중에서 수분함량이 많은 것이 혈액과 콩팥인데, 콩팥의 크기를 고려하면 근육과 피부에서 체수분량의 64%를 차지하며, 그 다음으로 혈액이 많다. 따라서 이들 장기가 수분 대사에 중요한 역할을 맡고 있다고 할 수 있다.

체내의 수분 양과 분포는 성별과 연령에 따라 다르다. 일반적으로 여성은 남성보다 지방 함유량이 많기 때문에 체수분율이 낮고, 마찬가지로 비만자도 체수분율이 낮다. 또한 나이가 들면서 체수분율이 저하되어, 신생아의 경우는 80%이지만 유아는 70%, 성인은 60% 정도까지 저하된다. 고령자는 이보다 더 저하된다. 신생아와 유아는 성인에 비해 세포 외액이 많지만 고령자는 세포 내액의 수분이 감소한다.

1) 물의 작용

(1) 물질의 수송과 배설

물은 여러 가지 물질을 녹이는 성질이 있기 때문에 소화 및 흡수된 영양소를 각 장기로 운반하기 위해 작용한다. 또한 체내의 노폐물을 녹여 세포간질액에서 순환계를 거쳐 콩팥으로 운반하며 소변을 통해 체외로 배설시킨다. 혈액에는 80%, 세포간질액에는 90%의 수분이 함유되어 있다. 땀도 각 물질을 포함하며 배설역할을 맡고 있다.

(2) 효소반응 등 다양한 화학반응의 공간을 제공

각종 몸 성분을 녹여 효소반응, 가수분해 등의 공간을 제공하고 있다. 생명활동은 이러한 반응에 의해 유지되고 있으며, 물이 없으면 이러한 반응이 원활하게 이루어지지 않는다.

(3) 체온조절

물은 기화열이 0.58kcal/g이며 발한 등에 의해 체온상승을 막는 작용이 있다. 또한 비열[어떤 물질 1g의 온도를 1℃ 올리는 데 필요한 열량을 말한다. 물 1g을 1기압 하에서 14.5 → 15.5℃까지 올리는 열량은 1칼로리(cal)이며 물의 비열은 1cal/g · ℃로 계산된다. 1칼로리는 국제단위인 줄(J)로는 4.184 J에 해당한다]도 0.001kcal/g로 크다. 물의 이러한 성질 때문에 인체의 수분 양이 많은 것은 몸 내외의 온도변화로부터 체온을 일정하게 유지하는 데 도움이 되고 있다.

(4) 삼투압 유지

물은 일정량의 전해질을 녹이고 있으며 이들이 균형을 유지하기 위해 작용하고 있다. 물은 세포막을 자유롭게 통과할 수 있기 때문에 세포 내외의 소듐이온, 포타슘이온 등의 농도를 일정하게 유지할 수 있다. 이러한 물의 작용에 의해 세포 내외의 삼투압이 일정하게 유지되며, 생명유지에 필요한 대사가 원활하게 진행된다.

2) 물의 대사

체내에 출입하는 수분 양은 평형을 유지하고 있다.

(1) 공급되는 물(약 2,500mL)

성인이 하루에 경구적으로 섭취하는 물은 음료수로부터 약 1,100mL, 음식으로부터 약 1,100mL로 둘을 합해 약 2,200mL로 알려져 있다. 또한 섭취한 영양소가 체내에서 대사될 때 물이 생긴다. 이 물은 대사수라고 하며 하루에 약 300mL가 생긴다. 경구 섭취한 물과 합하면 체내에 공급되는 물은 약 2,500mL이다.

(2) 배설되는 물(약 2,500mL)

물의 대부분은 소변을 통해 체외로 배설된다. 소변 양은 수분 섭취량의 영향을 받지만 일반적으로 성인의 경우는 약 1,500~1,600mL 정도이다. 그 중 400~500mL는 불가피소변이라 하며, 체내에서 생성된 노폐물을 배설시키기 위해 필요불가결한 소변이다.

소화관에 소화액으로 분비되는 수분은 약 800mL인데, 대부분 대장에서 재흡수되기 때문에 대변으로의 수분배설은 약 100mL이다.

또한 피부와 호흡을 통해서도 수분이 수증기로서 체외로 배설되고 있다. 이를 불감증배설이라 하며, 호흡으로 약 300mL, 피부로 약 500mL 정도라고 알려져 있다. 불감증배설에 땀은 포함하지 않는다. 땀을 대량 흘렸을 경우에는 소변 양을 감소시켜서 조절한다.

2. 물의 필요량과 급원

1) 물의 필요량

물의 필요량은 연령, 몸의 크기, 음식 섭취량, 환경조건, 활동량 등에 따라 다르다. 체중 1kg당 수분 필요량은 영아 150mL, 유아(1세) 130mL, 5세 아동 100mL, 학생 90mL, 성인 45mL 정도이다. 나이가 어릴수록 수분 필요량이 많아진다. 발한, 설사, 그 밖의 이유에 의해 수분 배설량이 많을 경우에는 그에 따라 수분 필요량도 증가한다. 수분배설은 무기질을 비롯해 몸 성분배설을 수반하기 때문에 물 이외의 각종 영양소 보급도 필요하다.

고온에서 심한 운동을 했을 경우 땀이 많이 나면서 수분과 함께 염류도 손실된다. 이때 물만 섭취하면 체액의 삼투압이 일정치 못해 근육경련을 일으키므로 스포츠 음료 같은 염류를 포함한 음료를 섭취하는 것이 좋다.

2) 물의 급원

물의 급원은 음료수, 음식 중의 수분, 대사수이다. 사람의 물에 대한 욕구는 목마름으로 자각할 수 있기 때문에 필요량을 충분히 섭취하는 것이 가능하다. 하지만 영유아의 경우는 다른 음식과 마찬가지로 물을 자유롭게 섭취할 수 없으며 또한 고령자는 목마름 중추의 작용이 저하되어 수분이 결핍되어도 갈증을 느끼지 않는 경우가 있다. 따라서 수분공급에 충분히 주의할 필요가 있다.

Ⅶ. 식이섬유의 영양학적 의미

식이섬유에 대한 초기의 정의는 "인간의 소화계 효소에 의해 가수분해 되지 않는 식물세포벽의 잔여물" 로 규정하였다. 이 정의에 의하면 식이섬유에는 셀룰로오스, 헤미셀룰로오스, 펙틴과 리그닌과 같은 식물세포벽 물질들과 검질(gums), 점액질(mucilages)과 같은 식물세포 중의 다당류를 모두 포함한다. 화학적인 정의로는 식이섬유는 식물의 비전분다당류와 리그닌을 합친 것으로 설명된다. 이후 정의는 다른 수많은 소화되지 않는 성분을 포함하도록 확장되었고, 이에 따라 비세포벽 물질로서 포유동물의 소화효소에 의해 분해되지 않는 난소화성 전분, 올리고당, 그리고 키틴, 키토산 등의 동물 유래의 소화되지 않는 것까지 포함하도록 정의되었다. 이후 분석방법에 따라 식이섬유의 정의는 각국마다 다양하게 내려지게 되었다. 미국의 경우는 소화되지 않는 동식물의 탄수화물로 정의하였고, 캐나다의 경우는 식물성 난소화물질만을 섬유로 정의하였다. 영국의 경우는 현재 식이섬유를 비전분당류로 정의하였다. 그러나 현재 가장 일반적으로 통용되는 식이섬유의 정의는 "인간의 소장 내에서 소화흡수되지 않고 대장에서 부분적으로 혹은 완전히 발효되는 식물의 가식부분과 탄수화물 유사체" 이며, 이에는 불소화성의 비전분 다당류, 리그닌, 올리고당류, 난소화성 전분과 관련 식물 성분들이 모두 포함된다. 한국인 영양섭취기준 설정에서는 식이섬유에 대해 이와 같이 보편적인 정의를 받아들여 이에 대한 충분섭취량을 설정하였다. 식이섬유에는 물에 녹는(수용성) 것과 물에 녹지 않는(불용성) 것이 있다. 물에 녹는 식이섬유에는 펙틴, 만난, 해조류의 알긴산 등이 있고, 물에 녹지 않는 식이섬유에는 셀룰로오스, 헤미셀룰로오스, 리그닌 등이 있다.

1. 식이섬유의 작용

주요 작용에는 다음과 같은 것이 있는데, 아직 연구단계에 있다.

(1) 혈액 콜레스테롤 수치의 상승 억제작용

식이섬유를 충분히 섭취하면 혈액 콜레스테롤 수치의 상승을 억제하여 동맥경화 같은 생활습관병을 예방한다.

(2) 혈당치 상승의 억제

식사에 식이섬유를 증가시키면 혈당치 상승을 억제하여 인슐린 소비도 절약되고 당뇨병을 예방한다.

(3) 배변촉진 작용

식이섬유가 많으면 변의 용적, 수분이 증가하며 또한 장의 연동운동을 높여 변통을 좋게 한다.

(4) 유독물질의 흡착작용

대량으로 섭취하면 독성을 띠는 식용색소, 계면활성제 등을 흡착하여 체외로 배출시킨다.

(5) 비만 예방

식이섬유는 에너지원은 아니지만 탄수화물, 지방 등 비만의 원인이 되는 영양소의 흡수를 막기 때문에 비만을 예방할 수 있다.

(6) 포만감에 의한 과식방지

식이섬유를 포함한 음식은 일반적으로 단단해서 오래 씹어 먹으면 포만감을 얻기 쉬워 과식을 막는다.

(7) 대장암 예방

식이섬유는 대장에서의 변의 이동을 촉진하여 발암물질이 장벽에 접촉하는 시간을 줄이고, 장내세균총을 변화시켜서 발암물질의 생성을 억제한다.

2. 식이섬유의 섭취량과 급원

1) 식이섬유의 섭취량

최근 10년간의 국민 전체 1인당 평상시 1일 식이섬유 평균섭취량이 9.77~10.59g / 1,000kcal의 범위로 나타나 국민들의 평상시 평균섭취기준이 2005년도에 설정된 식이섬유 충분섭취량 기준(12g / 1,000kcal)에 비해 미달되는 것으로 나타났다.

한국인의 충분섭취량은 1~2세 10g / 일이며, 3~5세는 15g / 일이다. 6~11세의 경우 남자는 20g / 일이고 여자는 15g / 일이며, 남자의 경우 12세 이상의 경우 25g / 일이며, 여자의 경우 20g/일이다. 여자의 경우 임신부는 +5/일, 수유부 역시 +5g/일로 정하였다.

2) 식이섬유의 급원

식이섬유가 많은 식품은 곡류, 콩류, 과실류, 채소, 감자류, 해조류 등이다. 콩류는 식이섬유가 풍부하지만 대두를 가공한 두부에는 식이섬유가 포함되어 있지 않다. 하지만 두부 가공과정에서 생기는 비지에는 식이섬유가 많이 포함되어 있다. 채소류는 샐러드보다는 익히거나 나물 등으로 먹으면 더 많이 섭취할 수 있다.

1회 섭취하는 식품 중 식이섬유를 비교적 많이 섭취할 수 있는 식품은 곶감 70g이 7.56g, 톳 10g이 5.49g, 호밀빵 100g이 5.21g, 단밤 70g이 4.92g이다.

CHAPTER 08 POINT

1. 탄수화물은 단당류, 이당류, 다당류로 분류된다. 식사로부터 섭취된 탄수화물은 소화 및 흡수되어 주로 에너지원으로 이용된다.
2. 과잉섭취된 탄수화물은 체내에 중성지방으로 저장된다.
3. 단백질은 몸의 구성성분이 되는 것 외에도 소화효소, 호르몬 등의 성분이 된다.
4. 단백질의 영양가는 식품에 따라 다르다. 식물성 단백질은 일반적으로 영양가가 낮지만 동물성 단백질과 함께 섭취하면 영양가가 높아진다.
5. 지방은 주로 에너지원으로 이용된다. 또한 인지질과 당지질은 생체막의 구성성분이 되는 것 외에도, 뇌 조직에 존재하여 생체 기능 유지에 도움이 되고 있다.
6. 비타민은 탄수화물, 단백질, 지방의 대사를 원활하게 진행시키는 보조역할을 한다.
7. 무기질은 뼈와 치아 같은 경조직의 주성분이 되는 것 외에도, 단백질, 지방 등과 결합하여 장기와 근육 등 체성분의 구성성분이 되고 있다. 또한 체액 중에 존재하여 삼투압과 pH 조절을 하고 있다.

09 식생활과 건강

DENTAL BIOCHEMISTRY AND NUTRITION

09 식생활과 건강

최근 우리나라에서는 사회경제 수준의 향상과 의료보건 환경의 변화에 따라 평균수명이 연장되고, 노년층 인구가 증가하고 있다. 또한 생활환경의 변화는 질병 발생구조에도 영향을 주어 주요 사망원인이 감염성 질환에서 암, 순환기계 질환과 같은 만성 퇴행성 질환으로 이행되고 있다. 많은 연구를 통해 만성 퇴행성 질환의 이환은 식생활 및 생활습관과 밀접한 관련이 있다고 밝혀졌다. 그렇기 때문에 식생활을 개선함으로써 건강 증진을 추구하는 것은 질병예방이나 치료측면에서 바람직한 일이다.

Ⅰ. 국민건강과 영양의 현상

1. 식생활의 변천과 질병구조의 변화

인구증가로 인해 일어날 수 있는 문제로 자원고갈, 식량부족 문제, 환경오염 문제 등이 있을 수 있으며, 식량문제에 있어서는 영양불량, 이환율 및 사망률이 있다. 즉 인구증가는 식량수급과의 불균형으로 인한 기아, 영양불량, 질병 등을 야기시킬 수 있으며, 연령층에 따라 나타나는 영양문제 및 질병의 구조가 변화하므로 인구의 구성비 및 인구 증가 역시 중요하다.

우리나라 총인구는 2010년 11월 현재 인구조사결과 5,061만 명으로 조사되었으며, 인구성장률은 0.26%이고 출산율은 계속 감소하고 있는 추세이다. 20세기 초기만 해도 출생 1,000명당 300명 전후의 영아사망율과 각종 전염병 등의 원인으로 우리나라 평균수명은 25세를 넘지 못할 것으로 추정되었으나, 1950년대 50세, 1990년대 70세를 넘었으며, 2008년에는 80.1세(남자 76.5세, 여자 83.3세)로 보고되었다.

특히 65세 이상의 인구비중은 지속적으로 증가하여 지난 2000년 7.26%에서 이미 고령화 사회에 진입하였고, 2010년은 11.0%이었으며, 2018년에는 14%를 넘을 것으로 예상된다. 2010년 노령화 지수(0~14세 인구에 대한 65세 이상 인구비율)는 67.7%로 1970년 7.2%에 비해 무려 9.4배나 증가하였다. 노년부양비(생산 가능 연령층이 부양해야할 노년층의 인구비율)도 지속적으로 증가하여 2010년에는 15.0%로, 이는 15~64세 인구 100명이 65세 이상 인구 15명을 부양해야 한다는 의미이다. 따라서 노인의 삶의 질 향상을 위한 다양한 대책이 필요하다.

1) 식생활의 변화

21세기의 건강 만들기는 국민 한 사람 한 사람이 바람직한 생활습관을 확립하기 위해 영양, 운동 및 휴양의 세 가지를 기본으로 한 활동이 추진되고 있다. 그 중에서도 영양은 생명유지에 없어서는 안되며, 생활을 영위하기 위한 식생활은 생활의 질과도 깊은 관련이 있다.

질병	위험인자	영양소 등 섭취수준	음식물 수준
당뇨병	비만	에너지 과잉섭취 에너지 소비부족	
허혈성 심장질환 뇌졸중	지질이상증(고지혈증) 고혈압	포화지방산 과잉섭취 소듐 과잉섭취	
암		포타슘 섭취부족 식이섬유 섭취부족 항산화 비타민 섭취부족	야채 섭취부족
골다공증		칼슘 섭취부족	칼슘을 많이 포함한 식품의 섭취부족

그림 9-1 생활습관병과 영양소 · 음식물 수준의 위험요소

우리나라에서는 자식이 적고, 고령화가 급속히 진행되고, 핵가족화, 여성의 사회진출 등에 따른 생활양식의 변화, 식품 가공기술의 발달과 콜드 체인(저온관리를 필요로 하는 식품의 유통 시스템을 말한다. 즉, 생산에서 소비까지의 식품흐름을 저온관리하는 것을 시스템화한 것이다) 등의 유통구조 발달, 음식의 외부화(가공식품, 조리식품, 반조리식품, 외식 등) 등에 의해 식생활이 크게 변화되었다. 콜드 체인이란 식재의 신선도를 유지하기 위해 신선식품을 저온상태로 산지에서 소매업자, 소비자에게까지 유통시키는 방법으로, 저온유통체계라고도 한다. 이 같은 유통수법에 의해 신선식품을 보다 광범위한 지역으로 유통할 수 있게 되었으며, 장기간 보존이 가능해졌다. 즉 식품의 개별화 · 다양화 · 복잡화가 진행되고 있는 상황에 있다.

2) 질병구조의 변화

언제 어디서든 먹고 싶을 때 먹고 싶은 만큼 먹을 수 있는 상황이 됨에 따라 건강과 영양의 문제도 나타나게 되었다. 일본의 후생노동성은 생활습관병의 위험성 저하를 목적으로 한 식사 개선을 추진하기 위해 생활습관병과 영양소 및 음식수준의 위험요소에 대해 제시하고 있다(그림 9-1).

국민소득과 식생활 수준, 생활습관 등에 따라 질병발생과 사망원인이 변하게 되었다. 우리나라의 1950년대 사망원인은 결핵, 장염, 뇌혈관질환, 기관지염의 순으로 주로 전염성 질환이었으나, 1980년대에 이르러 고혈압, 암 등 만성퇴행성 질환이 주요 사망원인이 되었다. 2009년 통계자료에 의하면 한국인의 주요 사망원인 1위는 암으로 인구 10만 명당 140.5명이 사망하였으며, 다음은 뇌혈관질환(52.0명), 심장질환(45.0명), 자살(31.0명) 순이었다(표 9-1). 사망원인의 변화는 인구의 노령화, 흡연, 스트레스, 공해, 운동부족, 잘못된 식생활, 생활환경 등과 밀접한 관련이 있다. 그렇기 때문에 질병예방을 위해 식생활 습관을 비롯한 생활습관을 바로 잡는 것이 매우 중요하게 되었다.

생활습관병으로 일컬어지는 악성 신생물, 심장질환, 뇌혈관질환의 3대 사인은 총 사망률의 약 60%를 차지하고 있다. 또한 식사와 깊은 관련이 있는 당뇨병 환자, 대사증후군 환자, 비만자(BMI ≥ 25)는 증가 경향을 보이고 있다. 한편 여성의 저체중도 증가 경향이 있다. 저체중이란 신장에 비해 체중이 심하게 덜 나가는 상태이다. 한국비만학회에서는 BMI가 18.5 미만일 경우 저체중이라고 판정하고 있다. 몸이 저체중이면 골다공증, 빈혈, 감염증

■ ■ 표 9-1. 한국인의 사망원인과 사망률(단위 : 인구 10만 명당)

순위	2000년		2005년		2009년		2010년	
	사망원인	사망률	사망원인	사망률	사망원인	사망률	사망원인	사망률
1	악성신생물(암)	121.4	악성신생물(암)	133.8	악성신생물(암)	140.5	악성신생물(암)	144.4
2	뇌혈관 질환	73.1	뇌혈관 질환	64.1	뇌혈관 질환	52.0	뇌혈관 질환	53.2
3	심장 질환	38.2	심장 질환	39.3	심장 질환	45.0	심장 질환	46.9
4	운수사고	25.3	자살	24.7	자살	31.0	자살	31.2
5	간 질환	22.8	당뇨병	24.2	당뇨병	19.6	당뇨병	20.7
6	당뇨병	22.6	간 질환	17.2	운수사고	14.4	폐렴	14.9
7	만성하기도 질환	16.7	운수사고	16.3	만성하기도 질환	13.9	만성하기도 질환	14.2
8	자살	13.6	만성하기도 질환	15.5	간 질환	13.8	간 질환	13.8
9	고혈압성 질환	8.9	고혈압성 질환	9.3	폐렴	12.7	운수사고	13.7
10	폐렴	8.1	폐렴	8.5	고혈압성 질환	9.6	고혈압성 질환	9.6

자료 : 통계청, 「사망원인통계연보」 각 년도

등의 질병 위험성이 높아지는 등 건강관련 문제가 발생하기가 쉽다.

2. 한국인의 식생활 현황과 과제

1) 국민영양의 현상

우리나라는 경제, 문화, 사회, 생활양식, 소비문화 등이 급격히 변화하면서, 식생활 측면에서도 많은 변화가 있어 왔다. 이러한 식생활의 변화는 국민의 영양과 건강에 많은 영향을 미치고 있다. 2008년 국민건강영양조사 결과에 의하면 현재 우리 국민은 전반적으로 칼슘부족, 소듐과잉 등 영양섭취 불균형이 지속되고 있으며, 10~20세, 65세 이상, 저소득자의 영양섭취 부족 위험이 있다.

(1) 영양소 등 섭취량의 현상

국민의 영양상태를 분명히 하여 음식을 둘러싼 여러 가지 문제를 개선하기 위한 대책을 진행시키는 것은 건강의 유지 · 증진, 질병예방을 도모하는 데 있어서 중요한 일이다.

국민영양의 현상을 파악하기 위한 자료로는 보건복지부의 국민건강영양조사, 한국농촌경제연구원 식품수급표(식료 밸런스 시트), 통계청의 가계동향조사나 상업통계조사 등을 들 수 있다.

이 중 국민건강영양조사는 영양소 섭취상황, 식품군별 섭취상황, 식생활 상황, 신체 상황 등에 대해 연차, 성별 · 연령 계급별 동향을 파악할 수 있다. 식품위생법 제70조의 규정과 국민영양개선령 및 시행규칙에 근거를 두고 1969년 이래로 매년 실시되고 있는 국민 음식물 섭취량 조사는 영양개선의 방도를 강구하는 기초자료로 얻기 때문에, 국민의 건강상태, 영양섭취량, 영양섭취와 경제부담과의 관계 등을 명확하게 할 목적으로 수행되고 있다. 이러한 조사결과는 국민영양 향상에 미치는 역할

■ ■ 표 9-2. 한국인의 1일 에너지 섭취량 변화 추이 : 만 1세 이상(1980~2008)

연도	에너지(kcal)	% RDA	연도	에너지(kcal)	% RDA
1980	2,052	93.5	1991	1,930	93.1
1981	2,052	92.4	1992	1,875	90.0
1982	1,991	89.5	1993	1,848	90.0
1983	2,012	90.4	1994	1,770	85.0
1984	1,901	90.0	1995	1,839	88.6
1985	1,936	91.1	1998	1,934	91.4
1986	1,990	90.8	2001	1,897	90.1
1987	1,819	87.7	2005	1,979	96.5
1988	1,935	93.3	2007	1,809	87.4
1989	1,871	87.5	2008	1,838	92.0
1990	1,868	90.0			

이 크다. 전국 수준으로 장기간 실시되는 음식물 섭취량 조사는 국제적으로도 예가 없으며, 높이 평가받고 있다. 우리나라 국민의 에너지 섭취량 변화 추이를 표 9-2에 나타냈다. 국민건강영양조사 결과보고서에 나타난 지난 20여 년간 우리 국민의 1인 1일 에너지 섭취량은 1,770(1994)~2,052kcal(1980, 1981)로 일정한 변화추이는 나타나지 않았으며, 에너지 권장량 대비 섭취비율(% RDA) 혹은 에너지 필요추정량 대비 섭취비율(% EER)은 85.0~96.5%로 권장량을 초과하여 섭취했던 해는 없었다. 2008년 국민건강영양조사에서 에너지 평균섭취량은 1,838.4kcal로, 2007년도 결과와 비교하여 30kcal 정도로 비슷하게 증가하여 남자는 2,115kcal, 여자는 1,556kcal이었다.

탄수화물의 섭취는 293.3g, 단백질은 65.8g, 지방은 38.8g이었으며, 영양소별 에너지 섭취분율은 단백질 14.6%, 지방 18.4%, 탄수화물 67.0%이었다(그림 10-5 참조). 2008년 국민건강영양조사에 의하면 우리나라의 1일 탄수화물 섭취량은 1세 이상 전체 289.1g, 남자 321.0g, 여자 256.8g이며, 탄수화물로부터의 에너지 섭취비는 1969년 이후 계속적으로 감소하는 추세에 있다(그림 10-5 참조). 2005년 국민건강영양조사 보고서에 의하면, 우리나라 국민의 1인 하루 평균 단백질 섭취량은 75.8g이며, 총 에너지의 15.0%로 1970년대의 12.6%에서 계속 증가하여 1985년 15.4% 수준에 달한 후 유지되어 온 수준이다. 동물성 단백질의 섭취비율도 같은 기간 동안 15%에서 42.4%로 증가하여 총 단백질 섭취량의 1/3 수준을 훨씬 능가하고 있다.

단백질 섭취량은 1990년도의 78.7g을 최고점으로 점차 감소 경향을 보여 현재는 70g 정도로 되었다. 지방도 마찬가지로 1990년대의 59.9g을 최고점으로 현재는 55g 정도로 되었다. 탄수화물은 1950년의 415g을 최고점으로 이후 꾸준히 감소 경향을 보이고 있으며, 현재는 1950년도의 거의 60%에 해당하는 260g 정도이다. 총 지방 에너지 섭취비율은 1969년 이래 꾸준히 증가하는 추세를 보였다. 우리나라 국민의 99.3%가 하루 1회 이상 주식인 쌀을 소비하므로 탄수화물 함량이 높은 식사 패턴 때문에 지방의 섭취증가가 심각해 보이지는 않는다. 그러나 지방의 섭취형태가 동물성 식품이며 학동기 어린이들의 아침결식 습관, 30세 이상 남성에서 알코올 섭취가 제 2의 에너지 공급원인 점 등이 심혈관 관련 질환 및 대사증후군의 발생을 증가시킨 요인으로 작용하는 것 같다.

이들 세 영양소의 에너지 비율을 보면 탄수화물 에너지 비율이 감소하고, 지방 에너지 비율이 증가되었다는 변화를 알 수 있다. 지방 섭취의 증가 경향은 젊은 층일수록 현저하다. 앞으로는 젊은 층의 지방 섭취 총량과 함께 지방산 섭취의 적정 비율에 대해 주시해 나갈 필요가 있다.

'2010년 국민건강통계'를 분석한 결과 영양과잉 및 섭취부족, 영양소 섭취 불균형, 비만율 증가 등 국민영양관리가 제대로 이뤄지지 않고 있다. 통계에 따르면 에너지와 지방을 과잉섭취하는 사람들은 갈수록 증가하고, 영양소별 불균형 섭취가 심각했다. 특히 소듐 과잉섭취, 칼슘 · 비타민 섭취부족이 두드러졌다.

한국인의 식사에서 소금 섭취량이 높고 체내에서 상당량 보유되어 있기 때문에 소듐과 염소의 결핍증은 흔하지 않다. 2008년 국민건강영양조사에서 한국인의 평균 소듐 섭취량은 4,553.0mg으로 남자 5,307.6mg, 여자는 3,792.6mg이었다. 영양 섭취기준에 대한 소듐 섭취비율은 전체 평균 324.4%였으며, 남자는 376.4%, 여자는 272.0%이었다. '2010년 국민건강통계'를 분석한 결과 소듐의 경우 평균섭취량이 충분섭취량의 3배(2010년 341.9%)를 초과했다. 연도별 소듐의 충분섭취량 대비 섭취비율은 2007년 315.7%, 2008년 327.5%, 2009년 328.0%, 2010년 341.9% 등으로 늘었다. 2010년 칼슘 섭취부족 인구는 65%를 초과했다.

(2) 식품군별 섭취량의 현상

2008년 국민건강영양조사에 의하면 에너지 섭취량은 1,838kcal로, 남자는 2,115kcal, 여자는 1,556kcal이었다. 탄수화물의 섭취는 293.3g, 단백질은 65.8g, 지방은 38.8g이었으며(표 9-3), 영양소별 에너지 섭취 분율은 탄수화물 67.0%, 단백질 14.6%, 지방 18.4%이었다. 2000년 이후에는 에너지 섭취량의 큰 변화가 없었으며, 에너지 섭취분율도 큰 변화가 없었다. 우리나라 사람들이 에너지 섭취를 가장 많이 한 식품군은 곡류로 987.6kcal이었으며, 육류(156.6kcal), 음료 및 주류(129.0kcal)로 전년도와 유사하였다. 에너지의 주요 공급 식품은 백미로 전체 섭취량의 1/3 이상을 공급하는 수준이었으며, 돼지고기, 소주, 라면, 우유 등이 그 다음이었다. 단백질은 곡류로부터 섭취하는 양이 19.2g으로 가장 높았고, 육류로 14.1g, 어패류로 10.2g을 섭취하고 있었다. 지방의 경우에는 육류, 곡류, 유지류 순이었다.

칼슘은 채소류로 섭취하는 양이 가장 많으며, 육류, 어패류, 두류가 그 다음으로 중요한 식품군이었다. 그럼에도 불구하고 단일식품으로 보았을 때 칼슘의 주요 급원식품은 우유이며, 배추김치, 멸치, 두부, 무청, 대두, 계란, 미역, 파, 백미 등의 순이었다. 소듐은 조미료류와 채소류로 섭취하는 양이 가장 많았으며, 단일 식품으로는 소듐 섭취에 가장 기여하는 식품인 배추김치도 전체 섭취량의 20.0%를 공급하는 수준이며, 소금, 간장, 된장, 고추장, 쌈장 등이 그 다음 순위였다. 철은 채소류와 곡류로부터 공급이 높았다.

비타민 A의 주요 공급식품은 채소류, 과실류, 조미료류, 해조류에서, 티아민의 경우는 육류, 리보플라빈은 채소류, 곡류, 육류, 유류에서 섭취하는 양이 많았다. 니아신의 경우 곡류, 육류, 어패류에 의한 섭취량이 많으며, 비타민 C 섭취의 경우 채소류, 과실류, 감자 및 전분류에서 많이 공급되었다.

우리나라 사람이 가장 부족한 칼슘의 경우 영양 섭취기준의 평균필요량 미만 섭취자 분율은 72.2%이었으며, 리보플라빈은 56.9%로 한국인이 평균필요량 미만으로 섭취하고 있었다. 비타민 C는 47.3%, 비타민 A는 43.1%

■ ■ 표 9-3. 영양소별 1일 섭취량 : 성별, 만 1세 이상

영양소	전체	남자	여자
	평균 ± 표준편차	평균 ± 표준편차	평균 ± 표준편차
에너지(kcal)	1838.4 ± 14.7	2123.9 ± 21.6	1550.8 ± 12.3
단백질(g)	65.8 ± 0.6	76.6 ± 1.0	54.9 ± 0.6
동물성 단백질(g)	30.0 ± 0.5	36.8 ± 0.8	23.2 ± 0.5
지방(g)	38.8 ± 0.6	46.2 ± 0.9	31.3 ± 0.5
동물성 지방(g)	17.2 ± 0.4	21.4 ± 0.6	12.9 ± 0.3
탄수화물(g)	293.3 ± 2.2	324.3 ± 2.9	262.1 ± 2.1
조섬유(g)	6.6 ± 0.1	7.1 ± 0.1	6.1 ± 0.1
칼슘(mg)	475.8 ± 5.4	527.5 ± 7.2	423.7 ± 5.9
인(mg)	1094.5 ± 8.9	1247.8 ± 12.8	939.9 ± 8.5
소듐(mg)	4553.0 ± 48.4	5307.6 ± 72.2	3792.6 ± 46.9
포타슘(mg)	2786.8 ± 28.0	3088.1 ± 35.0	2483.2 ± 31.3
철(mg)	12.9 ± 0.2	14.5 ± 0.3	11.2 ± 0.2
비타민 A(μgRE)	720.6 ± 14.8	803.9 ± 21.1	636.4 ± 14.4
티아민(mg)	1.2 ± 0.0	1.4 ± 0.0	1.0 ± 0.0
리보플라빈(mg)	1.1 ± 0.0	1.3 ± 0.0	0.9 ± 0.0
니아신(mg)	14.9 ± 0.2	17.3 ± 0.2	12.4 ± 0.1
비타민 C(mg)	96.3 ± 2.0	100.2 ± 20.0	92.5 ± 2.0
단백질 급원 에너지 섭취 분율(%)	14.6 ± 0.1	15.1 ± 0.1	14.1 ± 0.1
지방급원 에너지 섭취 분율(%)	18.4 ± 0.2	19.4 ± 0.2	17.4 ± 0.2
탄수화물 급원 에너지 섭취 분율(%)	67.0 ± 0.2	65.5 ± 0.3	68.5 ± 0.2

의 한국인이 평균필요량 미만으로 섭취하고 있었다. 여자의 경우 남자보다 평균필요량 미만을 섭취하는 경우가 더욱 많았다.

2) 영양과 건강의 관련

영양과 건강의 관련을 거시적으로 보면 1986년까지는 탄수화물 감소와 동물성 단백질 및 지방 에너지 비율의 증가로 심한 변화를 보였지만 이후 변동은 줄어들고 있다. 한편 질병의 변화는 바람직하지 않은 식생활을 배경으로 한 만성질환 시대로 변화되고 있다. 그리고 생활습관병인 당뇨병과 대사성 증후군 환자는 심한 증가 경향을 보이고 있다. 에너지 섭취량은 증가하지 않았음에도 불구하고 비만자가 증가하고 있는 상황은 영양 · 식품 섭취량 등의 식사 요인뿐 아니라 식습관을 포함한 생활습관 요인과 스트레스(휴양) 요인 등의 영향이 훨씬 크고 복잡하게 얽혀 있음을 나타내고 있다.

3) 국민영양의 과제와 영양지도의 필요성

'음식' 과 건강에 관한 과제와 영양지도의 필요성은 특히 국민건강만들기 대책 중 하나인 '국민건강증진종합

계획 2010'과 '식생활 지침과 식생활 실천지침'에도 게재되어 있다. 어린이의 아침식사 결식, 젊은 여성의 저체중(여윔), 청장년층의 비만을 들 수 있다.

(1) 어린이의 아침식사 결식

2008년 국민건강영양조사에서 끼니별 식사여부에 따른 결식비율을 비교하면 아침식사 결식률이 20.9%로 가장 높았고, 점심 및 저녁식사 결식률은 각각 4.7%, 4.3% 수준이었다. 아침식사 결식률은 2005년 이후 2010년까지 평균 약 21%의 수준으로 줄지 않고 있으며 청소년 및 20대의 결식률이 상대적으로 높았다. 여성의 경우 점심 및 저녁 식사의 결식률이 남자에 비해 더 높았고, 연령별로는 만 19~29세의 결식률이 끼니와 상관없이 가장 높았다. 가족과 함께 식사한 비율은 점심식사가 19.6%로 가장 낮았으며, 아침식사 58.5%, 저녁식사 68.1%이었다. 이는 2005년도에 비해 약간 감소한 편이다. 특히 20대의 경우 가족과 함께 식사를 하지 못하는 비율이 높았다. 외식 섭취빈도는 주 1~6회로 응답한 경우가 47.9%로 가장 많았으며, 하루 1회는 14.8%, 하루 2회 이상은 8.8%이었다. 연령별로는 하루 2회 이상 외식자 분율은 만 12~18세와 만 19~29세에서 가장 높은 반면에 만 65세 이상 노인의 44.2%는 외식을 거의 하지 않는다고 응답하였다.

어린이의 아침식사 결식은 비타민과 무기질이 부족해지는 등 영양 불균형 문제와 함께 체력저하, 학업성적에 대한 영향, 정서불안, 집중력과 기억력 저하 등과의 관련성에 대한 연구보고가 있다. 이처럼 어린이의 바람직한 식습관 형성에 있어서 아침식사는 매우 중요하다.

어린이의 아침식사 결식배경에는 야행성 생활습관으로의 이행, 잘못된 다이어트, 어린이 혼자 식사를 하는 이른바 나홀로 식사, 중식이나 외식같은 식사의 외부화로 인한 식사시간과 식사내용의 개별화 등을 들 수 있으며, 어린이를 둘러싼 가정환경과 사회환경 등의 변화가 크게 영향을 주고 있다.

어린이의 생활습관을 만드는 기본으로서 '일찍 자고 일찍 일어나서 아침밥을 먹는 운동'이 필요하다. 어린이의 건강한 성장을 위해 '자주 몸을 움직이고, 잘 먹고, 잘 잔다'는 기초적인 생활습관 확립과 생활 리듬의 향상을 지역사회, 학교, 가족이 일체가 되어 추진하는 것을 목적으로 한 국민운동이다.

국내에서는 질병관리본부와 대한소아과학회 주관으로 2005년 한국 청소년 신체발육 및 표준치 제정사업이 실시되었고, 그 결과로 2007년 한국소아청소년 성장도표가 개발되어 한국소아청소년의 비만 유병률 추이를 1997년과 비교하여 보고하였다. 이에 따르면 국내소아청소년의 비만 유병률은 9.7%(남아 11.3%, 여아 8.0%)이었고, 1997년과 비교하여 비만이 1.7배 증가하였다. 특히 비만 유병률은 2~6세는 증가율이 크지 않은 반면, 초등학교 학생인 7~12세, 중학교(13~15세), 고등학교(16~18세)에서 2배 정도로 증가하였다. 특히 남아는 중고등학교, 여아는 초, 중학교 재학연령에서 뚜렷한 증가경향을 보였다. 2005년 국민건강영양조사 결과에서 남자는 10~14세에서 17.9%, 여자는 15~19세에서 13.5%로 가장 높았다.

(2) 젊은 여성의 저체중(여윔)

저체중(여윔)은 소식과 운동부족이 서로 작용하여 생기는 것으로 추측되며 영양부족에 의한 골염량 저하, 근육량 저하, 장래 불임에 대한 영향, 저체중아 출산 등의 문제가 우려된다.

실제로 젊은 여성의 경우 지나치게 마른 체형을 선호하여 여대생은 물론 여자 초중고생까지도 비만에 대한 공포를 보이고 있다. 교육과학기술부가 2008년에 실시한 학생건강검진 결과에서 저체중인 고3 여학생의 비율은 9.4%로 비만 유병률인 8.7%보다 더 높은 것으로 조사되었다. 또한 2009년 여대생을 대상으로 한 연구에서 자신이 과체중인데 비만으로, 정상 체중인데 과체중 이상으로 혹은 저체중인데 정상체중 이상으로 과대 인식하는 비율이 64.1%나 되었고, 단 33.5%만이 자신의 체중상태를 바로 인식하고 있었다. 이러한 신체상을 왜곡하여 인식하는 젊은 층 여자의 일부에서는 여러 가지 섭식장애를 보이기도 하고, 무리한 다이어트 결과 월경불순과 같은 부작용이 나타난다는 보고도 있으므로, 비만 합병증 못지않게 무리한 다이어트의 폐해는 특히 성장기에 악영향을 미칠 수 있음을 교육하여야만 한다. 2011년 한 연구에서 여대생과 직장인 1,400여 명을 대상으로 조사한 결과 26%가 저체중이었고, 과체중이나 비만인 사람은 8%인 것으로 나타났다. 젊은 여성이 저체중이면 출산능력이 떨어지고 저체중아를 낳을 가능성이 크다. 또 당사자의 경우 성장저해, 빈혈, 생리불순이 일어날 수 있다.

(3) 청장년층의 비만

1970년대 이래 경제발전과 더불어 지방섭취량이 증가하고, 교통수단의 발달 및 컴퓨터 사용의 증가와 같은 생활방식의 변화 등으로 인하여 우리나라 국민의 비만 유병률이 증가하고 있다. 성인 비만율은 지난 10년간 5.7%, 소아청소년은 약 2배 증가하였는데, 이는 선진국과 비교해 비만율 자체는 높지 않으나 빠르게 증가하는 특징을 가지고 있다. 비만율은 10년 전에 비해 크게 늘었다. 성인의 경우 1998년 26.0%에서 2010년 30.8%로 4.8%가 늘었다. 아동은 6~11세가 1998년 5.8%에서 2010년 8.8%, 12~18세가 1998년 9.2%에서 2010년 12.7%로 각각 증가했다. 성인 비만율은 1998년 26.0%에서 2005년 31.3%, 2007년 31.7%, 2008년 30.7%로 증가추세였으며, 소아청소년 비만율은 1997년 5.8%에서, 2005년 9.7%, 2007년 10.9%, 2008년 10.8%로 증가추세였다. 비만율은 남자가 35.6%, 여자는 26.5%로 남자가 더 높았으며, 남자는 40대 유병률이 가장 높은 반면, 여자는 연령에 따라 증가하여 60대에 가장 높았다.

청장년층의 비만은 생활습관병의 주요 위험요소이며 이를 예방하는 것은 매우 중요한 과제가 되고 있다. 서울 지역 18살 이상 3,800명을 대상으로 실시한 비만도 조사에 따르면 32.7%(남자 33.1%, 여자 32.2%)가 비만인 것으로 나타났으며, 40~50대 중 · 장년층의 비만자가 평균 44%로 청년층의 두 배인 것으로 조사됐다. 특히 이 비만 수치는 남자의 경우 1995년에 조사한 11.7%(여자 18.0%)보다 5년 사이 3배 가까이 증가한 것으로 분석됐다. 역학조사가 취약한 우리나라에는 전 국민을 상대로 비만도를 측정한 정확한 통계가 아직 없다. 다만 한국보건사회연구원이 조사한 한국인의 보건의식 행태를 보면, 과다체중률이 10대는 5.4%, 20대 8%, 30대 15%, 40대 21.1%, 50대 19.6%로 30~50대의 청장년층으로 갈수록 비만인 사람들이 눈에 띄게 늘고 있음을 확인할 수 있다. 또한 최근 국내 의학계에서는 체질량지수(BMI)가 25 이상인 비만 환자가 전체 성인의 25%에 이른다는 추정치를 내놓고 있다.

과식과 운동부족 등 바람직하지 않은 생활습관에 의해 일으키는 내장지방의 축적이 대사성증후군의 주요 요인이 되고 있으며, 여기에 지방대사 이상, 고혈압, 내당능 저하 중 2항목 이상 해당될 경우에 진단된다. 내장지방 면적이 100cm^{2}를 웃돌면 위험요소를 가진 수가 급격히 증가한다는 것을 알 수 있으며, 내장지방량의 기준으로 BMI보다는 허리둘레가 관련되어 있다는 점에서 대한비만학회에서는 남성은 90cm 이상, 여성은 85cm 이상이 되지 않도록 지적하고 있다. 허리둘레는 배부위 내장지방 조직을 나타내는 지표다. 한 조사결과에 따르면 내장지방이 많은 경우 당뇨병과 고혈압에 걸릴 확률이 5~10배까지 높아진다고 한다. 거기다 고지혈증이 생기는 건 기본이고 콜레스테롤 수치도 급속히 올라가며 심지어 뇌졸중이나 돌연사의 가능성까지 높아진다. 내장지방은 피하지방보다 대사가 활발하게 이루어지기 때문에 감량하기 쉬운 반면 요요현상도 일어나기 쉽다. 따라서 식사와 운동에 의한 규칙적인 생활습관을 확립하는 것이 필수이다. 식사와 운동습관과 함께 일상생활 전반에 걸쳐 바람직한 습관이 확립되지 않은 경우에 비만이 되기 쉬우므로 치과위생사 입장에서도 영양지도에 참가하여 비만예방과 해소에 맡는 역할이 크다고 할 수 있다.

Ⅱ. 바람직한 식생활

1. 국민건강 만들기에 있어서 식생활 개선의 대응

'국민건강영양조사'는「국민건강증진법」제16조,「국민건강증진법시행령」제19조~제22조 및「국민건강증진법시행규칙」제10조~제17조의 규정에 근거하여 3년마다 실시되는 정부조사사업으로 우리 국민의 건강상태, 식품 및 영양섭취실태에 관한 전국 규모의 조사를 통해 대표성과 신뢰성이 확보된 국가통계자료를 산출하고 나아가 국가 보건정책을 계획하고 실천하는데 필요한 기초자료를 제공하는데 그 목적이 있다. 이 조사는 1969년 '국민건강영양조사'가 당시 FAO(Food and Agriculture Organization) 한국지부에 의해 시작된 이래,「식품위생법」제70조 규정과 국민영양개선령 및 시행규칙에 의거하여 1995년까지 매년 실시되었던 '국민건강영양조사'와 1962년도에 시작되어 1983년부터 3년 주기로 실시되어 온 '국민건강조사 및 보건의식 행태조사'를 통합하고, 과거 국민건강영양조사에 포함되었던 건강조사부문을 확대시킨 '건강검진조사'가 병행된 조사이다. 1998년「국민건강증진법」제16조에 의거하여 조사의 질과 내용을 획기적으로 개선한 국민건강영양조사가 처음 실시된 이래, 2001년도에 이어 2008년도에 네 번째로 실시되었다.

1) 국민건강영양조사

국민건강영양조사는 내용 및 조사방법상 크게 건강조사, 검진조사, 영양조사 세 가지 조사로 구성된다. 건강조사부문의 건강면접조사에서는 조사원이 가구로 방문하여 건강수준, 의료이용, 사고 및 중독 등에 관한 사항을 대상자와의 면접을 통하여 조사한다. 건강조사부문의 보건의식행태조사에서는 조사대상자가 자기기입 방식으로 흡연, 음주, 안전의식, 건강검진 등 건강관련 행태 및 의식에 관하여 조사한다. 건강검진조사는 당뇨병, 고혈압, 고지혈증 등 만성병을 직접 임상검사를 통하여 조사하고 체격을 측정한다. 마지막으로 영양조사에서는 식생활, 식품섭취량, 식품섭취빈도를 조사원이 가구를 방문하여 조사한다.

(1) 건강조사

① 질병이환조사 : 만성질환, 주요질환관리

② 사고 · 중독조사 : 발생원인, 기전, 장소, 손상유형

③ 활동제한 및 삶의 질 : 한 달간 활동제한일수, 활동제한 기간, 원인, 시각, 청각, 씹기 기능의 제한, 장애인 등록, EQ-5D(건강 관련 삶의 질을 측정하는 종합 지표로 운동능력, 자기관리, 일상생활, 통증/불편감, 불안/우울에서 계산된 효용값으로 Euro Qol-5-Dimension을 나타낸다)

④ 의료이용조사 : 입원, 외래, 응급실, 치과, 약국, 한방 등의 사용량, 서비스 만족도, 비용, 치료지연 및 치료받지 못한 이유 등

⑤ 보건의식행태조사 : 흡연, 음주, 운동, 비만, 안전의식 등

(2) 검진조사

① 혈압, 맥박, 체중, 신장, 허리둘레 등 신체계측

② 임상검사 : 콜레스테롤, 중성지방, HDL-콜레스테롤, 혈당, 간기능검사, B형 간염, 콩팥기능검사, 빈혈검사 등

(3) 영양조사

① 식생활조사 Ⅰ : 일반적인 식습관(결식상황, 결식이유, 간식 및 외식섭취, 식생활 안정성, 건강보조식품 사용경험, 영양표시 활용 및 식생활 지침 실천, 초경/폐경 연령 등)에 관한 조사

② 식생활조사 Ⅱ : 수유상황 및 이유실태에 관한 조사(출생체중과 신장, 수유형태 및 모유수유기간, 일반

■ ■ 표 9-4. 건강증진종합계획의 종합적인 도달목표

	평균수명					건강수명	
	1998년	2001년	2005년	2007년	2008년	HP 2010 목표	HP 2020 목표
전체	74.8	76.5	78.6	79.6	80.1	72.0	75.0
남자	71.1	72.8	75.1	76.1	76.5	69.7	73.2
여자	78.5	80.0	81.9	83.3	83.3	74.2	76.6
건강형평성 확보	사회계층별 사망률 및 건강형태의 차이 감소						

우유로의 전환시기, 이유식 시작시기 등)

③ 식품섭취빈도조사 : 주요 섭취식품에 대한 지난 1년간 섭취빈도 조사

④ 식품섭취량조사 : 24시간 회상법을 통해 조사 직전 1일 동안 섭취한 모든 음식 및 식품의 내용과 섭취량 조사

2) 새 국민건강증진종합계획 2020(Health Plan 2020)

1995년 국민건강증진법 제정으로, 더욱 적극적인 건강증진 및 질병예방 정책을 추진하기 위해 국가에서 수립하는 계획으로, 주요 과제별 건강목표를 선정하고 그 목표를 달성할 수 있도록 일관성 있는 건강정책을 추진하는 것이다. 1995년 국민건강증진법 제정에 의해 2002년 제 1차 국민건강증진종합계획 수립(국민건강증진종합계획 2010), 2005년 제 2차 국민건강증진종합계획 수립(새국민건강증진종합계획2010, HP 2010), 2011년 제 3차 국민건강증진종합계획 수립(국민건강증진종합계획 2020, HP 2020)이 수립되었다. HP 2020 구성에 대한 기본 방향은 ① WHO의 건강증진의 개념 ② HP 2010에 대한 개괄적 평가 ③ 건강문제와 관련된 우리나라의 환경변화에 대한 전망을 통해 설정하였다. HP 2020의 비전은 "온 국민이 함께 만들고 누리는 건강세상"으로 건강의 포괄적인 개념인 신체, 정신, 사회적, 영적 건강개념을 추구하며, 건강증진의 정의에서 중시하는 각 구성원의 적극적인 자기건강관리 참여와 기본권으로서 평등하게 건강을 누릴 수 있다는 개념을 적용하였다. HP 2020의 목표는 "건강수명의 연장과 건강형평성의 제고"로 포괄적 건강의 정의와 건강증진의 기본이념인 스스로 건강관리이념 및 기본권으로서의 건강개념을 적용하여, 국민 모두가 활기찬 건강과 장수를 누리는 사회의 구축을 지향하였다. 외국의 건강증진종합계획의 목표로 일본(건강일본 21)의 "건강수명의 연장 및 삶의 질 향상", 미국(Healthy People 2010)의 "건강의 증진과 형평성 제고", 미국(Healthy People 2020)의 "질환 · 장애 · 사고 · 조기사망 예방을 통한 삶의 질 제고 및 수명연장, 건강 형평성 제고, 건강환경 조성, 생애주기별 건강증진", 캐나다의 "건강의 증진, 형평성 제고" 등을 들 수 있다. 우리나라는 2020년 건강수명을 75.0세를 목표로 하였다(표 9-4). 주요 건강지표는 영역별로 표 9-5에 나타냈다. 중점과제별로 2020년 달성 목표 및 세부추진계획 설정을 설정하고 세부추진사업과 목표를 구성하였다(표 9-6). 이는 2002년 6개 영역, 목표 40개, 세부 추진 사업 39개, HP 2010 중점과제명 24개, 목표 169개, 세부사업 108개에 비해 HP 2020 중점과제명 32개, 목표 151, 세부사업 140개로 2002년에 비하여 대폭 확충된 것이다. 이들 중 영양에 대한 구체적인 목표 수준을 표 9-7에에 나타냈다.

■ ■ 표 9-5. 분야별 대표지표

	영역	대표지표	지표추이		2020년 목표치
			2008년	2009년	
1	금연	성인남성 흡연율	47.7%	46.9%	29.0%
2	절주	성인 고위험음주율	남자 28.3% 여자 8.5%	남자 24.6% 여자 7.3%	남자 18.0% 여자 5.0%
3	신체활동	중등도 신체활동 실천율 - 성인(걷기 제외)	14.5%	13.4%	20.0%
4	영양	건강식생활실천율 (지방, 소듐, 과일/채소, 영양표시 4개 지표 중 2개 이상을 만족하는 인구 비율)	28.9%	-	35.0%
5	암 관리	전국민암검진 수검률	50.7%	53.3%	80.0%
6	건강검진	일반건강검진 수검률	65.3%	65.8%	80.0%
7	심뇌혈관 질환	고혈압 유병률(30세 이상)	26.9%	30.3%	23.0%
8	비만	성인 비만 유병률	남자 35.3% 여자 25.2%	남자 35.8% 여자 26.0%	남자 ≤35.0% 여자 ≤25.0%
9	정신보건	자살 사망률 담소(인구 10만명 당)	26명	31명	18명
10	구강보건	아동 · 청소년 치아우식 경험률(영구치)	61.1% (2006)	60.5% (2010)	45.0%
11	예방접종	영유아 필수 예방접종률	59.5%	-	95.0%
12	결핵	도말 양성 결핵 발생률(인구 10만명 당)	22.7명	23.2명	10명
13	손상예방	교통사고 사망률(인구 10만명 당)	16.1명 (2006)	-	7 명
14	모성보건	모성 사망비(출생 10만명 당)	12명	-	9명
15	영유아 건강	영아사망률(출생아 천명 당)	3.4명	-	2.8명
16	노인건강	노인활동 제한율- 일상생활수행능력(ADL) 장애율	11.4%	-	11.4%

■ ■ 표 9-6. 분야별 중점과제 목표 및 사업의 개요

분야명		HP 2020 중점과제명	HP 2020 목표	HP 2020 세부사업	HP 2010 중점과제명	HP 2010 목표	HP 2010 세부사업
총계		32	151	140	24	169	108
건강생활 실천확산		금연	8	4	금연	10	5
		절주	5	6	절주	7	4
		신체활동	3	5	운동	5	5
		영양	5	7	영양	17	5
예방 중심의 상병 관리	만성퇴행성 질환과 발병 위험요인 관리	암	8		암관리	8	4
		건강검진	3		-		
		관절염	3		관절염	5	2
		심뇌혈관질환	9		심뇌혈관질환	6	3
		-			고혈압	4	4
		-			당뇨병	4	2
		비만	4		과체중비만	4	3
		정신보건	5		정신보건	15	6
		구강보건	12		구강보건	13	8
	감염질환 관리	예방접종	6	6	예방접종 대상 감염병 관리	8	5
		비상방역체계	10	3	-		
		의료관련감염	5	5	-		
		-			매개체 감염병	5	3
		결핵	4	8	결핵 · 호흡기질환 및 약제내성 관리	11	4
		에이즈	4	4	에이즈 · 성병 및 혈액매개 감염병 관리	10	4
		-			신종 감염병 관리	6	5
안전 환경보건		식품정책	4	5	식품매개 감염병 관리	3	4
		손상예방	3	2	-		
		건강영향평가	3	3	-		

■ ■ 표 9-6. (계속)

	HP 2020			HP 2010		
분야명	중점과제명	목표	세부사업	중점과제명	목표	세부사업
총계	32	151	140	24	169	108
인구집단 건강관리	모성건강	4	5	모성보건	5	3
	영유아건강	4	5	영유아보건	6	4
	노인건강	5	3	노인보건	3	4
	근로자 건강증진	2	2	근로자 건강증진	6	6
	군인 건강증진	2	2	학교보건	6	10
	학교보건	8	8	-	-	-
	다문화가족 건강	1	2	-	-	-
	취약가정 방문건강	4	1	-	-	-
	장애인 건강	7	7		-	-
	-			형평성 확보	2	5
사업체계관리	기반(인프라)	3	4	-	-	-
	평가	1	4			
	정보 및 통계	4	4			
	재원	2	2			

저출산 고령화로 요약되는 인구구조의 급속한 변화로 인해, 아동 · 청소년기에 가장 빈발하는 질환인 치아우식증의 예방에 대한 관심과 더불어, 노령기에 다수의 치아 상실로 인한 삶의 질 저하 개선 필요성이 증대되고 있다. 인구 집단 간 양극화의 심화는 상대적으로 보장성이 취약한 치과의료 이용의 격차를 보다 벌어지게 만들어 구강건강 불평등을 촉진하는 요인으로 작용한다. 패스트푸드 선호에 따른 설탕소비량 증대에 의한 식생활 변화, 여전히 높은 흡연율 등의 건강 생활습관의 악화가 치아우식증, 치주질환 및 구강암의 발생위험을 증가시킨다. 구강보건법에 의하여 3년 주기로 수행된 2000년, 2003년, 2006년, 2010년 국민구강건강실태조사 자료 및 2008년 국민건강영양조사 자료를 기초로 구강질환을 예방하고 치과의료 이용의 불평등을 해소하여 국민구강건강과 구강관련 삶의 질 향상을 도모하고자 구강보건 중점과제가 선정되었다.

우리나라 정부에서는 이와 같이 20세기 말 심각한 상황에 처해있던 구강건강문제를 효과적으로 해결하고자, 보건복지부에 구강보건과를 설치(1997년 11월)하였고 구강보건법(2000년 1월 제정)에 근거하여 다양한 구강보건사업을 전개하기 시작하였다. 1970~1980년대부터의 시범사업을 통해 구강질환 예방효과를 인정받았던 수돗물 불소농도조정사업과 초등학교 불소용액양치사업 및 집단칫솔질사업을 대폭 확대하려 노력하였다. 취약계층

■ ■ 표 9-7. 국민건강증진종합계획의 목표 예

지표명	2005년	2008년	2020년
4-1. 건강 식생활 실천 인구비율을 증가시킨다.			
지방을 적정수준으로 섭취하는 인구비율	47.0%	44.1%	50.0%
소듐을 1일 2,000mg 이하로 섭취하는 인구비율(만 6세 이상)	7.7%	13.4%	15.0%
당을 적정수준으로 섭취하는 인구비율(만 6세 이상)	-	86.5%(2007)	90.0%
과일과 채소를 1일 500g 이상 섭취하는 인구비율(만 6세 이상)	29.9%	35.7%	50.0%
식품선택에 영양표시를 활용하는 인구비율	21.4%	22.7%	30.0%
건강식생활 실천 인구비율(만 6세 이상)	-	28.9%	35.0%
4-2. 건강체중 유지/관리 인구비율을 증가시킨다.			
적정 체중(18.5≤BMI < 25) 성인 인구비율 증가	63.5%	64.0%	67.0%
저체중 성인 인구비율 감소	4.7%	5.0%	3.0%
4-3. 생애주기별 영양관리를 강화한다.			
완전 모유수유 영아(생후 6개월) 인구비율 증가	36.0%	50.2%	60.0%
잘못된 식습관에 의한 아침결식률 감소	21.4%	21.5%	15.0%
영양소 섭취부족인 노인 인구비율 감소	14.7%	22.6%	15.0%
빈혈인 가임기 여성(10~49세) 인구비율 감소	14.5%	13.7%	10.0%
영양관리(교육 및 상담)를 받는 인구비율 증가	9.6%	8.3%	20.0%
4-4. 미량 영양소 적정섭취 인구비율을 증가시킨다.			
칼슘을 적정수준으로 섭취하는 인구비율	21.9%	16.2%	30.0%
철을 적정수준으로 섭취하는 인구비율	49.1%	46.8%	50.0%
비타민 A를 적정수준으로 섭취하는 인구비율	42.2%	37.0%	50.0%
리보플라빈을 적정수준으로 섭취하는 인구비율	37.6%	31.0%	50.0%
4-5. 식품안정성 확보 및 영양 서비스 수혜 인구비율을 증가시킨다.			
식품 안정성이 확보된 가구 비율	88.7%	88.1%	95.0%
식생활 지원/관리 프로그램(영양플러스) 수혜 인구비율(2008년까지는 운영보건소수)	3개 보건소	153개 보건소 2010년까지 250개 보건소	15.0%

■■ 표 9-8. 2020년 구강건강지표

지표명	2005년	2008년	2020년	관련사업코드	사업명
11-1. 아동 · 청소년의 치아우식 경험률을 감소시킨다.					가. 아동 · 청소년 바른양치 실천사업 나. 수돗물 불소농도조정사업 다. 취약 계층별 예방중심 구강질환 관리사업 라. 저소득층 노인 · 장애인 의치 보철사업 마. 찾아가는 구강보건 의료서비스 제공사업 바. 공공 구강보건 의료서비스 전달 체계 확충사업 사. 구강보건교육 홍보사업 아. 국민구강건강실태 조사사업 자. 아동 · 청소년 치과주치의 제도개발
유치(5세) 치아우식경험률	67.7% (2006)	61.4% (2010)	46.0%	가, 나, 다, 자	
영구치(12세) 치아우식경험률	61.1% (2006)	60.5% (2010)	45.0%		
11-2. 아동 · 청소년의 우식경험 치아 수를 감소시킨다.					
유치(5세) 우식경험 치아수	2.9개 (2006)	3.0개 (2010)	2.3개	가, 나, 다, 아, 자	
영구치(12세) 우식경험 치아수	2.2개 (2006)	2.1개 (2010)	1.6개		
11-3. 아동 · 청소년의 치아우식 유병률을 감소시킨다.					
유치(5세) 우식 유병률	31.4% (2006)	37.7% (2010)	28.0%	가, 나, 다, 아, 자	
영구치(12세) 우식 유병률	26.7% (2006)	19.9% (2010)	15.0%		
11-4. 청소년과 성인의 치은염 유병률을 감소시킨다.					
청소년(15세) 치면세마 필요자율	28.0 (2006)	43.6% (2010)	28.0%	가, 다, 사, 아, 자	
성인(35~44세) 치면세마 필요자율	71.8% (2006)	71.4% (2010)	57.0%		
11-5. 성인의 치주염 유병률을 감소시킨다.					
성인(35~44세) 치주낭 형성자율	22.0% (2003)	28.9%	23.0%	다, 마	
11-6. 노인의 20개 이상 치아 보유율을 증가시킨다.					
노인(65~74세) 20개 이상 치아 보유율	46.9% (2000)	53.6%	59.0%	나, 다, 마	
11-7. 노인의 자연치아 수를 증가시킨다.					
노인의 자연치아 수 증가	17.2개 (2006)	18개	20개	나, 다, 마	
11-8. 노인의 저작불편 호소율을 감소시킨다.					
노인(65세 이상) 저작불편 호소율	53.0% (2006)	59.6%	48.0%	가, 다, 라, 마	
11-9. 아동 · 청소년의 점심 직후 칫솔질 실천율을 증가시킨다.					
아동(7~12세) 점심 직후 칫솔질 실천율	-	23.7%	36.0%	가, 다, 사	
청소년(13~18세) 점심 직후 칫솔질 실천율	-	34.5%	52.0%		

■ ■ 표 9-8. (계속)

지표명	2005년	2008년	2020년	관련사업코드	사업명
11-10. 영유아, 성인 및 노인의 정기 구강검진 수진율을 증가시킨다.					
영유아(2~6세) 정기구강검진 수진율	-	49.0%	74.0%	다, 마, 사	
성인(35~44세) 정기구강검진 수진율	-	33.4%	50.0%		
노인(65~74세) 정기구강검진 수진율	-	24.3%	36.0%		
11-11. 어린이 집단생활 시설의 양치설비 설치비율을 증가시킨다.					
초등학교 양치설비 설치비율	-	0.0%	50.0%	가, 바	
지역 아동센터 양치설비 설치비율	-	0.0%	50.0%		
초등학교 구강보건실 설치비율	4.0% (2006)	6.5%	8.0%		
특수학교 구강보건 설치비율	26.8% (2006)	29.3%	50.0%		
11-12. 공공 구강보건의료센터 설립비율을 증가시킨다.					
보건소 구강보건센터 설치비율	-	10.3% (2009)	50.0%	바	
시 · 도 구강보건의료센터(장애인 진료센터) 설치비율	-	25.0% (2009)	100.0% (2015)		
중앙 구강보건의료센터 설립	-	미설립	설립 (2015)		

의 치과의료 이용 불평등을 해소하기 위한 사업으로써, 저소득층 노인 · 장애인 의치보철사업, 취약계층(농어촌 혹은 도시 저소득층) 어린이 치아 홈메우기사업, 취약지역(농어촌 혹은 도시 빈민지역) 초등학교 구강보건실 운영사업, 특수학교 구강보건실 운영사업, 구강보건센터의 장애인 치과진료사업, 노인 불소도포, 스케일링 사업 및 방문구강보건사업 등이 전개되었다.

우리나라 정부에서는 또한 2010년까지 달성할 구강건강수준을 2000년과 2003년도 국민구강건강실태조사 결과에 의해 목표치로써 제시하고, 목표치를 달성하기 위한 사업을 계획하여 실행한 연후에 이를 근거로 사업의 성과를 체계적으로 평가하고자 하였다. 아동 · 청소년의 치아우식증 감소목표와 청소년, 성인의 치주질환 감소목표 및 노인의 구강건강수준과 관련 삶의 질 향상목표가 제시되었는데, 노인의 저작불편호소율을 제외하고는 2006년도에 이미 목표치가 달성되었고 2008년도에 추가의 향상이 이어지고 있어서, 현재 진행 중인 2020년 국민구강건강실태조사에서 목표의 초과달성을 분명히 확인할 수 있을 것으로 기대된다(표 9-8).

이상의 내용을 요약해보자면, 21세기 최초 10년간 한국인의 구강건강수준은 중앙정부가 목표한 이상으로 향상되었으나, 선진외국에 비해서는 여전히 열악한 수준에 머물러 있고, 저출산 고령화와 사회 양극화 등의 외부적 요인에 의해 문제의 심각성이 더해질 가능성이 높다는 것이다. 따라서 중앙정부는 지난 성과에 만족하여 안주하지 말고, 지난 성과를 바탕으로 앞으로 10년 이내에 선진 외국의 구강건강수준을 뛰어넘는 것을 목표로 하는 새로운 계획을 시급히 수립할 필요성이 있다.

3) 균형 잡힌 식사

식품은 식품영양가표의 분류체계와 한국인의 대표적인 식사패턴, 식품들의 영양소 함량, 국민건강영양조사에서 특정 식품이 총 영양소 섭취에 기여하는 정도 등을 고려하여 다음과 같이 6가지 식품군으로 분류하였다. 즉, ① 곡류 ② 고기 · 생선 · 계란, 콩류 ③ 채소류 ④ 과일류 ⑤ 우유 · 유제품류 ⑥ 유지 · 당류이다. 각 식품군에 속하는 식품 중 한국 사람들이 많이 섭취하는 식품을 중심으로, 국민건강영양조사 보고와 다른 나라의 1회 분량의 자료 등을 참고로 하여 한 번에 섭취하는 1인 1회 1분량을 설정하였다(그림 10-1 참조).

4) 식품표시와 영양소 밀도

오늘날 건강과 영양에 대한 관심이 높아지면서 소비자들은 어느 때보다 영양에 관한 지식과 정보를 많이 접하게 되었고, 보다 영양적이고 가치있는 식품을 선택하기를 원한다. 그렇기 때문에 모든 식품에 어떤 영양소가 얼마나 포함되어 있는지를 표시하는 식품표시를 의무화하고 있는 추세이다. 식품표시는 소비자들에게 영양가 있는 식품을 선택할 수 있도록 그 기준을 제시할 뿐만 아니라, 여러 가지 식사지침과 영양에 관한 정보를 제공함으로써 영양교육의 도구로도 쓰일 수 있다.

미국의 경우 신선한 과일, 채소, 육류, 어류를 제외한 대부분 식품에 식품표시가 의무화되어 있으며, 식품표시 규칙도 매우 엄격하다. 식품표시는 식품의 1회 분량에 어떤 영양소가 얼마나 포함되어 있는지를 1일 기준치(2,000kccal 기준)의 %로 표시한다. 필수로 표시해야 하는 영양소는 총열량, 지방으로부터 얻는 열량, 총지방, 포화지방, 콜레스테롤, 소듐, 총탄수화물, 식이성 섬유, 설탕류, 단백질, 비타민 A, 비타민 C, 칼슘, 철분 등이다. 이 밖의 영양소는 선택적으로 기재하되, 강화된 영양소가 있는 경우 반드시 표시하여야 한다.

식사지침이나 식품의 영양학적 특징을 의미하는 저지방, 고칼슘, 무설탕 등의 건강정보를 쓸 때에도 함부로 표시할 수 없으며, 엄격한 기준을 만족시켜야만 사용할 수 있다. 영양소 외의 다른 첨가물들도 반드시 표시하여야 하는데, 첨가량이 많은 것부터 차례로 나열한다. 미국식품의약품안전청(FDA)은 음식점에서 포스터나 메뉴에 건강정보 및 영양소를 표시할 때에도 이와 같은 식품표시법을 따르도록 권장하고 있다.

그럼에도 불구하고 이러한 식품표시에서는 식품의 특징적인 면만을 강조하기 때문에 과잉 혹은 부족하게 섭취할 경우 발생할 수 있는 문제를 함께 제시할 수 없다는 단점이 있다. 예를 들어, 식이섬유의 장점을 강조한 식품의 경우, 과잉섭취할 경우 발생할 수 있는 무기질 흡수의 감소, 장내 소화불량 등에 대해서는 식품표시만으로 효과적으로 대체할 수 없다는 것이다. 그러므로 소비자가 영양에 관한 올바른 기본지식을 가지고 식품표시를 이용하여 식품을 선택할 때, 식생활 개선 방향으로 식품표시가 이용될 수 있을 것이다.

(1) 영양표시제

최근 우리나라에서도 열량, 탄수화물(당류), 단백질, 지방(포화지방, 트랜스지방), 콜레스테롤, 소듐함량, 강조하고자 하는 성분 등을 표시해야 한다.

건강 만들기를 위한 식생활을 실현하기 위해 음식구입에 관한 정보를 얻기 위한 법정 정비로는 '식품표시제도'와 '영양표시제도'가 있다. 식품표시제도란 식품에 관한 각종 정보, 즉 원재료명, 내용량, 제조일자 및 유통기한, 영양성분, 주의사항 표시 등에 관한 정보를 제품의 포장이나 용기에 표시하도록 함으로써, 생산자는 소비자가 건전한 식생활을 할 수 있도록 정확한 구매정보를 제공하고 소비자는 자신의 요구에 부합하는 식품을 선택하는 공정한 거래 확보를 통하여 소비자를 보호하는 제도를 말한다. 영양표시제도란 식품표시 항목 중의 하나로 영양에 대한 적절한 정보를 소비자에게 전달해 줌으로써 소비자들이 식품의 영양적 가치를 근거로 합리적인 식품 선택을 할 수 있도록 돕기 위한 제도이다. 이밖에도 '외식 영양성분표시' 도입을 고려하고 있다. 우리나라 19세 이상 성인의 비만율이 1997년 26.2%에서 2007년 31.7%로 증가 추세에 있으므로 하루 식사의 중요한 역할을 차지하는 현 시점에서는 외식에서도 열량 등의 영양성분 정보를 알려 '칼로리 카운트' 환경을 조성하는 것이 비만예방의 일환이 될 수 있을 것이다. 따라서 국민에게 외식분야에 있어서도 올바른 영양정보를 제공할 수 있도록 영양성분을 표시하는 것이 필요하나 2010년부터 어린이 먹을거리 안전종합대책으로 패스트푸드 등 외식업체의 영양성분표시를 의무화할 계획을 발표하였지만, 현재 시행되지 못하고 있다.

곡류군 100 kcal	밥 1/3공기 (70g)	옥수수 1/3개 (90g)	감자 大 1개 (130g)	밤 6개 (60g)	도토리묵 1/2모(200g)	식빵 1쪽 (35g)	비스킷 5쪽	삶은국수 1/2공기(90g)	인절미 3개 (50g)	미숫가루 5큰술(30g)
어육류군 75 kcal	소고기 탁구공크기 1토막(40g)	생선 小 1토막 (50g)	닭고기 1토막 (40g)	★ 오징어 1토막 (50g)	★ 새우 3마리 (50g)	★ 조개살 1/3컵 (50g)	멸치 1/4컵 (150g)	★ 계란 1개 (55g)	검정콩 2큰술 60알(20g)	두부 1/모 (80g)
채소군 20 kcal	익힌 쑥갓 1/3컵(70g)	익힌 양배추 2/5컵(70g)	불린 무말랭이 1/3컵(70g)	익힌 배추 1/3컵(70g)	피망 中 2개 (70g)	썬 오이 1/3컵(70g)	연근 6쪽 (50g)	익힌 무 1/3컵(70g)	익힌 시금치 1/3컵(70g)	풋고추 中 7~8개(70g)
지방군 45 kcal	기름 1작은술(5g)	마가린 1.5작은술(8g)	들기름 1작은술(5g)	참기름 1작은술(5g)	땅콩 10개 (10g)	마요네즈 1.5작은술(10g)	호두 大 1개 (8g)	호두씨유 1작은술(5g)	올리브유 1작은술(5g)	잣 (7g)
우유군 125 kcal	우유 1컵 (200g)	전지분유 5큰술(25g)	두유 1컵 (200g)	슬라이스치즈 $1\frac{1}{2}$장(30g)	기타 유제품	요구르트 1개 65mL(70kcal)	요플레 1개 150mL(100kcal)	불가리스 1개 150mL(135kcal)	아이스크림 1개 150mL(300kcal)	아이스바 1개 85mL(140kcal)
과일군 50 kcal	사과 小 1/2개 (100g)	배 中 1/2개 (100g)	수박 小 1쪽 (250g)	귤 中 1개 (100g)	토마토 1개 (250g)	딸기 中 10개 (150g)	포도 19개 (150g)	참외 小 1/2개 (120g)	바나나 中 1/2개(60g)	오렌지주스 1/2컵(100g)

그림 9-2 식품교환표(철원군 보건소). ★ 는 콜레스테롤이 높은 음식

(2) 영양소 밀도

영양소 밀도는 각 식품의 공급 에너지에 대한 영양소 함량을 권장섭취량(영양 섭취기준) 비율로 나타낸 것으로서 식품의 영양적 가치를 비교 평가할 때 유용하다. 식품 선택이 다양하지 못할 때에 상대적으로 영양소 밀도가 높은 식품을 선택하면 영양소 필요량을 보다 효과적으로 충족시킬 수 있다.

(3) 식품교환법

식품교환법은 식사계획을 위한 수단의 하나로 식품을 탄수화물, 단백질, 지방, 열량의 조성이 비슷한 식품끼리 몇가지 군으로 묶고, 각 군의 특징적인 주요 영양소인 탄수화물, 단백질, 지방이 비슷한 양이 되도록 하는 1회 분량을 식품별로 제시해 놓은 것으로, 처음에는 당뇨병학회에서 당뇨병 환자를 위해 고안되었으나, 일상생활에서도 손쉽게 이용할 수 있는 자료이다.

각 군의 식품은 종류에 상관없이 1단위당 해당 주요 영양소를 거의 비슷하게 함유하고 있으므로 영양소 함량에 대한 별도의 계산없이 식품을 다양하게 교환하여 선택할 수 있는 장점이 있다. 이 때 제시된 1 단위를 1교환 단위라고 하며, 각 군으로부터 일정한 교환량을 매일 섭취하면 균형잡힌 식사를 할 수 있다. 식품교환법에서는 식품이 식물성인지 아니면 동물성인지에 따라 구분하지 않고 그 식품의 주요 영양소에 따라 구분하므로 주요 영양소 이외의 다른 영양소의 함량에는 차이가 있다. 그렇기 때문에 같은 식품군 내에서도 되도록 다양한 식품을 섭취하도록 노력하여야 한다. 예를 들면 곡류군의 밥 1/3 공기는 식빵 한쪽, 옥수수 1/3개, 또는 삶은 국수 1/2공기와 교환할 수 있는데 이들은 모두 탄수화물 23g, 단백질 2g을 함유하여 100kcal를 제공한다(그림 9-2).

5) 외국의 특별용도식품제도

일본이나 유럽의 경우 '특별용도식품제도', '보건기능식품제도(영양기능식품과 특정보건용식품 : 개별 허가형, 조건부, 규격 기준형, 질병리스크 저감 표시)' 등의 제도가 있어 소비자의 식품 선택 폭을 넓혀주고 있다. 특별용도식품제도는 환자, 임산부 · 수유부, 영유아, 연하곤란자 같은 특정 대상자의 치료, 건강 증진, 발육 등 특별한 용도를 목적으로 하는 식품에 대해 적절한 선택에 도움이 되도록 표시하는 것이다.

일본의 경우 환자용 식품은 허가 기준형과 개별 평가형으로 분류되며 허가 기준형은 ① 저단백질 식품 ② 알레르겐 제거 식품 ③ 무유당 식품 ④ 종합영양식품(소위 농후유동식)의 4가지이다. 연하곤란자용 식품은 연하를 용이하게 하고 오연 및 질식방지를 목적으로 의학 · 영양학적으로 적합한 식품일 것, 사용방법이 간편할 것, 일반식품에 뒤떨어지지 않는 품질일 것, 성분과 특성이 확인될 것 등이 기준으로 되어 있다. 허가기준은 단단함, 부착성, 응집성의 3요소에 대해 I~III의 구분으로 표시되고 있다. 필요한 표시사항은 ① '연하곤란자용 식품' 이라는 문자 ② 허가기준 구분 ③ 음식을 먹는 기준이 되는 온도 ④ 포장 1개당 중량 ⑤ 1포장분에 포함된 열량, 단백질, 지방, 탄수화물 및 소듐량의 표시 ⑥ 의사, 치과의사, 관리영양사 등의 상담지도를 받고 사용하는 것이 적절하다는 내용의 표시로 총 6가지 항목이다.

6) 식생활교육 기본법과 국가 식생활교육 기본계획

'식생활교육 기본법' 은 식생활교육에 대한 기본이념과 방향성을 제시하는 것으로, 범 정부부처가 공동으로 국가 식생활교육 기본계획을 수립토록 하는 등의 내용을 담고 있다. 이는 최근 식습관이 서구화되고 도시화가 진전되면서 국민들의 생활습관병이 증가함은 물론 농촌에 대한 이해 부족과 먹을거리의 중요성에 대한 인식이 저하됨에 따라 그 필요성이 계속 대두되어 왔다. 정부는 일본의 '식육기본법' 을 본떠 생활 공감 정책의 일환으로 국민건강증진과 지속가능한 농어업 발전을 위해 식생활교육 기본법을 제정하기로 하고 2008년 10월 30일자로 이 법안을 입법예고했었다. 이는 당시 미국산 소고기 논란, 중국산 멜라민 파동 등으로 국민의 건강과 안전에 대한 관심이 그 어느 때보다 높아 바람직한 식생활교육을 통해 국민들이 건강한 생활을 영위하도록 하는 것이 시급하다는 판단에서이다. 입법예고한 식생활교육 기본법안의 주요내용은 식생활교육의 기본방향으로 국민의 건강증진과 올바른 인격형성, 식생활에 대한 감사와 이해, 식생활교육 운동의 전국적 전개, 어린이 식생활교육 배려, 식생활에 대한 체험활동 촉진, 전통 식문화 계승과 지역농산물 활용, 식품안전성 확보 등을 제시하고 있다.

식생활교육을 범국민적 운동으로 전개하기 위하여 범정부부처가 공동으로 국가식생활교육 기본계획을 5년 단위로 수립하고 '국가식생활교육 기본계획'에 따라 시 · 도 및 시 · 군 · 구 식생활교육계획을 수립하도록 하고 이에 대해 주기적으로 점검 평가하는 규정을 마련하였다. 또한 국민의 식생활교육 기반구축을 위하여 식생활 실태조사 연구, 식생활지침 개발보급과 더불어 국민들의 먹을거리에 대한 이해와 식생활 체험활동을 촉진하기 위하여 전통식문화 체험 및 교육관 건립, 우수 농어촌 식생활 체험공간 지정을 위한 규정도 마련했다. 특히 어릴 때 형성된 식습관은 어른이 되어 고치기 어렵기 때문에 어린이 식생활교육 강화를 위해 학교, 영유아 보육시설에서 식생활교육을 적극 추진하고 교사, 영양사 등에 대해 식생활교육 연수기회를 제공하는 근거를 마련했다.

아울러 국민들에게 올바른 식생활교육을 체계적으로 수행하는 교육기관을 지정하고 교육교재 개발, 교육프로그램 운영, 교육시설장비 등 교육환경개선 등에 필요한 경비를 지원할 수 있도록 했다. 식생활교육 기본법 시행으로 식생활교육이 범국가적으로 전개되면 비만 등 생활습관병 증가로 인한 사회적 비용(1조8천억 원)이 절감됨은 물론 생산자와 소비자간 교류촉진으로 농업의 다원적 가치에 대한 국민의 인식이 높아지고 지역 농수산물의 소비가 촉진되고 음식물 쓰레기 발생량이 감소되어 녹색성장과 농어촌 지역경제 활성화에도 기여할 것으로 기대된다.

7) 일본 식생활교육기본법('식육기본법')과 식생활교육추진계획

일본의 '식육기본법'(2005년 6월)은 '국민이 일생동안 건전한 마음과 몸을 가꾸어 풍부한 인간성을 기르는' 것을 기본이념으로 제정되었다. 그 내용은 ① 국민의 심신건강과 풍부한 인 형성 ② 음식에 관한 감사의 마음과 이해 ③ 식생활교육추진운동의 전개 ④ 어린이의 식생활교육에 있어서 보호자, 교육관계자 등의 역할 ⑤ 음식에 관한 체험활동과 식생활교육추진활동의 실천 ⑥ 전통적인 식문화, 환경과 조화된 생산 등에 대한 배려 및 농산어촌의 활성화와 식료자급률 향상에 공헌 ⑦ 식품의 안전성 확보 등에 있어서 식생활교육의 역할 ⑧ 국민 및 각종 관련단체 등의 식생활교육추진책무 등이다.

국민운동으로서의 식생활교육에 대응하기 위해 2006년부터 2010년까지 5년간을 대상으로 한 '식육추진기본계획'(2006년 3월)이 책정되었고, 식생활교육추진에 관한 시책의 기본적인 방침으로는 앞에서 말한 ①~⑦을 들고 있으며 식생활교육의 추진목표에 관한 사항으로 달성해야 할 9개 항목과 목표치를 들었다.

① 식생활교육에 관심을 가지고 있는 국민(90% 이상)

② 아침식사를 거르는 국민(초등학생 0%, 20~30대 남성 15% 이하)

③ 학교 급식에서 현지 산물을 이용하는 비율(30% 이상)

④ '식사균형지침' 등을 참고하여 식생활을 하는 국민(60% 이상)

⑤ 내장지방증후군(대사성 증후군)을 인지하고 있는 국민(80% 이상)

⑥ 식생활교육 추진에 관한 자원봉사자의 수(현재의 20% 이상)

⑦ 식생활교육 농업의 대응이 이루어지고 있는 시정촌(일본의 지방자치제도의 기초자치단체, 60% 이상)

⑧ 식품의 안전성에 관한 기초적인 지식을 갖고 있는 국민(60% 이상)

⑨ 추진계획을 작성 · 실시하고 있는 도도부현(일본의 광역자치단체 100%, 시정촌 50% 이상)

식생활교육이라는 음식에 관한 새로운 대응이 시작된 배경에는 국민의료비 증대와 식료자급률의 심각한 저하, 음식의 안전(조류 인플루엔자, 유전자 조작 식품, 식중독 등)을 위협하는 위험성이 높아진 것 등이 있다.

최근 식사 시의 질서, 올바른 젓가락 사용법 등 식사예절이 형성되지 않은 어린이가 부모 세대보다 늘고 있다. 어린이의 저작문제는 씹지 않고 그냥 삼키거나, 씹지 못하고 줄줄 흘리는 것 등을 들 수 있다. 전자는 한입에 먹을 수 있는 양이 대부분이어서 덥석덥석 먹는 경우인데, 이는 이유식 개시와 종료가 빠른 경향과 어린이를 재촉하는 환경에 있다는 것이 문제라고 한다. 후자는 이유식단계가 적절하지 않은 경우가 많고 편식을 하는 경향이 많다. 씹지 않는 어린이와 씹지 못하는 어린이의 원인에는 차이가 있기 때문에 각각에 대한 저작지원이 필요하다. '먹는 것'은 원래 개인적인 것이다. 각자 필요로 하는 에너지 및 영양소를 사회 · 경제 · 문화적 요인과 기호성, 음식의 입수상황 등에 따라 먹는 것이 기본이다. 하지만 국민운동으로서의 식생활교육이 추진되게 된 배경에는 생활습관병 증가와 식료자급률 저하 등 음식과 건강을 둘러싼 여러 가지 문제가 나타난다는 것을 알 수 있다. 또한 가정에서 이루어져온 음식에 관한 교육(예절)은 식품가공기술의 발달과 음식의 외부화 확대 등에 의해 전문가와의 연계가 불가결하게 되었다(표 9-9).

가정, 학교, 지역에서 식생활교육에 대응하는 자세는 각자의 자유로운 선택과 개성을 존중한 유연성이 중요하며, 건강 만들기의 전문직종인 치과위생사로서 공공단체와 민간단체 등과의 연계를 활발하게 해나가는 것이 중요하다.

일본치과위생사회 등 치과와 관련된 4개 단체는 2007년에 '식육추진선언'을 하여 먹는 법을 통해 일생동안 안전하고 쾌적한 식생활을 영위하는 것을 목적으로 한 식생활교육을 추진하고, 모든 공간과 기회를 통해 입 건강을 지켜 오감으로 맛볼 수 있는 먹는 법이 가능한 식생활교육을 추진한다는 것을 선언하였다. 또한 일본치과의사회에서는 식생활교육에 관한 목표치로서 다음과 같은 9개 항목을 들었다.

① 먹는 법(씹는 법, 맛보는 법 등)에 관심이 있는 국민의 비율(80%)

② 잘 씹어 먹는 것이 건강에 좋다는 것을 알고 있는 국민의 비율(100%)

③ 잘 씹어 먹는 것이 비만을 방지한다는 것을 알고 있는 국민의 비율(90%)

④ 씹는 느낌이 있는 식재를 의식하고 식재를 구입하는 국민의 비율(60%)

⑤ 오감(시각, 촉각, 미각 등)으로 맛보는 방법을 알고 있는 국민의 비율(60%)

⑥ 잘 씹기(한입에 30회 정도)를 실천하고 있는 국민의 비율(40%)

⑦ 노인이 떡 등을 먹다가 목이 막혀서 질식할 위험이 있다는 것을 알고 있는 국민의 비율(100%)

⑧ 치과관계자가 식생활교육 증진에 관여하고 있다는 것을 알고 있는 국민의 비율(70%)

⑨ 2080 운동을 알고 있는 국민의 비율(80%)

치과보건분야에서 '치아 · 구강건강과 식생활교육~30번 씹기[일본에서 카밍 30(카밍 산마루), 우리나라는 전통적으로 음식 20~30번 이상 씹기를 권장하였다]를 목표로~'(2009년)의 식생활교육추진 대응이 이루어지고 있으며 '꼭꼭 씹을 수 있는 치아와 입이 있다', '안전하게 먹는 방법을 의식한 음식 선택능력', '오감을 사용해 잘 씹어서 맛본다', '맛있는 식사, 즐거운 대화'에 의해 삶의 질을 향상시키는 것이 권장되고 있다.

건전한 식생활 실천에 의한 심신의 건강증진과 풍부한

■ ■ 표 9-9. 식생활 교육에 있어서의 식사예절(바람직한 식습관 만들기)

가정에서의 예절		학교와 지역에서의 예절
영양 · 식품과 건강	연계 ⟷	• 건강과 영양에 관한 지식과 스킬 • 음식환경(음식의 생산과 유통) • 영양성분 표시 • 안전한 음식 선택 식품첨가물, 소비기한 유전자 조작식품, 광우병 알레르기 물질, 조류 인플루엔자 • 특정보건용 식품 • 특별용도식품 • 적정 가격
• 편식을 하지 않는다. • 음식을 남기지 않는다. • 잘 씹어서 먹는다. • 걸식을 하지 않는다. • 간식을 너무 많이 먹지 않는다.		
음식을 먹을 때 행동 및 다른 사람과의 관계		
• 식사 인사 • 바른 자세로 먹는다. • 함께 먹는 사람의 얼굴을 마주하며 먹는다. • 식사 중에는 전화나 메일 등 다른 일을 하지 않는다. • 모두 자리에 앉은 다음에 식사를 시작한다. • 식사 중의 즐거운 대화		
식사 문화와 환경		
• 식기도구 사용법(특히 젓가락과 관련된 매너) • 현지 생산물 현지 소비 • 전통식과 행사식		
식사예절은 규제행동으로 시작되어 자기관리행동이 가능하도록 자립 지원을 할 것		

인간성을 기르는 것을 기본이념으로 한 '식육기본법' 이 공포(2005년)되었다. 이후 후생노동성은 2009년 7월 13일부로 치과보건과 식생활교육의 현실에 관한 검토회 보고로 '30번 씹기' 라는 표어를 제안했다. 즉, 후생 노동성에서는 음식 한 입을 30회 이상 씹어 먹는 것을 목표로 하는 「30번 씹기」를 제창하고 있다. 이것은 충분히 치아와 치은을 사용하여 「먹는 방법」이다.

식사를 통해 건강수명을 연장시키기 위해서는 그 기반이 되는 소아기부터 고령기에 이르기까지 구강건강과 관련지어 건강 만들기라는 관점에서 '식생활교육' 을 추진해나가는 것이 중요하다. 그래서 지역에서 식생활교육을 추진하기 위한 일조로 보다 건강한 생활을 목표로 한다는 관점에서 어떤 음식이든 한 입에 30회 이상 씹는 것을 목표로 하여 '30번 씹기' 라는 캐치프레이즈를 작성해 치과보건 분야에서의 식생활교육을 추진하는 것이 바람직하다고 여겼다.

2. 식사환경

음식과 건강이라는 면에서 본 식사환경은 넓은 의미로는 식료공급과 유통상황을 포함한 환경이며, 좁은 의미로는 식탁을 둘러싼 환경이다. 넓은 의미의 식사환경은 식재료 자급률이 선진국 중에서 비교적 낮은 우리나라의 식료사정과 유통기구의 과제에 대해 깊이 이해하고, 국민 한 사람 한 사람이 식품을 선택할 때 배려하기 위한 바른 식품정보 활용이 필요하다.

좁은 의미의 식사환경은 식사장소(가정 내의 식당, 외식시의 레스토랑, 야외식 등), 식사공간(공조, 습도, 조명, 음향 등), 식사용 가구류(양식용 또는 한식 전통 식탁, 식탁용 장식, 식탁보 등), 식기도구, 식사시간, 밥 먹는 스타일(서서먹기, 앉아서 먹기, 파티 식사 등), 함께 먹는 사람(가족, 직장 등의 지인, 친구 등) 등에 유의하여 즐겁고 편안한 식사를 해나가기 위한 환경정비와 더불어 다양한 식사 환경에 적응할 수 있도록 영양지도를 해나가는 것도 중요하다.

3. 식사계획

바람직한 식습관을 형성하기 위해 일상의 식사 만들기에 필요한 요소를 참고하여 식사계획을 세우는 것이 중요하다. 이러한 일상식에 행사식을 기본으로 하여 대접음식을 조합시킴으로써 건강하고 풍족한 식사계획을 세우는 것이 중요하다. 행사식이란 설날이나 추석, 제삿날, 크리스마스 등의 행사, 결혼식이나 장례식, 돌잔치, 회갑식 등 특별한 행사를 할 때 먹는 공식적인 음식을 말한다. 행사식은 지역의 특산물과 이를 활용한 조리법 등이 계승되어온 문화적 특징이 있는 식사이다.

1) 메뉴작성

메뉴는 요리의 종류, 식재료, 양, 조리법 등의 계획이며, 레시피는 요리의 분량과 조리순서 등을 적은 것이다.

일상식의 메뉴를 작성할 때에는 ① 영양 ② 기호 ③ 식재료비 ④ 능률 등을 고려한다. 영양의 경우 식사를 하는 구성원의 식사 섭취기준에 맞춰 식품을 균형있게 조합시킨다. 기호의 경우 취향이나 식습관을 고려하여 즐겁고 맛있게 먹을 수 있도록 한다. 음식이 시장에 가득한 상황에서는 기호의 편향에 따라 식품선택과 영양균형이 좋지 않은 상황에 빠지기 쉽다. 기호는 메뉴작성의 요소이긴 하지만 가장 중요한 항목은 아니라는 것을 염두에 두도록 한다. 일상식의 경우 조리시간 등을 고려하여 능률적으로 조리를 하는 것이 중요하다. 조리는 낭비, 무리, 치우침이 없는 것(항상 거의 일정한 수준의 요리가 완성될 것)이 중요하다.

2009년에 보건복지가족부에서 올바른 식습관이 건강유지에 매우 중요하다는 점을 감안하여 '성인을 위한 식생활지침'으로 6가지를 제시하였는데 이는 다음과 같다.

(1) 각 식품군을 매일 골고루 먹자.

① 곡류는 다양하게 먹고 전곡을 많이 먹습니다.
② 여러 가지 색깔의 채소로 매일 먹습니다.
③ 다양한 제철 과일을 매일 먹습니다.
④ 간식으로 우유, 요구르트, 치즈와 같은 유제품을 먹습니다.
⑤ 가임기 여성은 기름기 적은 붉은 살코기를 적절히 먹습니다.

(2) 활동량을 늘리고 건강체중을 유지하자.

① 일상생활에서 많이 움직인다.
② 매일 30분 이상 운동을 합니다.
③ 건강체중을 유지합니다.
④ 활동량에 맞추어 에너지 섭취량을 조절합니다.

(3) 청결한 음식을 알맞게 먹자.

① 식품을 구매하거나 외식을 할 때 청결한 것으로 선택합니다.
② 음식을 먹을 만큼만 만들고, 먹을 만큼만 주문합니다.
③ 음식을 만들 때는 식품을 위생적으로 다룹니다.
④ 매일 세끼 식사를 규칙적으로 합니다.
⑤ 밥과 다양한 반찬으로 균형잡힌 식생활을 합니다.

(4) 짠 음식을 피하고 싱겁게 먹자.

① 음식을 만들 때는 소금, 간장 등을 보다 적게 사용합니다.
② 국물을 짜지 않게 만들고, 적게 먹습니다.

③ 음식을 먹을 때 소금, 간장을 더 넣지 않습니다.

④ 김치는 덜 짜게 만들어 먹습니다.

(5) 지방이 많은 고기나 튀긴 음식을 적게 먹자.

① 고기는 기름을 떼어내고 먹습니다.

② 튀긴 음식을 적게 먹습니다.

③ 음식을 만들 때, 기름을 적게 사용합니다.

(6) 술을 마실 때는 그 양을 제한하자.

① 남자는 하루 2잔, 여자는 1잔 이상 마시지 않습니다.

② 임신부는 절대로 술을 마시지 않습니다.

이 외에도 임신·수유부를 위한 식생활 지침 및 실천지침, 영유아를 위한 식생활지침 및 실천지침, 어린이를 위한 식생활지침 및 실천지침, 청소년을 위한 식생활지침 및 실천지침, 성인을 위한 식생활지침 및 실천지침 및 어르신을 위한 식생활지침 및 실천지침과 같은 생애주기별 식생활지침과 실천지침을 마련하였다.

2) 식품의 구입과 보존

식품의 구입을 계획적으로 하면 폐기와 음식물 쓰레기 등을 줄일 수 있다. 이를 위해서는 1주일 정도를 기준으로 하여 메뉴작성과 식품구입을 계획한다.

식품을 구입할 때에는 ① 신선도(맛이 일정한 기한, 소비기한 등) ② 안전(식품첨가물, 유전자 조작식품, 광우병과 조류 인플루엔자 등) ③ 맛, 냄새 ④ 가격 ⑤ 외관(형태가 일그러지거나 포장 등)을 확인한다. 식품에 관한 정보(표시)에는 신선식품의 경우 명칭, 천연·양식, 보존방법, 원산지, 기한 표시, 내용량 등이 있으며, 가공식품의 경우 명칭, 원재료명, 첨가물, 내용량, 기한표시, 보존방법, 알레르기 물질표시, 제조자 등이 있다. 그 밖에 영양성분 표시, KS 마크와 냉동식품 등의 인증 마크(그림 9-3), 물품의 유통이력(traceability) 등이 있으므로 활용하면 좋다.

식품의 보존은 부패, 변질(식품의 질 저하)을 막고 식품을 낭비 없이 사용할 수 있도록 필요하다. 신선 식품의 경우에는 보존기간과 식품의 성질에 맞춰 냉장(3~7℃), 저온냉장(-3~1℃, 동결에 의한 단백질의 변성을 일으키지 않는 온도), 냉동(-18℃ 이하)으로 하는 것이 일반적이다.

그림 9-3 식품의 인증마크

식품의 보존방법으로는 과거부터 해왔던 염장, 당장(당분이 많이 들어 있어 오래 저장할 수 있는 가공식품으로 식품에 설탕이나 전화당을 넣어 저장한다), 건조, 훈제, 발효 등이 이용되고 있는데, 여기에 통조림, 레토르트 파우치 식품(레토르트 식품), 냉동, 진공 동결건조 등의 보존기술이 발달하여 식품의 질을 떨어뜨리지 않고 언제나 안정적인 식품사용이 가능해졌다.

HACCP(Hazard Analysis and Critical Control Point, 해썹)은 위해한 물질이 식품에 섞이거나 식품이 오염되는 것을 방지하기 위해 식품의 원재료, 제조, 가공, 보존, 유통, 조리 단계를 확인 · 평가해 관리하는 기준을 말한다. 세계에서 가장 효율적인 식품안전관리 체계로 인정받고 있다. 위해요소 분석은 식품안전에 영향을 미치는 위해요소를 유발할 조건을 판단하기 위해 정보를 수집하는 것이다. 중점관리는 여러 가지 기준을 적용해 식품의 위해요소를 예방해 식품의 안전성을 확보하는 단계를 말한다.

친환경 농산물이 범람하는 시대다. 일반 농산물을 친환경 농산물로 둔갑시키는 경우가 적지 않은데 이로부터 소비자를 보호하기 위한 제도가 친환경농산물 인증제도다. 농산물과 축산물로 분류하며 유기 농산물, 무농약 농산물, 저농약 농산물, 유기 농 · 축산물, 무항생제 축산물의 마크를 부여한다. 농산물은 경영관리, 재배방법, 생산물의 품질관리가 기준이다. 축산물은 사육장과 사육조건, 자급사료기반, 가축의 출처 및 입식, 사료 및 영양관리 등을 철저히 심사한다. 인증을 신청하면 심사계획을 수립하고 심사반을 편성해 심사에 들어간다. 유기 농 · 축산물은 유기합성농약과 화학비료는 일절 사용하지 않고 재배한다. 유기 축산물은 유기 축산물 인증기준에 맞게 재배 · 생산된 유기사료를 먹이면서 인증기준을 지켜 생산한다. 무농약 농 · 축산물은 유기합성농약은 일절 사용하지 않고 화학비료는 권장량의 3분의 1 이내 사용한다. 무항생제 축산물은 항생 · 항균제 등이 첨가되지 않은 일반 사료를 주면서 인증기준을 지켜 생산한 축산물이다. 저농약 농 · 축산물은 화학비료는 권장량의 2분의 1 이내 사용하고, 농약 살포 횟수는 농약 안전사용 기준의 2분의 1 이하로 사용한다. 사용시기는 안전사용 기준 시기의 2배수를 적용한다. 제초제는 사용하지 않아야 하며, 잔류 농약은 식약청장이 고시한 농산물의 농약잔류 0 허용기준의 2분의 1 이하여야 한다.

어린이 기호식품은 어린이가 알아보기 쉽게 열량, 포화지방, 탄수화물, 소듐, 단백질 등 제품에 함유된 영양성분 함량을 표시한다. 개별 제품의 용기와 포장, 또는 영업장 내 게시판 · 메뉴판 · 푯말 등에 표시하는 것이 의무다. 과자류, 빙과류, 빵류, 아이스크림류 등 간식류는 열량이 1회 제공량당 250kcal 이하이며, 포화지방은 1회 제공량당 4g 이하, 당류는 1회 제공량당 17g 이하여야 한다. 면류, 김밥, 햄버거, 샌드위치 등 식사대용 식품의 인증기준은 열량 1회 제공량당 500kcal 이하, 포화지방 1회 제공량당 4g 이하, 소듐 1회 제공량당 600mg 이하여야 한다. 단백질, 식이섬유, 비타민도 충족 기준이 마련되어 있다. 식용색소, 질산포타슘, 면류에는 L-글루타민산소듐 등 화학적 합성품이 들어가지 않은 제품이어야 이 마크를 넣을 수 있다.

전통식품 품질인증제는 전통식품의 품질향상과 생산장려를 위해 도입한 인증제도다. 농림수산식품부에서 인정하며 한과, 약주, 메주, 청국장, 조청 등의 전통식품이 대상이다. 전통식품 품질인증신청서를 작성하면 인증위원회에서 제품을 심사하고 적합 여부를 판단한다. 평가사항은 공장입지, 작업장 설비와 위생상태, 포장재의 적합성, 포장재 입 · 출고 관리의 적정성 등이다. 품질인증을 받은 제품에는 연 2회 시판품 조사와 연 1회 현장조사를 실시해 지속적으로 관리한다. 전통식품 품질인증은 2010년 2월 기준 42개 품목, 404개 공장이 인증을 받았다.

가공식품 표준화(KS)는 합리적인 식품과 관련 서비스의 표준을 제정하고 확산시켜 가공식품의 높은 품질을 유지하게 하는 제도다. 대상은 마가린, 설탕, 비스킷류, 혼합음료 등 가공식품이다. 생산업체에서 신청하면 인증위원회가 공장심사와 제품심사로 구분해 심사한다. 공장 심사는 항목에 해당 점수를 부여해 평가하고, 100점 만점 중 70점 이상이면 합격이다. 사후관리가 철저한데 유통 과정에서 식품을 채취해 그 품질이 표준기준과 일치하는지 여부를 확인한다. 2~4회 시판품 조사를 실시하며, KS 가공식품 품질인증은 2010년 2월 기준 39개 품목, 149개 공장이 인증을 받았다.

한국농촌경제연구원 발표에서 2008년 친환경 식품의 시장 규모는 전년 대비 24% 증가한 2조4000억 원으로, 전체 식품 시장의 약 8%를 차지할 것으로 본다. 친환경 식품의 성장 원동력은 유기원료로 만든 빵 · 햄 등의 유기 가공식품이다. 유기가공식품인증 제도로 그동안 인증에서 제외되던 수입유기식품과 수입 원료를 국내에서 가공한 가공식품을 인증 대상에 포함했다. 유기 표시의 신뢰도를 높임으로써 유기가공식품의 부정유통에서 소비자를 보호하며, 농수산식품부의 지정을 받은 한국식품연구원에서 인증한다. 가공식품에 100% 유기 농산물을 사용하면 '유기 100퍼센트(%)' 라는 용어를 제품명에 사용할 수 있고, 인증 표시와 로고를 넣을 수 있다. 95% 이상 사용하면 '유기' 라는 용어를 제품명에 쓸 수 있으며, 인증 표시와 로고 등을 표시할 수 있다. 70% 이상, 95% 미만 사용 시에는 '유기' 라는 용어 앞에 70% 이상에 해당되는 원재료명과 그 함량을 함께 표시한다. 예를 들면 '75% 유기유자로 만든 유사설임' 하는 식이다. 이때 인증 표시는 사용할 수 없다. 유기 농산물을 70% 미만 사용했을 때는 원재료명 및 함량 표시란에만 '유기' 를 사용할 수 있고 인증 표시와 로고는 사용할 수 없다. 유기가공식품은 2010년 2월 기준 199개 업체(해외업체 60개 포함)에서 670여 제품을 인증받았다.

3) 조리계획

조리란 식품을 가공하여 요리를 만드는 과정을 말하며, 식재료에 적합한 조리방법을 사용하는 것이 영양성, 기호성, 기능성을 높이는 것으로 이어진다. 따라서 조리계획은 이러한 조리의 특성을 배려하여 조리소재의 선택, 밑처리(세정, 침적, 절쇄, 교반, 혼합, 성형 등), 조리조작(가열조리, 생물조리, 복합조리), 담는 방법에 이르기까지의 공정을 입안하는 것이다. 또한 조리에 따른 안전성과 위생면에도 유의하여 계획을 세우는 것이 중요하다.

4) 음식담기와 차림

인간은 생명유지를 위해 공복을 채우는 식사를 함과 더불어 미의식 등의 정서적인 면에서 얻는 만족감에 의해 식욕이 늘고 소화 · 흡수를 높이고 있다. 음식담기는 요리의 적당한 온도, 그릇에 담는 양, 색채, 요리에 어울리는 식기의 선택, 그리고 음식의 종류(한식, 양식, 일식, 중식 등)에 따른 식탁을 갖추도록 배려한다. 예를 들어 그릇에 담을 때의 색채는 붉은 색이나 노란 색 같은 따뜻한 색 계열의 그릇에 담으면 식욕을 늘린다고 알려져 있으며, 녹색계열은 청량감, 차가운 색은 안정감, 검은 색은 긴장감을 주는 등 요리 색채의 풍부함은 먹는 즐거움과 적당한 식욕증진을 촉진하게 된다.

음식차림은 식사의 예의범절에 따르고 있으며 일식의 기본은 왼쪽에 주식, 오른쪽에 국, 오른쪽 위에 주채 요리(생선, 고기, 콩으로 만든 제품 등), 왼쪽 위에 부채(야채, 콩, 콩제품, 감자, 버섯 등), 중앙에는 향이 있는 음식을 배치하면 먹기도 편하고 예법에도 맞게 된다. 한식의 경우 먹는 사람의 자리를 기준으로 맨 앞줄에는 밥이 왼쪽, 국이 오른쪽에 오며, 찌개는 국의 뒤쪽에 놓인다. 둘째 줄에는 작은 종지에 간장, 초장, 조간상 등을 늘어놓으며, 쟁첩에 담은 반찬들은 종지의 다음 줄에 놓는다. 맨 뒷줄에는 김치류를 놓는데 오른쪽에 국물이 있는 동치미나 나박김치를 놓고, 찜은 합이나 조반기에 담아서 찌개의 뒤쪽인 상의 오른쪽 중간에 놓는다. 반찬 그릇인 쟁첩(한식에 있어 반상기의 중심이 되는 식기)들은 꼭 정해진 위치는 없으나 짭짤한 찬인 장아찌, 젓갈류는 왼쪽에 치우치게 놓고, 중간에는 나물, 생채 등 일상적인 찬을 놓으며, 오른쪽에는 더운 구이, 별찬이나 자주 먹는 찬을 놓는다. 한식에서는 주식인 밥공기를 항상 왼쪽에 두는데, 이는 젓가락은 오른손으로 잡아 반찬을 집어먹는 방식을 위한 것이다.

Ⅲ. 생애주기별 영양과 조리

1. 성장기의 영양과 조리의 특성

1) 영아기

신체발육이 매우 활발한 시기이며 체중은 출생 시의 약 3배, 콩팥은 1.5배가 된다. 시각이나 청각 등의 감각기능과 뇌 · 신경계도 급속히 발달한다. 따라서 이러한 성장과정에 맞는 에너지 및 각종 영양소를 섭취할 필요가 있다. 하지만 소화흡수 능력이 미숙하기 때문에 기능발달단계를 참고한 조리방법을 연구하는 것이 필요하다.

이유식은 저작기능의 발달에 따라 빨아먹는 유즙영양에서 씹어 먹는 형태로 이행하는 것이므로 각 단계의 기능이 충분히 훈련되어 획득할 수 있게 되기까지 꾸준히 해나가는 것이 중요하다. 수유 · 이유기는 지방 에너지 비율이 성인은 20~30%인데 비하여 40~50%로 높은 것이 특징이다. 이는 모유나 우유의 유류는 지방 에너지가 약 50%인 고지방식품이기 때문이다.

또한 이 시기에는 섭식기능의 발달을 돕기 위해 손으로 집어먹는 것을 권장하고 있다. 먹는 것은 눈으로 보고, 손으로 만지며, 입으로 옮기는 협조운동이며 스스로 먹으려고 하는 의욕과 먹는 즐거움을 체험하는 것이 목표이다.

생후 6개월까지는 반드시 모유를 먹이며, 초유는 꼭 먹이도록 하고, 생후 2년까지 모유를 먹이면 더욱 좋다. 모유를 먹일 수 없는 경우에만 조제유를 먹이며, 조제유는 정해진 양대로 물에 타서 먹인다. 수유 시에는 아기를 안고 먹이며, 수유 후에는 꼭 트림을 시키며, 자는 동안에는 젖병을 물리지 않는다. 이유 보충식은 성장단계에 맞춰 먹인다. 이러한 이유 보충식은 생후 만 4개월 이후 6개월 사이에 시작하며, 여러 식품을 섞지 말고 한 가지씩 시작한다. 이유 보충식은 신선한 재료를 사용하여 간을 하지 않고 조리해서 먹이며, 숟가락으로 떠 먹이고, 과일주스를 먹일 때는 컵에 담아 먹인다.

2) 유아기

영아기에 이어서 심신이 성장하는 시기이며 특히 운동기능이 발달한다. 행동범위가 가정에서 유아원 · 유치원으로 넓어지고 운동량도 늘기 때문에 성장을 위해 필요한 영양소 섭취와 더불어 활동에 맞는 에너지를 얻게 된다.

체중 당 영양소량은 성인보다 많기 때문에 1일 영양 배분은 4회로 하며 그 중 1회는 10% 정도로 간식에 해당된다. 성인과 같은 메뉴도 좋지만 조리는 유아 취향으로 ① 밥은 부드럽게 하고 ② 채소나 고기는 조각으로 자르거나 으깨서 성인보다 작게 하며 ③ 조미는 싱거운 맛으로 하고 ④ 요리는 수분을 많게 하며 ⑤ 구이나 튀김은 표면이 딱딱해지므로 삶거나 달짝지근하게 조려서 부드럽게 하고 ⑥ 카레 같은 향신료는 적게 하며 ⑦ 기름을 사용한 요리를 편식하지 않도록 고려한다.

바람직한 간식은 식사의 일부로 생각하고 하루 세 번의 식사로는 보충할 수 없는 영양성분이 갖춰진 내용으로 한다. 에너지, 칼슘, 철분, 비타민류를 보충하기 위해 유류, 콩류, 감자류, 과일류, 곡류(밥, 빵, 시리얼)를 이용한다. 식사와 간식은 2시간 이상 간격을 두도록 하고 위내 정체 시간이 짧은 식품이나 요리를 선택한다.

또한 생활리듬으로 기상, 아침식사, 점심식사, 저녁식사의 규칙적인 생활시간이 형성되도록 하며 평생 동안의 식사 리듬의 기초를 만드는 시기에 해당하므로 손 씻기, 식후 칫솔질하기, 식기도구 사용법 등 식사를 통한 예절을 가르쳐 나간다.

유아기에는 일정한 장소에서 먹이며, 쫓아다니며 억지

로 먹이지 않으며, 한꺼번에 많이 먹이지 않는다. 과일, 채소, 우유 및 유제품 등의 간식을 매일 2~3회 규칙적으로 먹이며, 유아 음식은 싱겁고 담백하게 조리하여 씹을 수 있는 크기와 형태로 조리한다.

3) 학동기

신체발육에 있어서 골격과 근육이 증대하는 시기이다. 스카몬(Scammon RE)의 발육곡선을 보면 9~12세경에 신경계의 발달은 완성기가 되어 체력과 운동능력도 증가한다. 내장의 모든 기관의 기능도 발달하여 림프계(면역기능과 관련된 조직)는 성인수준의 2배까지 이른다. 활발한 신체활동과 성장을 위해 에너지, 단백질, 무기질, 비타민을 충분히 섭취할 필요가 있다. 기초대사 기준치는 18~29세 남성의 24.0kcal/kg인데 비해 6~7세 남아는 44.3kcal/kg가 되므로 정크 푸드에 길들여지거나 식사시간이 불규칙해지기도 한다. 정크 푸드란 에너지 함량은 높지만 비타민, 무기질, 식이섬유는 적은 음식으로 햄버거나 스낵류의 과자, 설탕이 많은 음료 등을 말한다. 학동기부터 아침식사를 거르는 일이 많아지거나 비만이나 여윔 등의 문제가 나타나게 된다. 여성의 경우는 철 결핍성 빈혈이 나타난다.

학동기의 식생활교육 목표는 자신의 식사 균형과 적정량에 대해 평가하고 개선할 수 있도록 한다. 가족이나 동료와 식사 만들기와 준비를 즐기는 것 등을 들 수 있다.

학동기에는 편식하지 않고 골고루 먹으며, 끼니마다 다양한 채소 반찬을 먹고, 생선, 살코기, 콩 제품, 계란 등 단백질 식품을 매일 한 번 이상 먹으며, 우유를 매일 두 컵 정도 마신다. 이 시기에는 매일 한 시간 이상 적극적으로 신체활동을 하며, 나이에 맞는 키와 몸무게를 알아서, 표준체형을 유지하도록 노력한다. TV 시청과 컴퓨터게임은 모두 합해 하루에 두 시간 이내로 제한하며, 식사와 간식은 적당한 양을 규칙적으로 먹는다. 아침식사는 결식하지 않도록 하고, 음식은 천천히 꼭꼭 씹어 먹으며, 짠 음식, 단 음식, 기름진 음식을 되도록 적게 먹는다. 간식으로는 신선한 과일과 우유 등을 먹으며, 과자나 탄산음료, 패스트푸드를 가능한 적게 먹는다. 불량식품을 구별할 줄 알고, 먹지 않도록 노력하며, 식품의 영양표시와 유통기한을 확인하고 선택하여야 한다.

4) 사춘기

심신 성장이 최고조에 달하는 시기로 제 2차 성징기인 사춘기는 영양의 균형이 잡힌 식사를 하는 것이 중요하다. 불규칙한 생활이나 정신적 불안(스트레스) 등에 의한 흡연, 음주, 약물 등의 문제행동과 비만과 여윔, 빈혈, 변비 같은 건강문제도 일어나기 쉽다. 식생활상의 유의점은 다음과 같다.

① 에너지와 필수아미노산이 풍부한 단백질을 자신의 활동량에 맞게 섭취한다 ② 칼슘, 철, 비타민류는 학동기보다 많이 섭취한다 ③ 1일 3식, 주식+주채+부채를 조합시킨 식사를 한다 ④ 외식이나 조리된 식품을 구입할 경우에는 에너지나 지방이 너무 많지 않도록 영양성분표시를 확인한다 ⑤ 유제품, 과일은 매일, 야채는 매 식사때마다 먹는다 ⑥ 과식이나 편식을 하지 않는다 ⑦ 간식은 너무 많이 먹지 말고, 유제품이나 과실류를 섭취하도록 한다 ⑧ 식사 만들기를 통해 적정량의 이해와 조리기술을 몸에 익히는 것을 들고 있다.

사춘기의 식생활교육 목표는 ① 자신의 신체성장과 몸의 변화를 알고 식사 계획을 세우도록 하며 ② 함께 먹는 사람을 배려하여 즐겁게 먹을 수 있고 ③ 자기에게 맞는 식생활을 실현할 수 있다는 것을 들고 있다.

청소년기에는 밥과 다양한 채소, 생선, 육류를 포함하는 반찬을 골고루 매일 먹으며, 간식으로 신선한 과일을 주로 먹고, 우유를 매일 2컵 이상 마신다. 짠 음식과 짠 국물을 되도록 적게 먹으며, 인스턴트 음식을 적게 먹으며, 튀긴 음식과 패스트푸드를 적게 먹는다. 해당 성장기에 맞는 키에 따른 건강체중을 알고, 매일 한 시간 이상 적극적으로 신체활동을 하며, 무리한 다이어트를 하지 않는다. 이 시기 역시 TV 시청과 컴퓨터게임은 모두 합해

하루에 두 시간 이내로 제한한다. 물을 자주 섭취하며, 탄산음료나 가당 음료를 적게 마시고 술은 절대로 마시지 않는다. 아침 결식을 하지 않으며, 식사는 제 시간에 천천히 먹으며, 배가 고프더라도 한꺼번에 많이 먹지 않는다. 이 시기 역시 불량식품을 먹지 않으며, 식품의 영양표시와 유통기한을 확인하고 선택하도록 한다.

2. 성인기의 영양과 조리의 특성

1) 성인기

성인기는 심신이 모두 성숙하여 사회적으로나 개인적으로나 충실한 반면, 체력의 쇠퇴가 나타나기 시작하는 시기이기도 하다. 업무중심의 식생활로 인해 외식이나 결식, 불규칙한 식사, 과도한 음주, 과식 등의 문제를 들 수 있다.

우리나라의 건강 만들기에서는 장년기 사망을 예방하는 것이 중요한 문제가 되고 있으며, 건강식으로 생활습관병을 예방하는 식사를 권하는 것이 중요하다. 장년기 사망이란 65세 이하의 조기 사망을 말하며, 대부분 45~64세의 중년기에 집중되어 있다. 2010년 한해 한국인의 총 사망자수는 약 25만 명으로 사망원인 1위는 암으로 약 30%를 차지하였고, 2위는 뇌혈관질환, 3위는 심장질환, 4위 자살, 5위는 당뇨이다. 일찍 죽는 원인으로는 암, 불의의 사고, 자살, 심장질환, 뇌혈관질환 순이다. 장년기의 사망을 감소시키기 위한 기본은 적정 체중으로 조절하는 것이다. 에너지 섭취의 간편한 척도가 체질량지수(BMI)이다. 체중을 빼고 싶은 경우에는 섭취 에너지를 소비 에너지보다 적게 하면 된다. 체중 감량은 에너지는 체중 1kg당 25kcal를 기준으로 한다. 일반적으로 30~35kcal를 기준으로 하고 있는 에너지를 줄이면 영양소도 함께 감소되므로 단백질, 비타민, 무기질이 부족해지지 않도록 한다. 1kg의 체지방을 줄이기 위해서는 1주일에 1,750kcal의 열량을 소비해야 한다. 일주일에 5회 운동을 한다고 가정했을 때 한 번 운동에 350kcal를 소비한다면, 체중 80kg인 사람이 350kcal를 소비하기 위해서는 산보로는 80분, 속보로는 50분의 운동을 해야 한다.

식사에 관해 유의할 사항은 ① 단백질, 지방, 탄수화물의 에너지 비율은 15~20%, 20~25%, 55~60%로 한다 ② 단백질은 필수아미노산을 함유한 동물성 단백질을 45~50%로 한다 ③ 비타민, 무기질, 식이 섬유원으로 야채는 1일 350g을 기준으로 하고, 그 중 녹황색 채소를 120g으로 한다 ④ 유제품은 매일 섭취하고 저지방인 것을 선택한다 ⑤ 과일은 비타민과 식이섬유원이 되므로 매일 100g 정도를 기준으로 섭취한다 ⑥ 조미는 싱거운 맛과 진한 맛의 요리를 조합시켜 전체적으로 염분 섭취를 줄이는 것 등을 들 수 있다.

건강을 지키기 위한 조리 연구로는 ① 식재료나 조미료를 계량한다 ② 기름을 사용한 요리보다 조림, 찜, 삶음, 구이, 버무림, 전자레인지 요리 등으로 한다 ③ 튀김은 신선한 기름으로 튀긴다 ④ 기름을 너무 많이 사용하지 않도록 하고 볶음은 테프론 가공이 되어 있는 프라이팬을 사용한다 ⑤ 국이나 수분이 많은 요리(전골, 수프 등)를 조합시킨다 ⑥ 잘 씹어서 먹도록 씹는 느낌이 있는 식재료(우엉, 무, 마른오징어 등)와 단단하게 조리한 요리를 조합시킨다 ⑦ 먹은 양을 알 수 있도록 큰 그릇에 담지 말고 작은 접시에 1인분씩 담는다 ⑧ 식염을 적게 섭취하기 위해 식재는 크게 자르거나 조미는 마지막에 가해 표면에만 묻게 한다. 향신료 · 향채소 · 감귤류를 이용한다 ⑨ 외식은 지방, 식염이 많은 요리를 먹게 되므로 외식 요리의 영양성분표시를 확인하는 습관을 들이도록 하는 것 등을 들 수 있다.

바람직한 식습관은 먹는 방법에도 유의해야 한다. ① 외식은 19시 이전에 한다 ② 잘 씹어서 천천히 먹는다 ③ 대화를 즐기면서 먹는다 ④ 간식은 마시는 종류로 한다 ⑤ 결식을 하지 않는다 등이며, 개선 가능한 것부터 시작하도록 한다.

성인의 경우 곡류는 다양하게 먹고 전곡을 가능한 많이 먹으며, 여러 가지 색깔의 채소를 매일 먹으며, 다양한 제철 과일을 매일 먹는다. 간식으로 우유, 요구르트, 치즈와 같은 유제품을 먹으며, 가임기 여성은 기름기 적은 살코기를 적절하게 먹는다. 일상생활 중에 많이 움직이며, 매일 30분 이상 운동을 하여 건강체중을 유지하며, 활동량에 맞추어 에너지 섭취량을 조절한다. 식품을 구매하거나 외식을 할 때 청결한 것으로 선택하며, 음식은 먹을 만큼만 만들고, 먹을 만큼만 주문한다. 음식을 조리할 때는 식품을 위생적으로 다루며, 매일 세끼의 식사를 규칙적으로 하며, 밥과 다양한 반찬으로 균형잡힌 식생활을 한다. 음식을 조리할 때는 소금, 간장 등을 보다 적게 사용하도록 노력하고, 국물을 짜지 않게 만들고, 적게 먹는다.

2) 임신 · 수유기

임신기는 태아의 성장과 함께 에너지 및 각종 영양소의 필요량이 증가한다. 적절한 식사 상황인지 아닌지의 기준은 체중 증가량으로 알 수 있다. 임신 전의 체중이 BMI 18.5 미만인 저체중일 경우에는 9~12kg, 보통일 경우에는 7~12kg, BMI 25 이상의 비만인 경우에는 개별 대응으로 하며 약 5kg의 증가가 적정하다고 되어 있다.

임신 전 및 초기에 특히 부족하지 않도록 섭취해야 하는 영양소가 엽산, 비타민 B_6, 비타민 B_{12}, 비타민 A 및 n-3계 불포화지방산이다. 엽산은 녹황색 채소를 비롯해 곡류, 육류, 과실류, 콩류 등 여러 식품에 포함되어 있으므로 엽산 섭취량이 식사 섭취기준을 웃도는 식사를 하면 영양 · 식품 균형은 거의 양호한 수준이 된다. 그럼에도 불구하고 엽산의 섭취량을 늘리는 것이 어렵기 때문에 임신 전 및 초기에는 영양보조제로 보충하도록 권하고 있다.

임신 말기는 한 번에 많은 식사량을 섭취할 수 없기 때문에 4회식으로 하거나 간식을 조합시키기도 한다. 일본의 경우 임신의 식사균형지침에서는 1일분의 공식량과 부가량이 제시되어 있는데, 양보다 종류를 늘리는 것이 권장되고 있다(표 9-10).

수유기는 유즙의 영양소 함유량에 영향을 주는 영양소로 지방, 비타민류, 망간, 요소, 셀레늄 등을 들고 있다. 한편 단백질, 포타슘, 칼슘 등은 임신의 식사 섭취나 체내 저장량에 관계없이 일정하다. 유아의 발육에 필요한 모유 분비가 될 수 있도록 임신에 따른 체중증가는 조금씩 줄인다.

임신 · 수유기의 식사 시 유의점은 ① 임신 초기에 입덧을 하는 시기에는 태아가 필요로 하는 영양이 적으므로 무리하게 먹지 말고 식욕이 생길 때 취향에 맞게 조금씩 자주 먹고 차가운 요리와 수분이 많은 과일을 섭취한다 ② 임신 말기의 임신 고혈압증후군은 에너지는 표준 체중당 30kcal 정도로 감량하고 식염은 7~8g으로 제한한다 ③ 영양보조제에 의존하지 말고 식사를 통해 영양성분을 섭취하는 것을 기본으로 한다 ④ 에너지 부가량에

표 9-10. 임신의 식사균형지침(부가량)(서빙량 : SV)

	임신 전	임신 초기	임신 중기	임신말기 수유기
주식	5~7		5~7	6~7
주채*	3~5		4~6	4~6
부채**	5~6		6~7	6~7
우유 · 유제품	2		2	3
과일	2		3	3

* 주채: 생선, 고기, 콩으로 만든 제품

** 부채: 야채, 콩, 콩제품, 감자, 버섯 등

대해 비타민과 무기질을 많이 섭취할 필요가 있으므로 야채류, 유제품, 생선·해조류, 콩류는 매일 섭취한다 ⑤ 단백질성 식품은 너무 많이 먹지 않도록 하고 n-3계 불포화지방산을 많이 포함한 어류(청어류)를 섭취한다 ⑥ 간식은 단것만 먹으려고 하지 말고 곡류, 감자류, 유류, 과일을 섭취하도록 한다 ⑦ 1주일 정도의 식사계획을 세워서 주기적으로 사이클 메뉴화하면 좋다. 사이클 메뉴란 영양, 기호, 위생, 식비 등의 균형과 반복 리듬이 잡힌 조합 메뉴를 목적으로 10일 단위나 5주 단위 등으로 완성도 높은 메뉴를 작성하여, 그 메뉴를 반복해서 이용하는 것을 말한다. 또한 임신을 계기로 음식의 폭을 넓혀서 뭐든 잘 먹을 수 있도록 한다 ⑧ 임신기의 치아우식증은 칼슘 섭취부족보다는 식사 후의 이 닦기, 치석 제거 등이 불충분한 경우가 많으므로 구강 관리가 반드시 필요하다는 것을 들 수 있다.

임신·수유시기에 우유를 매일 3컵 이상 마시며, 요구르트, 치즈, 뼈째 먹는 생선 등을 자주 먹는다. 다양한 채소와 과일을 매일 먹으며, 생선, 살코기, 콩 제품, 계란 등 단백질 식품을 매일 1회 이상 먹는다. 끼니를 거르지 않고 식사를 규칙적으로 하며, 음식을 조리할 때 식품을 위생적으로 다루고, 먹을 만큼만 준비한다. 살코기, 생선 등은 충분히 익혀 먹으며, 보관했던 음식은 충분히 가열한 후에 먹으며, 식품을 구매하거나 외식을 하는 경우 청결한 것을 선택한다. 음식을 만들거나 먹을 때 소금, 간장, 된장 등의 양념을 보다 적게 사용하도록 노력하며, 소듐 섭취량을 줄이기 위해 국물은 싱겁게 만들어 적게 먹는다. 김치 역시 싱겁게 만들어 먹는다. 술은 절대로 마시지 않으며, 커피, 콜라, 녹차, 홍차, 초콜릿 등 카페인 함유 식품을 적게 먹는다. 물은 충분히 섭취한다. 임신부는 적절한 체중 증가를 위해 알맞게 먹고, 활발한 신체활동을 규칙적으로 한다. 산후 체중조절을 위해 가벼운 운동으로 시작하여 점차 운동량을 늘려간다. 모유 수유는 산후 체중조절에도 도움이 된다.

3. 고령기의 영양과 조리의 특성

고령기는 나이가 들면서 신체기능이 저하되고 소화·흡수·대사의 변화, 기호와 미각의 변화 등에 의해 총 섭식량이 저하되기 때문에 각종 영양성분이 부족해지기 쉽다. 또한 치아 결손, 의치 부적합, 치주질환 등에 의한 저작력 저하도 저영양상태(단백질·에너지 영양 부족)에 빠지는 원인이 되고 있다.

고령기는 기초대사량이나 활동량이 줄어들기 때문에 에너지량이 감소하지만 필수아미노산, 필수지방산, 비타민, 무기질의 필요량은 감소하지 않는다. 후기 고령자(75세 이상)는 저영양상태가 되지 않도록 ① 규칙적인 시간에 먹는 식사리듬을 가질 것 ② 부식(주채, 부채)으로 먹을 것 ③ 식사를 즐길 것 ④ 간식을 잘 먹을 것 등을 들 수 있다. 또한 조리에 관한 연구로는 ① 끓인 음식이나 국이 좋지만 식염이 많아지지 않도록 맛은 싱겁게 한다 ② 아미노산 조성이 좋은 단백질원으로 닭 가슴살이나 어패류를 끓이거나 쪄서 먹도록 한다 ③ 튀김이나 볶음은 먹기 어려우므로 필수지방산이 부족하지 않도록 조림이나 스튜 등으로 섭취한다 ④ 야채는 먹기 쉬운 크기로 자르거나 버무려서 매 식사마다 섭취한다 ⑤ 유제품은 저지방유나 유당을 줄인 우유를 섭취하도록 한다 ⑥ 수분 보충을 자주 한다 ⑦ 간식으로는 감자류, 유류, 과일류를 섭취하도록 한다.

고령자는 만성 변비에 걸리기 쉬우므로 식이섬유를 많이 포함한 채소를 부드럽게 데치거나 찌거나 조려서 먹는 등 먹기 쉬운 형태로 하여 많이 섭취하도록 한다. 과일의 신맛이나 수용성 식이섬유(펙틴)는 변통을 촉진하므로 과일을 매일 섭취하도록 한다. 일본의 경우 특정보건용 식품에는 식이섬유(난소화성 덱스트린 등), 올리고당 등 장의 상태를 좋게 하는 식품이 인가되어 있으므로 저작이나 연하곤란 등에 의해 이러한 식품을 섭취하기 어려운 사람은 잘 이용하면 좋다.

4. 영양보급법

저작 · 연하 · 소화관의 작용 등의 상태에 따라 일상적인 식사를 할 수 없는 경우에 하는 영양보급 방법이다. 영양보급법으로 경구영양, 정맥영양과 장관영양의 3종 영양보급법이 있다. 경구영양과 장관영양을 합하여 소화관영양이라고도 한다. 경구영양은 저작과 연하가 가능한 경우에 선택된다. 식품만으로는 필요한 영양성분이 충족되지 않을 때 반소화영양식품(제), 소화영양제와 성분영양제 등을 조합한다(그림 9-4).

장관영양(tube feeding)은 튜브를 끼워 영양물을 보급하는 영양보급법을 말하며 경구적으로 영양물이 충분히 섭취할 수 없는 경우에 이 방법을 사용하고, 식도에서 장에 이르는 각 부위에 수술(누공경법, 장기간) 또는 코를 통하여 튜브를 삽입(비경법, 단기간)하여, 그곳으로 영양물을 주입한다. 장관영양은 소화관 경장영양, 튜브영양이라고도 한다.

소화관에 기능적, 기질적 장애가 있기 때문에 소화관 이외로부터 영양을 주는 것을 장관외영양(parenteral nutrition)이라고 하며, 주로 정맥내의 주사, 점적이 있으나, 그 외에도 피하, 근육내, 복강내주사가 있고 수분, 비타민, 전해질, 당, 지방, 아미노산이 이에 이용된다. 정맥영양(intravenous alimentation)은 정맥주사에 의하여 영양을 보급하는 방법으로 영양물은 원래 장으로부터 흡수되는 것이 생리적인 경로이지만, 여러 가지 원인으로 장내에 영양물을 보낼 수 없기도 하고, 장 자체에 병변이 있어서 적절한 소화흡수를 할 수 없는 경우에 취하는 방법이다. 사지, 목 부분 등의 말초 정맥으로부터 실행하는 방

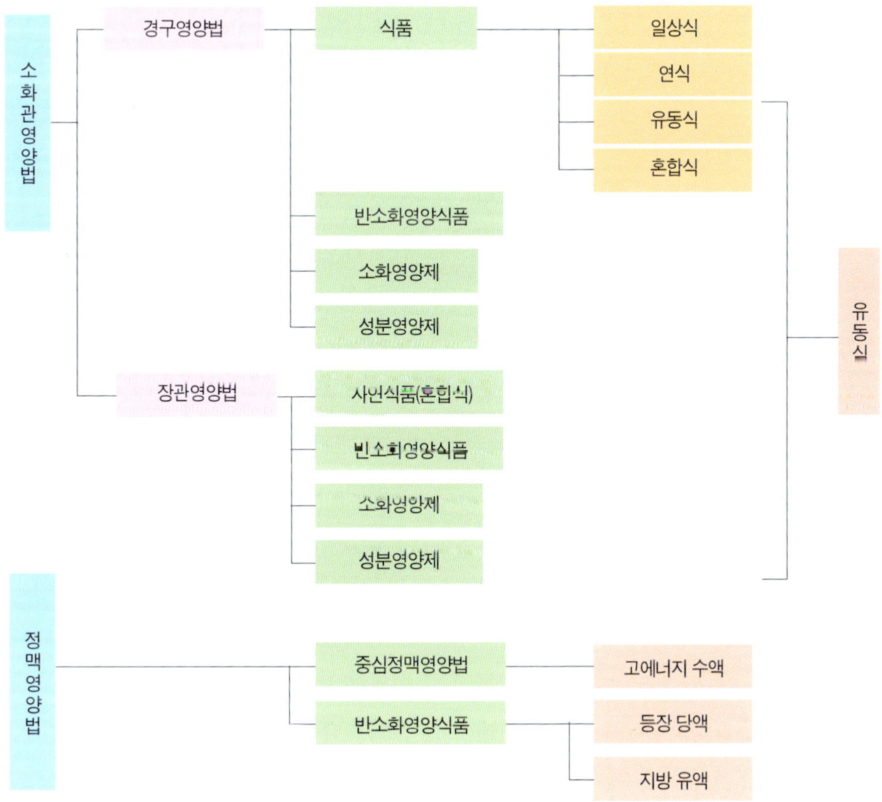

그림 9-4 영양보급법

법인 말초정맥영양에서는 수분, 전해질의 보급이 중심이지만, 대정맥에 도관을 유치하는 중심정맥영양에 의하여 현재는 탄수화물, 아미노산 및 지방의 3대 영양소를 비롯하여, 각종 비타민, 전해질, 미량원소 등 모든 생명유지에 필요한 양을 이 방법으로 보급할 수 있다. 최근 쇄골하정맥에 중심정맥영양을 함으로써 특히 고에너지의 영양보급이 가능하게 되었다. 중심정맥영양(central venous nutrition, 2주 이상)은 고칼로리 수액에 이용되는 영양법으로, 1968년 미국 외과의 두드릭(Dudrick SJ)에 의해서 개발되어, 전 세계에 급속히 보급된 영양법이다. 과거에는 말초정맥을 이용한 영양보급이 이용되었지만, 주사에 이용하는 영양물의 농도나 속도, 국소 혈관염의 발병 등 상당한 제약이 있었다. 이 방법은 혈관 내에 도관을 삽입하여, 그 끝을 상대정맥 또는 하대정맥에 위치하게 하여, 이것을 매개로 비교적 고농도의 영양을 보급할 수가 있으며, 경구적으로 전혀 영양을 섭취하지 않더라도 이 방법만으로 영양의 유지가 가능하다. 그러나 24시간 계속하여 도관을 유치하는 경우, 도관 패혈증이나 도관의 끝 부근에 혈전을 형성하기도 하며, 때로는 고삼투압 용액이 부적당하게 주입되어 비케톤성 고삼투압성 혼수를 초래하는 경우도 있으므로 주의가 필요하다. 이 방법은 완전정맥영양이라고도 한다. 말초정맥영양(peripheral venous nutrition, 2주 이내))은 말초정맥으로부터 주사하여 영양을 보급하는 것으로, 말초정맥영양에 많이 사용되는 정맥은 팔꿈치부, 상완부, 하지, 목부분의 정맥이지만 말초정맥영양만으로는 완전한 영양보급을 하기는 어렵다.

1) 저작의 중요성

저작이란 음식을 치아로 씹어서 잘게 부수고 타액과 혼합시켜서 식괴를 만들어 삼키기 편한 크기와 굳기로 만드는 것이다. 저작은 음식의 소화 · 흡수를 돕고, 씹는 것을 통해 혈액순환을 좋게 하며, 음식 내의 이물 발견에 도움이 되고, 식괴를 만듦으로써 연하를 도우며, 미각을 자극하여 타액분비를 촉진해서 타액 내의 항균 및 살균 작용을 가진 락토페린과 라이소자임 등에 의해 구강위생을 유지하는 등 여러 가지 작용이 있다.

일반적으로 음식의 형태는 부드럽게 되어 있기 때문에 저작능력이나 저작횟수는 감소하지만 한입에 30회 정도 씹을 것을 권장하고 있다. 고령자의 저작 1회당 근활동량은 낮기 때문에 저작횟수는 젊은 사람보다 많아지는 것이 특징으로, 천천히 오래 먹도록 한다.

저작하기 쉽도록 한 조리 연구는 ① 먹기 쉽고, 씹기 쉬운 크기로 자르며 ② 충분히 가열을 해서 섬유를 풀어주어 부드럽게 하고 ③ 육류는 다진 고기나 얇게 자른 고기로 하며, 다진 고기로 하는 경우에는 걸쭉하게 한다 ④ 조리법은 굽거나 볶는 것보다는 데치거나 찌는 것이 식감이 좋아진다 ⑤ 면류는 짧게 자른 후에 버무리거나 데친다 ⑥ 감자류, 호박 같은 전분질이 많은 식재료는 국물을 많게 한다 ⑦ 단단한 과실류는 설탕에 조림하는 등의 방법을 들 수 있다.

잘 씹지 못하는 상태를 저작곤란 또는 저작불량이라고 하며, 이러한 상태에 있는 사람을 저작곤란자라 한다. 입 주위의 근육이 쇠퇴하면 씹는 동작을 하기 어렵다. 또한 치아가 빠진 상태나 의치를 장착하고 있으면 음식을 씹어서 잘게 부수는 것이 어렵게 된다. 이에 비해 음식을 삼키기 어렵거나, 삼켰을 때 목이 메거나, 삼킨 것이 식도나 명치에 걸리는 등의 상태를 연하곤란이라 한다. 연하곤란자는 입에 들어간 음식이 인두로 보내지고, 연하운동에 의해 식도로 보내지며, 식도의 연동운동에 의해 위로 보내지기까지의 연하가 어려운 상태에 있는 사람을 말한다.

2) 연하곤란에 대한 대응

연하란 식괴를 구강에서 인두로 보내기까지의 과정과, 식괴를 인두에서 식도로 보내기까지의 과정을 말한다. 음식을 인두로 보내기 위해서는 식괴로 만들기 쉬운 부드럽고 균질한 형태로 조리하는 것이 적합하다. 식도로 보내기 위해서는 수분이 많은 음식은 점도가 있게 하고,

고형 음식은 부드럽게 하여 목넘김이 좋게 조리한다.

식재료에 따라 식괴를 만들기 어려운 것과 구강에서 인두로 보내기 어려운 것 등 연하하기 어려운 음식과 연하하기 쉬운 음식이 있다(표 9-11, 12). 식괴로 뭉쳐지지 않으면 오연(모르고 잘못 삼킴)을 일으키기 쉬워진다. 또한 수분이 많으면 식괴를 만들기 어려우므로 걸쭉하게 할 필요가 있다. 즉 연하가 쉽도록 졸(sol) 상태로 하거나 겔(gel) 상태로 한다. 졸 상태란 콜로이드라고도 하며, 개체 분산질은 죽, 난백 등이며 액체분산질은 우유, 마요네즈 등이다. 겔 상태란 고분자의 분산질로 점성이 높은 상태의 것으로 식품 중에는 한천, 젤라틴, 두부, 계란두부 등이다. 점도가 너무 높으면 목 넘김이 나쁘고 목과 구개에 들러붙게 되므로 적당한 점도로 조정한다. 고령자는 수분 보충이 중요한데 술술 넘어가는 물이나 차는 오연되기 쉬우므로 걸쭉하게 한다. 일본에서는 특별용도식품인 '연하곤란자용 식품' 이용을 권장하기도 한다.

일본개호식품협의회의 자주 규격인 유니버설 디자인 푸드는 저작 · 연하수준을 4단계로 구분하고 있다(표 9-13). 일본이 고령화 사회로 진입하게 되면서 어떤 사람이라도 먹기 쉽게 만든 개호식품을 유니버설 디자인 푸드

표 9-11. 연하하기 쉬운 음식

연하하기 쉬운 음식의 예	특징
푸딩, 테린, 무스, 파테	적절한 점도를 가지고 있으며 식괴를 만들기 쉬운 것
젤리, 요구르트, 크림수프, 계란, 두부, 마 무침	성상이 균일하고 매끄러운 것
생선어육, 스튜, 콤포트	부드럽고 적절한 수분을 포함하고 있어서 저작하기 쉬운 것
아이스크림, 셔벗	차가워서 목넘김이 좋은 것

표 9-12. 연하하기 어려운 음식

연하하기 어려운 음식의 예	특징
물, 차	술술 넘어가는 것은 오연되기 쉽다.
곤약, 어묵, 오징어, 문어, 닭고기, 두껍게 자른 고기	점도와 탄력이 너무 높은 것은 잘게 부수지 못하기 때문에 연하하기 어렵다.
연근, 우엉, 죽순, 표고버섯, 땅콩, 참깨, 센베이, 깍둑썰기	단단한 것과 작게 분쇄하기 어려운 것은 식괴를 만들기 어렵다.
미역, 김, 웨하스, 떡, 경단, 밀기울	수분이 적은 것, 점착도가 높은 것은 치아와 구개에 들러붙기 쉽다.
빵, 카스테라, 구운 감자	입 안에서 바스락거리는 것은 목 넘김이 좋지 않다.
다진 고기, 비지	부슬부슬 흩어져 있는 것은 식괴를 만들기 어렵다.
생채소, 근채류, 채소의 줄기	섬유질이 많은 것은 저작하기 어렵다.

■ ■ 표 9-13. 유니버설 디자인 푸드의 구분 선택 기준

구분		구분 1 잘 씹음	구분 2 잇몸으로 으깸	구분 3 혀로 으깸	구분 4 씹지 않아도 됨	점도조정식품
저작력의 기준		단단한 것과 큰 것은 약간 먹기 힘들다.	단단한 것과 큰 것은 먹기 힘들다.	잘고 부드러우면 먹을 수 있다.	고형물은 작은 것도 먹기 힘들다.	점도의 강도(4단계) 1. 프렌치 드레싱 상태 2. 돈까스 소스 상태 3. 케첩 상태 4. 마요네즈 상태
연하력의 기준		잘 삼킬 수 있다.	음식에 따라 삼키기 어려운 것이 있다.	물이나 차를 삼키기 어려울 때가 있다.	물이나 차를 마시기 힘들다.	
굳기의 기준	밥	밥~부드러운 밥	부드러운 밥~죽	죽	페이스트 죽	
	고기	돼지고기 장조림	조린 햄버거	다진 닭고기조림	체에 거른 닭고기	
	생선	생선구이	생선조림	으깬 생선조림 걸쭉하게 함	체에 거른 흰살 생선	
	알	구운 계란	계란말이	스크램블 에그	부드러운 계란찜	
	채소	당근 조림	부드럽게 조림	다져서 조림	체에 거른 당근	
	과일	사과 시럽조림	사과 시럽조림 (한입 크기)	다져서 조린 사과	부드러운 사과젤리	

라 부르고, 씹는 힘이나 삼키는 힘이 약해진 사람도 먹기 쉽도록 단단한 정도를 4단계로 구분해 고형물 크기를 작게 만든다든지, 페이스트 상태로 만든다든지, 재료를 연하게 가공한 식품을 통칭하여 개호식품이라 하며, 특별용도식품 중 하나이다. 업체 간에 표시를 통일하여 이용자가 저작 · 연하식품을 선택하기 쉽게 하고 있다. 개호식품은 일본 후생노동성 허가의 고령자용 식품, 일본개호식품협의회(http://www.udf.jp/) 인정의 유니버설 디자인 푸드, 연하(삼켜 넘김)곤란자용 식품이 대상이며, 개호식은 연하장애 등으로 식사량이 감소해 생기는 영양실조나 탈수증상, 식사의 오연(모르고 잘못 삼킴)에 의한 폐렴을 막기 위해 고령자가 먹기 쉽도록 연하고 걸쭉하게 만든 식품이다.

가금류나 돼지의 간, 생선, 게살 등에 파테(pate)라는 밀가루 반죽을 입혀 오븐에 구워낸 것을 말하며, 테린(terrine)은 파테 없이 우묵한 그릇에 담아 형태를 만든 것을 말한다. 그러나 이제는 밀가루 반죽없이 만들어도 파테라 하고, 밀가루 반죽을 입혀 만들어도 테린이라 하며 혼용해서 쓰고 있다. 무스(mousse)는 거품을 일게 한 계란 흰자나 크림을 퓌레(puree, '거르다'의 뜻으로 채소 등을 데쳐서 거른 것)에 섞어 만들어 차갑게 해서 먹는 요리이다. 프랑스어로 "섞기"를 의미하는 콤포트(compote)는 17세기 프랑스에서 유래한 후식의 일종으로 과일을 시럽(설탕)에 절여 먹는 요리를 말한다.

CHAPTER 09 POINT

1. 건강의 유지 · 증진을 위해서는 적정 체중을 유지하기 위한 에너지 섭취량, 포화지방산, 소금 과잉섭취 및 칼슘, 포타슘, 식이섬유, 비타민류의 섭취부족에 유의하여 먹는 방법에 대해 영양지도를 할 필요가 있다.
2. 균형잡힌 식생활을 위해 식사균형지침의 5개 구분에 따라 주식, 부채, 주채, 우유 · 유제품, 과일을 조합시켜서 먹도록 한다.
3. 바람직한 식습관으로는 규칙적인 식사(식사 시간, 결식을 하지 않는다. 간식이나 야식을 너무 많이 먹지 않는다. 폭음 · 폭식을 하지 않는다), 편식을 하지 않는다. 잘 씹어서 먹는다. 이 닦기를 한다 등을 들 수 있다.
4. 영아기는 유즙영양에서 고형영양으로 이행하기 때문에 저작능력의 발달에 맞춘 이유식 진행방법이 중요하다.
5. 유아기는 일생동안의 식사 리듬의 기초를 만드는 시기이다.
6. 학동기는 자신이 먹는 식사의 균형과 적정량에 대해 평가하고 개선할 수 있도록 하는 시기이다.
7. 사춘기는 자신의 신체 성장과 몸 상태의 변화를 알고, 식사계획을 할 수 있도록 하는 시기이다.
8. 성인기는 생활습관병 예방을 위해 식사관리를 할 수 있도록 하는 시기이다.
9. 고령기는 저작이나 연하곤란에 대한 적절한 대응을 하여 저영양상태가 되지 않도록 한다.

10 음식과 건강

10 음식과 건강

DENTAL BIOCHEMISTRY AND NUTRITION

Ⅰ. 식품의 성분과 분류

식품에는 1차 기능(영양기능), 2차 기능(기호 · 감각기능), 3차 기능(생체조절기능)의 세 가지 역할이 있다. 영양기능이란 몸 안에서의 대사과정을 받는 영양소나 식품성분을 말한다. 기호 · 감각기능은 미각을 통하여 입맛을 돋구는 기능이며, 생체조절기능이란 몸의 조절을 담당하는 기능이다. 식품에 함유된 영양성분의 체내에서의 역할을 알고, 맛의 요인으로서의 기호성을 중요시하며, 감각기능(색, 맛, 향, 식감), 생체조절기능에 의한 면역계의 증강, 장내세균총의 조절, 혈압과 콜레스테롤 조절 등, 질병 예방과 개선에 도움이 되도록 한다. 이를 위해서 식품마다 함유된 3가지 기능성의 특징을 알고, 식품을 균형있게 골고루 섭취하는 것이 건강을 유지하고 증진하는데 반드시 필요하다. 앞으로는 3차 기능식품이 많이 개발될 것으로 보고 있다. 제 2차 세계대전 후 일부 국가에서는 성인병이 사망원인의 대부분을 차지하였다. 이것은 주로 식생활에서 영양과잉이거나 반대로 영양균형의 파탄-영양실조가 주된 원인이다. 그러므로 이러한 원인으로 일어나는 병을 식원병(식사와 관련된 병)이라고도 한다. 식품은 성인병의 발생과 깊은 연관을 가지고 있는데 ① 칼슘과 골다공증 ② 소듐과 고혈압병 ③ 지방과 순환기 질환 ④ 지방과 암 ⑤ 식물성 섬유와 순환기질환 ⑥ 식물성 섬유와 암 등 6가지 분야에서 그 작용이 뚜렷하다.

1. 식품성분표

식품성분표는 일상생활에서 섭취하는 모든 식품에 함유되어 있는 각종 영양소를 분석하여 식품별로 정리한 책자로 1970년 농촌진흥청에서 처음 발간하였다. 1970년 우리나라에서 처음으로 '식품분석표' 라는 이름으로 초판이 발간된 이래 1981년부터 5년 주기로 내용이 보완돼 개정판이 발간되고 있다. 농촌진흥청은 2002년 국제식품데이터시스템으로부터 한국의 대표기관으로 선정되어 국가식품데이터의 중심기관으로 활동 중이다. 농촌진흥청(이하 농진청)은 우리나라 사람이 먹고 마시는 2,757개 식품의 영양성분을 분석한 국가표준식품성분표를 2012년 4월에 발표하였다. 이번에 발간된 식품성분표 제8개정판에는 국내에서 생산 · 소비되는 다양한 식품을 곡류, 채소류, 과일류 등 22개 식품군으로 분류해 총 2,757종의 식품에 대한 에너지, 수분, 단백질, 지질, 무기질, 비타민, 식이섬유 등 영양성분이 수록되어 있다. 지난 제7개정판과 비교해 식품군은 18개에서 22개로 세분화되고, 식품 수는 252종이 늘어났으며, 소금 과잉섭취에 대한 우려가 높아짐에 따라 식염상당량이 추가된 것이 특징이다. 초판에는 당시 식생활 수준을 반영하듯 수록된 식품의 수가 476종에 불과했다. 하지만 새로운 식품의 개발, 음식 문화 변화, 분석기술 발달 등으로 제 3개정판(1,080종)부터 식품의 수가 1천종을 넘어섰고, 제 5개정판(2,163종)에서는 2천종으로 확대되었다. 현재 제8개정판에는 초판보다 무려 5.8배가 많은 식품이 수록되어 있다.

기능성 성분표는 식품에 극미량으로 존재하는 생리활성성분에 관한 분석자료를 성분별로 정리한 책자로 2009년 농촌진흥청에서 처음으로 발간하였다. 기능성 성분표(초판)에는 약 250여종 식품의 각종 폴리페놀류, 특수 비타민, 식이섬유 등 기능성 성분이 수록되어 있으며, 점차 수록 성분을 확대할 예정이다. 소비자 맞춤형 식품성분표는 국민건강영양조사(보건복지부) 결과 산출된 연령별 대상의 다소비 식품을 선정해 1인 1회 섭취 분량과 영양가를 산출하여 실측사진과 함께 수록한 책자로 소비자가 실질적인 식품영양정보를 손쉽게 접할 수 있도록 하기 위해 만들어졌다. 현재 소비자용, 어린이용이 발간되었으며 점차 그 대상을 확대해 나갈 예정이다. 소비자가 알기 쉬운 식품영양가표는 20~64세 성인의 다소비 식품 및 음식 636종의 1회 섭취량 및 영양가, 사진이 수록되어 있다. 어린이용 식품성분표는 6~11세 어린이의 다소비 식품 및 음식 312종의 1회 섭취량 및 영양가, 사진이 수록되어 있다.

식품성분은 먹을 수 있는 부위 100g당으로 표시되어 있기 때문에 영양가를 계산하려면 식품의 개량에서 그램으로 환산하는 것이 필요하다.

2. 우리나라의 식사구성안

식사구성안은 여러 가지 식품이 적절히 함유된 균형잡힌 식사를 하는데 도움을 주기 위해 고안된 것으로 다음과 같이 구성되었다.

1) 식품의 분류

식품성분표에 제시된 식품들은 한국인의 대표적인 식사패턴, 영양소 함량, 식품분류 체계 등을 고려하여 식품군으로 분류하여 사용되어 왔다. 2005년 영양 섭취기준에서 제시된 식품군은 6가지였으며, 식품군을 사용하는 것에는 변함이 없으나 2010년 개정판에서는 세부적 사항의 수정 및 보완이 이루어졌다(표 10-1).

2) 식품군별 대표식품 선정 및 1인 1회 분량 설정

각 식품군에 속하는 식품 중 한국 사람들이 많이 섭취하는 식품을 중심으로, 국민건강영양조사 보고와 다른

표 10-1. 6가지 식품군의 분류

2005 제정	2010 제정	비고
곡류 및 전분류	곡류	곡류 I군과 곡류 II군을 곡류로 통합 전분은 대부분 곡류에서 유래되며, 식품군 분류는 가공식품까지 포함하므로 식품군명을 곡류로 개정함
고기, 생선, 계란, 콩류	고기 · 생선 · 계란 · 콩류	견과류가 포함되나 식품군명에서 제외됨
채소류	채소류	
과일류	과일류	
우유 및 유제품	우유 · 유제품류	식품군명에서 '및' 을 삭제하고 '류' 를 첨가함
유지, 견과 및 당류	유지 · 당류	견과를 제외하고, 식품군명에서 '및' 을 삭제함

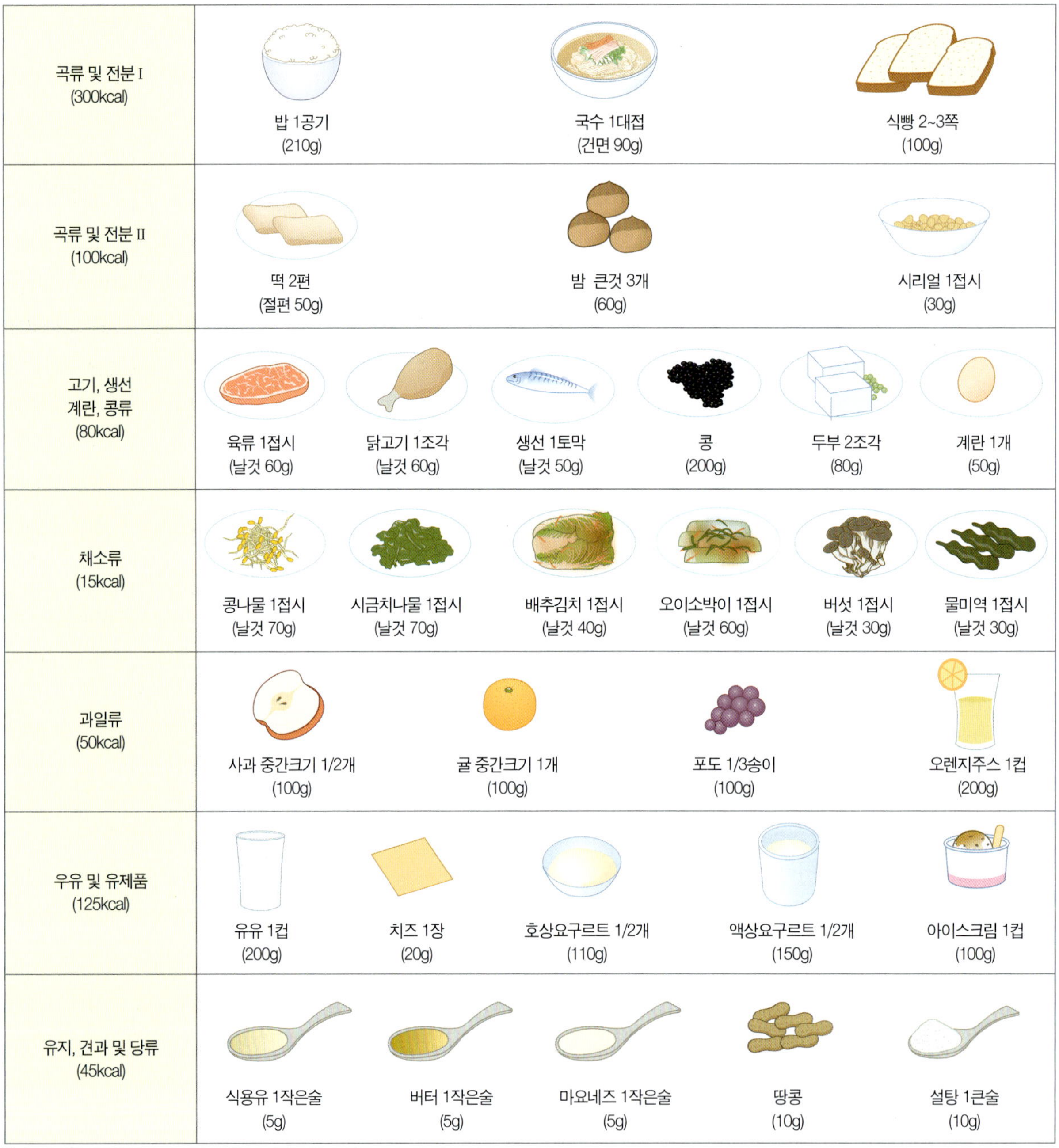

그림 10-1 식품군별 대표 식품의 1인 1회 분량

나라의 1회 분량의 자료 등을 참고하여 한 번에 섭취하는 1인 1회 분량을 설정하였다(그림 10-1). 식사구성안의 1인 1회 분량은 보기에 편하도록 가정용 단위를 많이 사용하고, 우리나라 사람들의 식생활습관을 고려하여 제정하였는데, 섭취해야 하는 양이 아니라 사람들이 섭취한다고 생각되는 양으로부터 산출한 것이므로, 정확한 열량과 3대 영양소를 조절해야 하는 질환자의 식이요법을 위한 교환단위와는 다르다는 것에 주의를 기울여야 한다.

3) 식품군별 대표 영양가표

권장식단 패턴 제시를 위한 기초자료로 사용하거나 간단한 식사계획 또는 평가에 활용하기 위하여 각 식품군별 제공 영양소 함량을 식품군별 대표 영양가표에 제시하였다. 식품군의 대표 영양가표는 각 식품의 영양소 기여값(1인 1회 분량 당 영양소 함량)에 그 식품의 섭취기능 비율(전국 섭취량에 따른 가중치)을 곱한 값의 합으로 나타내었다.

4) 권장식사패턴

권장식사패턴은 새롭게 설정된 한국인의 영양 섭취기준을 만족하는 1일 식사구성의 예를 제시하기 위해 개발되었다. 권장식사패턴은 꼭 이렇게 먹어야 한다는 것이 아니라, 이와 비슷하게 식사구성을 하면 영양 섭취기준을 충분히 만족시킬 수 있으므로 1일 식사구성의 한 가지 예로 제시된 것이다. 그러므로 이를 참고하여 기호도를 고려하며 섭취횟수를 조정하여 다양하게 사용할 수 있다.

5) 1일 식사의 식품구성

대표적인 연령군에 대하여 영양 섭취기준을 고려하여 각 식품군에서 하루에 섭취해야 할 1회 분량 횟수를 나타내었다(표 10-2). 한 개인에게 필요한 에너지와 영양소의 양은 연령, 성별 등에 따라 차이가 있으므로 식사도 이에 따라 다르게 구성되어야 하며, 특히 생애주기에 따라 변하는 주요 영양소 권장량을 잘 충족시킬 수 있도록 식사구성을 변형하는 것이 중요하다.

6) 식품구성 자전거

'식품구성 자전거'는 건강 만들기를 위한 식생활 지침에 게재되어 있는 '곡류, 고기 · 생선 · 계란 · 콩류, 채소류, 과일류, 우유 · 유제품류, 유지 · 당류를 기본으로 식사의 균형'을 보급 계발하고, 균형잡힌 식생활을 실현하기 위해 건강 만들기와 생활습관병 예방, 식재료자급률 향상이라는 관점에서 '무엇을', '얼마만큼' 먹으면 좋은지에 대해 실제로 식사를 선택할 때 참고가 되는 도구로 개발된 것이다. 식사구성안에 제시된 식품의 분류와 각각의 식품군이 식생활에서 차지하는 중요성과 양을 일반인들이 쉽게 이해할 수 있도록 그림으로 표시한 것이다(그림 10-2). 식품구성 자전거는 6개의 식품군에 권장식사패턴의 섭취횟수와 분량에 맞추어 바퀴 면적을 배분한 형태로, 기존의 식품구성탑보다 다양한 식품 섭취를 통한 균형잡힌 식사와 수분 섭취의 중요성 그리고 적절한 운동을 통한 비만 예방이라는 기본 개념을 나타내었다. 우리나라는 2005년부터 최근까지 다보탑을 형상화한 '식품구성탑'을 일반인에게 균형적인 식생활의 이해를 돕기 위해 제작하고 사용하였다. 식품구성탑은 우리나라 사람들의 적절한 영양과 건강을 유지하기 위해 매 5년마다 재구성되는데 지난 해 2010년 10월 한국 영양학회가

■ 표 10-2. 30~49세 성인남 · 녀의 식품군별 1일 권장섭취 횟수(1회 분량 수)

식품군 성별	남자(2,400kcal)	여자(1,900kcal)
곡류	4	3
고기 · 생선 · 계란 · 콩류	5	4
채소류	7	7
과일류	3	2
우유 · 유제품류	1	1
유지 · 당류	5	4

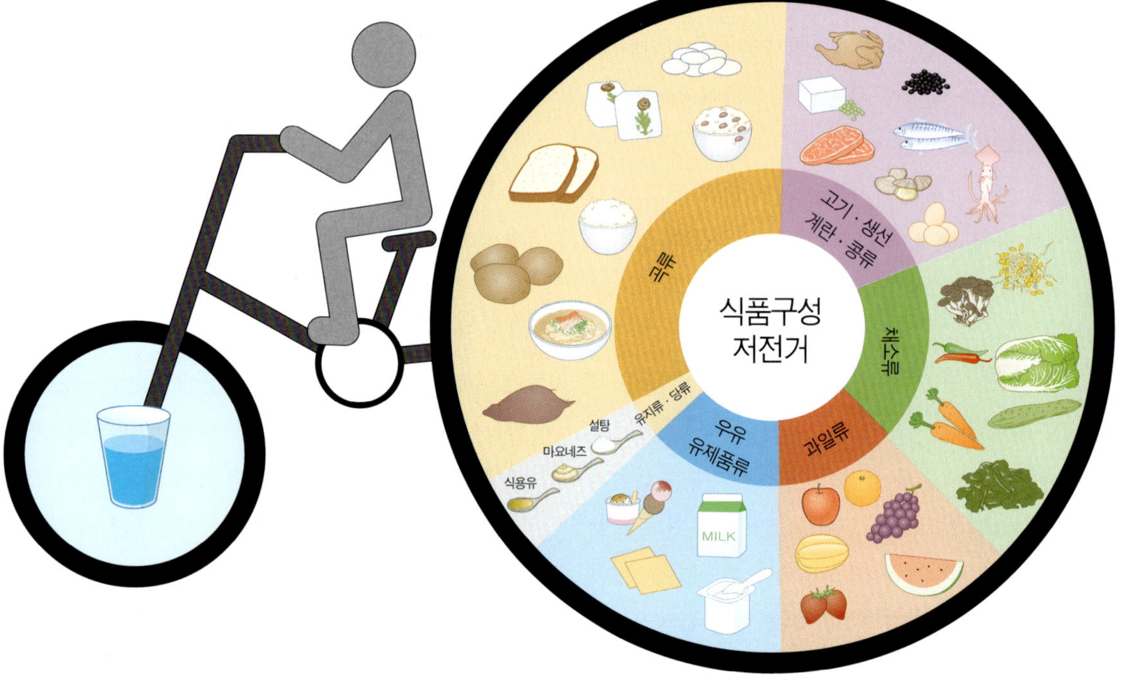

그림 10-2 식품구성 자전거

새롭게 '식품구성 자전거' 모형을 제작하였다. 한국영양학회에 따르면 우리나라의 경우 이전의 '탑' 모양에서 '자전거' 로 변경한 이유 중의 하나는 중국이 뒤늦게 '탑' 카드를 꺼내들었기 때문이라고 한다. 또 정상적인 탑의 층간 비율을 유지한 채 '탑' 의 층별 면적에 따라 먹어야 할 식품의 양을 나타내는 데 어려움이 있었을 뿐만 아니라 식사 조절만으로는 비만 해소 등이 힘들다는 사실도 자전거를 선택한 이유이다. '식품구성 자전거' 의 두 바퀴는 크기가 다르다. 앞바퀴는 매일 마셔야 할 물의 양을 나타낸다. 대체로 성인남성(20~64세)은 2,200~2,600kcal, 성인여성(20~64세)은 1,900~2,100kcal가 필요한데 자신의 적정 섭취열량(kcal)을 mL로 바꾸면 대략적인 하루 수분 섭취량이다. 즉, 2,200kcal를 섭취하는 성인남성은 2,200mL를 마시는 것이 적당하다. 뒷바퀴는 휠의 간격이 일정한 일반자전거와는 달리 휠 간격이 식품별 하루섭취 권장량을 나타낸다. 휠 간격이 가장 넓은 것은 주식인 곡류로 하루 2~4회 섭취하게 되어 있다. 성인의 경우 아침에 밥 1공기, 점심과 저녁에 각각 1.5공기 섭취하는 것이 적당한데 고구마, 빵, 떡 등의 간식을 더 섭취한다면 점심과 저녁의 밥 양을 1공기로 줄인다. 고기, 생선, 계란, 콩류 등의 단백질 식품은 하루 3회(어린이)~6회(청소년, 성인, 노인) 섭취하며 어린이는 한 끼에 1접시, 청소년부터는 1~2접시를 섭취하는 것이 바람직하다. 또한 채소 1회 분량(약 70g = 익혀서 1/3컵)은 1접시의 시금치, 콩나물 등으로 매 끼니 채소 반찬을 2~3가지는 섭취해야 한다는 뜻이다. 마지막으로 과일은 하루 1~2회, 우유 및 유제품은 하루 2회가 기본이다. 우유를 2회 섭취하기 힘든 노인은 우유 1회를 과일 1회로 대체해도 좋다. 그 동안 간과되었던 견과류의 영양학적 가치를 재발견하여 과거 '식품구성탑' 에서는 아몬드를 비롯한 견과류는 가능한 적게 섭취하도록 권고한 '유지, 견과, 당류' 로 분류되어 있었지만 '식품구성 자전거' 에서는 '곡류' 다음으로 많이 섭취해야 하는 단백질 식품으로 분류하였다. 한국의 식품구성 자전거와 유사한 미국의 '식품피라미드' 에서도 아몬드 등 견과류의 단백질 성분을 인정해 고기, 생선, 콩류와 함께 같은 그룹으로 분류하고 있다. 이는 식물성 단백질과 혈관 건강에 이로운 불포화지방이 풍부한 견과류가 콩류 대신 먹을 수 있는 식품으로 인정받게 된 것이라고 생각할 수 있다.

식품군별 대표식품의 1인 1회 분량을 기준으로 섭취횟수를 활용하여 개인별 권장섭취패턴을 계획하거나 평가할 수 있다. 하루에 섭취하는 대략적인 양은 '서빙(SV)' 으로 표시하였으며, SV는 1회에 먹는 각 요리의 표준적인 양을 대략 나타낸 것이다. 식사균형지침에서 사용되고 있는 서빙량을 사례로 들면 주식 요리인 곡류의 쌀은 공기 1공기(100g)가 1서빙, 야채와 버섯, 감자, 해조를 사용한 요리는 약 70g이 1서빙, 주채인 고기, 생선, 알, 대두를 주재료로 사용한 요리는 단백질 약 6g을 포함한 양이 1서빙, 우유는 반 컵이 1서빙, 과일은 약 100g이 1서빙이다.

매일 메뉴를 작성할 때에는 다음과 같이 활용하면 좋다.

(1) 요리의 조합은 곡류 + 고기 · 생선 · 계란 · 콩류 + 채소류와 과일류로 한다.

곡류에서 1품, 고기 · 생선 · 계란 · 콩류에서 1품, 채소류에서 2품의 요리를 조합시킨다. 곡류는 에너지원으로서 추정 에너지 필요량의 60%는 섭취하도록 한다. 그러기 위해서는 예를 들어 밥일 경우 적어도 하루에 5공기를 기준으로 한다.

(2) 요리는 곡류, 채소류와 과일류, 고기 · 생선 · 계란 · 콩류 순으로 결정한다.

채소가 충분히 섭취되면 영양 균형은 좋아지므로 섭취하기 쉬운 고기 · 생선 · 계란 · 콩류 요리보다 야채 요리를 우선하여 메뉴를 정하도록 한다. 야채 요리 1, 2품을 정하고 나면 여기에 맞는 고기 · 생선 · 계란 · 콩류 요리를 선택해서 조합시킨다.

(3) 지방이 많아지지 않게 한다.

고기 · 생선 · 계란 · 콩류의 육류는 지방이 적은 부위를 선택한다. 닭고기 껍질에는 특히 지방이 많이 포함되어 있으므로 유의한다. 또한 유지 · 당류의 유지가 많아지지 않도록 기름을 사용한 요리는 하루에 5품 이하로 한다. 기름을 사용한 요리로는 튀김, 볶음 외에도 카레라이스나 스튜 같은 걸쭉한 요리, 기름종류의 조미료를 사용한 샐러드 기름, 버터나 마가린을 사용한 토스트 등이 포함된다.

(4) 우유 · 유제품류나 과일류를 매일 섭취하도록 한다.

우유 · 유제품류와 과일류는 요리의 식재료로 매일 사용하기는 어려우므로 간식으로 보충하도록 한다.

(5) 식염이 많아지지 않게 한다.

한식요리는 조림, 버무림, 찜 등 물을 사용한 요리법이 중심이기 때문에 조미료로 사용하는 식염, 간장, 된장 등에 의한 염분이 많아지기 쉽다. 또한 전통적인 보존법은 절임, 조림, 말림 등의 염장이다.

한국형 식생활의 메뉴 구성은 국 하나에 반찬 두 가지(국 + 고기 · 생선 · 계란 · 콩류 요리 + 채소류)가 기본형이므로 하루 3회 식사에 모두 국을 넣으면 식염이 목표량을 웃돌게 된다. 다시국물을 이용해서 맛을 내거나 향신료, 향미야채를 사용해서 싱겁게 요리하고, 기름을 사용한 요리와 조합시켜 염분량을 적절하게 조절한다.

(6) 주중과 주말, 행사식으로 변화를 준다.

평소의 식사는 손이 많이 가지 않고 에너지 및 영양소의 과부족이 없고 여러 종류의 식품을 섭취하고 있는가를 중시한다. 하지만 식사에 변화를 주기 위해서는 주말에는 고기 · 생선 · 계란 · 콩류를 1품 늘리거나 행사식(생일, 설날, 자녀 생일, 어버이날, 추석, 회갑잔치, 결혼식, 장례식, 크리스마스 등)을 도입하거나 한다.

Ⅱ. 음식의 물성

1. 음식의 맛

맛은 감정어로 표현된다. 음식과 먹는 사람의 관계에 의해 성립되는 것이며 맛에 관해서는 물리적 및 화학적 자극의 효과에 의해 객관적으로 평가할 뿐만 아니라 먹는 환경(계절, 기온, 공간 등)과 심리적 및 생리적 측면(분위기, 건강상태, 공복상태 등) 등에 의해 주관적으로도 평가하며 그 관점이 중요하다.

신체 측면에서 보면 오감 중 후각과 미각은 그 화학물질인 냄새와 맛이 자극이 되어 생기는 화학 감각으로 알려져 있다. 음식을 보거나(시각), 씹는 소리 등을 듣거나(청각), 온도와 촉감 등 음식에 닿거나(촉각) 하는 것은 물리적 자극에 의해 생기는 감각이다. 또한 신체 상황에 따라서도 맛의 정도가 변하는 것으로 알려져 있다. 공복시에는 시상하부 외측의 섭식중추가 작용하여 식욕을 일으키고, 그와 동시에 뇌의 쾌감물질인 도파민이 분비되어 맛이 증가한다. 피곤할 때에는 신체의 요구에 의해 단것(포도당)이나 신것(구연산과 아스코르빈산)이 맛있게 느껴지는 것으로 알려져 있다.

맛의 구성 요소로는 '씹는'(씹을 때의 감촉, 저자극, 씹는 효과) 것을 들 수 있다. 저작에 의해 타액과 음식의 화학성분이 혼합하여 미뢰 안의 맛 세포를 자극함으로써 미각효과가 늘어나고, 씹을수록 맛을 촉진하게 된다. 곡류는 천천히 오래 씹으면 타액 내의 전분 분해효소인 아밀라아제의 작용에 의해 전분이 글루코오스나 말토오스 등으로 분해되어 단맛이 난다.

1) 5가지 기본맛

1916년 독일의 심리학자 헤닝(Henning H)에 의해 제창된 맛의 4면체설은 '단맛', '짠맛', '신맛', '쓴맛'의 4가지 맛을 적당히 조합시키면 모든 맛을 만들 수 있다는 것이다. 여기에 '감칠맛'을 더해 5가지 기본 맛이라 한다. 감칠맛은 혼합 맛이 아니라 4가지 맛과는 독립된 맛으로 다루고 있다.

미뢰 세포의 표면막에는 이 5가지 기본 맛의 수용체 단백질이 확인되었다. 기본 맛의 화학물질은 단맛의 경우 탄수화물(자당, 포도당, 과당 등), 아미노산(글리신, 알라닌 등), 펩타이드(아스파탐 등)이다. 짠맛의 경우 소금 등, 신맛의 경우 유기산(구연산, 젖산, 초산 등), 쓴맛의 경우 알카로이드(키니네, 니코틴, 카페인 등)와 아미노산(발린, 로이신, 트립토판 등), 감칠맛의 경우 아미노산 계열인 L-글루타민산, L-아스파라긴산과 핵산계인 이노신산소듐, 구아닐산소듐, 아데닐산소듐 등이다.

5가지 맛 외에 떫은맛(탄닌산 등), 매운맛(캡사이신, 피페린, 진저론 등), 아린맛(호모겐티신산 등), 금속맛(철, 금 등) 등이 있다. 매운맛(또는 삽미)은 미각신경을 자극하는 일종의 통각으로 소화액 분비를 촉진하고 식욕을 증진시킨다. 떫은맛은 일시적으로 혀의 미각신경의 단백질이 변성응고되어 마비가 일어나 생성되는 수렴성(astringent)의 맛으로 불쾌감을 준다. 식품에서 떫은맛 성분은 탄닌, 지방산, 알데히드, 철과 알루미늄 등의 금속류가 있다. 떫은맛은 강하면 불쾌하나 약할 때는 쓴맛과 비슷하게 느껴지며 다른 맛 성분과 혼합하면 독특한 풍미를 형성하는데 그 예로 차는 떫은맛이 차의 풍미의 중요한 요인이 된다. 매운맛 성분으로는 황화합물, 산 아마이드류, 아민류 그리고 방향족 알데히드 등이 있다. 매운맛과 떫은맛은 엄밀한 의미에서 맛이 아니다. 매운맛은 미각세포 및 구강세포의 고통을 매운맛으로 느끼는 것이다. 즉 미각세포의 통점을 자극하는 것이다. 매운맛은 맛의 종류가 아니기 때문에 혀 전체에서 강한 자극을 느끼게 되고, 이 자극의 종류가 통각과 같기에 매운맛은 맛이 아니라 통각이라고 분류한다. 떫은맛은 미각 세포및 구강세포를 마비시키는 것으로 일시적인 미각세포의 감각 둔화이다. 아린맛은 혀끝이 알알한 느낌을 주는 맛으로 쓴맛, 떫은맛과 매운맛까지를 느끼며 목구멍을 자극하는 독특한 복합적인 맛이다. 탄닌, 무기염류, 유기염류, 알칼로이드, 사포닌, 테르펜, 유기산 등이 원인물질로 알려져 있다. 금속맛은 수저, 포크, 나이프 등을 사용할 때에 느끼는 맛으로 주석, 철, 은 등의 금속이온에 의한다.

2) 맛의 상호작용

음식의 맛은 각종 성분이 복합적으로 조합되어 있기 때문에 상호작용이 생기게 된다.

(1) 대비효과

동시에 2종류의 맛이 나는 물질을 조합시키면 한쪽 맛이 더 강해진다. 예를 들어 다시국물(가다랑어포와 다시마 등을 푹 삶아서 우려낸 국물)과 소금을 넣은 다시국물을 비교하면 소금을 넣은 쪽이 더 감칠맛이 강하게 느껴진다.

(2) 상승효과

같은 맛이 나는 물질 중 종류가 다른 것을 조합시키면 서로 맛이 강해진다. 예를 들어 가다랑어국물(이노신산)과 다시마국물(글루탐산)을 혼합하면 감칠맛이 더 높아진다.

(3) 억제효과

동시에 2가지 맛이 나는 물질을 조합시키면 한쪽 맛이 약해진다. 예를 들어 레몬수에 설탕을 넣으면 신맛이 누그러진다.

(4) 변조효과

먼저 먹은 맛의 영향으로 나중에 먹은 맛이 다르게 느껴진다. 단맛 나는 과자를 먹고 난 후에 과일을 먹으면 신맛이 강하게 느껴진다.

3) 음식의 맛과 영양과 관련된 효소

음식 내에는 효소활성이 포함되어 있어 맛과 영양에 관여하고 있다.

① 색의 변화 : 폴리페놀 옥시다아제, 티로시나아제(갈변) - 가열처리에 의해 효소의 활성을 잃게 하거나, 옥시다아제의 저해제인 소금이나 유기산(구연산, 아스코르빈산)에 담그면 방지할 수 있다.

② 향의 생성 : 미로시나아제(무와 고추냉이의 신맛) - 고추냉이를 강판에 가는 등의 방법으로 세포에 상처를 내면 미로시나아제라는 효소가 흘러나와 작용함으로써 휘발성이 있는 매운 성분이 활성화되어 코를 자극하는 듯한 매운맛을 느끼게 되는 것이다.

③ 맛의 변화 : 아밀라아제(전분의 분해), 프로테아제(단백질의 분해), 리파아제(지방의 분해), 뉴클레오티다아제(핵산의 분해) - 음식을 오래 씹으면 전분이 타액 아밀라아제에 의해 더 많이 분해되어 글루코오스나 말토오스가 되기 때문에 단맛을 느낄 수 있다.

④ 텍스처의 변화 : 펙틴 분해효소 - 원래 주스를 제조할 때는 펙틴분해효소를 사용하여 펙틴을 분해시킴으로써 텍스처에 변화를 주어 주스를 맑게 한다.

⑤ 영양소의 변화 : 티아미나아제(비타민 B_1의 분해), 아스코르빈산 옥시다아제(비타민 C의 산화)

2. 음식의 물성과 텍스처

물성 · 텍스처(일반적으로 재질 혹은 질감 등의 의미로 사용되며 감촉, 식감을 뜻한다)는 식품의 물리적 성질에 의한 평가이다. 식품분야에서 말하는 텍스처란 굳기, 무르기, 점착성, 부착성 외에도 구강 내에서의 꺼끌거림, 식괴의 체적(음식 덩어리의 대소)에 의한 응집성, 검(gum)성, 저작성, 기름짐의 상태 등이 포함된다. 기름짐

이란 지방을 많이 함유한 음식의 맛을 가리킨다. 기름지다는 것은 맛보다 기억에 오래 남기 쉽다고 한다. 텍스처는 화학적인 맛과 맛과 밀도와도 관련된 요인이다.

감촉, 씹는 느낌 같은 식감은 치주인대에 있는 3차 신경의 감각 신경이 민감하게 반응하여 중추 신경에 전달되어 어느 정도의 강도와 속도로 씹을지, 어떤 음식 형태인지, 어느 정도의 굳기인지 등을 판단하여 음식에 맞는 저작을 하고 있다.

음식의 텍스처로 측정하는 굳기는 파단응력과 거의 대응한다. 파단응력이란 음식이 압축에 의해 파단될 때까지의 단위면적당 응력을 말한다. 파단 에너지는 씹는 느낌이 있는 것일수록 크고, 무를수록 작다. 부착성은 식품의 점성을 나타내며 치아와 구강 등에 부착된 식품을 떨어뜨리는 힘이다. 응집성은 식품 내의 결합력으로, 무른 것은 응집성이 적고, 점성이 강한 것은 커진다. 검(gum)성은 굳기와 응집성과 관련되어 반고형 식품을 삼킬 수 있을 때까지 부수기 위해 필요한 에너지이다. 저작성은 굳기와 탄력성과 응집성이 관련되어 고형식품을 삼킬 수 있을 때까지 저작하기 위해 필요한 에너지이다.

텍스처와 미각과의 관계에서는 단단한 음식은 부드러운 음식보다 맛의 감도가 낮아지기 때문에 진하게 할 필요가 있다. 콜로이드 상태의 음식(마요네즈, 우유, 칡즙 등)은 맛을 진하게 느끼기 때문에 같은 염분 농도라도 된장국이 맑은 국보다 진하게 느껴지는 경우가 많다.

CHAPTER 10 POINT

1. 식품에는 영양기능, 기호 · 감각기능, 생체조절기능의 3가지 역할이 있다.
2. 건강 만들기를 위한 식사계획은 영양 · 식품균형, 기호, 경제, 안전(위생) 등을 고려하여 '6가지 기초식품', '식품성분표', '식사균형지침' 등을 활용한다.
3. 음식 맛의 요인은 5가지 기본맛(단만, 짠맛, 신맛, 쓴맛, 감칠맛)과 감촉과 식감 등이다.
4. 식품의 물성 · 텍스처는 굳기, 무르기, 점착성, 부착성, 응집성, 검(gum)성, 저작성, 기름짐 등이다.

11 치아와 치주조직의 생화학

DENTAL BIOCHEMISTRY AND NUTRITION

11 치아와 치주조직의 생화학

Ⅰ. 치아와 치주조직

치아는 비교적 작은 장기이면서 에나멜질(사기질, 법랑질), 상아질 및 시멘트질(백악질) 3개의 다른 조직으로 이루어져 있다. 에나멜질은 외배엽성 에나멜아세포(법랑모세포, ameloblast)에 의해 형성되는데 반하여, 상아질은 중배엽성 상아아세포(상아질모세포, odontoblast)에 의해 형성되고, 시멘트질은 같은 중배엽성 시멘트아세포(cementoblast)에 의해 형성되는 것과 같이 그 발생도 복잡하다.

치아는 에나멜질과 상아질, 치수로 이루어지며, 치주조직은 시멘트질(치아를 구성하는 경조직 중 하나로 치아의 성분이지만 발생학적으로 또는 구조와 기능면에서는 치주조직의 하나로도 볼 수 있다)과 치주인대와 치조골 및 치은으로 이루어진다.

우리 몸에서 외부환경과 접해 있는 부분은 모두 상피로 덮여 있다. 즉 몸은 내부환경과 외부환경을 상피조직에 의해 확실하게 구별하고 있다. 예를 들면, 위나 장관의 내부를 '배' 라고 말하기는 하지만 위점막이나 장점막의 상피로 구분지은 외부환경이다. 이렇게 생각하면 구강 내에 직접 접해 있는 에나멜질과 치은의 상피 부분은 상피조직이고, 그 외에는 결합조직이라는 것을 이해할 수 있다(그림 11-1).

치은(ginigiva)은 유리치은(자유잇몸, free gingiva)과 부착치은(attached gingiva)으로 나뉜다(그림 11-1 참조). 유리치은 상피의 순협측(입술볼쪽, labio-buccal)은 각화를 동반하지만, 치은열구측(잇몸고랑쪽, gingival sulcus)의 상피(치은열구 상피)에서는 각화가 일어나지 않는다. 그리고 여기에 이어지는 부착상피는 세포간극이 넓고 그 간극에서 호중구, 대식세포를 포함한 조직액이 삼출된다. 이를 치은열구 삼출액이라 한다. 이런 구조는 미생물 침입에 대한 방어기구의 최전선이 되지만, 그와 동시에 약점이기도 하여 이곳이 뚫리면 다음 단계의 방어기구인 염증 발생에 이른다(결합조직은 염증이 생기는 공간이다). 따라서 이 치은열구를 형성하는 상피는 치주질환 예방이나 치료, 최근 증가하고 있는 치과용 임플란트 치료 등의 치과임상에서 매우 중요한 조직이다.

치주치료는 부착기관[치조골(이틀뼈, alveolar bone) 시멘트질, 치주인대(periodontal ligament)]의 장기간 유지 목적을 갖는다. 최근 뚱뚱해졌다고 생각하는 사람의 입안을 살펴보면, 볼은 눈에 띄게 두터워져 있지만 치은은 변화하지 않는다. 일반적으로 비만이 된다는 것은 지방세포가 지방을 세포 내에 모아서 비축하는 것이다. 그렇기 때문에 지방세포가 없는 치은은 비만증상이 나타나지 않는다. 구강점막의 경우 상피 하방에 점막고유층과 점막하조직이 존재해서 지방조직을 함유하지만 치은의 경우는 지방조직과 샘조직을 포함하는 점막하 조직이 없는 것이 특징이다. 치은상피 하방에는 콜라겐이 풍부한

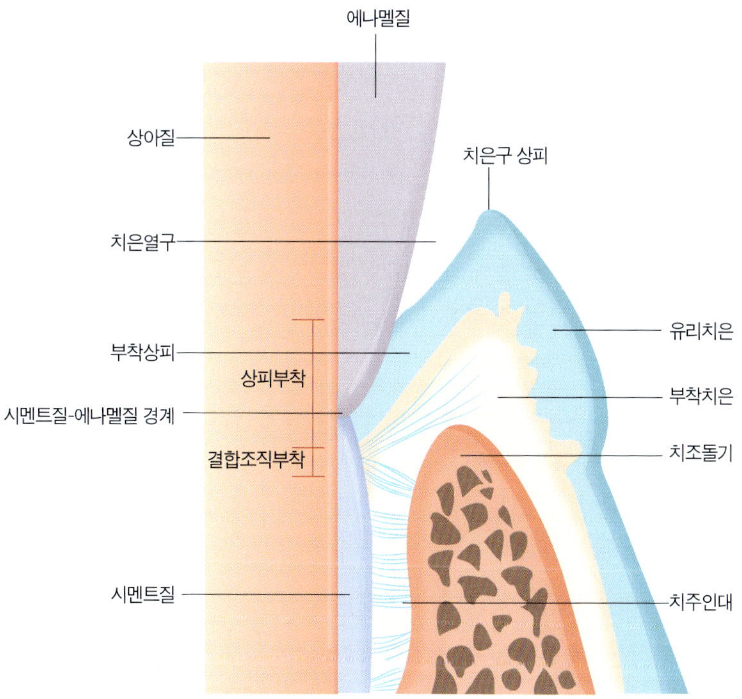

그림 11-1 치경부 조직 단면의 모식도. 에나멜질과 치은은 상피조직으로 파악되고 있다. 치은과 치아가 부착하는 부근은 크게 나누어서 부착에 두 종류가 있어서 상피가 치아에 긴밀하게 붙는 상피부착과 결합조직이 치아에 긴밀하게 붙는 결합조직 부착이 있다.

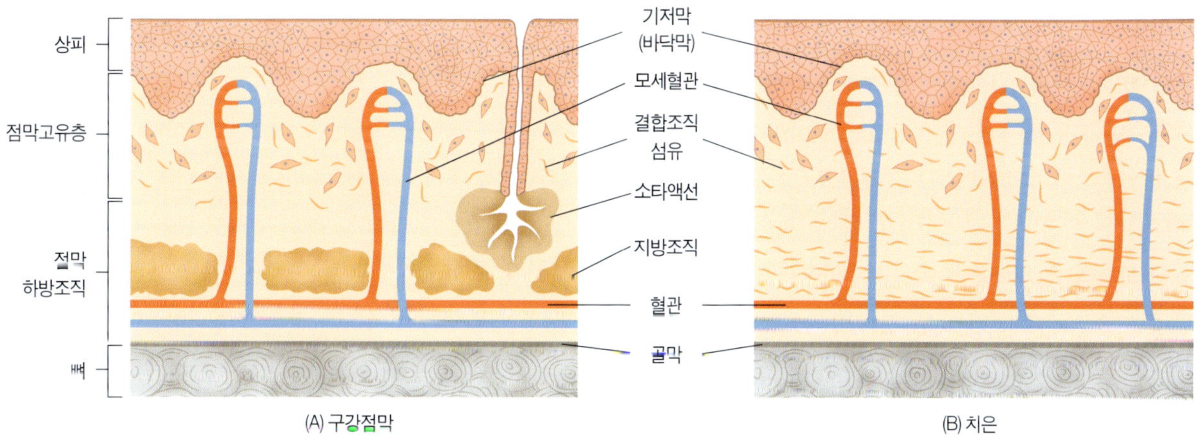

그림 11-2 구강점막과 치은의 차이

점막고유층은 가지고 있으나 지방조직과 같은 점막 하방조직은 가지고 있지 않아, 곧바로 치조골막으로 이동되는 것이 특징이다(그림 11-2). 단지 치은이 증식하는 것은 염증으로 점막고유층 부종이 야기되든지, 점막고유층의 콜라겐 섬유가 증식하기 때문이다. 지방조직과 근육조직이 없는 치은은 그 두께가 안정되어 있다. 물론 개인차는 있으나 10~20mm 정도의 두께로 대략 일정하다고 생각해도 좋다.

Ⅱ. 결합조직

세포는 생명체의 기본단위이다. 대부분 포유류 세포는 조직 내에 위치해서 우리가 흔히 결합조직이라 부르는 복잡한 세포외기질에 의해 둘러싸여 있다. 이러한 세포외기질은 아주 다양한 기능을 가지고 있으며, 그 중 하나가 둘러싸고 있는 세포가 제 위치에 있도록 지지발판 역할을 하는 것이다.

세포외기질은 3가지 중요한 생체분자로 분류할 수 있다. 첫 번째는 구조단백질로 콜라겐, 엘라스틴 및 피브릴린(fibrillin) 등이 여기에 속하며, 두 번째는 특이 단백질로 파이브로넥틴(fibronectin) 및 라미닌(laminin)과 같은 특이 기능을 갖는 단백질이 여기에 속하며, 세 번째로 프로테오글리칸(proteoglycan)으로 나눌 수 있다.

세포외기질은 정상일 경우나 질병 상태에서 그 중요성이 인식되기 때문에 최근 더 많은 주목을 받게 되었다. 발육과정 중에 특정 배아세포는 그들의 최종 목적지까지 도달하기 위하여 상당히 먼 거리를 결합조직을 거쳐 이동하여야만 한다. 급성 또는 만성염증의 경우 많은 세포외기질이 변형된다. 암세포의 경우 전이를 위해 그들이 위치하는 장기나 조직에서 떨어져 나와 세포외기질을 통과해 작은 혈관이나 림프관으로 이동되어야만 한다. 골형성부전증(osteogenesis imperfecta)이나 특정 얼러스-단로스 증후군(Ehlers-Danlos syndrome)과 같은 질환의 경우에도 세포외기질인 콜라겐이 유전적으로 장애를 일으킨 경우이다.

구강조직의 대부분은 결합조직이다. 결합조직을 구성하는 주요 성분은 섬유모세포를 주로 포함하는 세포성분, 섬유상 단백질과 섬유사이를 메우고 있는 기질물질이다. 여기에서는 일반 생화학 기초 위에 구강생화학에 대한 발판으로서 결합조직의 주요 단백질인 콜라겐과 엘라스틴 및 프로테오글리칸에 관하여 기술할 것이다.

1. 결합조직의 조성과 기능

결합조직은 세포성분과 세포외기질 성분으로 이루어진다(표 11-1). 세포는 세포외기질을 합성하여 주변의 실질세포에 최적의 환경을 제공한다. 세포는 섬유모세포(fibroblast)와 그 중간 세포군, 혈액에서 유래한 세포군으로 이루어진다. 세포외기질은 콜라겐 같은 유형의 섬유상 단백질과 구조가 없는 것처럼 보이는 섬유간 기질 물질로 이루어진다.

결합조직에는 세포성분보다 세포외기질 성분이 풍부하게 존재한다. 피부나 점막의 세포외기질에는 물이 다량 포함된다. 한편 뼈나 치아의 상아질이나 시멘트질은 물의 대부분이 하이드록시아파타이트(hydroxyapatite)라는 무기질 결정으로 치환되어 전체 중량의 70%를 차지한다. 에나멜질과 함께 그 물리적 성질 때문에 경조직으로 불린다. 결합조직의 기능은 지지 기능과 함께 물이나 이온의 유지, 세포대사산물 등의 조절제어이며, 나아가 염증공간으로서 생체방어에 중요한 역할을 한다.

표 11-1. 결합조직의 조성

세포성분	섬유모세포(그 무리인 골아세포, 상아아세포, 연골세포, 지방세포 등) 대식세포(마크로파지), 형질세포, 비만세포(마스트세포), 백혈구 등
세포외기질 성분 섬유상 단백질 섬유간 기질 물질	콜라겐, 엘라스틴, 피브릴린 프로테오글리칸(아글리칸, 페를레칸 등) 당단백질(파이브로넥틴, 라미닌 등) 무기질(물, 염류, 하이드록시아파타이트 등)

■■ 표 11-2. 콜라겐 분자종의 분자형태, 조직분포 및 특성

형	콜라겐 펩타이드사슬	분자형태	분포	특성
I	α1(I) α2(I)	$[\alpha1(I)]_2\alpha2(I)$ $[\alpha1(I)]_3$	뼈, 피부, 상아질, 힘줄, 인대 등 피부, 상아질, 치은(잇몸)	대부분의 결합조직에 대량 존재하는 섬유상 콜라겐으로, 조직에 강인성을 준다. 매우 소량 존재
II	α1(II)	$[\alpha1(II)]_3$	연골, 추간판	연골에 고유한 섬유상 콜라겐
III	α1(III)	$[\alpha1(III)]_3$	피부, 혈관, 내부기관, 초자체	탄수화물 함량이 낮음
IV	α1(IV) α2(IV) α3(IV) α4(IV) α5(IV) α6(IV)	$[\alpha1(IV)]_2\alpha2(IV)$ $[\alpha3(IV)]_2\alpha4(IV)$ $\alpha3(IV)\alpha4(IV)\alpha5(IV)$ $[\alpha5(IV)]_2\alpha6(IV)$	각종 기저막	비섬유상 콜라겐 2차원 망막구조를 형성

2. 섬유상 단백질

1) 콜라겐 분자의 특징과 콜라겐 섬유의 구조

콜라겐은 포유류에서 가장 많은 단백질로, 우리 몸 단백질의 약 30%를 차지하며, 물리적으로나 화학적으로나 저항성이 풍부하고 물에 녹지 않는 섬유상 단백질로 존재한다. 콜라겐은 이를 구성하는 α-사슬의 종류와 그 조합에 의해 20여 종류에 이르는데, 대표적인 것만 예로 들면 표 11-2와 같다. 이들 중에서 뼈, 피부, 힘줄, 상아질 등의 주성분인 I형 콜라겐이 가장 일반적이다. 이 섬유분자는 콜라겐 섬유의 기본단위를 구성하며, 거의 모든 부분이 3가닥 사슬로 된 나선구조 분자이다.

콜라겐 섬유를 형성하고 있는 기본단위는 트로포콜라겐이라 불리는 분자로, 분자량이 약 30만으로, 같은 크기의 폴리펩타이드 사슬 3가닥으로 이루어진다. 콜라겐의 원섬유에서 최소 구성성분인 α-사슬까지의 구조를 그림 11-3에 나타냈다. α-사슬은 약 1,000잔기의 아미노산으로 이루어지며, 분자량은 약 10만이다. 이 α-사슬이 3개 모여 3가닥 사슬의 나선 콜라겐 분자를 만든다. 콜라겐 분자는 전체 길이의 1/4씩 떨어져 가교로 결합되며 그 양 끝에는 틈새가 있다(그림 11-4). 이 부분을 홀 존이라 하며, 경조직 콜라겐의 경우 석회화에 중요한 역할을 한다. 이 틈새 부분과 틈새가 없는 완전히 겹쳐진 부분이 교대로 존재하여 줄무늬모양을 형성한다.

콜라겐 분자의 아미노산 조성은 특징적이어서, 글리신이 전체의 약 1/3을 차지하고 약 1/9씩을 프롤린, 알라닌, 하이드록시프롤린(hydroxyproline)이 차지한다. 그 중에서도 프롤린의 함량이 다른 단백질에 비해 훨씬 많다. 또한 콜라겐 분자에는 하이드록시리신이 소량 포함되어 있는데 하이드록시프롤린과 함께 다른 단백질에는 거의 존재하지 않는다(그림 11-5). 아미노산 배열은 글리신(Gly)-X-Y라는 반복이 거의 전체 영역에서 보이며, 대부분 프롤린은 X 위치에, 하이드록시프롤린은 Y 위치에 온다(그림 11-2 참조).

콜라겐은 가열하면 분자의 나선구조가 깨져서 젤라틴이라 불리는 랜덤코일(random coil, 1개의 콜라겐 α-사슬이 3 가닥 사슬 나선구조를 취하지 않고 1개씩 수용액 내에서 화학적 안정성

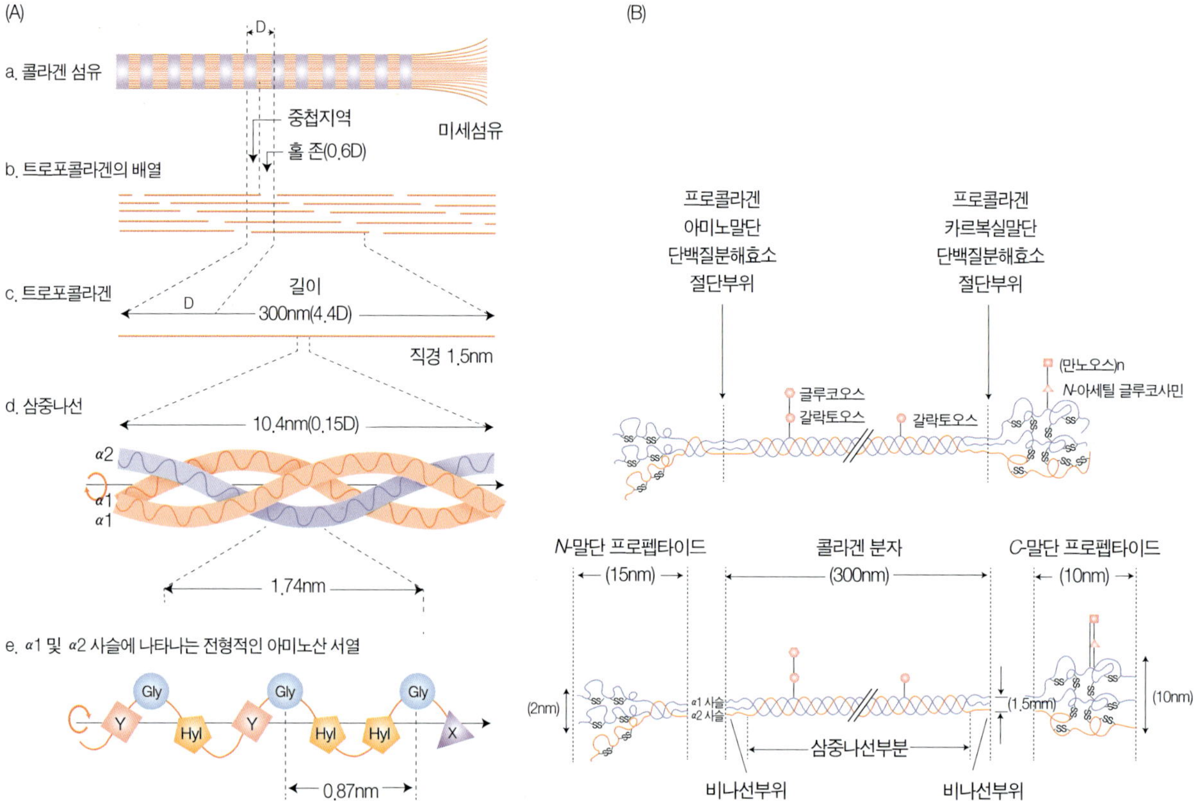

그림 11-3 트로포콜라겐 분자(I 형)의 크기와 3가닥 나선구조(A)와 삼중나선구조의 상세도(B). 트로포콜라겐 분자는 길이 300nm, 두께 1.5nm로 트로포콜라겐 분자의 양끝에는 비나선구조 부분이 있고, 이 부분에는 중앙 삼중나선구조 부분과 같은 Gly-X-Y의 규칙적인 아미노산 배열은 보이지 않는다.

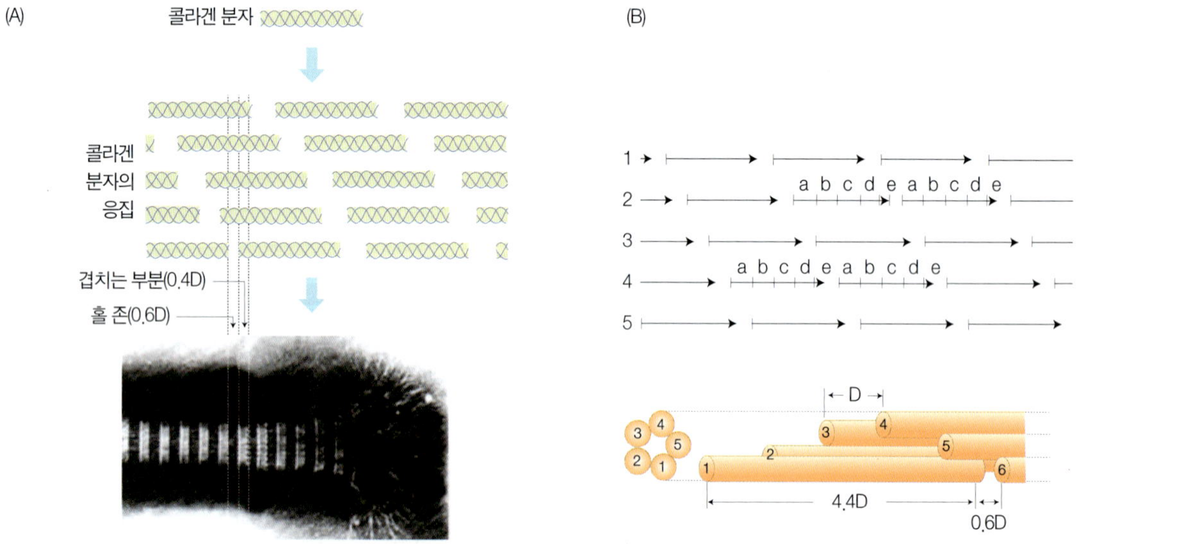

그림 11-4 콜라겐 섬유의 모식도와 전자현미경 사진(A)와 콜라겐 미세섬유의 모델(B). a~e는 각각 콜라겐 분자의 길이를 4.4D라고 했을 때 D(67nm)에 해당한다. (B)에서 1/4씩 어긋나 배열을 하는데, 이러한 구조를 사분파상 구조라 한다.

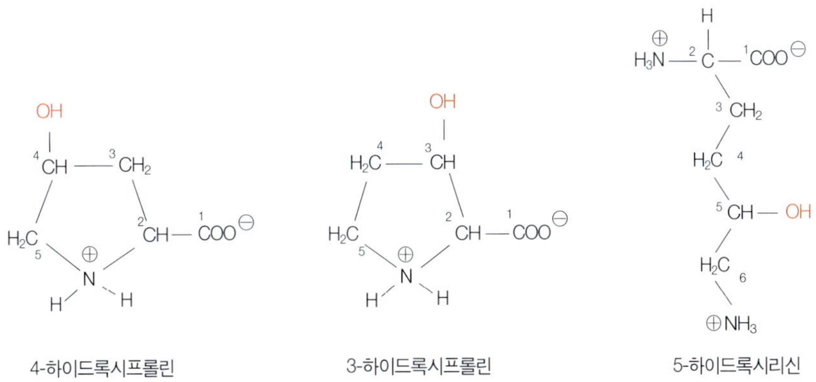

그림 11-5 하이드록시프롤린과 하이드록시리신의 구조

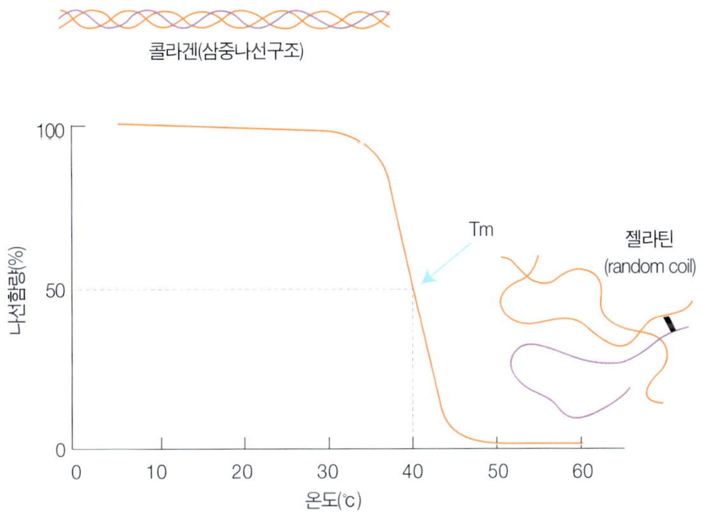

그림 11-6 열에 의한 콜라겐의 젤라틴화

을 유지하기 위해 다양한 입체구조를 취하고 있는 상태를 말한다)형 구조로 변화되어 액상화된다(그림 11-6). 이를 냉각시키면 원래의 3가닥 사슬 나선으로 되돌아가지 않고 랜덤코일 구조상태로 응고된다. 예를 들면 젤리 같은 것으로 생선 조린 국물이 식으면 생기는 엉김과 비슷하다.

콜라겐 분자를 구성하는 각종 α-사슬은 일반적인 단백질 생합성과 기본적으로 같은 방법으로 리보솜 상에서 생합성되는데, 그 후 세포 밖으로 분비되어 콜라겐 섬유가 되기까지 세포 안팎에서 여러 가지 효소가 관여하여 각종 수식반응을 받는다. 이와 같은 수식반응은 일반적으로 많은 단백질에서 볼 수 있지만, 콜라겐의 경우는 다음에 기술하듯이 다채로운 점이 특징이다.

(1) 콜라겐의 생합성

콜라겐도 세포 밖으로 분비되는 단백질로서 소포체 막에 결합된 폴리솜 상에서 합성된다. 여기에서 합성된 α-사슬을 프로 α-사슬이라 하며, 분자량이 12만으로 크다.

(2) 프롤린과 라이신의 수산화반응

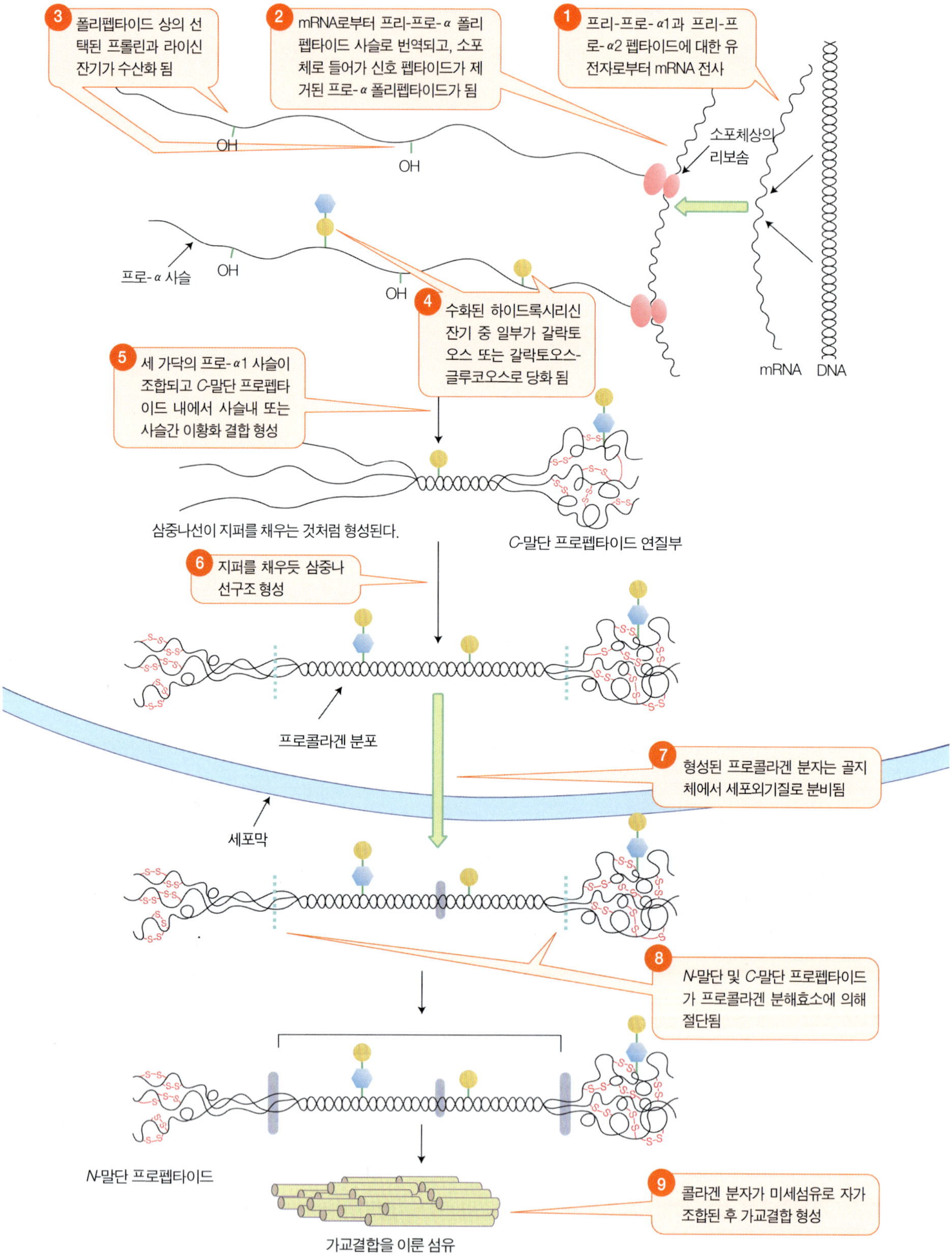

그림 11-7 콜라겐 분자의 생합성에서 섬유형성까지의 흐름

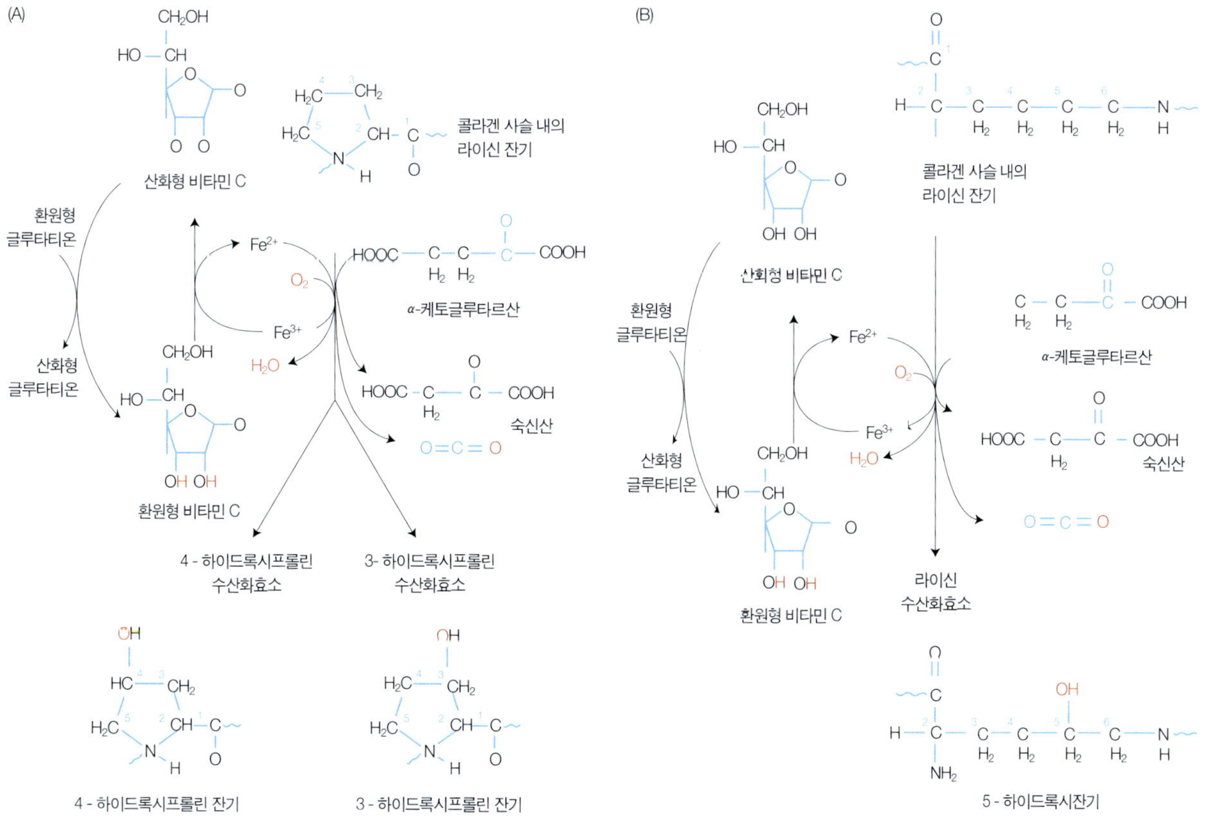

그림 11-8 프롤린과 라이신의 수산화반응. 특히 수산화반응에서 비타민 C가 절대로 필요하다. 이 효소반응 시 필요한 환원형의 철분(Fe^{2+})이 산화되어 Fe^{3+}로 되면 더 이상 반응이 진행되지 못하는데, 이때 비타민 C가 환원제로 작용하여 철분의 환원반응이 진행되도록 한다. 그러므로 비타민 C가 부족하면 이 반응이 잘 일어나지 않게 되고, 결과적으로 만들어진 콜라겐은 제대로 기능을 하지 못한다. 특히 혈관벽을 구성하는 콜라겐이 잘못될 경우에 쉽게 혈관벽이 터져 괴혈병이 나타나게 된다. 산화형 비타민 C는 환원형 글루타티온에 의해 환원된다.

폴리솜 상에서 합성된 프로 α-사슬은 합성과 동시에 그림 11-7에 나타냈듯이 소포체 속에서 프롤린 잔기와 라이신 잔기의 수산화반응이 일어난다. 이 수산화반응에는 프롤린 수산화효소 및 라이신 수산화효소라는 2개의 수산화효소가 관여한다(그림 11-8).

(3) 하이드록시리신의 당화반응

콜라겐 단백질의 라이신 잔기가 효소반응에 의해 형성된 하이드록시리신(hydroxylysine) 잔기의 일부에서 수산화반응에 의해 갈락토오스 한 분자가 붙거나, 또는 갈락토오스에 글루코오스 한 분자가 더 순차적으로 결합한다(그림 11-9). 이 반응에는 갈락토오스 전이효소에 의해 갈락토오스 한 분자가 콜라겐 분자의 하이드록시리신 잔기에 결합한다. 또한 갈락토오스가 결합한 이후에 글루코오스 전이효소에 의해 갈락토오스의 수산화기에 글루코오스 한 분자가 더 결합하기도 한다. 이러한 당화반응에 의해 결합하는 당의 수는 조직에 따라 달라서 피부나 힘줄 등의 콜라겐의 경우에는 α-사슬당 1~2개의 당화반응이 일어나지만, 신사구체(콩팥토리) 기저막의 경우에는 무려 30분자가 당화반응이 일어난다.

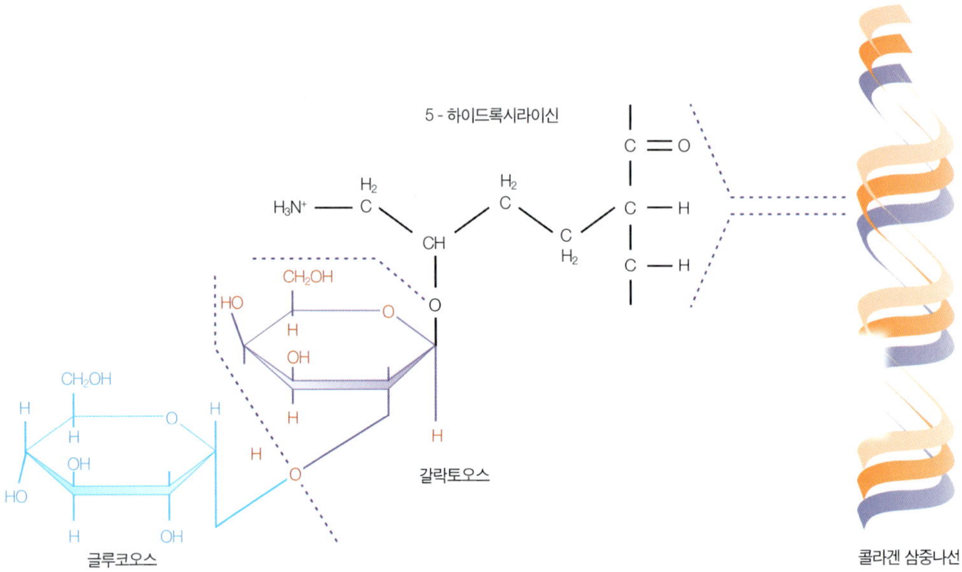

그림 11-9 콜라겐의 당화반응

(4) 삼중나선구조의 형성

이미 앞에서 기술한 수산화반응(hydroxylation)과 당화반응(glycosylation)에 이어 프로 α-사슬은 콜라겐 특유의 삼중나선구조를 형성한다. 이 경우 *C*-말단 측에 있는 *C*-프로펩타이드 사슬에 존재하는 사슬 내 이황화결합과 사슬 간 이황화결합이 3가닥의 프로 α-사슬이 정확한 상호 위치에 있도록 하여 삼중나선구조를 이루게 한다. 즉, 우리가 줄다리기를 하려고 새끼를 꼬아 만드는 경우 한쪽 발로 새끼를 꼬기 시작하는 부위를 발로 밟고 두 손으로 새끼를 꼬기 시작할 수 있듯이 3가닥의 프로 α-사슬 사이에 형성되는 사슬 간 이황화결합에 의해 삼중나선구조가 이루어 질 수 있다.

(5) 콜라겐 분자의 세포 내 이송과 분비

생합성된 콜라겐 분자가 조면소포체(과립세포질그물) 속으로 유리되어 받는 여러 가지 수식반응에 대하여 기술하였지만, 이 콜라겐 분자가 어떤 경로를 통하여 세포 밖으로 분비되는지에 대하여는 아직 결정적인 결론을 얻지 못하였다. 아마도 소포체 측의 콜라겐 분자가 골지체 영역으로 이행되어 골지체 유래의 막 구조로 둘러싸인 분비소포를 형성하여 분비되리라 생각한다. 분비소포는 세포 변연부로 이송되어 세포외유출에 의해 세포 밖으로 방출된다는 가설이 가장 설득력이 있어 지지를 받는다.

(6) 프로콜라겐에서 트로포콜라겐(tropocollagen)으로의 전환과 섬유형성

프로콜라겐 분자가 세포 밖으로 분비된 후에도 단백질 수식반응은 계속해서 일어난다. 프로콜라겐 분자는 앞에서 기술하였듯이 3가닥의 프로 α-사슬로 이루어진다. 이 프로 α-사슬은 분자량이 약 12만으로 *C*-말단과 *N*-말단에 각각 10nm와 15nm 길이의 연장된 프로펩타이드가 붙어 있다(그림 11-3 참조). 이 프로펩타이드 중 *C*-말단 프로펩타이드는 이미 앞에서 기술하였듯이 삼중나선구조의 형성에 있어 중요한 역할을 한다. 일단 프로콜라겐이 세포 밖으로 분비되면, *N*-말단의 프로펩타이드는 프로콜라겐 *N*-단백질 분해효소에 의해 절단되고, *C*-말단 프로펩타이드는 프로콜라겐 *C*-단백질 분해효소에 의해 절단되어 콜라겐 섬유의 기본단위인 트로포콜라겐이 형성된다.

이렇게 형성된 트로포콜라겐은 결합조직이 세포외기질 속에서 스스로 회합하여 콜라겐 미세섬유가 된다. 이 미세섬유를 형성할 때 트로포콜라겐은 이웃끼리 약 1/4씩 어긋나서 계단모양으로 배열하는데 이를 사분파상 배열(quarter-staggered arrangement)이라 한다(그림 11-4 참조). 흥미로운 일은 각 열 중에서 트로포콜라겐 분자는 시작과 끝이 붙지 않고, 떨어져 틈새가 존재하는데, 이 틈새는 약 40nm이다. 이 틈새가 뼈나 치아에서 석회화가 일어날 때 중요한 역할을 한다.

(7) 알리신의 형성과 가교결합

콜라겐 분자의 라이신 잔기 또는 하이드록시리신의 특정 분자에 라이신 산화효소(라이실 옥시다아제)라 불리는 효소의 작용으로, 산화적 탈아미노화 반응을 받아 알리신(allysine) 또는 하이드록시알리신(hydroxyallysine)이라 불리는 알데히드를 만든다(그림 11-10). 이와 같이

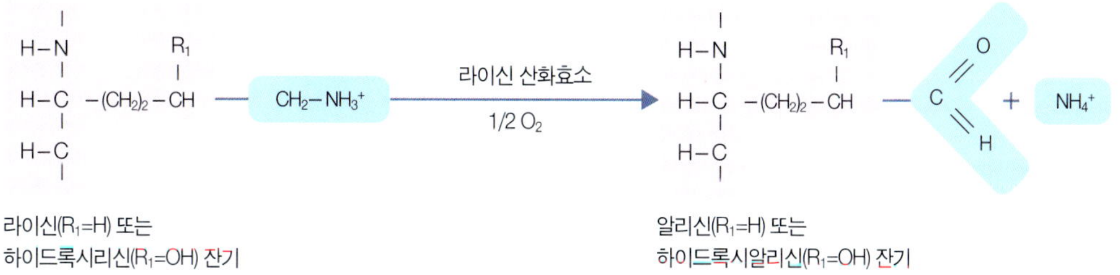

그림 11-10 라이신 산화효소에 의한 ε-아미노산의 산화적 탈아미노화 반응

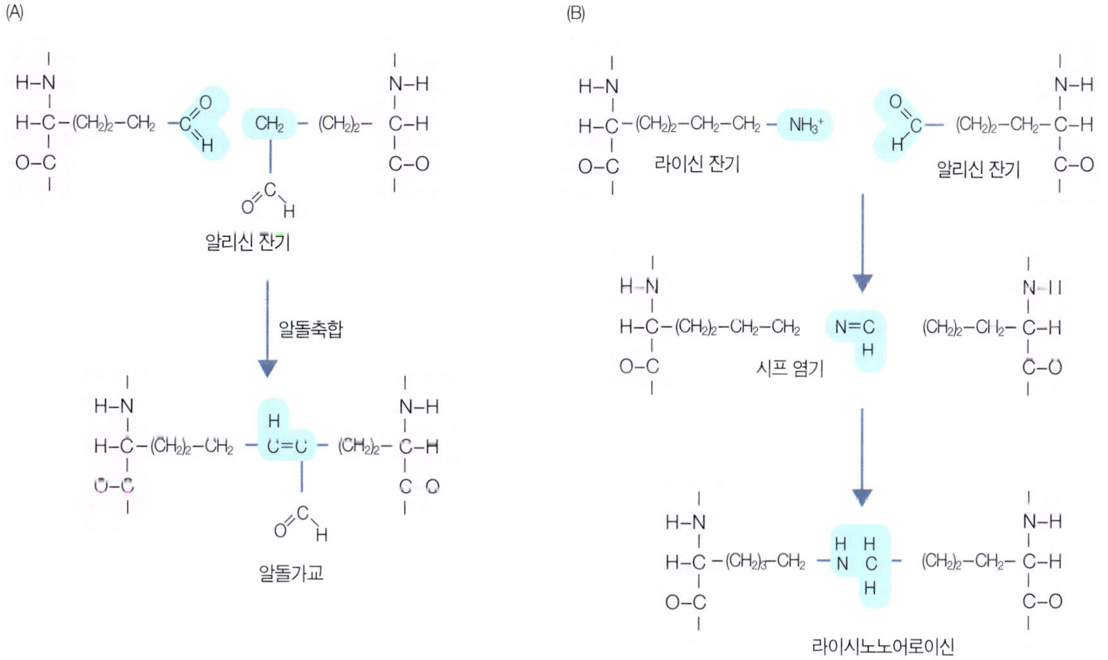

그림 11-11 알돌가교(A)와 시프 염기 형성(B). 2개의 알리신에 의해 알돌가교가 형성되며, 콜라겐 또는 엘라스틴에서의 시프 염기와 라이시노노오로이신 가교 형성에 대하여 나타냈다.

형성된 알리신이 다른 알리신과의 사이에서 생기는 알돌 결합(aldol condensation)이나 또 다른 라이신 잔기와의 사이에서 생기는 시프 염기(schiff's base) 형성에 의해 콜라겐 분자 내 및 분자 사이에 가교결합(cross-link)이 일어난다(그림 11-11). 이와 같이 형성된 가교는 여러 종류가 알려져 있는데 이후에도 이외의 새로운 가교가 발견될 것으로 생각된다. 이들 가교의 종류와 함량은 결합조직의 생리상태나 연령에 따라서 다르다. 콜라겐 섬유가 유연성이 없어지는 데는 이 가교가 중요한 역할을 한다. 이러한 가교형성은 생애 전 기간에 걸쳐 일어나기 때문이다.

(8) 콜라겐의 분해

결합조직에서 콜라겐 대사의 특징은 여러 가지가 있다. 즉 콜라겐은 어느 상황, 예를 들면 출산 후의 자궁 등에서는 콜라겐의 합성보다 콜라겐의 소실이 신속하다는 것이다. 이는 대부분의 일반적인 단백질, 예를 들어 혈액 알부민이 간에서 합성되어 항상 15일 주기의 반감기로 합성과 분해의 균형이 유지되는 것과는 대조적이다. 또한 콜라겐은 합성된 장소에서 그다지 먼 곳으로 이동하지 않으므로, 그 분해도 콜라겐이 합성된 곳과 같은 장소에서 이루어진다는 특징도 가지고 있다.

천연상태의 삼중나선구조를 갖는 콜라겐 분자는 일반 단백질 분해효소가 아니라 콜라겐 분해효소라 불리는 특이한 단백질 분해효소에 의해 분해된다. 이 콜라겐 분해효소는 크게 2종류가 알려져 있다. 첫 번째는 세균성 콜라겐 분해효소로 가스괴저(gas gangrene)를 일으키는 슈도모나스균(*Pseudomonas*)에 의해 분비되는 것과 두 번째로 동물의 결합조직에서 볼 수 있는 동물성 콜라겐 분해효소이다. 일반적으로 세균성 콜라겐 분해효소는 콜라겐 분자의 나선구조 부분인 글리신 잔기 앞에서 무작위로 펩타이드 결합을 절단하여 펩타이드 사슬을 20군데 이상 절단함으로써 글리신-프롤린-Y(Y는 아무 아미노산을 의미한다)가 되는 펩타이드를 만든다. 이에 반해 동물성 콜라겐 분해효소는 처음에는 올챙이에서 개구리로 변태 중인 올챙이 꼬리에서 발견되었는데, 개구리로 변태 중 꼬

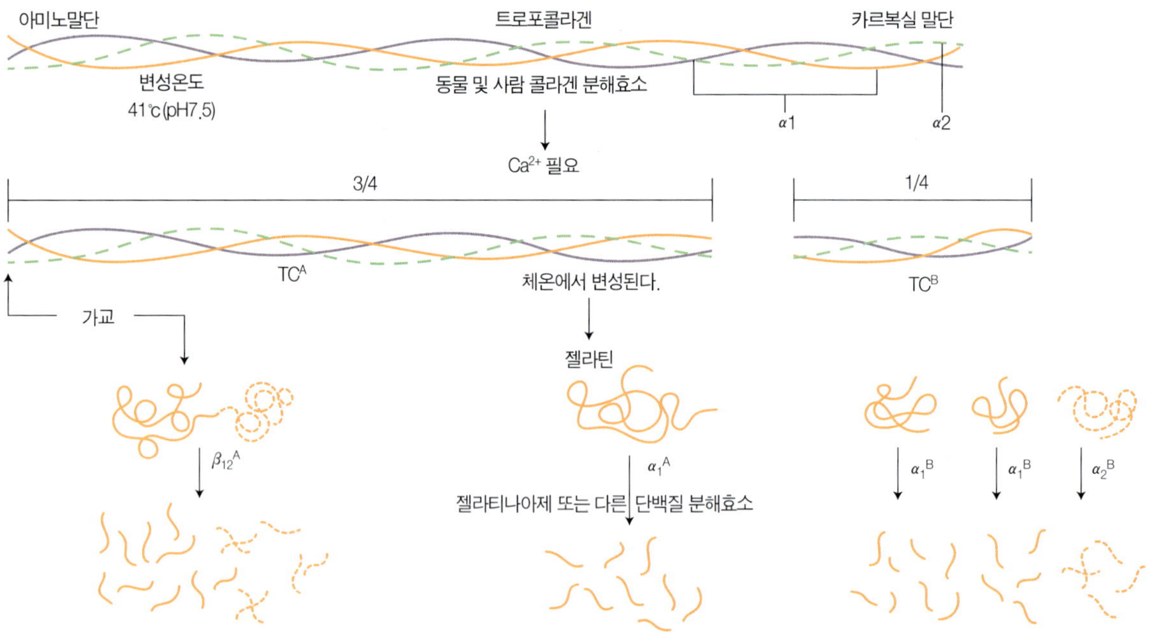

그림 11-12 동물성 콜라겐 분해효소에 의한 콜라겐 분자의 분해

리를 제거하기 위해서이다. 이후 이 동물성 콜라겐 분해효소는 염증조직, 산후 자궁, 피부, 뼈 등 결합조직 중에 널리 분포하는 것이 밝혀졌다. 이 동물성 콜라겐 분해효소의 작용은 세균성 콜라겐 분해효소와 달리 콜라겐 분자를 삼중나선구조인 채로 *N*-말단에서 약 3/4인 곳의 한 곳을 절단한다. 콜라겐 분자 자신은 체온에서 변성되지 않지만, 동물성 콜라겐 분해효소에 의해 절단된 3/4 절편과 1/4 절편은 체온에서 변성되어 젤라틴이 된다(그림 11-12). 일단 변성이 일어나면 그 절편들은 콜라겐 분해효소(collagenase)나 그 밖의 단백질 분해효소의 작용을 쉽게 받아 더욱 작은 펩타이드로 가수분해 된다.

2) 엘라스틴

대부분의 조직에 콜라겐 등과 함께 존재한다. 그 중에서도 대동맥 벽이나 인대 등 탄력성이 요구되는 조직에는 다량 존재한다. 조직에 강인함을 주는 콜라겐과 대비되며, 섬유 자체의 탄력성은 콜라겐의 약 1,000배라고 한다. 엘라스틴의 명칭은 엘라스틴이 형성하는 섬유인 탄력섬유에서 유래한다. 세포외기질 성분에는 탄력섬유의 주요 성분으로 전자현미경으로 보면 엘라스틴 섬유를 둘러싼 것처럼 관찰되는 마이크로피브릴(미세원섬유)이 있다. 이것의 주성분은 피브릴린이라는 분자로 엘라스틴 형성에 관여하고 있는 것으로 알려져 있다. 이 분자를 코드하는 유전자의 변이는 팔다리가 심하게 길거나 거미 같은 손가락 등의 증상을 포함한 말판증후군을 일으킨다. 이는 비교적 발생 빈도가 높은 질환으로, 미국의 제16대 대통령인 링컨과 작곡가 라흐마니노프가 이 질환이 있었다고 한다(그림 11-13).

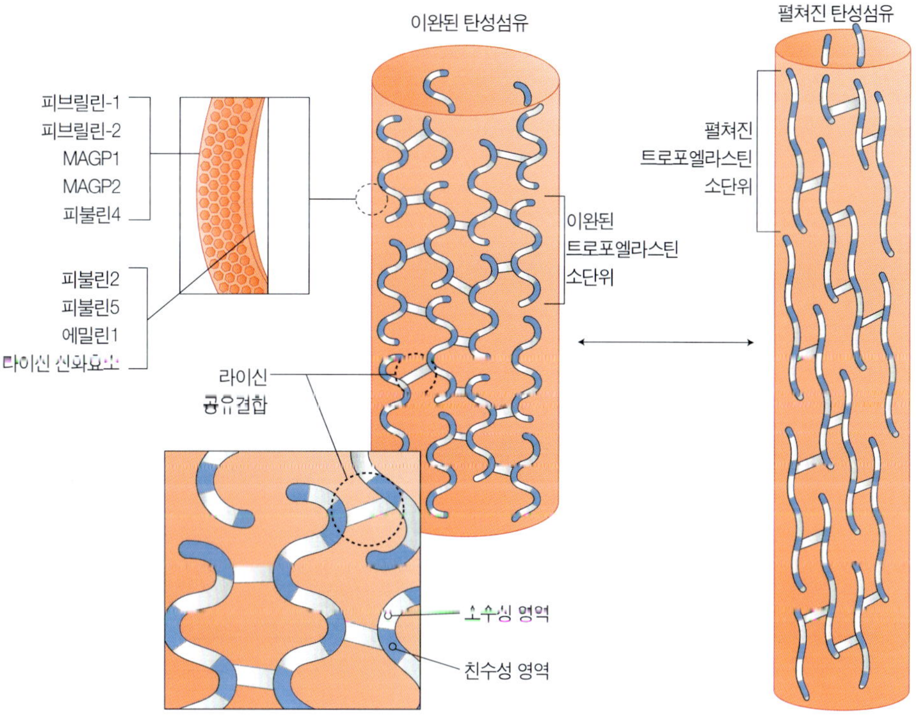

그림 11-13 이완 상태와 늘어났을 때의 탄력섬유를 나타내는 모식도. 이완상태일 때와 늘어났을 때의 엘라스틴 소단위 구조가 아주 다르며, 탄력섬유 안쪽에는 엘라스틴이 있고 밖에는 미세섬유초가 둘러싸고 있는데, 이 미세섬유초는 피브릴린, 미세 필라멘트 동반 당단백질, 피불린, 에밀린 및 라이신 산화효소 등으로 구성된다.

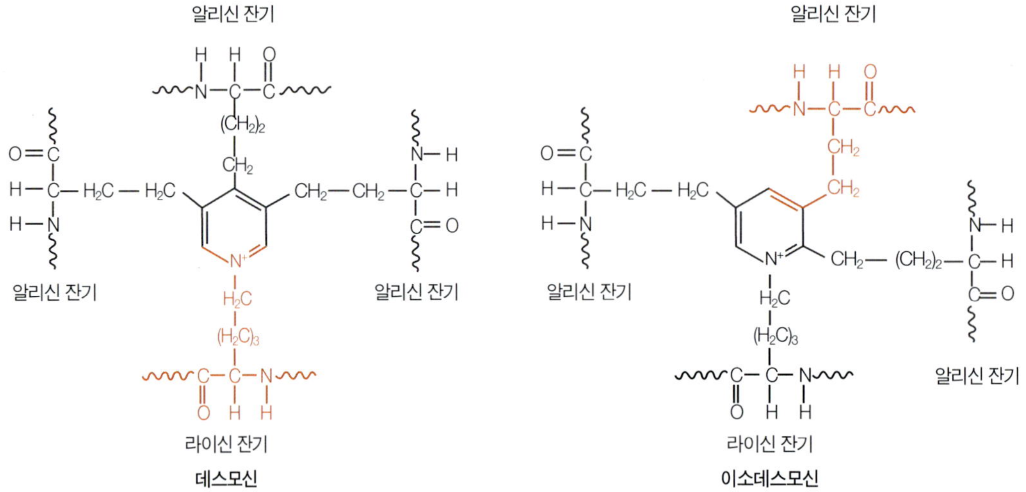

그림 11-14 엘라스틴에서 볼 수 있는 가교결합. 데스모신과 이소데스모신은 엘라스틴에서 볼 수 있는 가교의 하나로 4개의 라이신 곁사슬로 형성된다. 즉 3분자의 라이신으로부터 유래된 3분자의 알리신과 라이신에 의해 형성된다.

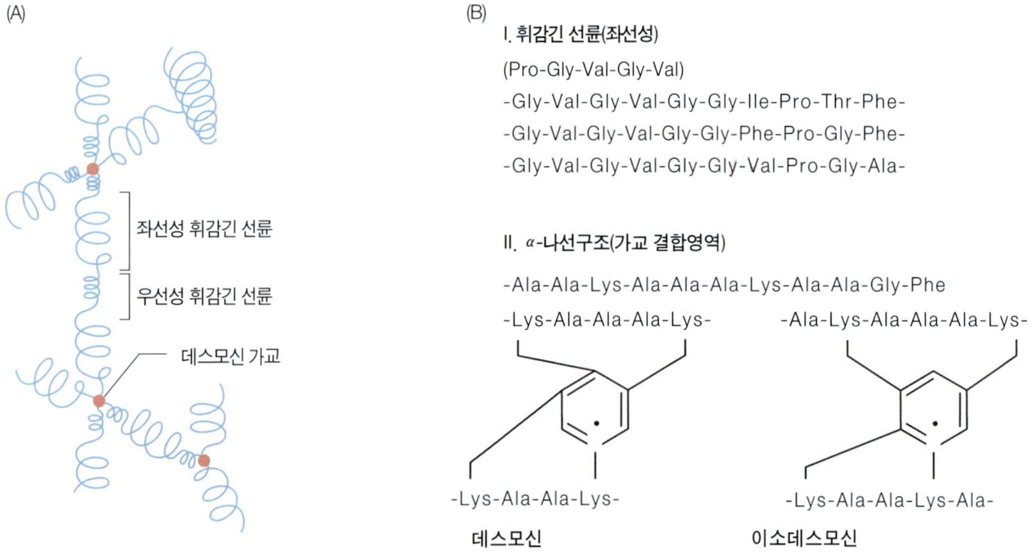

그림 11-15 엘라스틴의 구조 모델과 특유의 화학구조. (A) 엘라스틴 모델 (B) 휘감긴 선륜(coiled coil) 부위와 데스모신 및 이소데스모신 주위의 아미노산 서열 및 구조

아미노산 조성은 콜라겐과 마찬가지로 글리신이 30%를 차지하며, 프롤린도 많다. 그러나 하이드록시프롤린이 적다는 점과 하이드록시리신이 없다는 점이 콜라겐과의 차이점이다. 엘라스틴은 콜라겐과 마찬가지로 많은 가교구조를 포함하고 있으며, 데스모신과 이소데스모신은 4개의 라이신 곁사슬로 이루어지며, 그물모양 구조에 중요하다(그림 11-14). 가교에 이어지는 엘라스틴 분자영역에 여러 개의 아미노산 잔기로 이루어진 반복배열이 있으며, 이것이 그 탄력성에 관여하는 것으로 알려져 있다(그림 11-15).

3. 프로테오글리칸(proteoglycan)

1) 프로테오글리칸과 글리코사미노글리칸

프로테오글리칸은 피부, 연골, 뼈, 인대 같은 결합조직에 풍부하게 존재하며, 동맥벽, 제대, 안구의 유리체액, 관절활액 내에서 비교적 풍부하게 볼 수 있다. 프로테오글리칸은 '단백질화 다당체' 라는 의미이며 '프로테오글리칸은 당단백질이다' 라는 문장은 잘못 해석된 것이다.

프로테오글리칸은 일반적으로 핵심단백질(core protein)이라 불리는 1개의 폴리펩타이드 사슬에 글리코사미노글리칸(glycosaminoglycan)이라는 분자량 1,000~10,000 단위의 다당체 사슬이 하나 또는 다수 공유 결합한 구조체이다(그림 11-16). 이러한 당 사슬 때문에 친수성 분자이며, 총 분자량은 수백만에 이르는 것도 있다. 글리코사미노글리칸은 2종류의 단당 반복 단위구조를 취하며 하나는 헥소사민 즉 갈락토사민이나 글루코사민으로 그 대부분이 아세틸화되어 있으며, 다른 하나는 우론산으로 둘은 다시 황산화되는 경우가 있다(표 11-3). 단, 케라틴 황산만은 우론산 대신에 갈락토오스를 함유한다. 즉 우론산은 함유하지 않는다. 글라이코사미노글리칸은 카르복실기와 황산기로 인해 강한 음전하를 띠고 있다.

프로테오글리칸은 친수성에 의해 대량의 물을 결합 ·

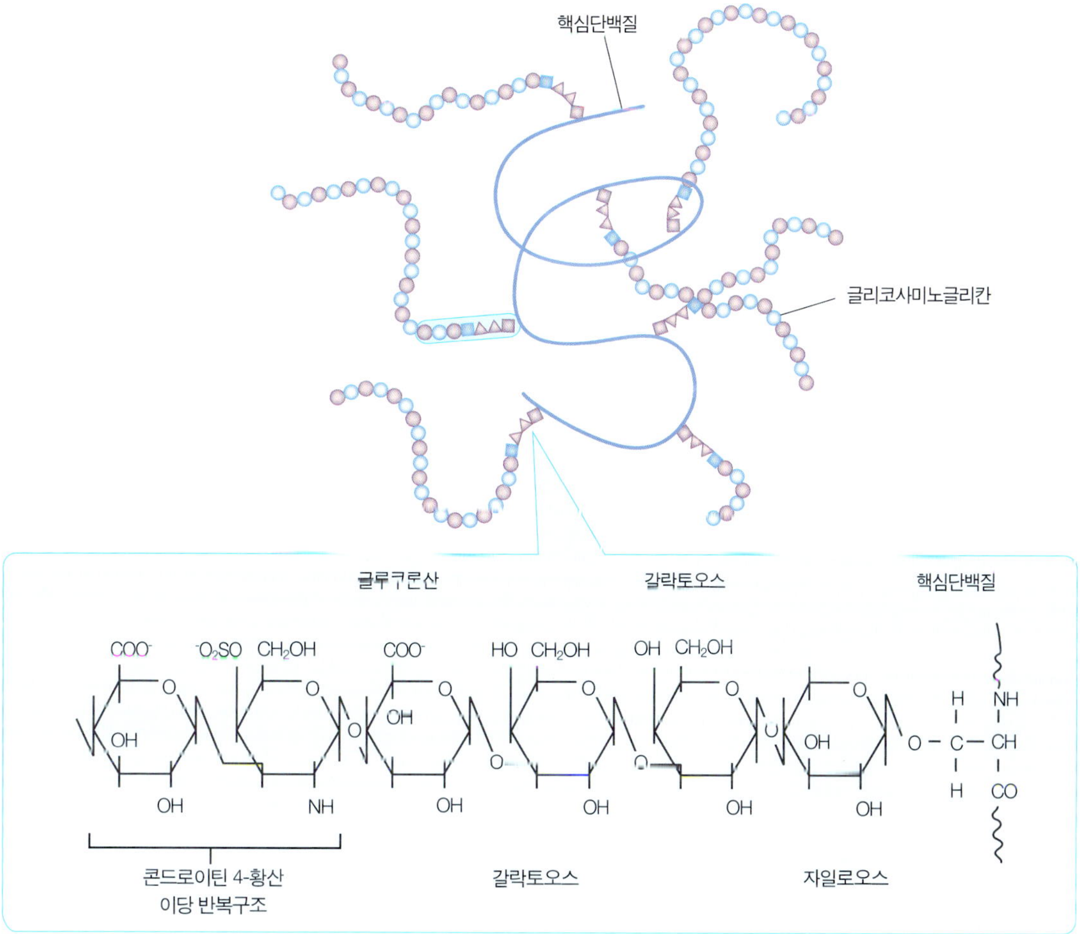

그림 11-16 핵심단백질과 글리코사미노글리칸 구조. 여기에서는 콘드로이틴 4-황산으로 이루어진 프로테오글리칸의 모식도와 그 결합부위의 상세도이다.

■ ■ 표 11-3. 대표적인 글리코사미노글리칸

종류	조성	화학구조식(반복 단위)	분포
히알우론산	글루쿠론산 *N*-아세틸 글루코사민	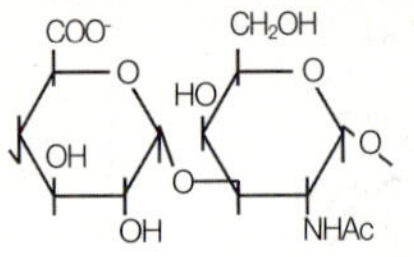	안구의 초자체, 제대, 관절액, 연결합조직
콘드로이틴	글루쿠론산 *N*-아세틸 갈락토사민	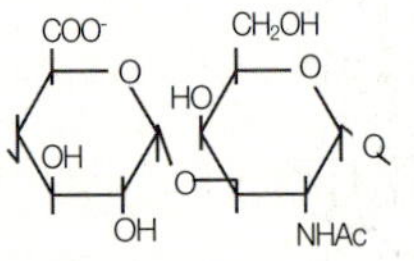	각막
콘드로이틴 4-황산 (콘드로이틴 황산 A)	글루쿠론산 *N*-아세틸 갈락토사민 (4-황산)	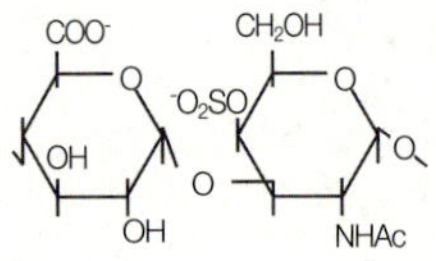	초자양 연골, 뼈, 상아질
콘드로이틴 6-황산 (콘드로이틴 황산 C)	글루쿠론산 *N*-아세틸 갈락토사민 (6-황산)	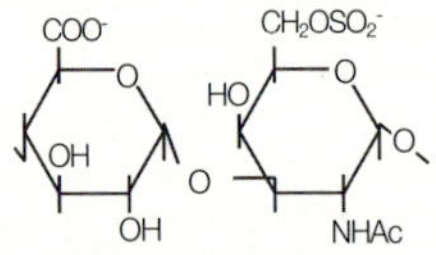	연골, 성인 늑연골
케라탄 황산	갈락토오스(6-황산) *N*-아세틸 글루코사민	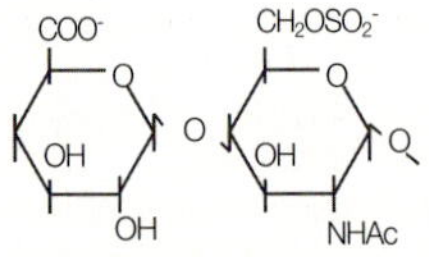	각막(KS I), 추간판, 성숙 연골(KS II)
더마탄 황산 (콘드로인틴 황산 B)	글루쿠론산 이두론산 *N*-아세틸 갈락토사민 (4-황산)	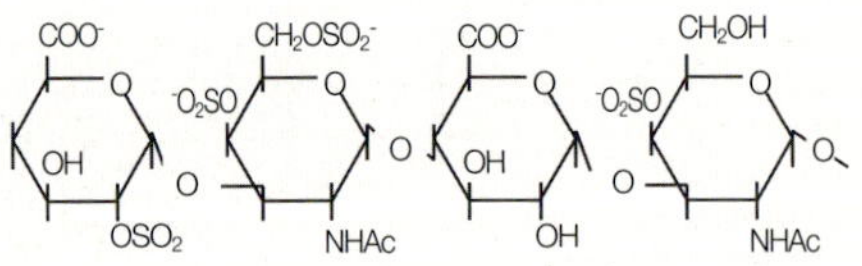	피부, 힘줄, 동맥, 벽
헤파란 황산 (헤파리틴 황산)	글루쿠론산 이두론산(2-황산) 글루코사민(*N*-황산) *N*-아세틸 글루코사민 (6- 또는 3-황산)	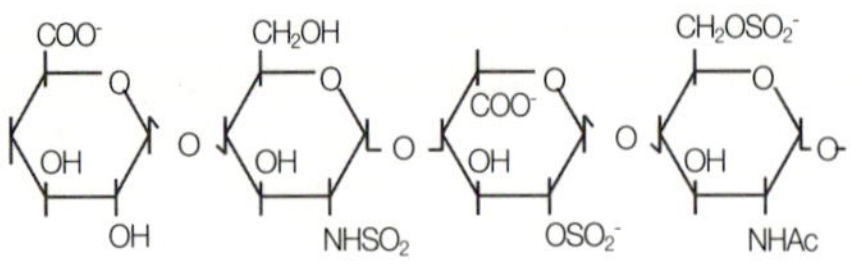	세포 표면, 기저막, 간, 콩팥, 폐
헤파린	이두론산(2-황산) 글루쿠론산 글루코사민[(6-또는 3-황산), *N*-황산]	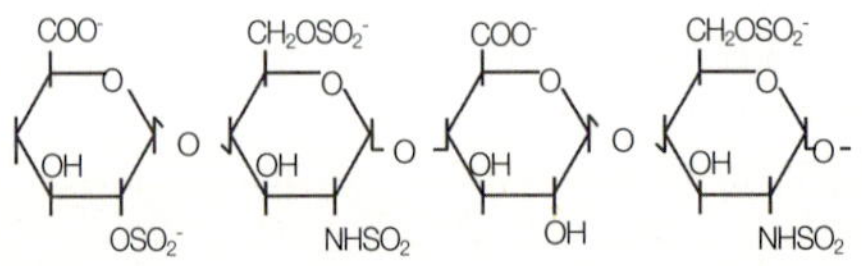	비만세포 (호염기성 백혈구) 간, 폐

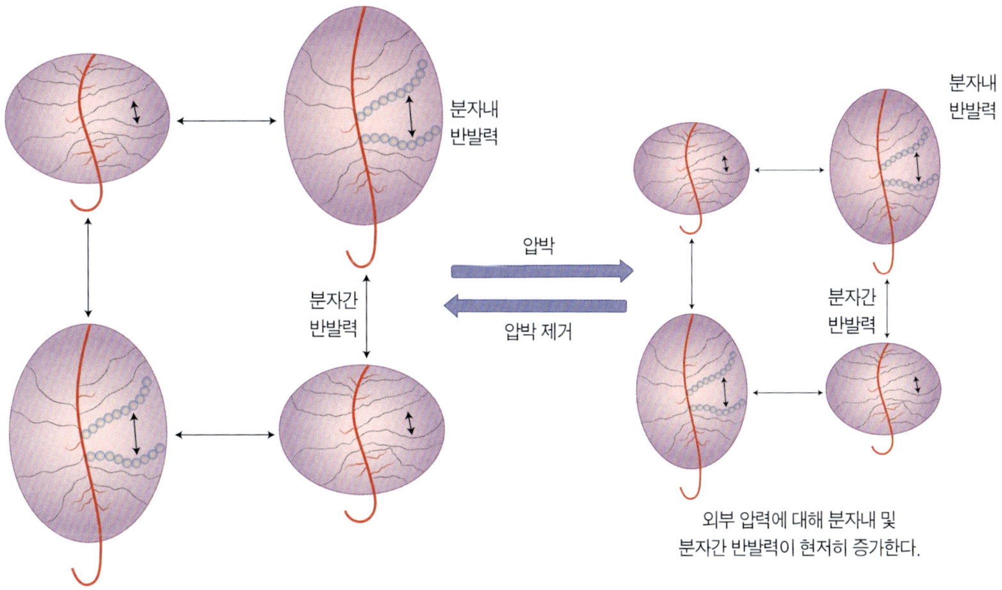

그림 11-17 프로테오글리칸의 부하에 대한 저항 기전. 프로테오글리칸의 기능 중 하나인 음전하를 띠는 헤파란 황산간의 분자내 및 분자간 반발력에 의해 분자량에 비해 훨씬 큰 부피를 차지하고 있다가 외부 압박에 의해 분자 전체에 큰 변형을 초래하지 않은 상태에서 대응할 수 있다.

보유하며 이 물은 쿠션 같은 작용을 하여 조직 · 세포와 섬유성분을 보호한다(그림 11-17). 또한 조직액에 점성을 주어 관절 등에서 윤활유 작용을 하며 카르복실기와 황산기는 양이온을 끌어당겨 염류 유지와 조절을 한다. 특수한 글리코사미노글리칸인 헤파린은 항응혈 작용이 있다. 헤파린은 핵심단백질에 글리코사미노글리칸 사슬이 결합한 프로테오글리칸으로 합성(프로테오헤파린)되었지만, 보통 헤파린이라 불리는 것은 단백질 부분이 절단된 글리코사미노글리칸 사슬부분이나. 따라서 헤파린은 프로테오글리칸으로도 글리코사미노글리칸으로도 분류할 수 있게 된다.

히알루론산 또는 히알루로난은 최초로 소 안구의 유리체에서 분리 정제되었다. 그 후 대부분의 글리코사미노글리칸이 1~5만의 분자량인데 반하여 히알루론산의 당 사슬은 수백만의 분자량에 이른다. 그러나 구조상으로는 다른 글리코사미노글리칸과 유사하다. 콘드로인틴 황산은 체내에서 가장 풍부하게 존재하는 글리코사미노글리칸으로 다양한 결합조직에 널리 존재한다. 케라탄 황산은 연골의 추간판, 각막에 한해 존재하는 글리코사미노글리칸으로 당 사슬에는 우론산이 존재하지 않는 것이 다른 글리코사미노글리칸과 다른 점이다. 이 외에도 케라탄 황산은 반복되는 이당 이외에도 시알산, 푸코오스, 만노오스, *N*-아세틸 글루코사민을 구성성분으로 함유한다.

2) 주요 프로테오글리칸 분자의 명칭과 분포

프로테오글리칸은 핵심단백질을 기준으로 하여 명칭이 붙여졌다(표 11-4). 연골의 아글리칸은 프로테오글리칸의 거대한 응집체(집합체)로 존재한다(그림 11-18).

4. 부착 단백질(attached protein)

세포외기질 성분으로 당단백질인 파이브로넥틴이나 라미닌 등은 비교적 큰 분자로, 그 분자 내에는 각각 세포나 결합조직 성분과 결합하는 영역(도메인)을 지녀 부착

■ ■ 표 11-4. 대표적인 프로테오글리칸

분류 · 명칭	분포	핵심 단백질의 분자량	글리코사미노글리칸의 종류, 수	비고
대형 세포 외 프로테오글리칸 : 아글리칸	연골	220,000	CS, 100 < KS, 20~30	연골건조중량의 약 50% 히알루론산과 연결단백질을 매개로 결합하여 거대한 응집체를 형성 (그림 11-18)
소형 결합조직 프로테오글리칸 · 데코린	각종 결합조직	36,000	CS/DS, 1	콜라겐섬유의 D주기와 일치하여 주위를 둘러싼 것처럼 존재 데코린 패밀리를 형성
기저막 프로테오글리칸 : 페를레칸	기저막	396,000	HS, 3	IV형 콜라겐이나 라미닌과 결합하여 기저막 형성에 중요

CS : 콘드로이틴 황산, KS : 케라탄 황산, DS : 더마탄 황산, HS : 헤파란 황산

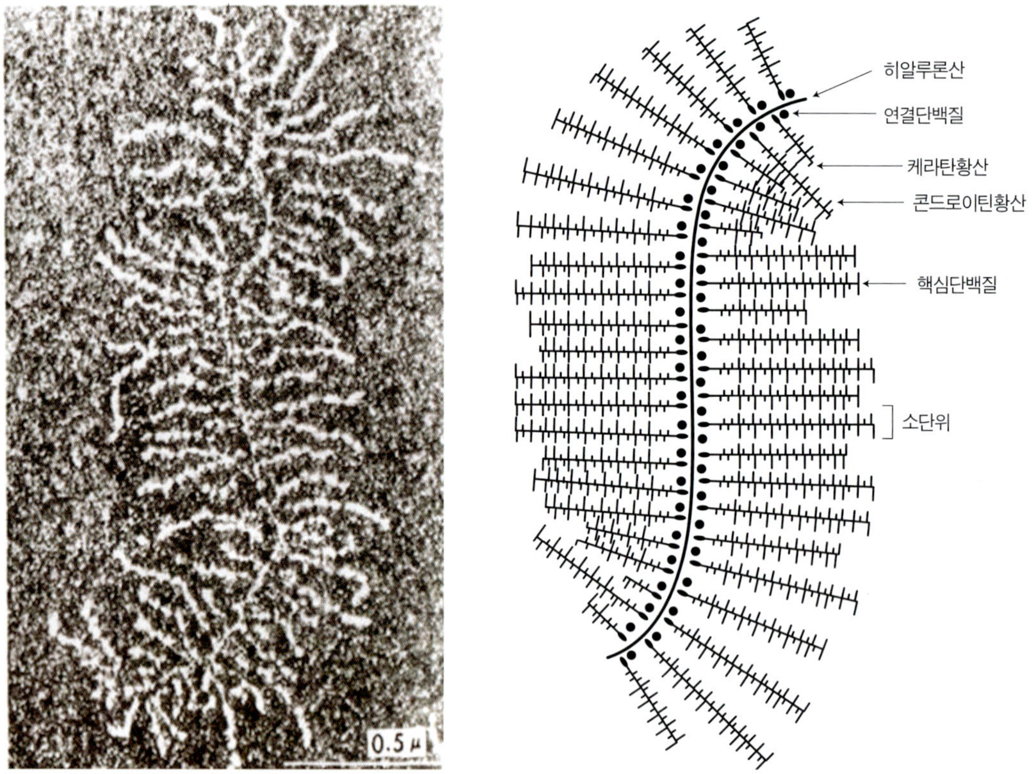

그림 11-18 관절 연골 프로테오글리칸 응집체의 전자현미경 사진(A)과 모식도(B). 평균분자량 2.5×10^6인 프로테오글리칸 소단위가 연결단백질의 관여로 히알루론산에 결합되어 있다. 프로테오글리칸 소단위의 핵심단백질은 평균 분자량이 20만 정도이며, 약 100개의 콘드로이틴 황산 사슬(평균 분자량 2만)과 50~60개의 케라탄 황산(분자량 5,000)이 공유결합되어 있다. 모식도 속의 콘드로이틴 황산사슬의 길이는 편의상 축소되어 있다.

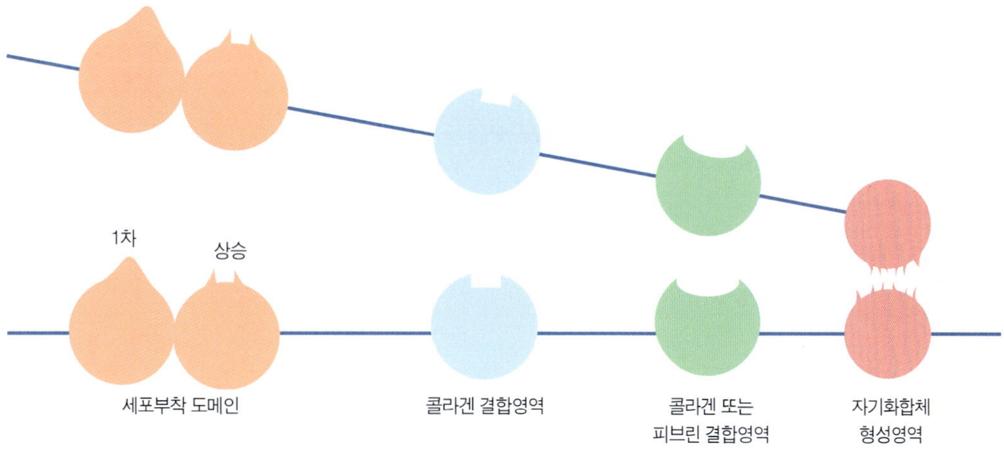

그림 11-19 부착성 단백질의 공통 구조

단백질이라고 불린다(그림 11-19). 부착 단백질에 공통되는 기본 구조는 세포(표면에 있는 인테그린)와 결합하는 세포 결합영역[Arg-Gly-Asp(RGD)으로 대표되는 접착 펩타이드 배열을 포함한다]과 콜라겐 등 세포외기질 성분과 결합하는 콜라겐 결합영역이나 헤파린/헤파란 황산 결합영역 및 부착 단백질 분자끼리 이황화 결합이나 비공유결합을 통해 복합체를 이루어 2량체, 3량체 및 4량체를 형성하는 자기 회합체(self-assembly) 결합영역으로 나뉜다. 2량체나 3량체 등은 단백질의 4차구조를 만든다. 복수의 단백질 분자가 모두 동일한 경우는 '호모'를, 다른 경우는 '헤테로'를 붙여서, 몇 분자로 4차구조를 형성하는지 나타낸다. 예를 들어 2개의 다른 분자로 구성되는 경우는 헤테로이량체, 3개의 동일분자로 구성되는 경우는 호모삼량체라고 말한다. 또한 세포 부착성이란 세포를 세포외기질(세포배양 실험 경우에는 배양접시의 플라스틱)에 부착시키는 활성을 말하는데, 보통 세포는 플라스틱에 피복된 부착 당단백질을 인식해 10분 정도면 부착한다. 계속해서 10~60분간 세포는 플라스틱 면을 따라 넓게 퍼진다. 그러므로 세포부착활성이라 하면 일반적으로 세포신장성 활성(extensibility activity)을 포함한 의미이다. 세포에는 세포막에 매입된 인테그린이라는 단백질이 존재하며, 부착 단백질의 세포와 부착하는 영역(세포부착도메인)은 이 인테그린과 결합하여 세포에 부착한다.

1) 파이브로넥틴

파이브로넥틴은 처음 혈장 속에서 발견된 당단백질이기도 하지만 세포표면의 주 당단백질로 세포가 암화되는 경우 격감된다는 점에서 주목을 받게 되었다. 세포부착도메인에 따라 세포에 부착한 세포성 파이브로넥틴과 피 속에 존재하는 혈장 파이브로넥틴이 있다. 혈장 파이브로넥틴은 간에서 합성되어 분비되며, 사람 혈장 중에는 0.3mg/mL 농도로 존재한다. 분자 1개는 분자량이 235,000인 A사슬과 230,000인 B사슬이 C-말단 근처에서 이황화결합한 이종이량체이다(그림 11-20). 콜라겐 결합 도메인이나 헤파린 결합 도메인 등을 가지며, 세포의 부착 · 신전 · 이동 · 분화 · 식작용 등 다양한 생리활성이 있고 암의 전이나 창상치유 등의 중요한 과정에 관여하고 있다. 세포성 파이브로넥틴은 여러 동물세포의 세포 표면에 존재하고, 세포에 따라 그 함량이 다르다. 세포를 암화시키면 세포표면의 파이브로넥틴은 현저히 감소한다.

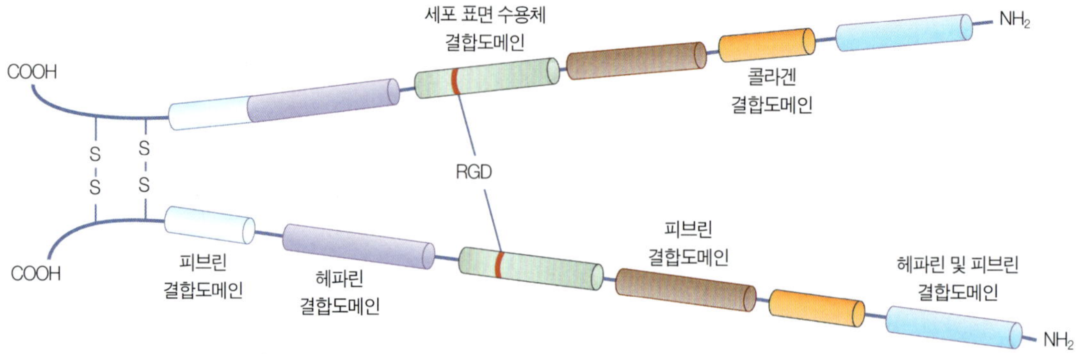

그림 11-20 파이브로넥틴의 구조

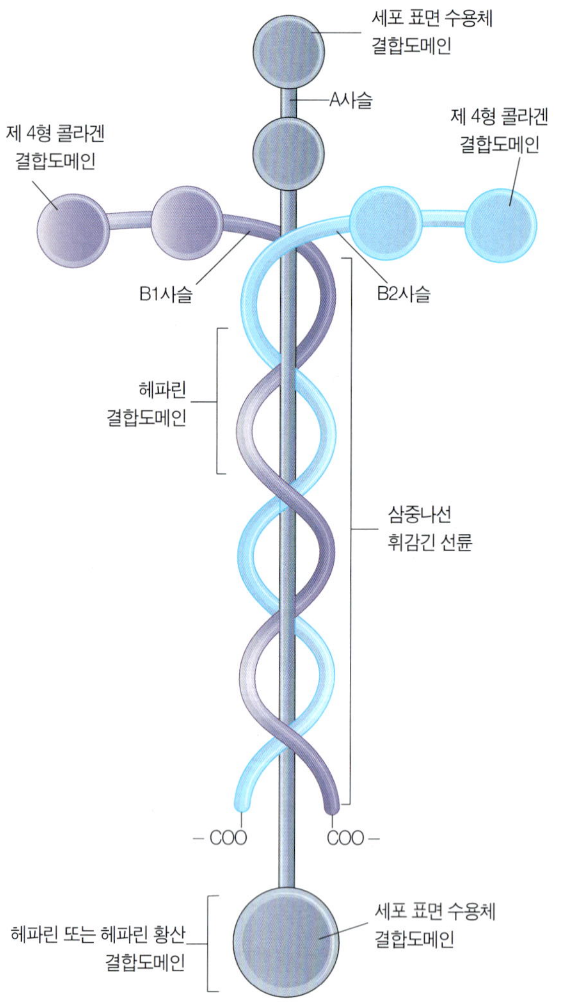

그림 11-21 라미닌의 구조

2) 라미닌

라미닌은 기저막의 중요한 구성성분 중 하나이다. 라미닌의 분자량은 80만으로 A사슬 40만, B1사슬 23만, B2사슬 22만의 3가닥 사슬로 이루어진다(그림 11-21). IV형 콜라겐 결합 도메인이나 페를레칸 결합 도메인을 매개로 이들 분자와 부착하여 기저막을 구성하고 있다.

5. 콜라겐의 합성

세포외기질 성분은 많은 단백질을 포함하고 있다. 단백질의 아미노산 배열 정보는 유전자 DNA에 존재하며 전사 · 번역을 거쳐 합성된다.

세포외기질의 대표인 I형 콜라겐도 다른 단백질과 마찬가지로 핵 내의 콜라겐 유전자에서 전령 RNA(mRNA)가 합성되고(전사), 다시 mRNA를 따라 아미노산이 배열되어(번역) 콜라겐 단백질이 된다. 그러나 콜라겐에 특징적인 아미노산인 하이드록시프롤린과 하이드록시리신은 콜라겐 유전자의 아미노산 배열 정보에는 없고 번역 후에 콜라겐 단백질에 포함된 프롤린 잔기와 라이신 잔기가 수산화되어 만들어진다. 이 반응에는 비타민 C와 환원형의 2가철(Fe^{2+})이 필요하다. 이렇게 합성된 콜라겐 단백질은 다시 3가닥 사슬의 나선구조를 취하며, 세포 외

■ ■ 표 11-5. 기질 금속 프로테아제(MMP)

간질 콜라게나아제	젤라티나아제 A	스트로멜리신 1
Ⅰ, Ⅱ, Ⅲ, Ⅶ, Ⅷ, 및 X형 콜라겐, 젤라틴, 프로테오글리칸	젤라틴 Ⅰ, Ⅳ, Ⅴ, Ⅶ 및 XI형 콜라겐, 파이브로넥틴, 라미닌, 프로테오글리칸, 엘라스틴	프로테오글리칸(아글리칸) Ⅱ, Ⅲ, Ⅳ, Ⅶ, Ⅸ, Ⅹ 및 XI형 콜라겐, Ⅰ, Ⅱ, Ⅲ 및 XI형 콜라겐의 프로펩타이드, 파이브로넥틴, 라미닌, 연결단백질, 젤라틴

로 보내져 세포외기질을 형성한다.

6. 세포외기질의 분해

세포외기질 성분도 몸의 일부로서 다른 조직세포 성분과 마찬가지로 항상 합성 · 분해가 일어나고 있다. 또한 결합조직은 중요한 생체 방어반응인 염증의 공간이 되어, 염증이 있을 때에는 각종 세포외기질 성분이 분해된다. 이들 분해에 관여하는 것은 세포외기질에 주로 존재하는 기질 금속 프로테아제(MMP)라는 일군의 효소이다. 대표적인 효소인 간질 콜라게나아제(collagenase), 젤라티나아제(gelatinase) A, 스트로멜리신(stromelysine) 1의 작용을 표 11-5에 나타냈다.

MMP는 결합조직 내에 매우 소량 존재하지만 염증 등의 자극에 의해 합성이 촉진된다. 합성된 MMP는 불활성형으로 존재하나 플라스민 등의 단백질 분해효소로 활성화된다. 한편 결합조직에는 MMP 활성을 억제하는 내재성 억제물질(TIMP, tissue inhibitor of metalloproteinase의 약자로 결합조직 내에 존재하는 억제물질이어서 이렇게 부른다)이 있다. TIMP에 의해 정상 결합조직 내에서는 기질 성분의 합성 및 분해가 균형을 유지하며 염증 시에는 분해가 촉진되도록 교묘하게 조절된다. 한편 염증 시에는 이와 함께 다형핵백혈구나 대식세포(마크로파지) 등으로부터도 MMP가 생산되어 호중구 엘라스타제나 카텝신 G 등의 세린 프로테아제도 기질성분의 분해에 관여한다.

Ⅲ. 치아

1. 치아의 조성

치아는 유래가 다른 조직으로 이루어져 있다. 에나멜질은 상피에서 유래한 에나멜아세포에 의해 간엽계 조직에서 유래하는 상아질과 시멘트질은 상아아세포, 시멘트아세포에 의해 각각 형성된다. 조성 중에서도 에나멜질과 상아질은 매우 다르지만 상아질과 시멘트질은 매우 유사하다(그림 11-22). 치아는 뼈와 함께 경조직으로 분류되고 있으며, 구강이라고 하는 외부환경에 직접 노출된다는 점에서 뼈와 다르며(손톱, 발톱 및 머리 등의 경우는 상피조직의 연속성이 끊어 지지 않아 함몰된 것이나, 치아의 경우는 상피조직이 연속성이 끊어지며 뚫고 나온 것이다), 이러한 점에서 극히 특이한 조직이라 할 수 있다. 또한 치아의 표면에는 음식을 섭취하여 저작운동을 할 때 끊임없이 큰 교합력[제일대구치(제일 큰 어금니)에서는 통상적으로 약 65kg, 소구치(작은 어금니)나 절치(앞니)에서는 1/3)이 가해진다. 이러한 압력에 대해 치아, 특히 그 표면에 있는 얇은 에나멜질이 몇 십년간 파절되지 않고 견딜 수 있다는 사실은 정말 경이로운 일이다. 만약, 에나멜질의 석회화도가 가장 바깥쪽에서 가장 안쪽까지 완전히 똑같다고 하면, 에나멜질은 다양한 물리적 작용에 의해 상아질의 표면으로부터 쉽게 떨어져 나갈 것이다.

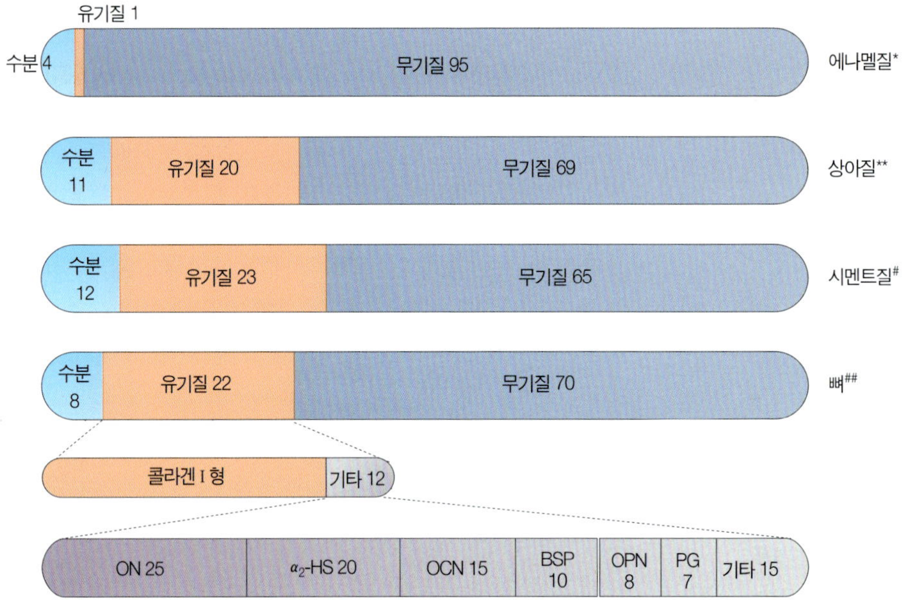

그림 11-22 뼈와 치아의 무기질, 유기질 및 수분함량 (중량 %). ON : osteonectin, a2-HS : a2-HS 당단백질, OCN : osteocalcin, BSP : bone sialoprotein, OPN : osteopontin, PG : proteoglycan

뼈의 비콜라겐성 단백질 함량은 태아 뼈로부터 얻은 것이다.

* Jenkins GN : The Physiology and Biochemistry of the Mouth. 4th ed. Oxford, England. Blackwell. 1978.

** 오시카네 아츠시 : 치학생화학, 의치약출판, 도쿄, p.74, 1968

\# Mior IA, Fejerskov O : 사람 치아의 조직학. 서림, 도쿄, 1980.

\#\# 사사키 아키라 : 뼈의 기질을 둘러싸고. 일본치과의사협회지, 42(5) : 513~519, 1989

에나멜질은 생체 내에서 가장 단단한 조직으로 치과용 재료인 백금가금보다 단단하고 코발트-크롬-구리 합금보다 무르다고 알려져 있다. 이는 95%가 무기질 결정으로 이루어져 있기 때문이다. 단단한 무기질 결정이라도 만일 단일 결정이었다면 매우 물러지게 된다. 하지만 에나멜질은 그 미세한 무기질 결정을 이어서 합쳐지도록 존재하는 불과 1%의 유기질에 의해 강도를 얻고 있다. 그리고 유기성분이 많은 상아질에 의해 뒷받침되어 치아에 전체적으로 경도와 강도를 주고 있다. 따라서 에나멜질의 두께는 2~3mm로도 충분히 그 기능을 하고 있다. 척추동물의 경조직 무기성분은 인산칼슘이고, 무척추동물의 무기성분은 탄산칼슘이다. 생물이 진화되는 과정에서 바다에서 육지로 올라왔을 때 들여온 내부환경과 항상성 유지, 그 중 생리적 활성에 중요한 역할을 가진 칼슘이온의 항상성 유지관점에서 볼 때 탄산칼슘보다 인산칼슘이 더 유리했기 때문일 것이다.

2. 치아의 무기성분

치아를 형성하는 무기질은 뼈와 마찬가지로 인산칼슘이다. 인산칼슘 화합물에는 부정형 인산칼슘, 제 2인산칼슘, 제 3인산칼슘, 인산 옥타칼슘 등 조성이 다른 물질이 존재하는데, 주체는 하이드록시아파타이트이다.

척추동물의 뼈나 치아의 무기질에서 주된 성분이 인산칼슘으로, 이 인산칼슘은 결정학적으로는 하이드록시아파타이트[$Ca_{10}(PO_4)_6(OH)_2$, 광물로서의 아파타이트에 대하여 뼈나 치아 등의 생명체 속에 존재하는 것은 생체 아파타이트(biological apatite)라고 하고 있다. 또 하이드록시아파타이트는 수산화인회석이라고 부르기도 한다) 구조를 기본으로 하는 것이 밝혀졌다. 아파타이트란 $M_{10}^{2+}(R^{5+}O_4)_6X_2^-$의 조성을 가지는 결정 광물을 총칭하는 이름으로, 자연계에 넓게 분포하고 있어 대부분의 암석에 볼 수 있다. 이러한 이유로 아파타이트가 지구상에 넓게 퍼져 있다는 것을 생각해보면, 생물의 진화과정에서 아파타이트가 선택되어 석회화에 중요한 역할을 수행하게 되었다는 사실을 쉽게 이해할 수 있다. 또한 생물계에서 중요한 아파타이트가 칼슘과 인으로 구성되어 있으며, 칼슘과 인이 지구표층에 비교적 대량으로 존재하는 원소이며, 특히 칼슘은 6번째로 많은 원소인 것은 흥미로운 사실이다.

1) 하이드록시아파타이트

하이드록시아파타이트 결정의 크기는 에나멜질의 경우 (30~1,000)×(30~120)nm, 상아질이나 뼈의 경우 에나멜질 보다 약 1/10인 (10~30)×(2.5~7.5)nm로 알려져 있다. 모두 미세결정이며 결정이 작아질수록 총 표면적은 더욱 커지며(에나멜질은 1~3m²/g, 상아질은 약 200m²/g), 표면에서는 흡착이온층과 수화층 등이 형성된다.

잘 형성된 플루오르아파타이트는 대칭형 육방체를 이루고 주축인 *c*축에 대해 직각으로 서로 120° 각을 이루는 같은 길이의 3개의 *a*축을 갖는다(그림 11-23). 플루오르아파타이트의 기본구조는 *c*축을 따라 보면 마치 위에서 본 벌집모양이다. 벌집의 각 꼭짓점에는 6개의 칼슘이온이 있으며, 인접한 칼슘이온 사이에 2개의 인산이온이 쌍으로 놓여 있어 양쪽의 칼슘이온이 서로 붙지 못하도록 떨어져 있게 한다(그림 11-24). 인산이온은 삼각뿔모양으로 가운데 인이 들어 있고, 각 꼭짓점에는 4개의 산소원자가 있다. 이러한 인산의 삼각뿔모양을 위에서 *c*축을 따라 투영해 보면 삼각형이다. 지금까지 상상되는 구조는 교차점에는 칼슘이온이 있고, 인접면에는 인산이온이 있는 육방정 배열이 되어 연속적인 육각기둥을 이루리라 생각한다.

육각기둥 또는 벌집의 각 방안에는 더 많은 칼슘이온이 있거나 불소이온이 존재한다. 칼슘이온은 기둥의 중앙 *c*축 상에 불소이온이 있는 이등변 삼각형의 꼭짓점에

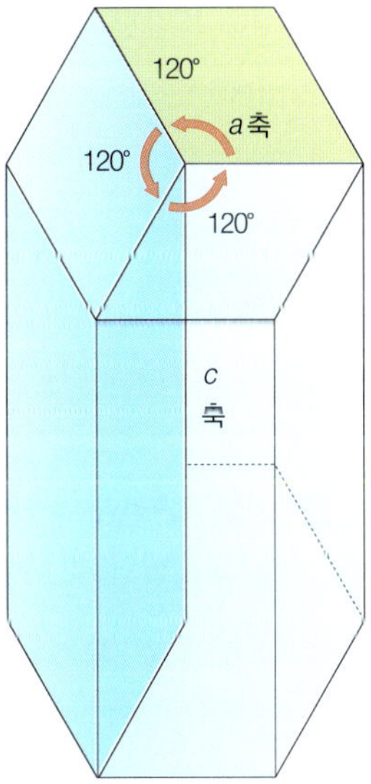

그림 11-23 플루오르아파타이트의 이상적인 결정체 모식도. *c*축과 이에 직각으로 존재하는 *a*축이 3개 있다.

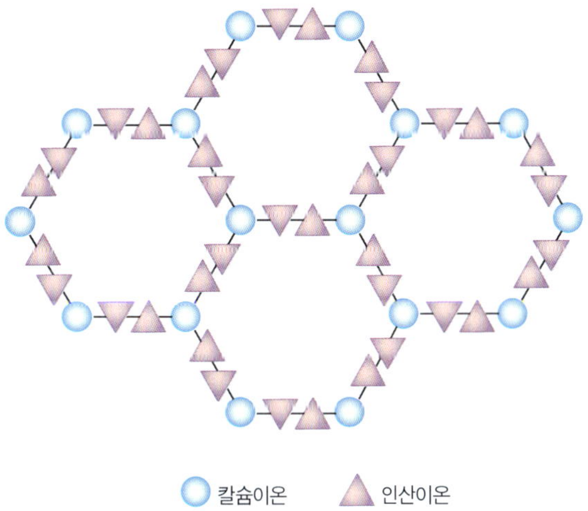

그림 11-24 플루오르아파타이트 격자의 기본구조. 큰 육각기둥은 결정격자 내의 칼슘이온의 중앙을 조합함으로써 만들어진다. 여기에서 보는 칼슘이온을 기둥 칼슘이라고 한다.

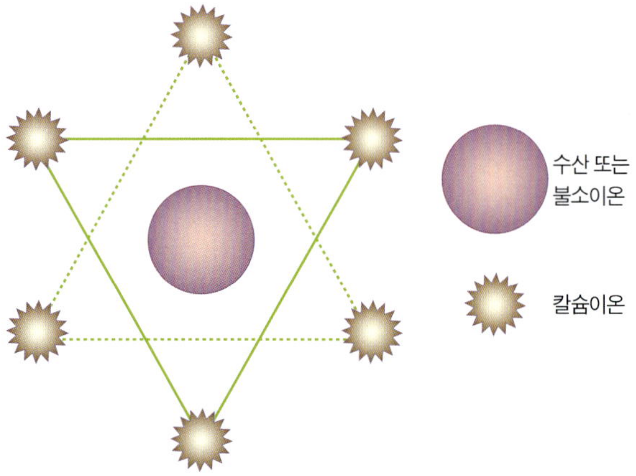

그림 11-25 **칼슘이온 삼각형.** 결정격자 내의 c축을 따라 투영했을 때 인접하는 칼슘 삼각형이 겹쳐 보여 이스라엘 육각형 별모양으로 보인다. 각 삼각형의 중앙에 같은 평면상에 불소이온이 존재한다. 인접하는 삼각형과는 60° 회전되어 어긋나 있다.

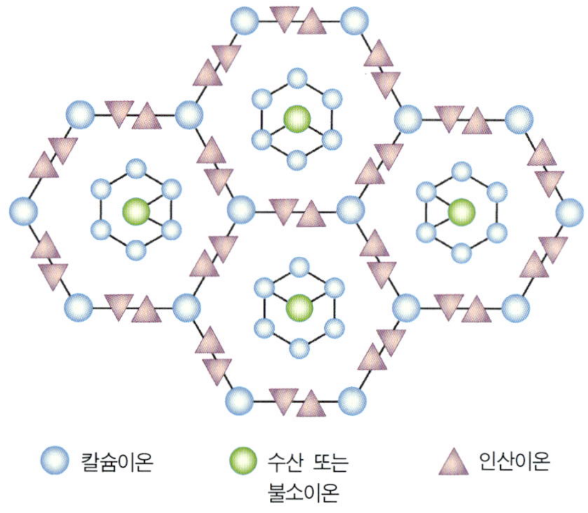

그림 11-26 **c축을 따라 위에서 보았을 때 플루오르아파타이트 결정체의 일부에서 이온들의 상대적 위치관계.** 이온들은 모두 다 같은 평면상에 놓여 있지는 않으며, 칼슘 삼각형에서 이온의 투영을 합침으로써 형성된 자그마한 육각형이 형성되고, 평형사변형은 각 단위포의 경계를 나타낸다. 여기에서 각 이온들이 서로 다른 단위포와 같이 공유되므로 $Ca_{10}(PO_4)_6F_2$를 양적으로 나타낼 수 있는 단순한 이차원적 표현이 불가능하다.

위치한다. 이러한 칼슘이온 삼각형은 중앙에 불소이온을 가지고 서로 위쪽으로 쌓아 올려진다. 바로 이웃하는 칼슘이온 삼각형과는 서로 60° 씩 어긋나 회전한다. 이러한 회전의 영향은 칼슘이온 삼각형이 c축을 따라 위에서 투영하는 경우 자그마한 이스라엘 육각형 별모양으로 보인다(그림 11-25). 중앙에 불소이온이 있는 칼슘이온 삼각형이 보다 큰 육각기둥에 유입되면 그림 11-26에 보이는 것과 같은 완전한 플루오르아파타이트를 이룬다. 보다 큰 육방정의 꼭짓점에 있는 칼슘이온은 기둥 칼슘이라 하고, 보다 작은 칼슘이온 삼각형의 꼭짓점에 있는 칼슘이온을 나사 축 칼슘이라 부른다.

(1) 단위포

결정격자 내의 이온 상호관계를 나타내기 위해 단위포(또는 단위격자, unit cell)라는 개념이 사용된다. 단위포란 결정을 구성하는 인자(하이드록시아파타이트의 각 이온)의 공간적 위치관계를 표현할 수 있는 최소 단위로 정의된다. 하이드록시아파타이트 결정체는 아파타이트의 단위포가 여러 개 모임으로써 형성되며, 결정학적으로는 육방정계이다(그림 11-27). 하이드록시아파타이트의 단위포는 언뜻 보기에는 매우 복잡한 위치관계인 것처럼 보이지만, 그 조성은 $Ca_{10}(PO_4)_6(OH)_2$이다(그림 11-28). 단위포의 형태는 a축의 면이 마름모꼴인 평행육면체이며, c축은 결정의 장축과 일치한다. 이것이 상하좌우로 이어진 것이 실제 결정이 되며, 그 형태는 육각기둥이 된다.

플루오르아파타이트의 단위포는 10개의 칼슘이온, 6개의 인산이온 및 2개의 불소이온으로 구성되며, 하이드록시아파타이트는 불소이온 대신에 수산이온을 갖는다. 그러므로 아파타이트의 단위포 조성은 $Ca_{10}(PO_4)_6X_2$이다. 여기에서 X가 불소이온이면 플루오르아파타이트이고, 수산이온이면 하이드록시아파타이트이다. 그러나 단위포가 따로 분리되어 존재할 수 없기 때문에 이러한 분자식은 실제 분자로써 존재하는 화학 분자식이 아니다. 즉 CH_3COOH는 해리되지 않은 초산의 화학분자식을 나

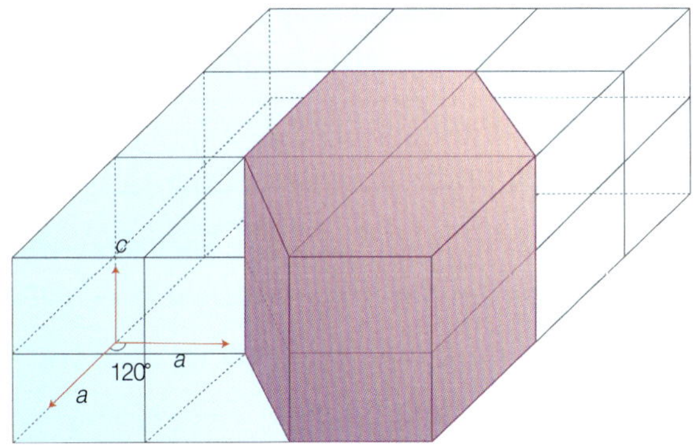

그림 11-27 단위포와 육방정의 관계를 나타내는 모식도. 굵은 선 안쪽 부분은 6개의 단위포(완전한 단위포 4개와 반쪽 단위포 4개)로 육방정이 형성되는 것을 나타내고 있다. 통상 결정은 극히 많은 수의 단위포로 이루어진다.

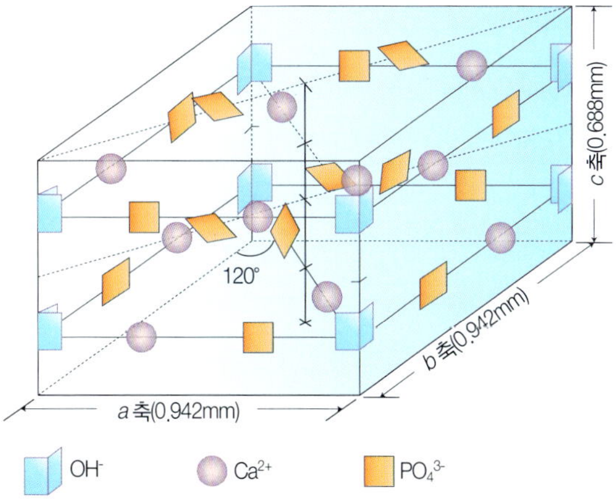

그림 11-28 하이드록시아파타이트의 단위포 모형

표 11-6. 단위포의 길이(nm)

	a	*c*
플루오르아파타이트	0.9367	0.6884
하이드록시아파타이트	0.9418	0.6880

표 11-7. 아파타이트의 z 위치가

플루오르아파타이트	0.25	0.75
하이드록시아파타이트	0.19 0.31	0.69 0.81

타내지만 $Ca_{10}(PO_4)_6(OH)_2$는 실제로 존재하는 분자식이 아니라 반복되는 기본단위이다. 그림 11-28에 나타낸 평면은 *c*축에 직각으로 그려진 평면으로 *ab* 평면이라 부른다. *ab* 평면에서 단위포의 모서리 길이는 각각 *a*와 *b*라 칭한다. *c*축을 따르는 단위포의 길이는 *c*라 한다. 플루오르아파타이트나 하이드록시아파타이트에서 *a*=*b*이며, 이 두 결정체의 *a*와 *c* 값을 표 11-6에 나타냈다.

*c*축을 따른 또는 *c*축에 평행한 축을 따른 이온의 위치는 특정 이온이 *ab* 평면 위에 놓여짐에 따라 단위포의 *c* 값의 분획이나 %로 표시한다. 예를 들어 벌집모양을 나타내는 큰 육방정의 꼭짓점에서 칼슘이온은 단위포의 *c*축 길이의 반에 해당하는 간격으로 결정격자 전반에 걸쳐 반복되고 있다. 그러므로 *c*/2 또는 0.5나 50%로 표시한다. 이러한 수치를 z위치가라고 한다. 플루오르아파타이트나 하이드록시아파타이트에서 불소와 수산이온의 z 위치가는 표 11-7에 나타냈다.

표 11-7에 나타냈듯이 불소이온은 단위포의 *c*축을 따라 전체 길이의 1/4 위치와 3/4 위치에 자리하고 있다. 이것은 칼슘이온 삼각형과 마찬가지로 *c*축의 같은 위치에 존재한다. 그러므로 플루오르아파타이트에서 불소이온은 칼슘이온 삼각형에서 칼슘이온과 같은 평면에 존재하는 것을 의미한다(그림 11-29A). 그러나 하이드록시아파타이트의 경우에는 수산이온이 칼슘이온 삼각형과 같은 위치에 있는 것이 아니라 약간 위나 아래쪽에 놓이게 된다(그림 11-29B). 즉, 단위포에서 2개의 수산이온은 칼슘이온 삼각형과 같은 위치에 있지 않고 칼슘이온 삼각형의 위나 아래에 위치하게 되어 2가지 가능한 z위치가 값을 가질 수 있다. 이러한 결과로 하이드록시아파타이트의 구조는 플루오르아파타이트에 비하여 덜 규칙적이며, 덜 조밀하다. 이것이 하이드록시아파타이트가 플루오르아파타이트에 비해 산에 대한 용해성이 높은 이유이다.

하이드록시아파타이트의 단위포가 $Ca_{10}(PO_4)_6(OH)_2$라는 조성을 갖는 것은 다음과 같이 설명할 수 있다. 그림 11-30에 나타낸 1개의 단위포(ABCD)에 포함되는 각 이온의 수를 구해보면 사변형 ABCD의 내부에 있는 이온, 즉 2개의 기둥 칼슘이온, 1개의 칼슘이온과 1개의 인산이온은 한 단위포에 속하지만, 사변형의 각 정점에 있는 수산이온은 4개의 단위포에 의해, 또 4개의 변위에 있는 칼슘이온과 인산이온은 2개의 단위포에 의해 각각 공유되고 있으므로, 1개의 단위포 당 수산이온은 1개(4 × 1/4), 인산이온과 칼슘이온은 모두 2개(4 × 1/2)씩 속하게 된다. 또한 1개의 단위포에는 이들 이온의 층이 2층 존재하므로 전체적으로 칼슘이온 10개(기둥 칼슘이온 4개, 나사축 이온 칼슘 6개), 인산이온 6개 및 수산이온 2

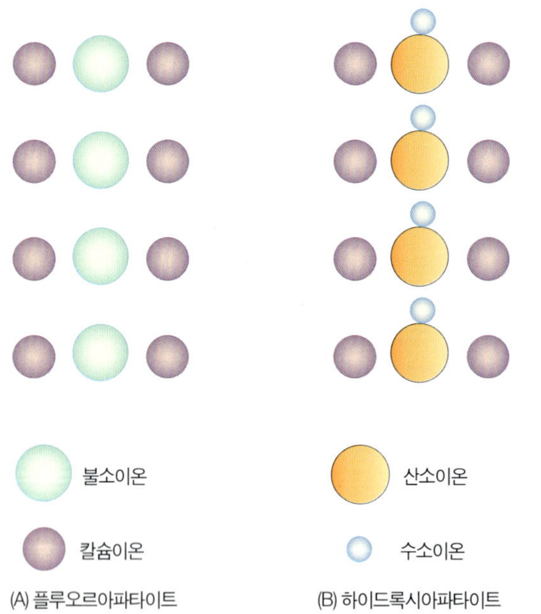

그림 11-29 *c*축의 직각 방향에서 바라 본 칼슘이온 삼각형. 플루오르아파타이트(A)에서 불소이온은 칼슘이온 삼각형과 같은 위치에 존재한다. 반면에 하이드록시아파타이트(B)에서 불소이온보다 좀 더 큰 수산이온은 칼슘이온 삼각형과 같은 위치에 공존하지 못하고 약간 밀려나 위쪽이나 아래쪽으로 치우치게 된다.

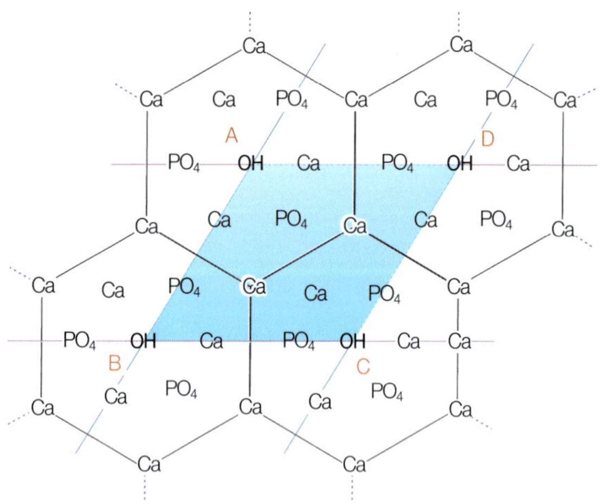

그림 11-30 *c*축 방향에서 본 하이드록시아파타이트의 횡단 모형도. 정육각형의 각 정점은 칼슘이온(기둥 칼슘이온)이 위치하고, 육각형의 중앙에는 수산이온이 위치하고 있다. 수산이온은 각각 3개의 나사축 칼슘이온과 인산이온에 의해 둘러 싸여 있다. 인접하는 4개의 수산이온을 연결하여 만드는 마름모꼴(파란색 ABCD)이 단위포로, 각 변이 *a*축을 나타낸다.

개가 들어 있어 $Ca_{10}(PO_4)_6(OH)_2$이 된다.

여기에서 수산이온은 나사축 칼슘 삼각형의 중앙에 위치한다. 그러나 수산이온은 자체가 비대칭이므로 칼슘 삼각형 평면에서 상하, 즉 c축 방향에서 서로 인접하고 있는 칼슘 삼각형의 평면에서 돌출하는 형태가 된다(그림 11-31). 그러므로 서로 인접하는 칼슘이온 삼각형은 OH⋯HO처럼 서로 마주 볼 수가 없을 정도의 공간을 가지고 있다. 그러므로 수산이온이 결정격자 속에서 규칙적으로 배열하기 위해서는 모든 수산이온이 한 방향으로 향할 수밖에 없다(그림 11-32A). 이것이 만약 반대방향, 즉 수산기가 한 방향(OH⋯OH⋯OH)의 종점과 또 다른 방향(HO⋯HO⋯HO)의 기점이 만나는 경우처럼 불규칙한 배열일 경우 그 만나는 점에서는 수산이온의 위치에 수산이온이 들어갈 정도의 공간이 없기 때문에 그 위치에 아무것도 없는 빈 공간이 된다(그림 11-32B). 이렇게 빈자리를 공석(보이드, void)이라 하는데, 이 공석이 증가할수록 수소이온(프로톤) 등 다른 이온이 쉽게 결정격자 속으로 들어가므로 아파타이트의 용해성이 증가한다. 특히 불소이온은 수산이온이 결손된 공석에 쉽게 들어갈 수 있어(그림 11-32C), 강한 수소결합을 형성함으로써 결정을 안정화시키고, 다른 이온이 이 공석으로 이동하는 것을 방해한다. 즉, 아파타이트의 결정화가 높아지고, 용해도는 저하된다. 공석의 존재는 아파타이트의 산 용해성을 증가시켜 치아우식증 감수성을 증가시키는 중요한 요인으로 불소의 치아우식증 예방효과는 이 공석에 불소가 들어가 결정을 안정화시키기 때문이다. 아파타이

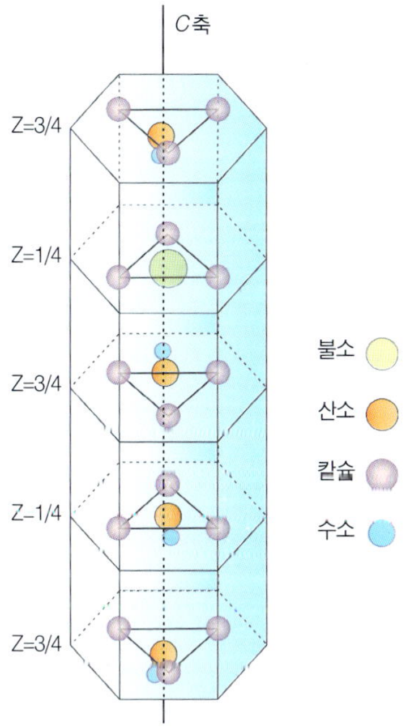

그림 11-31 아파타이트 결정 속에서 칼슘이온 삼각형 배열에 있어 가능한 2가지 수산이온의 위치. 위에서 2번째 칼슘이온 삼각형에서 보듯이 공석이 있는 경우 불소이온으로 치환되어 있다. 즉 여기에서 3개의 칼슘이온 삼각형의 배열(OH⋯F⋯HO)로 표시할 수 있다. 분수로 나타낸 z위치가 값은 결정의 c축 방향의 거리비로 나타냈다.

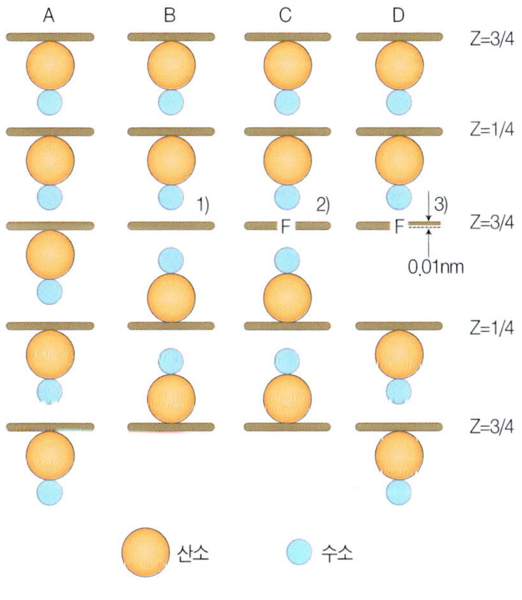

그림 11-32 불소의 존재 유무에 따른 칼슘이온 삼각형에서 수산이온의 배열. 핵자기공명법에 의한 흡수 스펙트럼에서 (OH⋯F⋯HO)와 (OH⋯F⋯OH)의 2가지 배열(그림에서 C와 D)이 확인되고 있다. 1) 이 면에는 수산이온이 들어가지 못하므로 수산이온은 결손되어 공석이 형성된다. 2) 불소이온은 칼슘이온 삼각형 평면과 일치되어 있다. 3) 불소이온은 칼슘이온 삼각형에서 수소이온 쪽으로 조금(0.01nm) 밀려 나와 있다.

트 결정에서 수산이온으로 연결되는 채널이 있어 이 채널을 통해 이온들이 쉽게 이동되는 터널로 작용하며, 칼슘이온이 다른 양이온으로 치환되는 것은 우선 이 기둥 칼슘이온에서 일어난다고 생각한다.

아파타이트는 그리스어로 '속이다. 꼬이다' 라는 의미를 가진 인회석군의 광물에 붙여진 이름이다. 이는 조성이 일정하지 않고 항상 사람을 꼬여온 광물이었기 때문인 듯하다. 광물인 아파타이트와 대비하여 생체 아파타이트라는 용어가 있다. 생체 아파타이트의 경우 격자 내의 Ca^{2+}는 Pb^{2+}, Mg^{2+}, Mn^{2+}, Sr^{2+}, H_3O^+ 등과 또는 OH^-는 F^-, Cl^- 같은 음이온과 교환하거나, 또는 PO_4^{3-}가 HPO_4^{2-}, CO_3^{2-} 등과 치환하는 경우가 있다(표 11-8). 생체 아파타이트는 광물로서 아파타이트에 대하여 생체 내에서 형성되는 뼈나 치아와 같은 경조직을 구분하여 부르는 용어이다. 광물로서 아파타이트나 화학적으로 합성하는 아파타이트 경우 높은 농도나 아주 높은 농도에서 형성되나 생체의 경우 체온과 높지 않은 농도에서 아파타이트가 만들어지기 때문에 특별히 사용된다.

(2) Ca와 P의 비

순수한 하이드록시아파타이트는 Ca^{2+}가 10, (PO_4^{3-})가 6이기 때문에 Ca/P의 몰 비는 10/6, 즉 1.67이 된다. Ca/P의 중량비는 각 원자량을 곱해서 $(10 \times 40)/(6 \times 31)=2.15$가 된다. 하지만 실제 에나멜질이나 상아질의 Ca/P 중량비는 2.03~2.08이다. 사람의 에나멜질, 상아질 및 뼈의 무기질 조성을 표 11-9에 나타냈다.

(3) 흡착이온층과 수화층

생체의 하이드록시아파타이트 결정은 매우 작으며 그 표면에는 특수한 힘이 작용한다. 결정 1개를 만원버스에 서있는 사람들의 집합에 비유해보자. 버스가 발차하거나 정차하면 차가 움직이면서 옆 사람에 의해 떠밀린다. 그

표 11-8. 칼슘, 인산 및 수산이온을 대체할 수 있는 이온들

칼슘이온	인산이온	수산이온
마그네슘이온 소듐이온 스트론튬이온	탄산이온 중탄산이온 일수소 인산이온	염소이온 불소이온 탄산이온

표 11-9. 사람 에나멜질, 상아질 및 뼈의 무기질 조성(건조 중량 %)

	에나멜질	상아질	뼈
칼슘	36.00(33.6~39.4)	27.00	24.50
인산	17.70(16.1~18.0)	13.00	10.50
칼슘/인산 비율	2.03	2.08	2.33
이산화탄소	2.50(2.7~5.0)	4.80	5.50
소듐	0.50(0.25~0.90)	0.30	0.70
마그네슘	0.44(0.25~0.90)	1.10	0.55
염소	0.30(0.19~0.30)	0.01	0.10
포타슘	0.08(0.05~0.30)	0.05	0.03

렇게 이리저리 움직여도 안쪽에 있는 사람은 옆 사람의 힘을 빌려 약간이라도 기댈 수 있어 좋지만, 맨 바깥쪽에 있는 사람은 기댈 옆 사람이 없기 때문에 손잡이를 꽉 붙잡고 버텨내야 할 것이다. 이와 마찬가지로 결정의 중심부는 인접 이온의 힘이 길항하고 있지만, 결정 표면에는 옆에 이온이 없기 때문에 불안정해진다. 그래서 수용액으로부터의 각종 이온은 표면에서 작용하는 힘에 의해 흡착되어 흡착이온층이라는 얇은 층이 생기고, 더 나아가 그 주위를 수화층이라는 물분자를 끌어당긴 영역이 생긴다(그림 11-33).

하이드록시아파타이트는 이들을 매개로 환경 내에 존재하는 같은 종류의 또는 다른 종류의 이온과 교환반응이 일어난다. 주변환경 내의 이온은 수화층, 흡착이온층, 결정 내부와 시간적으로 3단계로 교환된다는 것이 방사성 동위원소를 이용한 실험으로 증명되었다(그림 11-34). 그리고 격자 내 이온의 약 1/3은 주변환경 이온과 교환된다고 알려져 있다. 에나멜질이나 상아질 아파타이트인 Ca와 P를 측정하기 위해 시료를 채취하면 이 수화층과 흡착이온층에 존재하는 이온은 공존하고 있다. 또한 결정격자에는 이온이 존재하지 않고 소위 결손격자(공석)가 생기는 경우도 있다.

이러한 이유로 Ca/P 중량비는 이론치인 2.15와는 다른 수치를 보인다고 볼 수 있다. 또한 이러한 현상은 생체 아파타이트가 형성된 후에도 이온이 교환되거나 격자결손이 충전되기 때문에 환경이 양호한 조건에서는 치아맹출 후에도 더 완전한 결정이 형성된다. 이를 맹출 후 성숙이라고 말한다. 이러한 기전은 예방충전 같은 치료법의 이론적 기반이기도 하다.

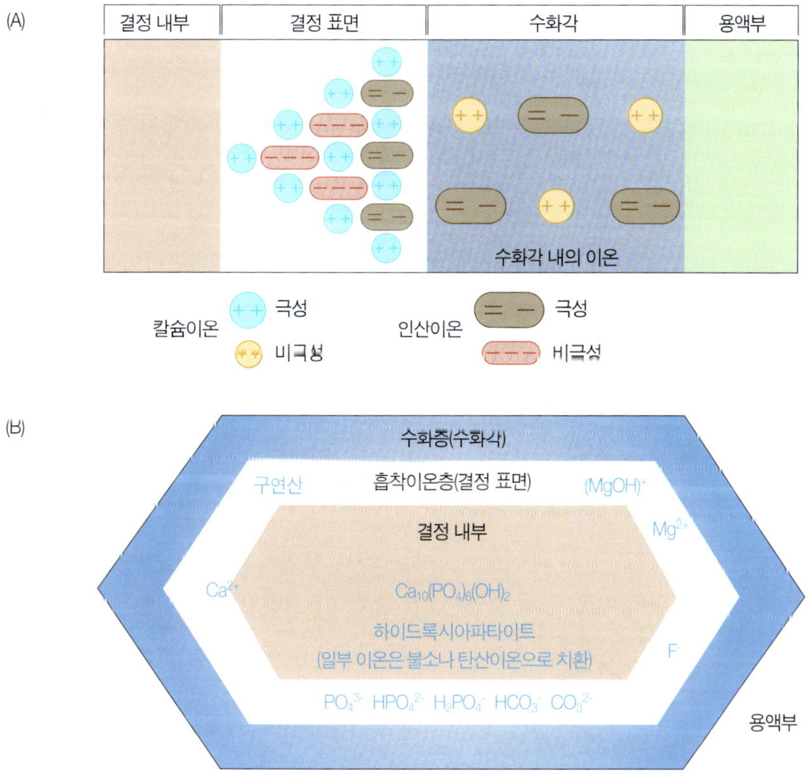

그림 11-33 결정 표면과 수화층의 접촉면의 성질을 보여주는 모식도(A)와 아파타이트 결정을 둘러싸는 흡착이온층 및 수화층을 나타내는 모식도(B). 결정의 표면 전하는 수화층 내의 큰 극성을 띠는 이온에 의해 점차적으로 희석된다.

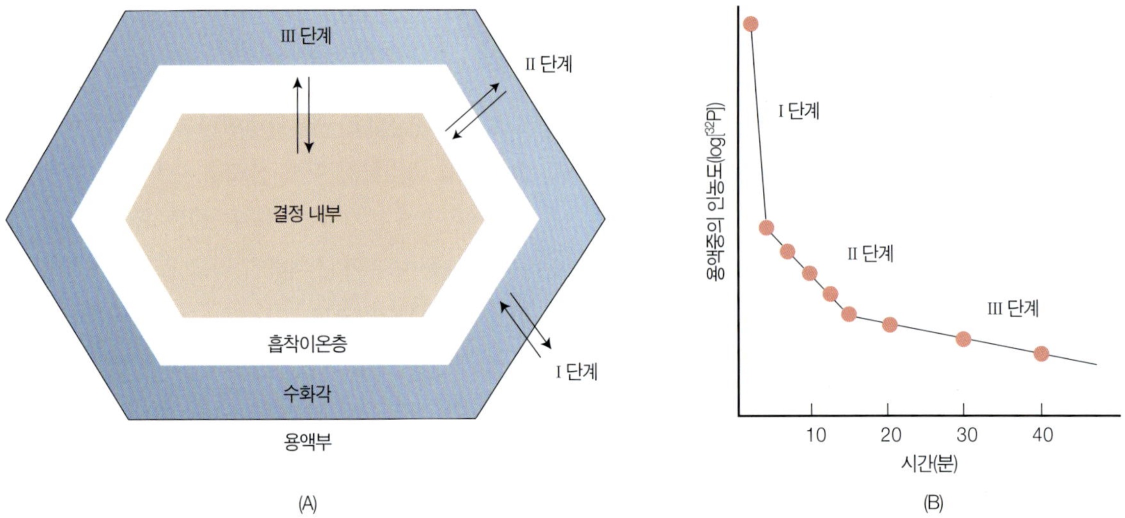

그림 11-34 용액 속 ^{32}P-인산의 아파타이트 내로의 이행. (A) 아파타이트 내의 결정격자 속에 들어 있는 이온의 교환이 일어나는 4영역을 그린 모식도와 (B) 아파타이트를 포화용액과 평행상태로 만든 후, 아주 미량의 ^{32}P-인산(극히 미량으로 용액 속의 인산농도에는 영향을 주지 않을 정도)을 가한 후, 용액 속의 ^{32}P-인산이 소실되는 경과를 시간을 따라 추적하였다. I단계는 용액 속의 ^{32}P-인산과 아파타이트 결정의 수화층 사이에 인산 교환이 신속하게 일어나는 것을 보여주며, II단계는 수화층과 흡착이온층 사이에서의 인산 교환을 보여주고, III단계는 흡착이온층과 결정격자 속의 인산이온 교환을 볼 수 있는 비교적 느린 교환반응을 보여주고 있다.

아파타이트의 결정격자를 형성하고 있는 이온은 표면에 흡착되어 있는 이온과 활발한 이온교환을 하고 있다. 이 이온 교환에는 동종 이온교환과 이종 이온교환이 있다. 동종 이온교환은 격자 속의 칼슘이온과 주변환경의 칼슘이온이 교환되는 경우로 ^{45}Ca 이온과 같은 방사성 이온을 사용하지 않는 경우 확인할 수가 없다. 이에 비해 이종 이온교환은 서로 다른 이온 사이에 볼 수 있는 교환으로 격자 속의 칼슘이온이 소듐, 마그네슘, 포타슘, 스트론튬, 하이드로늄(H_3O^+) 등과 교환되고, 수산이온은 불소이온, 염소이온, H_3O^+ 및 그 밖의 음이온과 교환되며, 나아가 인산이온은 일수소 인산이온, 탄산이온 등과 각각 치환되는 경우이다. 이와 같이 격자 속의 약 1/3 이온은 주변환경 속의 이온과 교환될 수 있다. 그림 11-34에 나타냈듯이 주변환경 이온이 격자 내의 이온과 교환하는데 고유의 반응속도를 가진 3단계가 있다는 것이 관찰되고 있다. 이미 앞에서 기술하였듯이 아파타이트 결정은 매우 작고, 이로 인해 막대한 표면적을 갖고 있어서 조직액이나 타액 사이에서 극히 활발한 이온교환이 가능하다. 또한 격자결정 속에 존재하는 공석은 이러한 이온교환을 보다 용이하게 해준다. 이러한 이유로 아파타이트의 조성은 일정하지 않고 주변환경의 영향을 강하게 받아 복잡하다. 뼈의 생체 아파타이트의 평균 조성은 $[Ca^{2+}_9(H_3O^+)_2(PO_4^{3-})_6 \cdot (OH^-)_2] \cdot [Ca^{2+} \cdot Mg^{2+}_{0.3} \cdot Na^+_{0.3} \cdot CO_3^{2-} \cdot 구연산_{0.3}]$이다.

경조직의 특이한 성질을 이해하는 데는 하이드록시아파타이트 결정이 매우 작고, 그 조성이 많이 변해서 복잡할 뿐만 아니라, 일정하지가 않다는 것을 충분히 이해할 필요가 있다. 하이드록시아파타이트 결정은 왜 크게 성장할 수 없는 것일까? 지금 결정의 크기와 용해도와의 관계를 생각해 보면, 입자의 크기가 어느 정도 작아지면 표면 이온(또는 분자)에 대응하는 내부로부터의 인력이 감소하므로, 표면 이온이 탈출하는 경향이 강해져서 용해

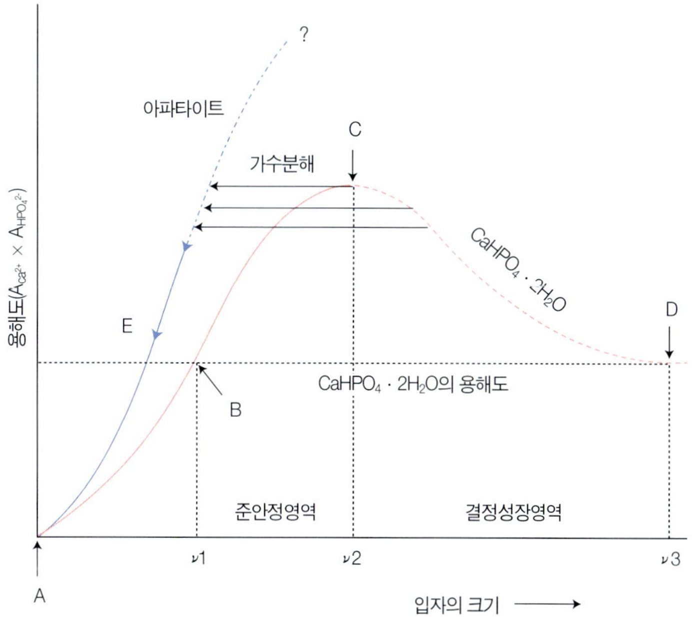

그림 11-35 제 2인산칼슘인 $CaHPO_4 \cdot 2H_2O$로부터의 하이드록시아파타이트의 생성

도가 높아진다는 현상이 오래 전부터 알려져 있다. 그런데 만약 한층 더 입자가 작아지면 이번에는 결정의 용해도가 반대로 감소하는 것도 잘 알려져 있다. 그런데 중성 부근의 pH에서 칼슘과 인산의 농도를 높여가면 그림 11-35에서 볼 수 있듯이, A, B, C, D의 곡선을 따라 제 2인산칼슘[$CaHPO_4 \cdot 2H_2O$]의 결정이 형성된다. 그러나 B와 C 사이에서 결정이 석출되어도 그 결정은 성장하지 못한다. 왜냐하면, 여기에서는 큰 결정이 용해되어, 작은 결정 위에 다시 석출하기 때문이다. 그런데 용액의 농도 [$A_{Ca^{2+}} \times A_{HPO_4^{2-}}$]는 높아져 C점 이상이 되면 그곳에서는 ν2 이상이 되는 크기의 결정을 생성한다. 그렇게 되면 C~D의 곡선에서 나타내듯이, 큰 결정 쪽이 작은 결정보다 용해도가 작기 때문에, 작은 결정은 녹고, 큰 결정이 성장하게 된다. $CaHPO_4 \cdot 2H_2O$는 pH 6.2 이상에서는 불안정하여서 자연스럽게 분해되어 하이드록시아파타이트로 변화하기 때문에 그림 11-35에 있어서 C~D곡선으로부터 E의 곡선으로 이행하게 된다. 게다가, 이 그림에서 분명한 것처럼 여기에 생긴 아파타이트 결정의 크기는 아직 그것이 자연스럽게 성장할 수 있는 점(C점)에 도달하지 않기 때문에, 오히려 큰 결정은 녹고, 작은 결정으로 된다는 결과가 된다. 그러므로 E곡선에서는 화살표를 하향으로 했던 것이다. 덧붙여 그림 11-35에서 C~D를 점선으로 표시한 것은 이 부위에서는 결정이 불안정하여 자연스럽게 E선으로 이행한다는 의미를 포함하고 있다. 그러므로 하이드록시아파타이트 결정은 아무래도 크게 성장할 수 없는 것이다. 이와 같이 하이드록시아파타이트 결정은 매우 작기 때문에 단위 중량 당 충분히 매우 큰 표면적(g당 66~300m²)을 가지게 된다. 이것이, 또 한편에서는 아파타이트의 조성이 일정하지 않은 큰 원인이다.

2) 하이드록시아파타이트에 포함된 그 외의 무기성분

하이드록시아파타이트에는 그 밖의 무기성분이 소량 포함되어 있으며, 성분에 따라 다른 분포를 보인다. 분포

양식의 차이는 원소의 유래를 반영하고 있다(그림 11-36).

① 표층의 농도가 내부보다 높은 것 : 불소, 납, 아연, 철, 주석, 염소

② 표층의 농도가 내부보다 낮은 것 : 소듐, 마그네슘, 탄산

③ 농도가 거의 일정하게 분포하는 것 : 스트론튬, 구리, 알루미늄, 포타슘

(1) 소듐, 마그네슘, 염소, 탄산

소듐은 에나멜질의 경우 표층에서 에나멜질-상아질 경계에 걸쳐 증가하는 경향을 볼 수 있다. 에나멜질 중의 소듐함량은 생체의 조직 중에서 가장 높다. 마그네슘은 표층에서 심부로 향할수록 증가하며, 이러한 경향은 상아질 내에서도 나타나 상아질 내측의 경우 2%에 이른다. 염소이온은 에나멜질 표층은 높지만 내부는 낮고, 상아질은 흔적 정도로 존재한다. 탄산은 에나멜질 표층이 낮고 심부로 향할수록 완만한 볼록형 커브를 그리며 증가한다. 탄산의 증가는 마그네슘과 마찬가지로 에나멜질의 산용해성을 증대시키기 때문에 우식 감수성과의 관계가 중시되고 있다.

(2) 불소

치아에 존재하는 미량 원소로 불소를 들 수 있다. 에나멜질 중의 불소 함유량은 음용수 중의 불소이온농도에 의존하기 때문에 폭이 있으며, 300~1,000 μg/g(ppm)로 알려져 있다. 에나멜질 중의 불소 함유량은 가장 바깥층에서 가장 높고, 내부로 갈수록 감소한다. 에나멜질은 섭취된 불소에 대해 예민하게 반응하는 조직이다.

치아 불소증(에나멜질 형성부전으로 대부분 백반을 보임)은 에나멜질 형성기에 과잉의 불소를 계속적으로 섭취한 경우에 일어난다. 음용수의 불소이온농도는 2ppm 이하이며, 치아 불소증의 발증 빈도는 농도와 비례하여 높아진다. 한편 그 이하의 농도는 우식 이환율 사

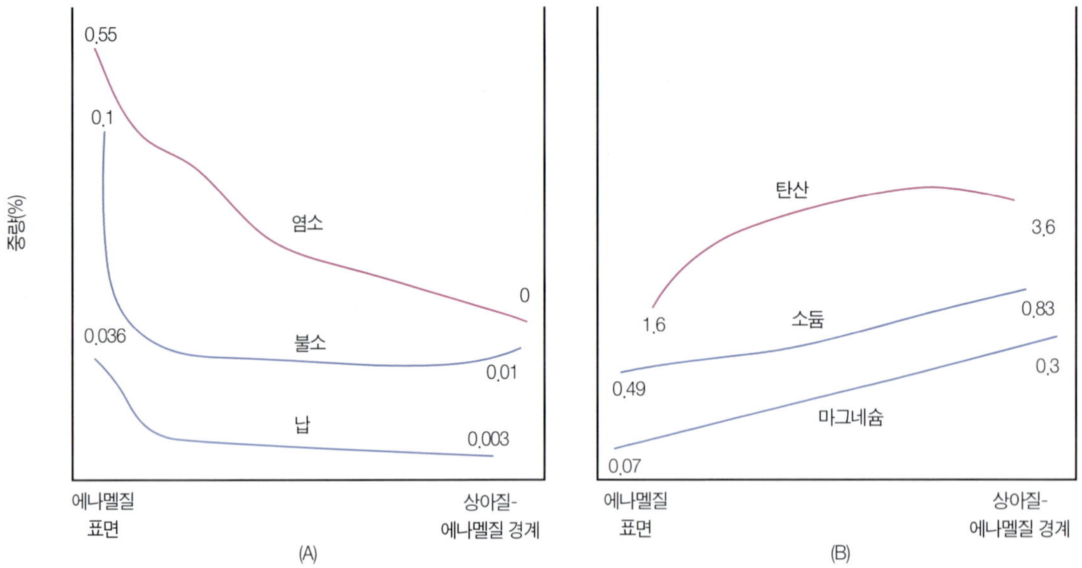

그림 11-36 사람 에나멜질 내에서의 각종 무기성분의 분포 양식. (A)는 표층의 무기성분이 심층보다 높은 것 (B)는 표층의 무기성분이 심층보다 낮은 것. 수치는 각각 에나멜질 표층과 에나멜질-상아질 경계부위에서의 농도를 중량%로 나타냈지만, 불소와 납의 경우는 에나멜질 형성기에 환경의 영향을 강하게 받으므로 그 수치가 반드시 대푯값이라고는 할 수 없다.

이에 부정적인 상관관계가 있는 것으로 알려져 음용수의 불소 첨가는 일반적으로 1ppm 정도로 이루어진다.

치면에 불소를 응용했을 경우 그 농도에 따라 반응양식도 다르다. 고농도(9,000~12,300ppm 이상)인 경우는 일단 불화칼슘(CaF_2)이 생성되며 여기서 공급되는 불소에 의해 하이드록시아파타이트는 더욱 내산성이 있는 플루오르아파타이트로 점차 전환되어 간다. 한편 저농도(100~1,000ppm)인 경우는 직접 플루오르아파타이트가 형성되는데, 하이드록시아파타이트의 재석회화 촉진 효과[결정은 더 크고 격자결손(공석)은 더 적은 하이드록시아파타이트가 형성되어 산 저항성이 증가]가 크다고 알려져 있다.

(3) 미량원소

그 밖의 미량원소로는 스트론튬, 납, 구리, 철, 아연 등이 있다. 대부분 환경에서 유래하며 특히 스트론튬은 1953년에 핵 실험이 시작된 이후 동위원소인 ^{90}Sr이 치아에서도 나타나게 되었다고 한다.

3. 치아의 유기성분

우리 몸의 유기성분 중 가장 많은 것은 단백질이다. 상아질이나 뼈의 경우 유기성분의 약 90%가 단백질이다. 그러나 에나멜질의 경우는 그렇지 않은데 왜 그럴까(표 11-10). 에나멜질은 고도의 석회화 과정에서 단백질이 분해 · 소실되며 그 흔적이라 말할 수 있는 미세한 양만이 성숙한 에나멜질 내에 잔존한다. 따라서 형성기 또는 유아기의 에나멜질에서 가장 많은 유기성분은 역시 단백질이다.

1) 에나멜 단백질

에나멜질을 만드는 세포인 에나멜아세포는 상피에서 유래한다. 이 세포는 다른 조직에는 거의 없는 특이적인 단백질을 생산하는데, 그것들은 아멜로제닌, 에나멜린, 아멜로블라스틴(쉬스린) 등이다. 유아기의 에나멜질은 이들 단백질이 에나멜질 건조중량 전체의 약 20%를 차지한다. 이들이 석회화와 함께 감소되며 완전히 성숙한 에나멜질의 경우 표 11-10과 같이 된다.

■ ■ 표 11-10. 사람의 에나멜질, 상아질 및 뼈의 유기성분(건조중량)

	에나멜질	상아질	뼈
총유기질	1	19~21	21~27
질소	0.05	3.4~3.5	4.15~4.97
단백질	0.2~0.3	18.2	15~27
콜라겐	흔적	17~18	23
비콜라겐단백질		1.0	2.4~2.7
프로테오글리칸	0.1	0.2~0.3	0.24~0.4
탄수화물	0.015±0.005	0.2~0.6	0.04
지방	0.5~0.6	0.33	0.1
젖산	0.01~0.03	0.15	
구연산	0.10±0.02	0.8~0.9	0.82~1.25

(1) 아멜로제닌(amelogenin)

에나멜질 단백질 중의 약 90%를 차지한다. 아멜로제닌 유전자는 사람을 비롯해 소, 돼지, 쥐 같은 몇몇 포유동물에서 동정되며, 분자량 약 25,000인 단백질이 예측된다. 하지만 형성기 에나멜질 조직 중에서는 분자량 5,000~30,000까지 다양한 크기의 단백질로 관찰된다. 이는 이 단백질이 인산화나 당화 등의 수식을 받거나 성숙에 의해 세린 프로테아제나 에나멜라이신에 의한 분해를 받아 저분자화되기 때문이다(그림 11-37). 25kDa 아멜로제닌은 분비되면 곧 에나멜라이신인 기질금속성 프로테아제-20(MMP-20)에 의해 *C*-말단의 친수성 영역을 절단하여 떼어버리고, 자신은 20kDa 아멜로제닌으로 변환한다. 이 단백질은 다시 세린 프로테아제인 KLK-4(kallikrein-related peptidase-4)에 의해 13kDa와 6kDa 단편으로 절단된다.

아멜로제닌은 전체적으로 소수성 단백질로 응집되기 쉬운 단백질이지만, 하이드록시아파타이트 결정과의 친화도가 약하여 실험에서 석회화에 거의 영향을 주지 않는다. 이러한 이유로 아멜로제닌은 석회화가 예정되어 있는 공간을 확보할 뿐이라는 수동적 역할이 고려되었으며, 친수성 *C*-말단 펩타이드를 갖는 아멜로제닌 전구체가 하이드록시아파타이트에 흡착되고, 실험실 실험에서 석회화를 억제하는 것이 밝혀져 아멜로제닌 전구체가 에나멜질의 결정 형성에 직접 관여할 가능성이 높다. 즉, 소수성 환경 하에서 무기질 용해도를 낮추어 무기질 이온이 축적되도록 하는 구동력을 제공해 줄 것으로 생각한다. 다음에 기술하는 에나멜린의 경우 석회화가 끝난 후에도 남아 있고, 하이드록시아파타이트와의 친화도가 훨씬 큰 점에서 에나멜질의 석회화에 보다 깊게 관여하리라 생각한다. 미성숙 에나멜질 속의 단백질의 약 70%는 한 곳에 머무르지 않고 자주 이동하는 이동성이 높아서 에나멜질 내부구조에 상관없이 신속하고 자유롭게 회전운동을 하는 성질을 나타내는데 비하여, 나머지 약 30% 단백질은 콜라겐이나 피브로인과 같은 구조 단백질과 같이 한정된 이방성 운동을 나타내고 있어 화학적 및 물리적으로 하이드록시아파타이트 결정에 흡착되어 고정되

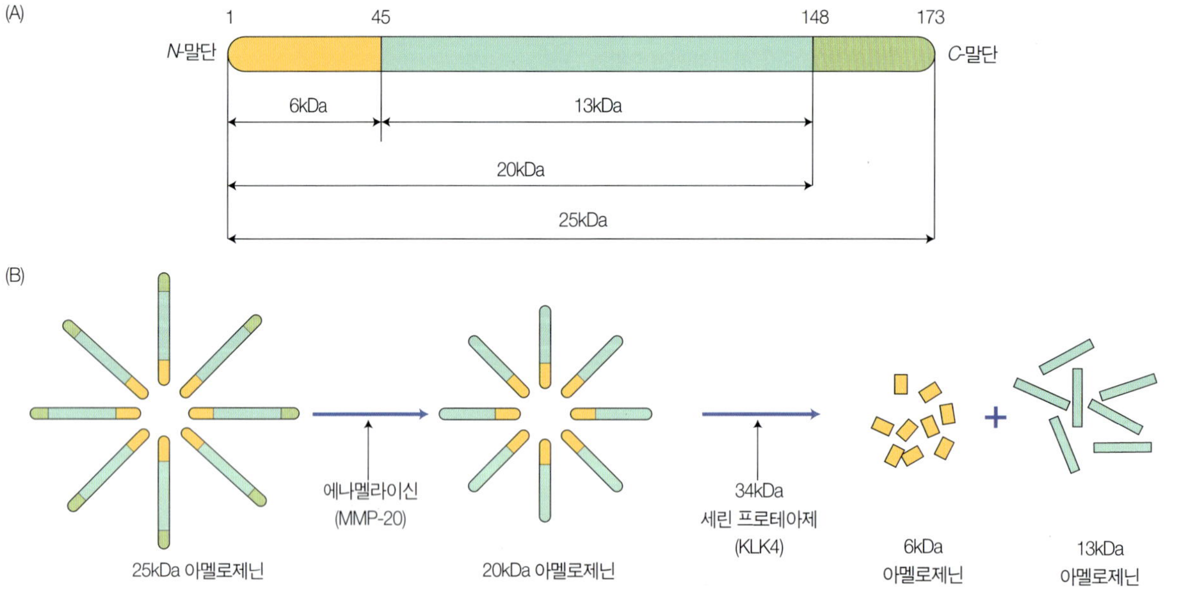

그림 11-37 에나멜질의 석회화 진행시 동반되는 아멜로제닌의 분해. (A) 아멜로제닌의 영역구조 (B) 에나멜질의 석회화 진행에 동반되는 아멜로제닌의 분해

어 있으리라 생각한다.

에나멜질 단백질 분비와 분해가 아주 세밀하게 적절히 조절되었을 때 정상적인 에나멜질이 만들어진다. 아멜로제닌은 종간에 큰 차이가 없이 아주 잘 보존된 단백질로 에나멜질 단백질의 90%나 된다. 아멜로제닌 녹아웃마우스를 이용한 실험에서 아멜로제닌이 생물학적 광화에 있어 아주 중요한 역할을 한다는 것이 밝혀졌다. 아멜로제닌 녹아웃 마우스에서 에나멜아세포 분화는 비교적 정상이지만, 형성된 에나멜질 두께는 비정상적으로 얇았다. 이들은 아멜로제닌이 잘 조직화된 하이드록시아파타이트 에나멜소주 형성과 에나멜질 발생 동안의 신장 및 정상적인 에나멜질 두께를 만드는데 있어 꼭 필요한 것이지, 에나멜질 형성의 개시에 필요한 것이 아니라 결론지었다. 아멜로제닌을 발현하지 못하는 마우스에 아멜로제닌 중 가장 많은 형태로 존재하는 25kDa 아멜로제닌을 과잉으로 발현시킨 형질전환 마우스를 만들어 실험한 결과, 에나멜질 결함이 거의 정상으로 회복되는 것을 관찰하였다. 아멜로제닌 단백질이 스스로 복합체를 만들어 나노스페어를 형성하는 것이 에나멜질 석회화 과정 동안에 결정 방향과 신전에 있어 중요한 열쇠로 작용한다고 하였다(그림 11-38). 아멜로제닌의 *N*-말단과 *C*-말단에 돌연변이가 일어난 형질전환 마우스를 이용하여 아멜로제닌의 *N*-말단이 나노스페어 형성에 관여하고, *C*-말단은 나노스페어 안정성과 크기가 일정한 균일성에 기여하며, 너무 일찍 결정 크기가 아주 커지는 것을 방지하는 역할을 한다고 하였다.

아멜로제닌은 하이드록시아파타이트 결정의 발육성장을 촉진하도록 작용하며, 그 역할을 마치면 분해되어 소실된다(그림 11-39). 아멜로제닌을 비롯한 에나멜질 단백질은 성장시기에 하이드록시아파타이트 결정을 단순히 성장만 시키는 것이 아니라 맹출(성장) 후의 에나멜질이 엄격하게 그 작용을 하도록 한다.

사람의 아멜로제닌 유전자는 X 염색체와 Y 염색체에 존재하며 각각 191, 192 아미노산 잔기를 코드하고 있다.

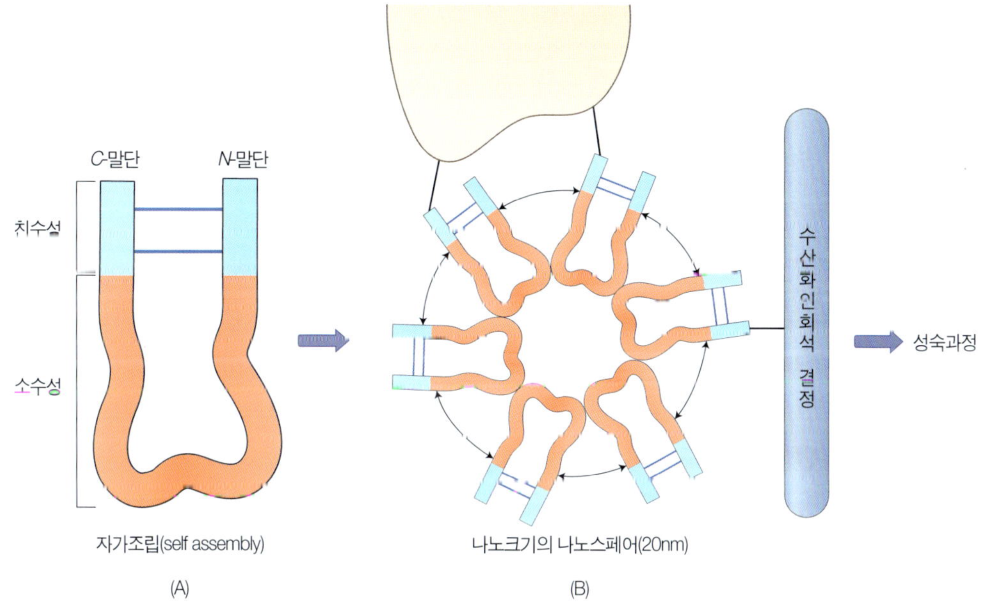

그림 11-38 아멜로제닌 나노스페어. (A) 개개의 아멜로제닌은 친수성 부분인 *N*-말단과 *C*-말단 부위가 결합됨으로써 스스로 조립된다. (B) 몇 개의 아멜로제닌 분자가 모여 나노 크기의 나노스페어를 형성하는데, 이는 에나멜아세포의 세포막과 수산화인회석 결정과 상호작용 한다.

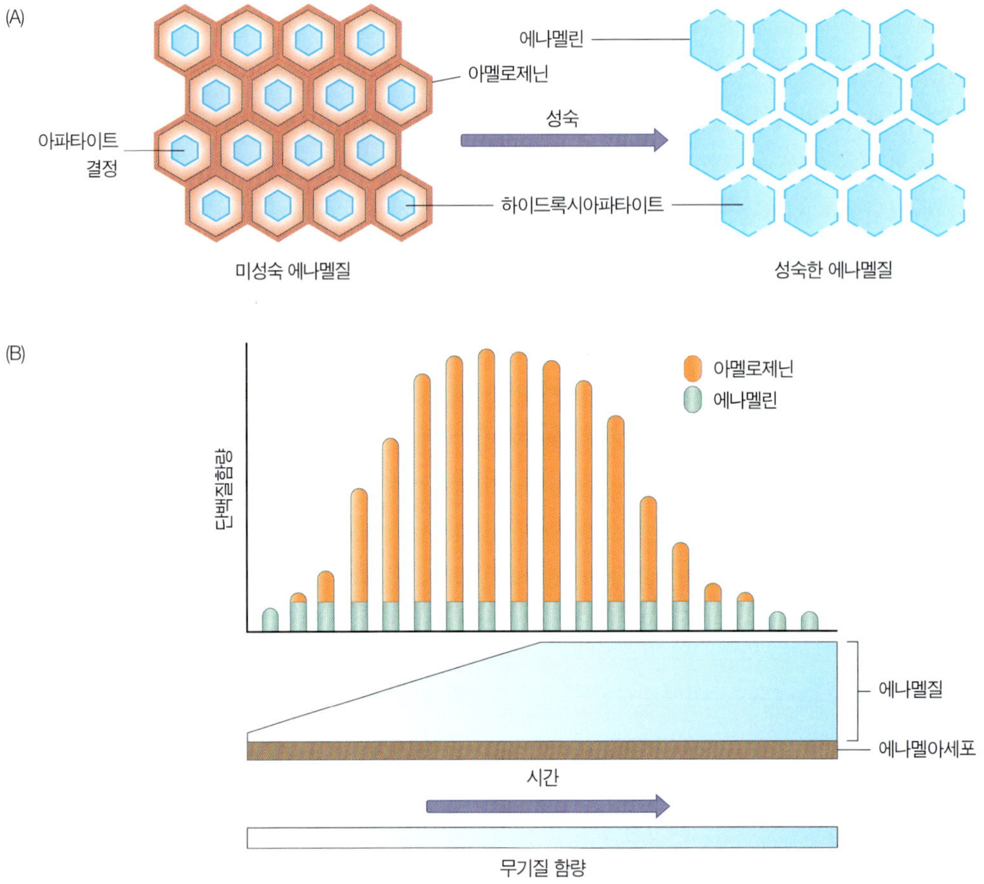

그림 11-39 에나멜 단백질과 하이드록시아파타이트 결정체의 상호관계에 대한 모식도(A)와 에나멜질의 성숙과정 중 아멜로제닌과 에나멜린의 변화(B). (A) 아멜로제닌은 에나멜질이 석회화됨에 따라 없어지지만 에나멜린은 에나멜질이 완전히 성숙해도 남아 있다. (B) 에나멜질의 두께와 무기질 함량이 증가되는 동안에 아멜로제닌은 증가되다가 다시 소실되고 있으나, 에나멜린은 거의 일정하게 존재한다.

사람의 경우 반성 유전형식의 에나멜질 형성부전증(A1H1)은 X 염색체상의 이 유전자가 원인인 것으로 밝혀지게 되었다. 반성 유전형식을 취하는 것은 X 염색체의 아멜로제닌이 약 90%를 차지하며, Y 염색체의 것은 대부분 활동하지 않기 때문인 듯하다. 그러므로 아멜로제닌은 법의학적으로 성별구분을 하는데 이용하되도 한다.

(2) 에나멜린(enamelin)

에나멜린은 아멜로제닌 만큼 많지는 않지만 성장기의 에나멜아세포에 의해 합성 · 분비된다. 에나멜린은 에나멜질 형성 초기단계부터 일정량이 발현되어 에나멜질 형성이 일어나는 동안 일정하게 유지된다. 에나멜질 형성이 끝나면 에나멜린 양은 감소하나 에나멜질 성숙과정에서 매우 안정된 상태를 보여 성숙한 에나멜질에서도 소량 존재한다(그림 11-39 참조). 그러므로 에나멜질의 에나멜린 함량은 에나멜질 성숙 정도에 따라 양적 변화가 크다.

에나멜린은 에나멜질 형성과정에서 에나멜질 전반에 걸쳐 주로 에나멜질-상아질 경계에 분포하며, 에나멜질 성숙단계의 초기에 일부 소실된다. 분자량이 작은 25kDa, 32kDa, 45kDa 및 56kDa 에나멜린은 성장 중인 에나멜질 내층에서 발견되며, 분자량이 비교적 큰

89kDa, 142kDa 및 155kDa 에나멜린은 성장 중인 에나멜질의 가장 바깥쪽 얇은 층에서만 발견된다. 그럼에도 불구하고 분해되지 않은 에나멜린은 에나멜아세포의 톰스돌기 근처의 표층 에나멜질에서 발견된다. 다양한 에나멜린 분해산물들은 성장 중인 에나멜질 전반에 걸쳐 발견되지만, 주로 에나멜 소주와 에나멜 소주간 에나멜질 부위에 집중되어 나타난다.

에나멜린은 하이드록시아파타이트에 대한 친화력이 크며, 하이드록시아파타이트 결정의 성장을 지연시킨다. 아멜로제닌과 에나멜린은 하이드록시아파타이트 결정의 형태를 조절하는 것으로 알려져 있다. 최근 실험실 실험 결과 돼지의 32kDa 에나멜린은 아멜로제닌과 협동작용하여 에나멜질 하이드록시아파타이트 결정의 결정 형성 물질로 작용하여 석회화를 촉진시킨다는 것이 보고되었다.

(3) 아멜로블라스틴(쉬스린, ameloblastin, sheathlin)

앞서 말한 2가지의 단백질처럼 아멜로블라스틴도 형성기에 발현하여 성숙과 함께 소실된다. 이 단백질도 인산화와 당화 같은 수식을 받는다. 에나멜질 형성기에 다양한 역할을 하는 것으로 볼 수 있다. 쉬스린은 에나멜질 내에서 석회화가 최초로 일어나는 부위에서 발현되기 때문에 에나멜질 형성과정에서 결정 형성물질의 역할을 수행하는 것으로 생각된다.

2) 상아질과 시멘트질의 단백질

상아질과 시멘트질은 에나멜질과는 달리 간엽계에서 유래한 조직으로 그 주요 단백질은 콜라겐이다. 콜라겐에 대해서는 앞에서 다루었기 때문에 여기서는 상아질에서만 볼 수 있는 상아질 인단백질(포스포포린)에 관한 내용을 주로 설명하고 그 밖의 비콜라겐성 단백질에 대하여는 간단히 설명할 것이다.

(1) 상아질 인단백질(포스포포린, phosphophoryn)

상아질 인단백질은 상아질 시알로 인단백질 유전자라는 하나의 유전자에서 상아질 시알로 인단백질(dentin sialophosphoprotein; DSPP)이 합성된 후 *N*-말단부분의 상아질 시알로 단백질(dentin sialoprotein; DSP)과 *C*-말단측의 상아질 인단백질(dentin phosphoprotein; DPP)의 2개로 분리된다. 이 단백질처럼 1개의 유전자에서 1개의 단백질이 합성된 후 이것이 다른 기능을 가진 2개의 단백질로 분리되는 것은 비교적 드문 일이라고 할 수 있다.

상아질 시알로 단백질은 산성기를 지닌 당인 시알산을 포함한 당 사슬을 지니며, 상아질 형성에는 없어서는 안될 단백질이다. 한편 상아질 인단백질은 아미노산 조성이 그 밖의 단백질과는 달리 전체 아미노산 중 아스파라긴산과 세린이 75% 이상을 차지한다(그림 11-40). 그리고 세린의 대부분은 인산화되어 강산성 단백질이다.

인산기나 아스파라긴산의 카르복실기는 칼슘이온에 결합성이 있기 때문에 상아질에서의 석회화 개시나 인산칼슘 침착에 관여하는 것으로 볼 수 있다. 상아질 인단백질은 상아아세포에서 합성되어 상아전질-상아질 경계의 상아질측 석회화 전선에 집중적으로 존재한다(그림 11-41).

(2) 기타 상아질의 비콜라겐성 단백질

뼈나 상아질의 유기질 중 콜라겐 이외의 단백질을 비콜라겐성 단백질이라 한다. 양적으로는 전 단백질의 10% 이하이지만, 산성 단백질이 많고, 하이드록시아파타이트와 상호작용을 하는 것이 있어서 석회화와의 관계가 주목받고 있다. 뼈 Gla 단백질(bone Gla protein; BGP 또는 오스테오칼신)은 사람을 비롯하여 대부분 척추동물의 뼈에서 상당한 양이 존재하며, 상아질이나 시멘트질에는 이 단백질의 함량이 각각 뼈의 1/2과 1/4 정도 존재하고 에나멜질에서는 발견되지 않는다. 이 단백질에 존재하는 감마-카르복실 글루탐산(Gla)으로 인해 칼슘이온과 잘 결합하지만, 그 결합기능은 그다지 강하지 않다. 이러한

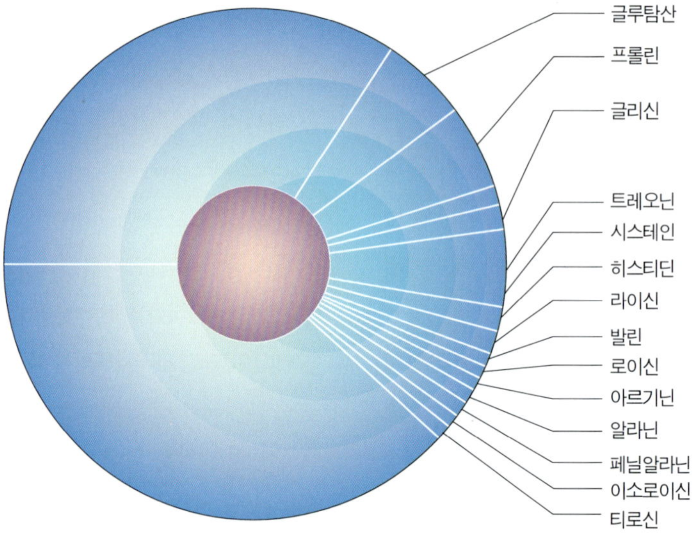

그림 11-40 사람 포스포포린의 아미노산 조성. 사람의 경우 프롤린이 1,000 아미노산 당 49개나 되며, 소, 토끼, 햄스터에서는 7개로 작은 수로 보고되었다. 또 반대로 라이신 잔기는 소, 토끼에서 각각 46 및 43개로 많지만 사람에서는 이보다 훨씬 적다.

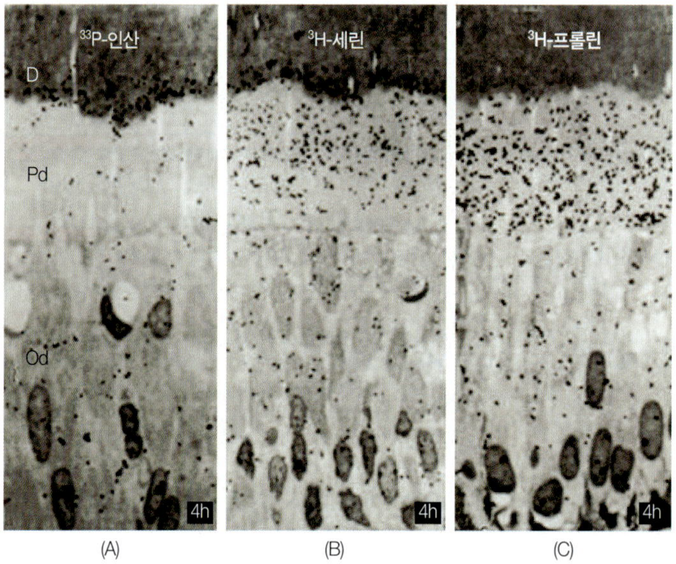

그림 11-41 ^{33}P-인산, ^{3}H-세린 및 ^{3}H-프롤린 투여 4시간 후 쥐 절치의 자기방사선 사진. 인산과 세린을 다량 함유하는 포스포포린(A와 B)은 상아전질-상아질 경계(석회화 전선)의 상아질 측에 집적되어 있는데 반해, 프롤린(C)을 많이 함유하는 콜라겐은 상아전질에 집적되어 있으며, 인산이나 세린처럼 석회화 전선에서는 방사선 활성이 전혀 나타나지 않고 있다. D : 상아질, Pd : 상아전질, Od : 상아아세포

오스테오칼신은 석회화 촉진보다 과도한 석회화를 억제하는 것으로 생각되고 있다. BGP 한 분자에는 3분자의 Gla가 함유되어 있다.

오스테오넥틴은 비콜라겐성 단백질의 20~25%로 많으며, 아미노산 조성에서 아스파르트산과 글루탐산과 같은 산성 아미노산이 많이 함유되어 있으며 당 사슬도 2개나 함유한다. 뼈에는 시알산을 함유하는 비콜라겐성 단백질이 2종류 있다. 시알산을 함유하는 단백질이기 때문에 뼈 시알로 단백질(bone sialoprotein; BSP)이라고도 불린다. 이것은 오늘날 BSP-1과 BSP-2로 불려왔는데 BSP-1은 인산화되어 있으므로 오스테오폰틴이라고 하며, BSP-2를 협의의 BSP라 한다. BSP 역시 아스파르트산과 글루탐산을 많이 함유하며, 당화되어 있다. BSP-2와 오스테오폰틴(osteopontin)은 아미노산 배열 중에 RGD(아르기닌-글리신-아스파르트산)를 함유하고 있어 일종의 부착 단백질로 분류할 수 있다.

CHAPTER 11 POINT

1. 치아와 치주조직은 상피와 대부분을 차지하는 결합조직으로 구성되어 있다.
2. 결합조직은 세포와 콜라겐 등의 세포외기질 성분으로 구성되어 있다.
3. 콜라겐은 몸 단백질의 약 1/3을 차지하며, 3가닥 나선구조의 분자로서 섬유를 형성한다.
4. 콜라겐은 글리신-프롤린-기타 아미노산이라는 배열이 대부분을 차지하며, 하이드록시프롤린, 하이드록시리신이라는 특수한 아미노산을 포함한다.
5. 엘라스틴은 대동맥이나 인대 같은 탄력성이 요구되는 조직에 많이 포함되며, 하이드록시프롤린이 적다는 것과 하이드록시리신이 없다는 것이 콜라겐과의 차이점이다.
6. 프로테오글리칸은 핵심단백질에 글리코사미노글리칸 사슬이 결합한 것으로, 연골이나 기저막에 존재한다.
7. 결합조직에는 파이브로넥틴이나 라미닌 같은 부착 단백질이 존재한다.
8. 콜라겐 분자는 전사, 번역 후 세포 내와 세포 외에서 다양한 수식을 받아 가교를 만들어 콜라겐 섬유를 형성한다.
9. 세포외기질은 기질 금속 프로테아제(MMP)라는 일군의 효소에 의해 분해된다.
10. 치아는 상피에서 유래한 에나멜질과 간엽계 조직에서 유래한 상아질과 시멘트질로 이루어진다.
11. 치아의 무기성분은 단위포의 조성이 $Ca_{10}(PO_4)_6(OH)_2$인 하이드록시아파타이트 결정으로 이루어진다.
12. 불소는 치아의 미량 무기성분으로 존재하며 우식 저항성에 관여한다.
13. 형성기 에나멜질의 유기성분은 아멜로제닌, 에나멜린 등이며 성숙과 함께 아멜로제닌은 소실된다.
14. 상아질의 유기성분은 콜라겐과 상아질 시알로 인단백질 등이 있으며, 상아질에는 뼈에 존재하지 않는 포스포포린이 존재한다.

12 석회화 조직의 생화학

DENTAL BIOCHEMISTRY AND NUTRITION

12 석회화 조직의 생화학

성인 체중의 칼슘(1~2kg) 중 98% 이상이 뼈 속에 존재하고, 나머지 2%는 뼈 구조와 상관없이 생리적으로 중요한 기능을 한다. 세포 내액에 존재하는 칼슘의 농도는 대략 조직 kg당 0.2g이며, 혈중에는 8.8~10.4mg/dL로 들어 있다. 세포 내와 세포 외액의 칼슘이온 유출은 특수한 세포막 성분과 세포 내 소기관 성분에 의해 이루어지는데, 여러 호르몬에 의해 조절된다. 칼슘은 포유류에서 2가지 큰 생체기능을 가지고 있다. 하나는 석회화 조직 내에 아주 풍부한 무기 양이온으로 존재하여 칼슘이 구조적 역할을 하며 골격이 이온에 대한 중요한 저장고로 칼슘 항상성을 조절하는데 관여하며, 다른 하나는 다양한 대사 활성에서 중요한 기능을 하는 것이다. 즉, 신경전달, 심근과 골격근의 수축 등에 관여한다.

I. 혈액 중의 칼슘과 인산

정상 혈액 중의 전체 칼슘농도는 2.5mM(10mg/dL)이다. 하지만 전부 유리 Ca^{2+}이온으로 존재하는 것은 아니다. 그 중 약 1/3은 알부민 등의 혈액 단백질과 결합하고 있다(그림 12-1). 또한 탄산, 구연산 같은 저분자와 결합(착염)하고 있는 것도 있으며, 유리 Ca^{2+}이온은 전체 칼슘의 1/2 정도(1.33mM)이다. 혈액 칼슘농도는 나중에 설명할 세 가지 호르몬에 의해 엄밀하게 조절, 유지되고 있다.

혈액 인산농도는 연령이나 대사상태에 따라 1~2mM(3.1~6.2mg/dL) 내에서 변동하는데 소아의 경우는 높은 수치를 보인다. 인산은 pH에 의해 이온종이 달라지는데 pH 7.4인 혈액일 경우 81%가 HPO_4^{2-}, 19%가 $H_2PO_4^-$, 0.008%가 PO_4^{3-}로 존재한다. pH가 일정하다면 각 이온의 농도비는 일정하다고 보아도 된다. 따라서 하나의 이온종, 예를 들어 HPO_4^{2-}로 전체 인산농도를 대표해서 생각해도 좋다.

혈액 중의 Ca^{2+} 이온과 HPO_4^{2-} 이온의 농도는 하이드록시아파타이트에 대해 과포화이다. 즉, 혈액에서는 하이드록시아파타이트 결정이 생겨서 침전된다고 생각할 수 있지만 실제로는 그렇지 않다. 과포화라는 것은 어디까지나 석회화될 능력이 있다는 것을 의미하는 것일 뿐이지 반드시 석회화된다고 말할 수 있는 것은 아니다. 용해도는 실제로 용해도적(활동도적)이라는 수치를 이용해 각 이온의 포화상태일 때의 활동도(실효농도)의 곱으로 나타낸다. 혈액 중의 Ca^{2+}와 HPO_4^{2-}의 이온 활동도적은 하이드록시아파타이트 포화상태의 이온 활동도적보다도 높다는 것을 알 수 있으며, '혈액 중의 Ca^{2+}와 HPO_4^{2-}의 농도는 하이드록시아파타이트에 대해 과포화' 라고 할 수 있다.

한편 인의 약 500g은 무기인산으로 뼈나 치아에 존재하고 나머지 약 100g은 각종 형태로 연조직이나 세포간

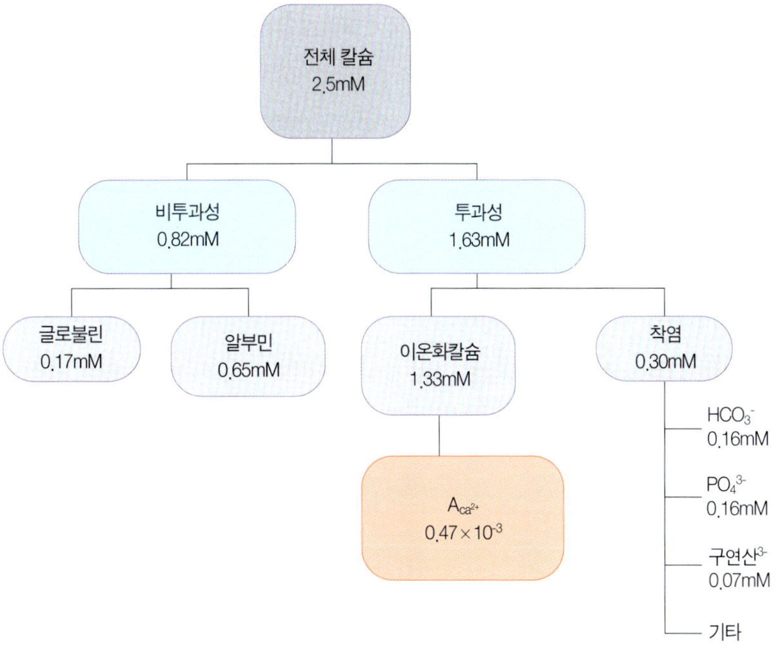

그림 12-1 정상인의 혈액 중 칼슘의 존재 양식(mM) (A: 용해도적)

질액에 존재한다. 이 중 무기인산은 생체 내 완충액의 주 성분으로서 중요한 역할을 하기도 하며, 유기 인산화합물로서 탄수화물, 지방 및 단백질에 함유되며, 생체 내에서 여러 기능을 수행한다. 특히 뉴클레오티드의 인산 에스테르는 ATP와 ADP와 같은 고에너지 인산화합물이나 핵산의 성분으로 중요하다.

Ⅱ. 석회화의 구조

1. 기실소포에 의한 콜라겐성 석회화

혈액 중의 Ca^{2+}와 HPO_4^{2-}는 하이드록시아파타이트에 대해 과포화인데, 왜 경조직 외에서는 석회화 즉 하이드록시아파타이트 결정 생성이 일어나지 않는 것일까? 그 이유는 하이드록시아파타이트 결정의 복잡성 때문이다. 예를 들어 혈액이 과포화라도 단위포를 구성하는 18개의 이온이 용액 내에서 단위포와 같은 위치관계를 취할 때에만(그림 11-27 참조) 결정이 생성되는데, 그 확률은 거의 0에 가깝다. 하지만 하이드록시아파타이트의 미소한 핵이 존재한다면 결정이 성장한다. 이를 석회화 기구의 핵형성설이라 한다(그림 12-2). 그러면 경조직에만 존재하는 핵이란 도대체 어떤 것일까? 그 중 하나가 기질소포(matrix reside)라 할 수 있다.

기질소포는 내부에 하이드록시아파타이트를 포함하며, 그 일부는 기질소포의 막을 뚫고 외부로 돌출되어 석회화의 핵이 될 수 있다. 1967년 보누치(Bonucci C)와 엔더슨(Anderson E)에 의해 골단연골의 세포외기질 내에서 발견되었다. 직경 30~300nm의 막성 소기관으로 간엽계의 경조직 석회화 개시부위에서 공통적으로 관찰된다. 기질소포는 주로 발아에 의해 경조직 형성세포에 의해 만들어지며, 세포외기질의 일정 부위에 국재한다. 이후 이 부위에서 조직 전체의 석회화가 일어난다.

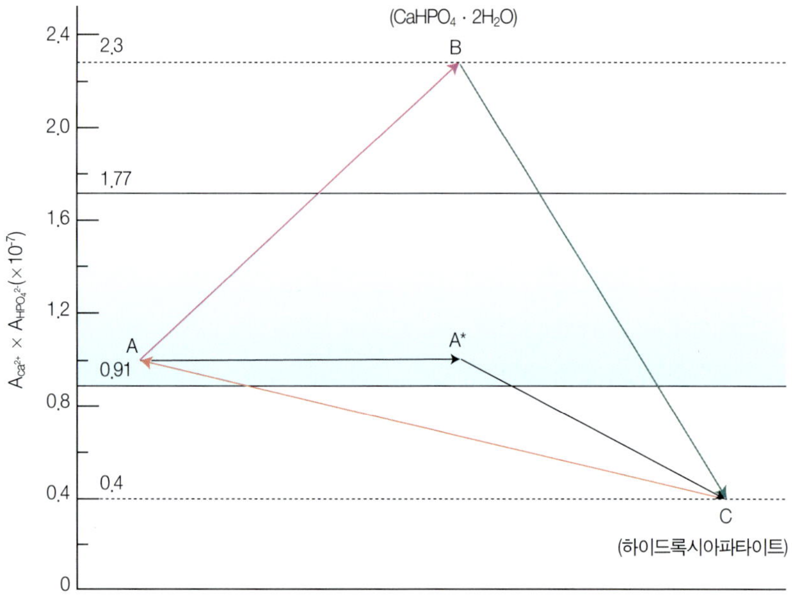

그림 12-2 석회화 기구의 모식도. A점은 혈액의 이온 활동도적이며, 그 정상범위(연한 하늘색으로 표시한 부분) 내에 있는 값을 나타낸다. 하이드록시아파타이트를 형성하기 위해서는 $CaHPO_4 \cdot 2H_2O$가 자연히 석출되는 B점까지 활동도적이 상승하거나(추가 자극설), 결정 형성을 돕는 핵이 존재하여 국소의 용해도적을 높이지 않고 A → A* → C 반응을 진행한다(핵형성설). 만일 하이드록시아파타이트가 형성되면 이 하이드록시아파타이트와 혈액 사이에 AC간의 왕복화살표로 표시한 것 같은 평형이 성립된다.

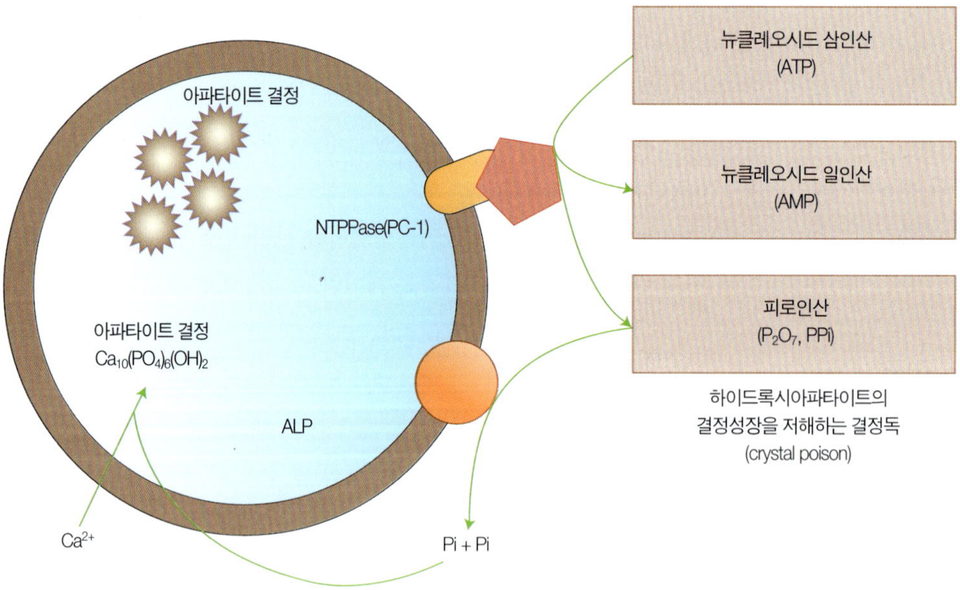

그림 12-3 기질소포에서의 NTPPase와 알칼리 포스파타아제의 역할. 석회화 저해물질인 피로인산은 ATP가 기질소포막 위에 존재하는 NTPPase에 의해 가수분해됨으로써 생산된다. 이 피로인산을 알칼리 포스파타아제가 분해하고 인산을 공급함으로써 석회화는 진행된다. NTPPase는 Plasma cell membrane glycoprotein 1(PC-1)로도 알려진 효소이다. 알칼리 포스파타아제가 결핍된 쥐는 저해물질인 피로인산을 제거할 수 없기 때문에 석회화 부전을 일으킨다는 것이 증명되었다. 이것으로 알칼리 포스파타아제는 석회화 및 그 조절에 관여하는 것으로 밝혀졌고, 알칼리 포스파타아제설이 그 기능적 역할을 달리 생각함으로써 부활한 것이라고 말할 수 있다.

뼈나 상아질의 유기질에서 가장 많은 것은 I형 콜라겐이다. 이 콜라겐 섬유는 64nm 주기의 줄무늬 구조를 갖고 있다(그림 11-3 참조). 석회화 초기에는 이 구조와 일치된 주기적인 석회화물 침착이 나타나기 때문에 그 주기에 따라 핵형성이 일어난다고 생각하였다. 연골의 세포외기질 조성의 특징으로는 아글리칸 등의 대형 프로테오글리칸이 많다는 점과 II형 콜라겐이 존재한다는 점을 들 수 있다. 아글리칸은 그 구성성분인 글리코사미노글리칸이 칼슘을 결합 · 저류하여 하이드록시아파타이트 결정의 성장을 억제할지도 모른다. 또한 II형 콜라겐은 I형 콜라겐보다 짧은 22nm 주기의 줄무늬 구조를 갖고 있어 홀존도 작다고 볼 수 있으며, 따라서 기질소포가 들어갈 수 있는 공간으로는 적합하지 않을지도 모른다. 이러한 이유로 연골에서는 석회화가 일어나지 않는다고 생각한다.

최근 핵형성 조절기구가 밝혀지게 되었다. 기질소포 및 그 주변에 존재하는 알칼리 포스파타아제가 석회화 저해물질인 피로인산을 가수분해하여 제거함으로써 석회화를 촉진시킴과 동시에, 특정 장소에서 피로인산으로부터 유래된 인산농도를 높여 석회화를 더욱 촉진시킨다는 것이다(그림 12-3).

2. 치아와 뼈의 석회화 특징

1) 뼈의 개조(리모델링)

평균적인 우리나라 성인남성의 경우 전신의 칼슘은 약 1kg이며, 그 중 99%는 뼈조직과 치아에 존재한다. 성인은 칼슘 출입의 균형이 ±0이지만, 발육기에는 이 칼슘 균형이 +인 것에 비해, 50세를 지날 무렵부터는 -가 된다. 따라서 이 연령대 중 특히 여성들은 급격한 골량 감소를 보이며, 이는 폐경 후 골다공증으로 이어진다는 것이 사회적으로도 이미 잘 알려져 있고, 치료하기에도 어려운 질환으로 인식되고 있다(그림 12-4).

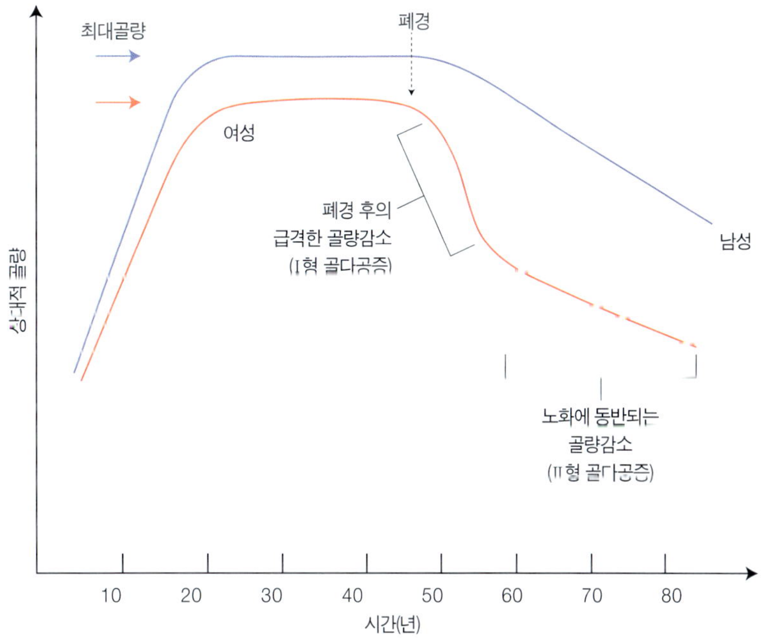

그림 12-4 성장과 더불어 나이가 증가함에 따라 동반되는 골밀도의 변화. 사람의 골밀도는 30세 무렵에 정점(최대골밀도)에 이르며, 그 후 나이가 들어갈수록 감소한다. 특히 여성에서는 폐경 후 10년간의 골밀도의 감소가 현저하고, 또 최대골밀도를 남성과 비교하면 낮기 때문에 골다공증에 이환되기 쉽다.

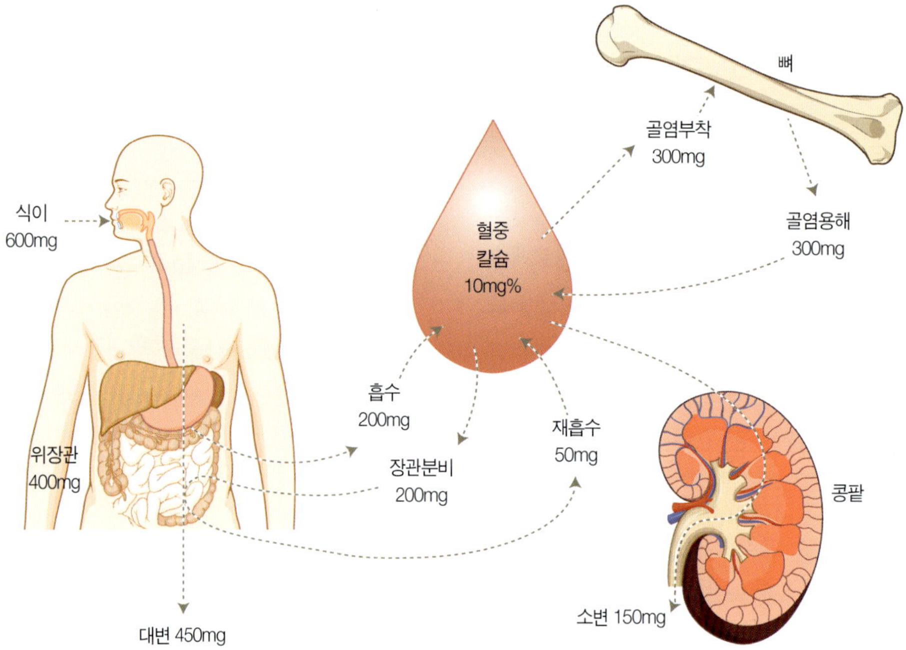

그림 12-5 평균적인 성인남성의 체내 1일 칼슘의 이동

어떤 조직에서 칼슘 수요가 생겼을 경우 그 조직에 칼슘을 공급하기 위해 우선 혈중으로 칼슘이 동원된다. 이때 장관으로부터 흡수된 것만으로는 모자라기 때문에 뼈조직에 저장되어 있던 칼슘이 사용된다(그림 12-5). 즉 뼈조직에서는 혈액을 통해서 칼슘과 인산이 전신의 각 조직세포의 필요에 맞게 공급된다. 한편 공급에 의해 뼈조직에서 감소된 칼슘은 이후 장관으로부터 흡수된 것에 의해 재충전된다는 것이 칼슘 이동의 원리이다. 따라서 뼈조직에서는 석회화와 탈회, 즉 뼈의 개조(리모델링)가 반복해서 이루어지고 있다. 이렇게 해서 혈중 칼슘농도가 유지되고 있는 것이다.

2) 치아 석회화 특징

치아는 칼슘 저장이라는 역할은 하지 않기 때문에 개조현상도 나타나지 않는다. 상아질의 세포외기질 성분인 유기질은 I형 콜라겐이 주체이다. 형성기의 상아질에는 기질소포도 보이며, 뼈조직의 석회화 기구와 거의 같은 기질소포에 의한 콜라겐성 석회화로 볼 수 있다. 상아질 인단백질은 상아질에서만 볼 수 있는 단백질이며, 국재부위에서도 석회화 개시에 관여한다는 것을 시사하고 있다(11장 포스포포린 참조).

에나멜질의 석회화는 에나멜질에서만 볼 수 있는 아멜로제닌과 에나멜린이 맡고 있다. 하지만 에나멜질의 석회화보다 항상 상아질의 석회화가 먼저 일어난다. 형성기 에나멜질은 형성기의 상아질과 접해 있기 때문에 에나멜질에서는 상아질에서 형성된 하이드록시아파타이트를 핵으로 하여 석회화한다고 볼 수 있다. 에나멜 단백질은 석회화를 개시하는 작용이라기보다는 형성된 하이드록시아파타이트 결정의 성장을 효율적으로 촉진하도록 작용한다고 볼 수 있다. 에나멜 단백질은 형성기나 미성숙기의 에나멜질에 풍부하게 존재하는데 성숙이 진행됨에 따라 분해되어 성숙 에나멜질의 경우는 전체 단백질의 1% 이하까지 감소한다.

석회화의 정도로 보면 형성기와 성숙기의 2가지로 나

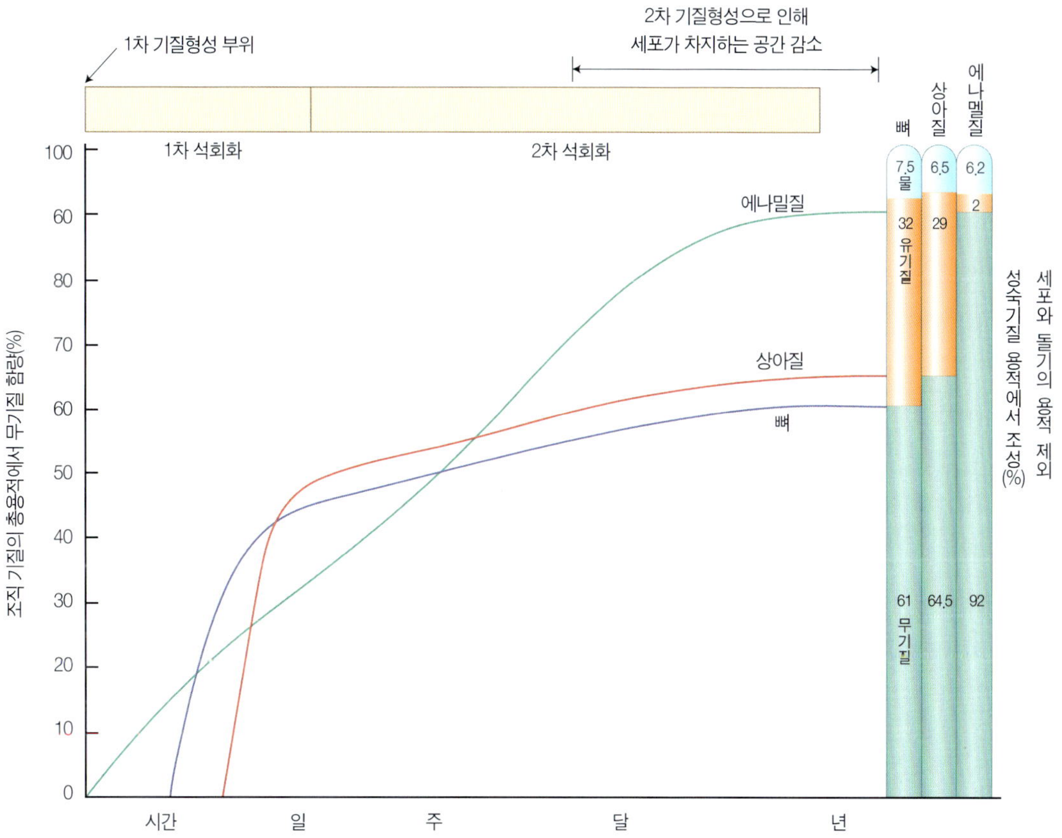

그림 12-6 에나멜질과 상아질의 석회화 진행 비교

된다. 이를 에나멜질 형성의 2단계설이라 한다(그림 12-6). 한편 상아질의 석회화는 1단계에서 진행된다. 세포외 기질 성분인 I형 콜라겐은 탈가되지 않고 잔존하기 때문에 석회화 정도도 60~70%에 머문다.

석회화의 기구가 맨 처음 발표된 것은 1920년대 로비슨(Robison R)에 의해 제창된 추가자극설이며, 다른 이름으로는 알칼리 포스파타아제설이다. 당시 석회화물은 제2인산칼슘($CaHPO_4 \cdot 2H_2O$)으로 알려져 있었다. $CaHPO_4 \cdot 2H_2O$에 대해 혈액의 Ca^{2+}와 HPO_4^{2-}는 불포화 상태이기 때문에, 혈액으로부터 석회화는 일어나지 않는다. 그래서 석회화가 일어나는 부위에서는 인산농도를 올리는 기전이 작용한다고 생각했다. 그 인산의 공급원으로 해당계의 기질인 글루코오스 6-인산 등을 예로 들었고, 이들로부터 인산을 유리하는 알칼리 포스파타아제가 작용하여 국소의 인산농도가 높아지면 석회화된다고 제창하였다. 하지만 뼈조직 뿐만 아니라 석회화를 일으키지 않는 장관이나 소장 등에서도 알칼리 포스파타제 활성이 높다는 점 등 몇몇 모순점이 지적되었다.

한편 노이만(Neuman MA와 Neumann WF) 부부는 1958년 다음과 같은 실험을 했다. 이들은 혈액과 같은 이온조성을 가진 용액을 조제하고 여기에 유기질을 제거한 뼈의 무기질 분말을 투입하여 충분한 시간동안 방치한 후 용액의 이온 조성이 어떻게 변화하는지 관찰하였다. 그 결과 예상외로 용액중의 Ca^{2+}와 HPO_4^{2-}의 이온농도는 서서히 저하되고, 그 만큼의 Ca^{2+}와 HPO_4^{2-}가 뼈 분말에 침착되었다. Ca^{2+}와 HPO_4^{2-}의 이온농도가 더 이상 감소되지 않는 이온적과 골염의 용해도적이 같아지는 시점에서 Ca^{2+}와 HPO_4^{2-}의 이온농도를 구함으로써 골염의 용해도적을 구할 수 있게 되었다. 이 결과 혈액은 골염 즉 하이드록시아파타이트에 비해 불포화 상태가 아니라 오히려 과포화 상태에 있다는 것을 알게 되었다. 이 관찰로 뼈의 무기질은 제 2인산칼슘이 아닌 하이드록시아파타이트라는 것을 알게 되었다. 그리고 '혈액은 뼈의 무기질인 하이드록시아파타이트에 대해 과포화' 라는 결론에 이르렀다. 그렇다면 '혈액은 언제라도 석회화능이 있는데 비해 연조직은 왜 석회화되지 않는 것일까' 하는 의문이 생기게 되었다. 결론부터 말하면 이것이 석회화의 핵형성설(에피탁시설)이며, 석회화의 핵이 석회화조직 외에는 존재하지 않는다는 것이 이 설의 중심이다.

먼 옛날 연금술사들이 활약하던 시절, 용액으로 어떤 결정을 만드는 유명 연금술사가 있었다. 그는 그의 비밀을 사람들에게 밝히고 싶어 하지 않았다. 그의 비밀이란 용액의 바로 위에서 수염 난 턱을 손으로 훑어내는 것이었다. 그렇게 한다고 해서 왜 결정이 생기는 것일까. 턱을 훑으면 비듬 같은 피부 부스러기가 떨어져서 그것이 용액 내에서 핵이 되어 결정이 성장한다고 여겼다. 노이만 부부의 실험에서는 투입된 하이드록시아파타이트인 뼈 분말(골분) 자체가 핵이 되어 하이드록시아파타이트 결정이 성장하였다. 하지만 골분을 투입하기 전에는 하이드록시아파타이트 결정이 결코 생기지 않는다. 이러한 핵을 동종핵이라 한다. 한편 유명 연금술사가 했던 방법은 결정과는 다른 물질이 핵이 되는 것이므로 이종핵이라 한다. 석회화 조직은 동종핵과 이종핵 모두가 석회화에 관여한다고 볼 수 있다(그림 12-7).

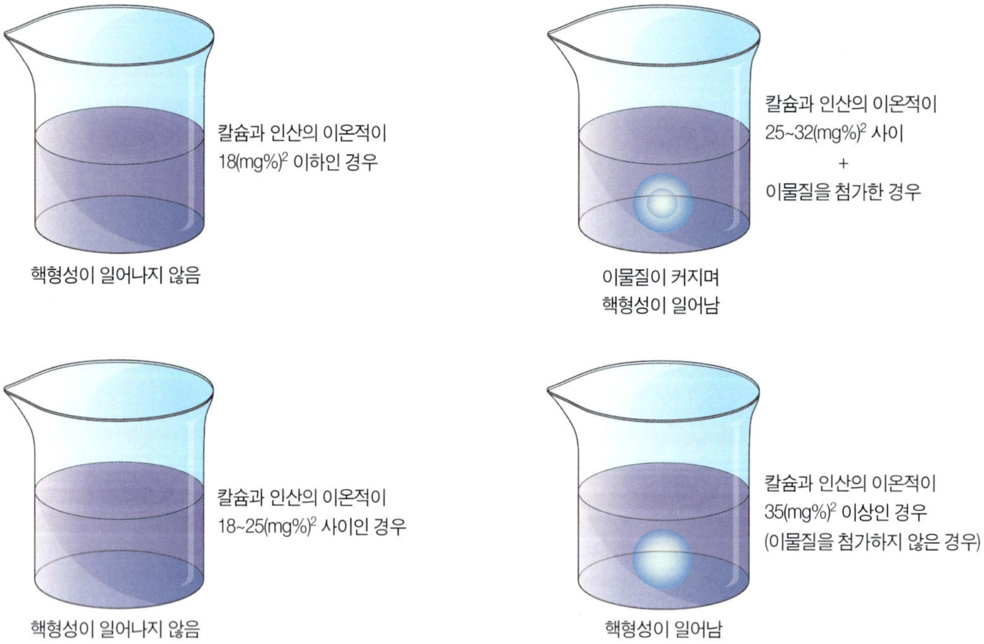

그림 12-7 석회화에 있어 동종핵형성과 이종 핵형성. 혈액의 평균 칼슘과 인산의 이온적 이하인 18 $(mg\%)^2$ 이하에서는 핵형성이 일어나지 않으며, 평균 이온적인 18~25$(mg\%)^2$ 사이에서도 핵형성이 일어나지 않는다. 골염의 용해도적인 32$(mg\%)^2$ 사이의 25~32$(mg\%)^2$에서는 이물질을 가하지 않을 경우 핵형성이 일어나지 않으나, 여기에 이물질을 가할 경우 결정과는 다른 이물질에 핵형성이 일어나 그 크기가 커진다. 이러한 핵형성을 이종핵형성이라 한다. 그러나 골염의 용해도적을 훨씬 넘는 35$(mg\%)^2$ 이상에서는 이물질을 가하지 않아도 핵형성이 일어난다. 이러한 핵형성을 동종핵형성이라 한다.

III. 뼈의 생성과 흡수

1. 골아세포(뼈모세포)와 파골세포(뼈파괴세포)

뼈조직에서는 뼈의 생성과 흡수, 즉 뼈의 개조가 항상 일어나고 있다. 뼈조직의 석회화 기구는 기질소포에 의한 콜라겐성 석회화였다. 그러면 이 석회화에 관여하는 세포는 어떤 세포일까?

1) 골아세포(osteoblast)

기질소포는 주로 발아에 의해 경조직 형성세포로 만든다고 설명했는데, 그 세포는 골아세포이다. 골아세포는 분화에 의해 I형 콜라겐과 기타 뼈기질성분(그림 11-22 참조)인 오스테오넥틴, 오스테오칼신, 오스테오폰틴, 뼈시알로단백질, 그리고 알칼리 포스파타아제 등을 생산한다(그림 12-8). 골아세포는 Runx2라는 유전자에 의해 미분화 간엽계 세포에서 골형성 세포로 분화가 결정된 세포이다. 골아세포는 보통 골량 표면에 존재한다. 오스테오칼신은 뼈 Gla 단백질이라 불린다. Gla란 γ-카르복실 글루타민산 잔기를 말하며 비타민 K 의존성 카르복실라아제에 의해 글루타민산에 또 하나의 카르복실기가 부가되어 생성된다. 오스테오칼신은 카르복실기에 의한 Ca 결합성이 강하며, 과잉 석회화를 억제하는 것으로 알려져 있다. 또한 오스테오칼신만이 분화 후기에 발현하는

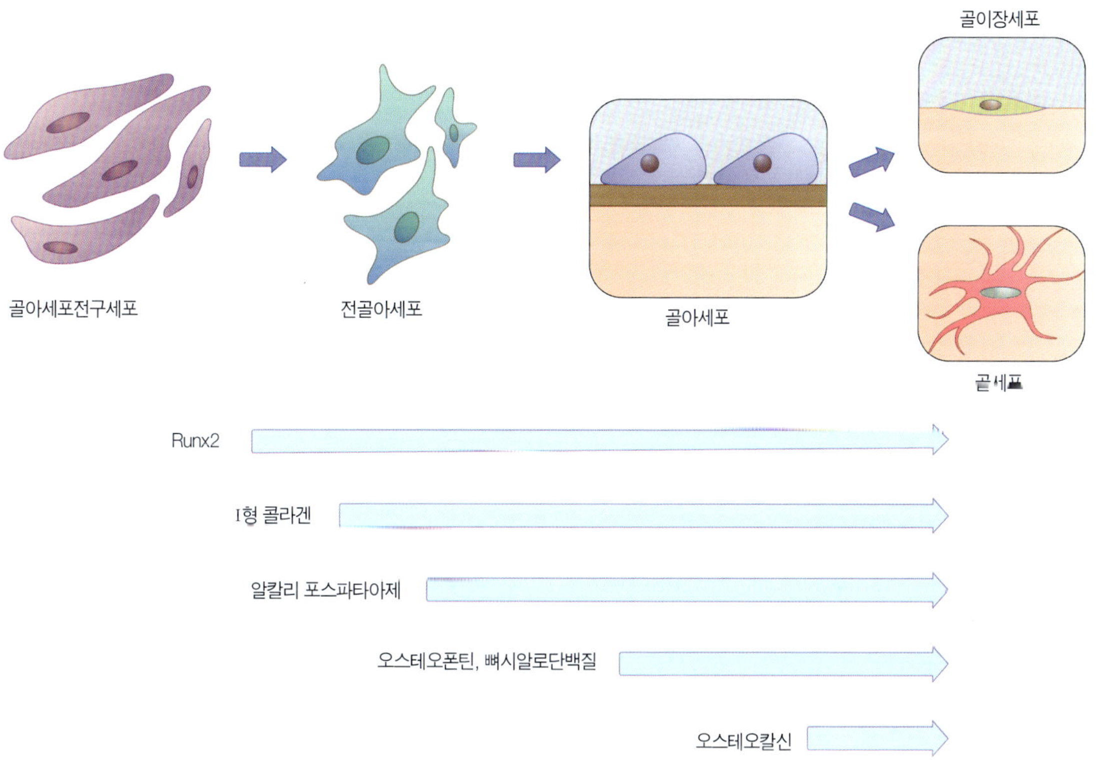

그림 12-8 골아세포의 분화와 뼈 기질 형성. Runx2를 발현한 골아세포 전구세포는 전골아세포, 골아세포로 분화하여 뼈 형성을 한다. 전골아세포에서는 알칼리 포스파타아제와 I형 콜라겐 발현이 나타나며, 초기 골아세포는 다시 오스테오폰틴과 뼈시알로단백질을, 그리고 성숙 골아세포는 이들과 함께 오스테오칼신도 발현한다. 이렇게 골아세포는 분화에 의해 단계적으로 골기질 단백질을 발현해 나간다.

단백질이기 때문에 골아세포 분화의 좋은 지표가 된다.

2) 파골세포(osteoclast)

뼈의 흡수에 관여하는 세포는 파골세포이다. 파골세포는 독특한 형태적 · 생화학적 특징을 갖는다(그림 12-9). 파골세포는 극성을 갖는 다핵 거대세포이며, 뼈에 접해있는 쪽은 파상연을 지니고 그 주위를 봉쇄하듯이 뼈기질인 오스테오폰틴과 인테그린을 통해 결합하고 있다. 즉, 파골세포는 분화과정에서 여러 개의 전구세포가 융합하여 여러 개의 핵을 갖는 큰 세포가 된다. 그리고 세포의 뼈에 접해 있는 쪽에는 파상연이라는 구조가 생기며, 뼈에 접해 있지 않은 쪽에는 이 구조가 없고 주로 수용체 분자를 발현하기 때문에 '극성을 갖는다'라고 말하는 것이다. 반대쪽 세포 표면에는 많은 수용체를 발현하고 있다. 파상연에서는 뼈 무기질을 녹이는 H^+이온과 유기기질을 분해하는 카텝신 K(cathepsin K) 등의 단백질 분해효소를 분비하여 뼈를 흡수한다. 이 결과 파골세포가 부착된 골면에는 하우십와라는 함몰이 생긴다. 뼈기질에는 골아세포를 활성화하여 뼈형성을 촉진하는 인자가 포함되어 있으며, 뼈흡수에 의해 그 인자가 유리되어 뼈의 첨가가 다시 일어난다. 이렇게 해서 뼈의 생성과 흡수가 반복적으로 일어난다.

3) 파골세포 활성화 기구

파골세포는 골아세포와는 달리 혈액원성 세포(대식세포계 조혈세포)에서 유래한다. 이 파골세포가 되는 세포는 혈액을 타고 온몸을 도는데, 파골세포가 뼈조직에만 존재하는 이유는 무엇일까? 파골세포로 분화 유도되는 기구에 그 답이 있다.

전구세포에서 파골세포로의 분화유도는 그 신호가 골

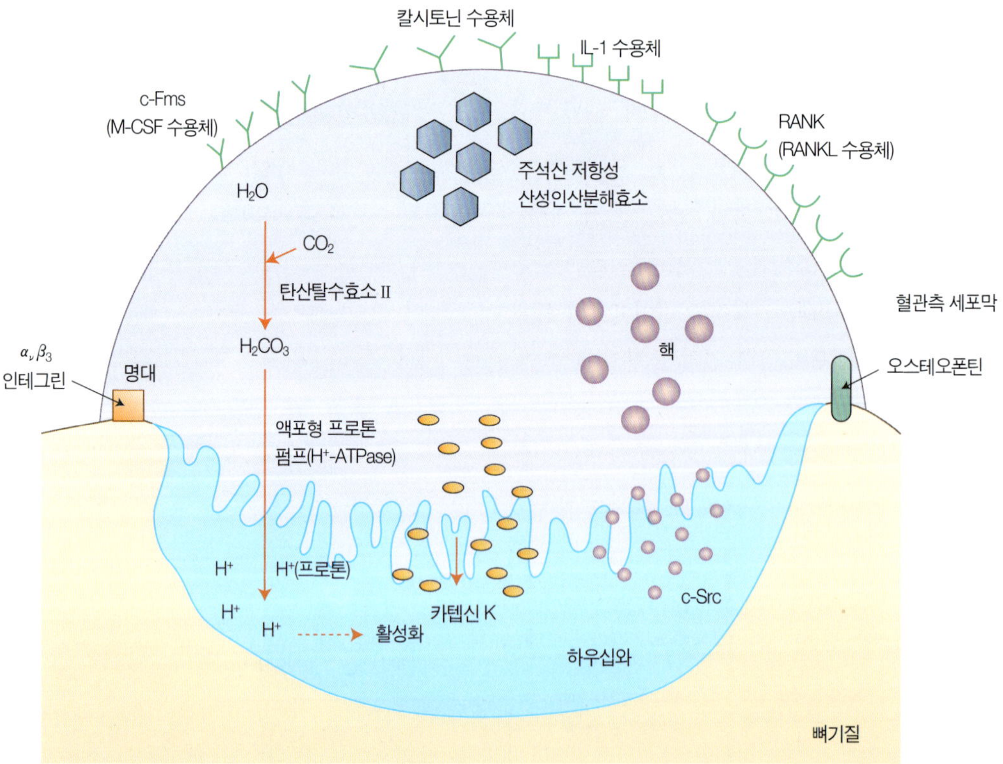

그림 12-9 파골세포의 형태적 및 생화학적 특징

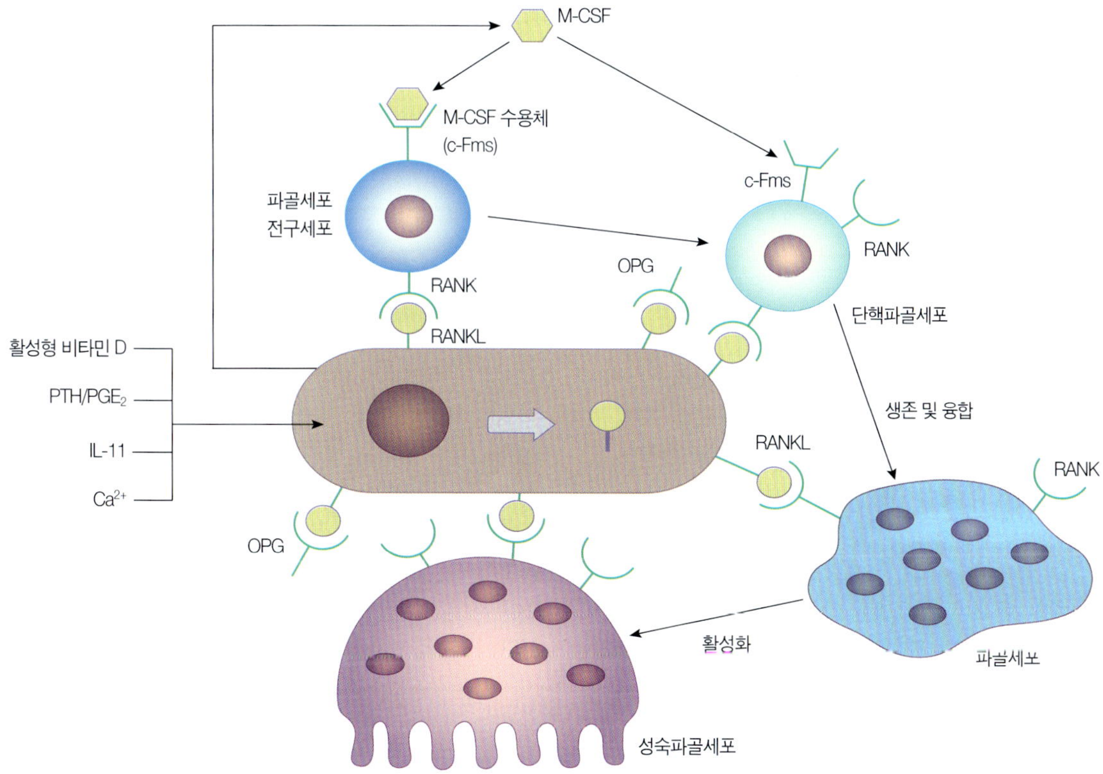

그림 12-10 파골세포의 분화와 흡수기능 기전

아세포를 경유하여 전달된다. 세포에서 분비된 신호 전달분자가 결합조직의 세포외기질 부분에 확산되어 인접세포에 도달하거나(주위분비, paracrine), 혈액을 타고 원격세포나 조직, 장기에 도달하여(내분비, endocrine) 이들 정보를 그 표적에 전한다. 하지만 골아세포가 분비하는 파골세포로의 분화유도를 촉진하는 분자 중 하나인 RANKL이라는 분자는 위의 내용과는 다른 형식으로 신호전달을 한다. 즉 분비 후 세포에서 떨어져 확산되지 않고 골아세포의 표면에 결합한 상태로 신호 분자로 작용하는 것이다(접촉분비, juxtacrine). 따라서 파골세포의 전구세포, 즉 대식세포계 조혈세포는 스스로 골아세포가 있는 곳으로 오지 않으면 RANKL의 신호를 받지 못한다. 즉 뼈조직이 있는 곳으로 오지 않으면 전구세포는 파골세포가 될 수 없기 때문에 파골세포는 뼈 조직에만 존재하는 것이다(그림 12-10).

골아세포에서 파골세포의 전구세포로 보내는 신호는 RANKL 외에 M-CSF라는 분자도 필요하다. 부갑상선호르몬이나 활성형 비타민 D 등의 칼슘 대사조절 호르몬은 파골세포를 활성화하고 혈중 칼슘농도를 상승시키는데, 이러한 신호전달 수용체는 파골세포에는 없으나 골아세포에 있다. 즉 골아세포를 경유하여 파골세포를 활성화한다.

파골세포의 활성화가 제대로 이루어지지 않으면 뼈 흡수가 제대로 되지 않고, 골수강이 협착되어서 뼈가 경화되는 대리석골병이 된다.

2. 혈중 칼슘 조절 호르몬

체내에서의 칼슘 이동에 관해서는 앞에서도 설명했는데, 받아들이는 입구인 소장, 저장 공간인 뼈조직, 배설

■■ 표 12-1. 혈중 칼슘 조절 호르몬의 표적기관 및 작용

호르몬(분비 장기)	표적 기관			혈중 칼슘
	소장	뼈	콩팥	
부갑상선호르몬(PTH, 부갑상선)		○	○	증가
칼시토닌(CT, 갑상선)		○		감소
활성형 비타민 D(콩팥)	○	○		증가

구인 콩팥의 세 장기의 조직이 칼슘의 동태에 관여하고 있다. 이들은 혈중 칼슘의 항상성 유지에 관여하고 있으며, 혈중 칼슘 조절 호르몬의 표적 기관이기도 하다. 혈중 칼슘조절 호르몬에는 부갑상선호르몬(parathyroid hormone; PTH, 부갑상선에서 분비), 칼시토닌(calcitonin; CT, 갑상선에서 분비), 활성형 비타민 D(콩팥)의 3가지가 있다(표 12-1). 그 중 하나인 비타민 D는 명칭은 비타민이지만 호르몬처럼 작용하고 있다.

1) 부갑상선호르몬(PTH)

부갑상선을 상피소체라고도 하므로 PTH 역시 상피소체호르몬이라고 말하기도 한다. 부갑상선은 좌우 2쌍, 즉 총 4개가 갑상선 뒤쪽에 존재한다. PTH의 합성분비는 칼슘과 활성형 비타민 D에 의해 억제성으로 조절되고 있다. 부갑상선에는 칼슘 수용체가 있어, 혈중 칼슘농도 상승을 감지하여 합성을 억제하고, 농도가 저하되었을 경우에는 합성을 촉진한다.

인간의 성숙형 PTH는 분자량 9,500으로 84잔기의 아미노산으로 이루어진 폴리펩타이드이다. 대부분의 호르몬에서 볼 수 있는 것처럼 PTH도 아미노산 115잔기의 전구체로 합성되며 소포체, 골지체에서 수식을 받아 성숙형이 되어서 분비된다.

PTH의 뼈조직에 대한 작용은 골아세포를 통해 파골세포에 간접적으로 작용하여 분화와 활성화를 촉진한다. 그 결과 혈중 칼슘농도는 상승한다. 그러나 PTH가 분비되는 것은 앞에서 말한 것처럼 혈중 칼슘농도가 저하되었을 때이므로 그 저하된 값을 정상값으로 되돌려 놓는 것이라고 생각하면 된다.

PTH는 콩팥에 대해 세 가지 작용이 있다. 첫째는 근위세뇨관에 존재하는 1α-수산화효소라는 비타민 D 활성화 효소의 합성을 촉진한다. 따라서 뼈에 대한 직접적인 작용과 함께 비타민 D를 통해 간접적으로도 혈중 칼슘농도를 상승시키는 작용을 한다. 둘째는 원위세뇨관에서의 Ca^{2+} 재흡수를 촉진하고 소변 내에 칼슘이 배설되는 것을 억제하며 혈액 칼슘농도를 유지한다. 셋째는 근위세뇨관에서의 인산 재흡수를 억제하여 소변 내의 인산 배출을 증가시킨다(인산뇨 야기). 칼슘과 HPO_4^{2-}의 용해도적이 일정하기 때문에 혈중 HPO_4^{2-}의 농도 저하는 보다 고농도의 혈중 칼슘을 허용하게 되며 간접적으로 칼슘치를 상승시킨다.

2) 칼시토닌(calcitonin; CT)

칼시토닌은 갑상선의 칼시토닌 분비세포(C 세포) 또는 방세포라 불리는 세포에 의해 만들어지며, 인간의 성숙 칼시토닌은 32개의 아미노산으로 이루어진 펩타이드 호르몬으로 내분비된다.

칼시토닌 분비세포에도 부갑상선과 동일한 칼슘 수용체가 존재하기 때문에 혈중 칼슘농도를 감지하는데, PTH와는 반대로 칼시토닌은 혈중 칼슘농도 상승에 의해 합성이 촉진되며, 저하되었을 경우에는 합성을 억제한다.

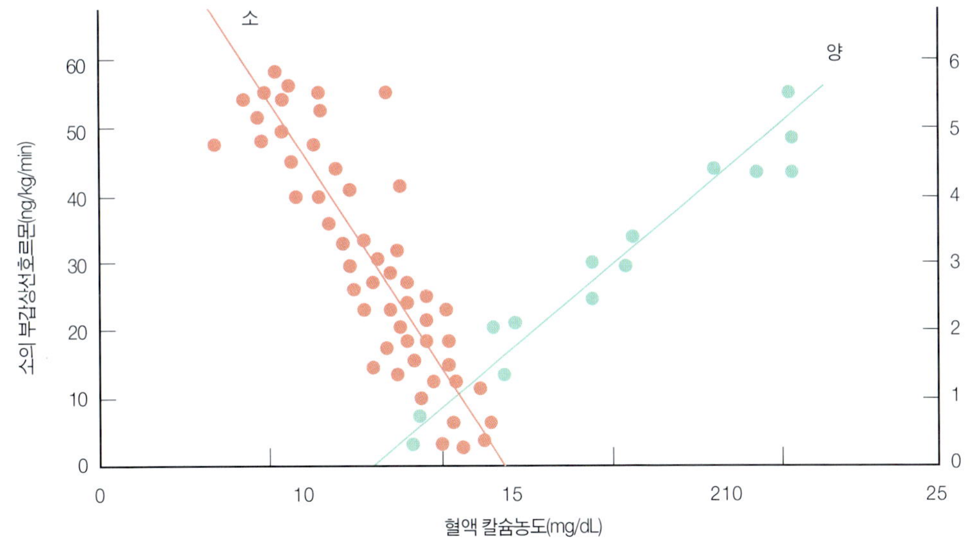

그림 12-11 부갑상선호르몬과 칼시토닌 분비에 의한 혈액 칼슘농도의 영향

따라서 그 작용은 PTH와 길항한다(그림 12-11). 두 호르몬 중 어느 것이 분비되는지는 정상 혈중 칼슘농도의 10mg/mL를 기준으로 엄밀하게 조절되고 있다.

칼시토닌은 파골세포의 활성을 억제하여 혈중 칼슘농도를 저하시킨다. 파골세포의 파상연 반대쪽에는 칼시토닌 수용체가 존재하며, 이 수용체를 통해 파골세포의 활성을 억제한다. 하지만 갑상선을 적출하여 칼시토닌이 분비되지 않는데도 혈중 칼슘농도가 정상적으로 유지되고 있는 점 때문에 최근에는 혈중 칼슘의 항상성 유지에 관한 칼시토닌의 역할에 의문이 제기되고 있다

3) 활성형 비타민 D

비타민 D는 화학구조상 콜레스테롤 유도체이며 지용성 비타민에 속하고 '항구루병인자'인 것이 잘 알려져 있다. 비타민 D에는 곁사슬 구조의 차이에 따라 D_2~D_7의 6계열이 있는데, 활성이 있는 것은 D_2와 D_3 계열이다. 하지만 실제로 칼슘 대사에 관여하는 활성형 비타민 D는 [1α, $25(OH)_2D_3$]로 표기되며 콩팥에서만 생산된다. 따라서 현재는 비타민이라기보다는 호르몬으로 보고 있다.

생체 내에서 비타민 D의 대사경로 중 맨 처음 단계는 자외선에 의한 프로형 7-디하이드로콜레스테롤에서 비타민 D_3로 변환되는 것이며, 자외선을 받는 피부에서 주로 일어나고 일부 음식물에서도 유래한다. 비타민 D_3는 혈류를 타고 간에 도달하여 25-수산화효소에 의해 곁사슬 25위치의 탄소가 수산화를 받는다($25(OH)D_3$). 이후 콩팥으로 이동하여 1위치의 탄소가 1α-수산화효소에 의해 수산화를 받아 1α, $25(OH)_2D_3$가 되어 활성형 비타민 D로 작용한다(그림 12-12).

1α, $25(OH)_2D_3$는 소장을 표적기관으로 하여 칼빈딘 D라고 불리는 칼슘 결합단백질의 합성을 촉진한다. 이 단백질은 세포질에 존재하며 세포 내에 운송된 칼슘과 결합함으로써 Ca^{2+} 농도 상승에 의한 칼슘염의 침전을 막는 일종의 완충 단백질로 볼 수 있다. 그 결과 소장에서의 Ca^{2+} 흡수 항진이라는 역할을 맡는 것으로 알려졌다.

1α, $25(OH)_2D_3$는 뼈조직도 표적으로 한다. 골아세포 내에는 비타민 D 수용체가 있다. 지용성인 활성형 비타민 D는 세포막을 투과하여 비타민 D 수용체와 결합하고 뼈 형성에 관여하는 I형 콜라겐과 뼈기질 단백질 발현의 전사인자로 작용하며, 이들 단백질의 생산을 촉진한다. 또한 1α, $25(OH)_2D_3$는 골아세포의 RANKL이라는 단백질

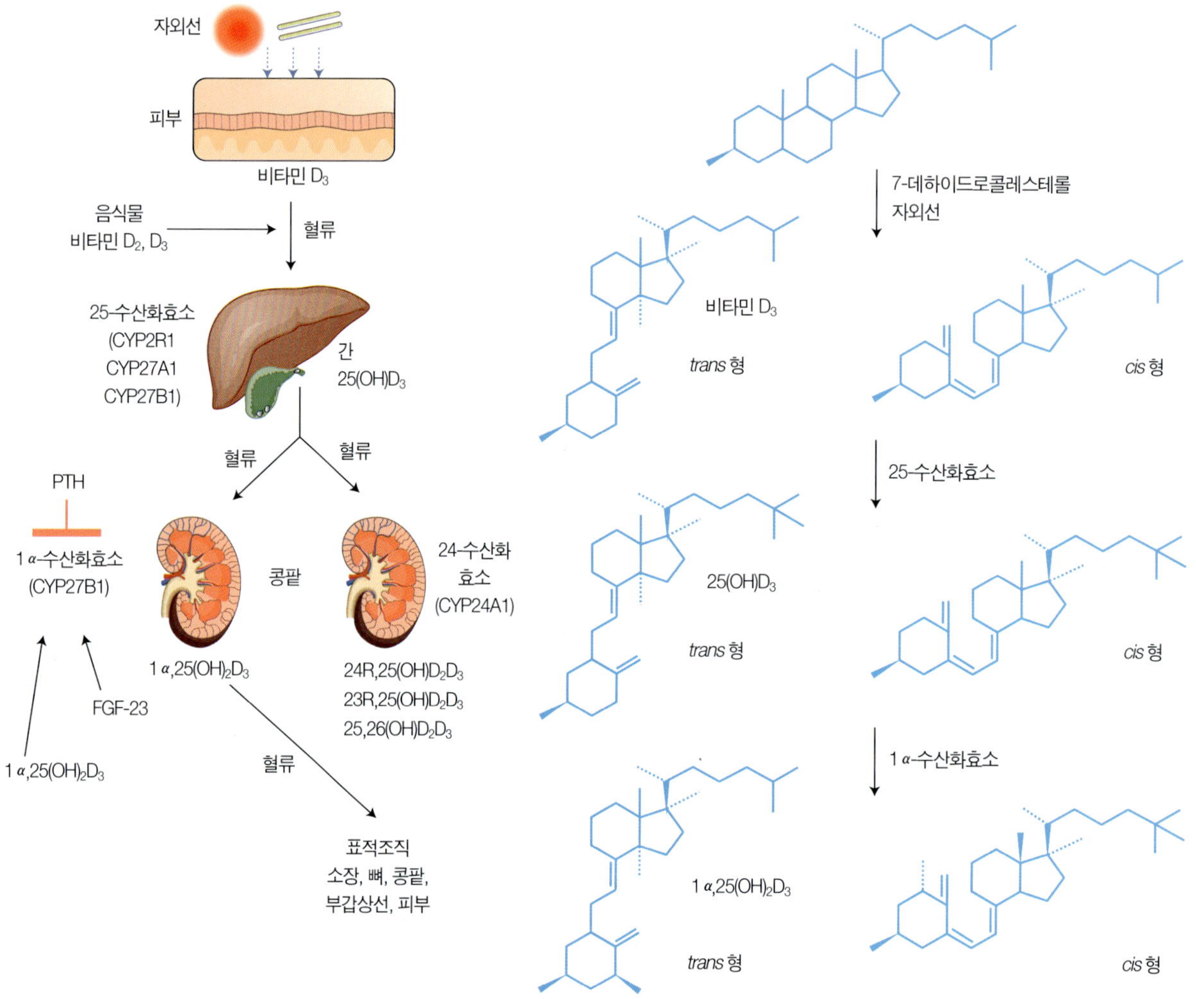

그림 12-12 비타민 D_3 계열의 대사. 피부에서 만들어진 비타민 D_3는 혈류를 통해 간으로 옮겨져 25-수산화효소(25-hydroxylase, CYP2C11)에 의해 25 위치가 수산화되어 $25(OH)D_3$가 된다. 나아가 $25(OH)D_3$는 콩팥으로 옮겨져 1α 위치가 수산화되어 $1\alpha,25(OH)_2D_3$로 대사된다. 콩팥에서 활성형 비타민 D_3의 생성은 엄격히 조절되고 있다. PTH는 1α-수산화효소를 유도하며, $1\alpha,25(OH)_2D_3$와 FGF-23은 이 반응을 억제한다.

발현도 유도하며, 그 결과 골아세포를 활성화하여 뼈가 흡수되고 혈중 칼슘농도가 상승한다.

PTH는 콩팥의 1α-수산화효소의 합성을 촉진하는데 PTH는 상승한 칼슘농도에 의해 합성 분비가 억제되기 때문에 그 결과 1α-수산화효소의 합성 촉진은 해제된다. 또한 1α-수산화효소는 $1\alpha, 25(OH)_2D_3$에 의해 직접 되먹임 억제를 받는다(그림 12-12). 이와 같이 칼슘농도의 항상성 유지는 여러 번에 걸쳐 조절이 이루어지고 있다.

비타민 D 수용체를 소실한 녹아웃 마우스는 구루병과 비슷한 증상을 보인다. 하지만 칼슘과 인을 충분히 섭취시키면 정상적인 뼈 형성이 일어나기 때문에 비타민 D의 뼈 형성 촉진작용은 뼈 형성에 필요한 칼슘과 인을 체내에 도입시키는 간접적인 작용이라는 것이 밝혀지게 되었다.

IV. 치아의 탈회와 재석회화

치아의 탈회란 치아의 무기 고체성분인 하이드록시아파타이트가 산(H^+)에 의해 용해되는 현상을 말한다. 치근부가 노출되지 않은 치아를 예로 들면, 치아우식증은 에나멜질에서 시작된다. 에나멜질은 95%가 하이드록시아파타이트로 만들어지기 때문에 치아우식증의 시초는 에나멜질의 탈회라고 말할 수 있다. 치아를 탈회하는 산은 구강 내에 항상 존재하는 세균이 치아표면에 붙어 형성한 치태라는 일종의 바이오필름 내에서 그 세균이 음식물(탄수화물) 등에서 생산하는 젖산을 비롯한 유기산이다. 이에 비해 치아의 용해란 그 의미하는 바가 더욱 넓다. 불용성 아파타이트가 가용화되는 현상도 용해이며, 단백질을 주체로 하는 거대분자의 유기성분이 분해되는 과정도 용해라 한다.

치의학 분야에서 치주질환(치주병)과 더불어 양대 질환의 하나인 치아우식증에 관해서는 다양한 과목에서 각각의 입장에서 다각적인 면으로 배우고 있지만, 치아우식증이란 본질적으로는 치아의 탈회와 용해이다. 여기에서는 치아우식증이라는 중요한 질환의 이해를 돕도록 가능한 기초적 및 화학적인 문제를 중심으로 다룰 것이다.

1. 치아의 탈회와 킬레이트 작용

1) 산에 의한 하이드록시아파타이트의 탈회와 재석회화

세균이 생산하는 산이 치아를 용해하고 치아우식증을 유발한다는 산탈회설(화학세균설 또는 화학기생설)은 1890년 밀러(Miller D)에 의해 제창되어, 에나멜질의 우식에 관해서는 지금도 널리 받아들여지고 있다. 에나멜질의 하이드록시아파타이트가 산에 의해 용해될 때 그 구성요소인 칼슘과 인산에 관해 용액 내에서는 다음과 같은 평형상태에 있는 경우 이것을 단순화시켜 다음과 같이 나타낼 수 있다.

$$HA + H^+ \rightleftarrows Ca^{2+} + HPO_4^{2-} \quad \cdots\cdots (1)$$

이때 질량작용의 법칙에 따라 평형상수 K_{eq}는 다음 식으로 나타낸다.

$$K_{eq} = \frac{[Ca^{2+}][HPO_4^{2-}]}{[H^+]} \quad \cdots\cdots (2)$$

(1) 식에서 알 수 있듯이 하이드록시아파타이트의 용해를 지배하는 인자로서 수소이온농도와 용액 속에 공존하는 칼슘 및 인산이온의 두 가지 이온농도가 있다. 온도 등의 조건이 변화하지 않는 이상 K_{eq}는 일정하므로 용액의 pH가 떨어지고, 수소이온(H^+) 농도가 증가하면 하이드록시아파타이트는 H^+와 반응하여 용해되어 칼슘이온과 인산이온의 농도가 증가하므로 평형상태를 유지하게 된다. 즉 이 식의 우변이 일정 값을 취한다는 것은 분모인 H^+ 농도가 일정(pH가 일정)하다면, 분자 즉 Ca^{2+} 농도와 HPO_4^{2-} 농도의 곱이 일정하다는 것이다. 식 (1)에서 고체인 HA는 식 (2)에서는 일정 값이 주어지기 때문에(평형상수에 포함하여 생각할 수 있기 때문에) 식 (2)의 우변에는 포함하지 않아도 된다.

예를 들어 pH가 7인 중성 상태에 있었던 것이 pH 5로 되었다고 하자. pH가 2만큼 작아진다는 것은 H^+ 농도가 100배가 된다는 것이다. 즉 분자가 100배가 되면 분모도 100배가 된다. 그러기 위해서는 식 (1)의 평형은 오른쪽으로 이동하게 되어 하이드록시아파타이트가 더욱 용해되고, Ca^{2+} 농도와 HPO_4^{2-} 농도는 증가한다. 그리고 HPO_4^{2-}는 다른 평형관계, 즉 $HPO_4^{2-} + H^+ \rightleftarrows H_2PO_4^-$이기 때문에 HPO_4^{2-}는 감소한다. 이를 보완할, 그리고 하이드록시아파타이트가 용해되는 상태에서 pH가 감소하면 어떤 점을 경계로 급격히 하이드록시아파타이트의 용해도가 증가한다. 이 경계가 되는 pH를 임계 pH라고 한다.

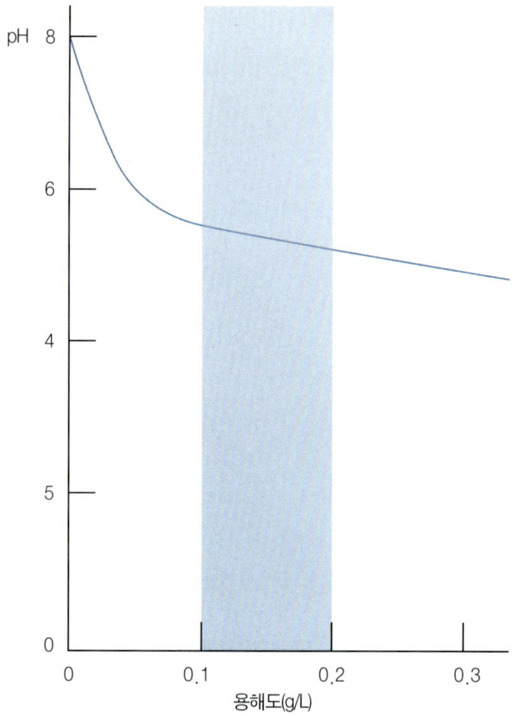

그림 12-13 pH에 따른 하이드록시아파타이트의 용해도. pH 8에서 pH를 점차 내렸을 때 하이드록시아파타이트의 용해도를 나타내며 pH 5.5 근처에서 갑자기 떨어지는 것을 볼 수 있는데 이 pH를 임계 pH라 한다.

하이드록시아파타이트는 pH 5.5 부근이 임계 pH이다(그림 12-13).

또한 용액 내에 존재하는 Ca^{2+} 농도와 HPO_4^{2-} 농도가 하이드록시아파타이트의 탈회에 영향을 준다는 것도 식(1)은 의미하고 있다. 타액도 혈액과 마찬가지로 하이드록시아파타이트에 대해 과포화이며, 그 정도는 타액이 더 높다. 따라서 식(1)은 중성 pH에서는 왼쪽으로 진행하고, 산성 pH(예를 들면 pH 5)에서는 오른쪽으로 진행한다.

치태가 붙은 치면에서는 치태에 포함된 세균이 당에서 생산되는 산에 의해 pH가 변동한다(p.322~326참조). 즉 탄수화물 섭취(식사 직후)와 식간기에 식(1)의 반응은 오른쪽으로 진행하거나 왼쪽으로 진행한다. 이는 에나멜질의 하이드록시아파타이트는 미시적으로는 상시 탈회와 재석회화를 반복하고 있다는 것을 의미한다. 그리고 장기간 경과되면 탈회와 재석회화 중 하나가 우세하게 됨으로써 우식이 되든지, 우식이 되더라도 재석회화하여 건강한 상태로 돌아올지 결정된다.

에나멜질은 생물학적 재생 능력이 없지만 백반이라 불

■ 표 12-2. 사람 상악 제 1대구치 협측면의 우식 진단 및 7년 경과 후의 결과(총 치아 수 194)

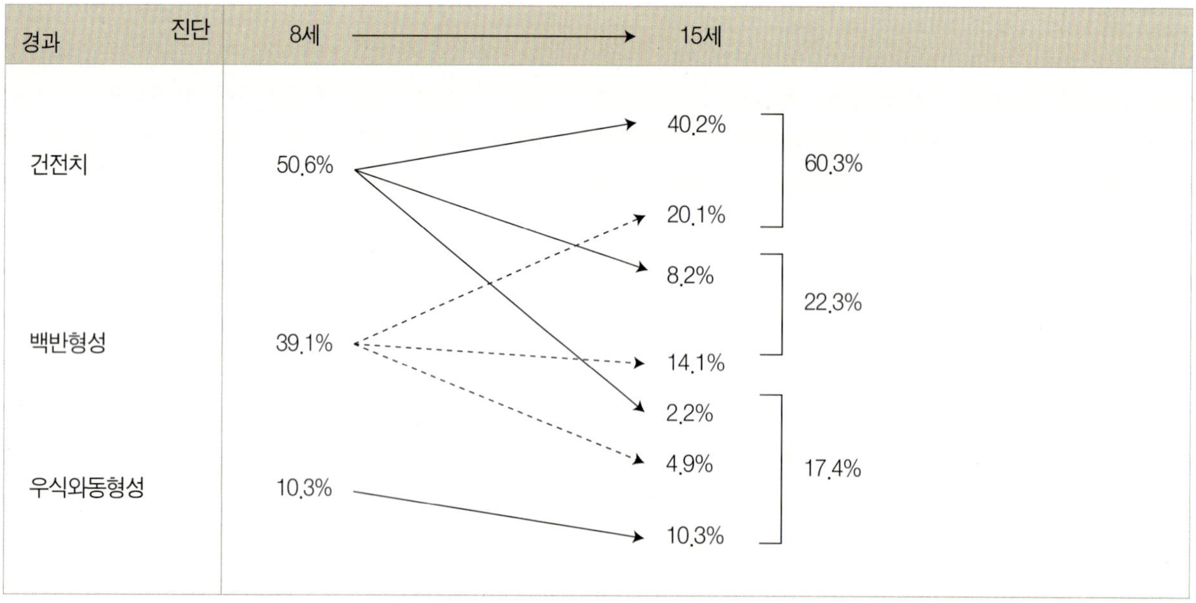

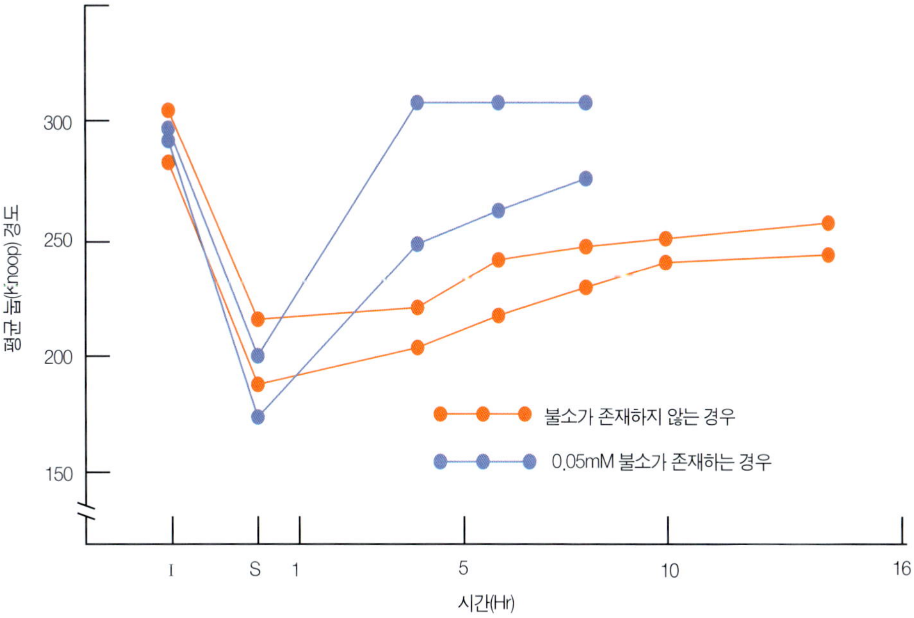

그림 12-14 에나멜질 표면의 재석회화와 불소의 영향. I는 탈회 전, S는 1.0mM 초산 내에서 4시간 탈회 후를 나타낸다. 이어서 0.05mM 불소를 포함(•-•-•) 또는 포함하지 않는(•-•-•) 인산칼슘(Ca : 1.5mM, Ca/P : 1.67) 용액(pH 7.3) 내에서 재석회화 시켰다. 반응은 37℃에서 2시간 간격으로 용액을 교환하고 각각 동일한 조건에서 2열씩 놉 경도의 변화를 측정하여 측정결과를 그림으로 나타냈다.

리는 초기 우식 병소가 존재하는 것으로 보아 자연치유 가능성이 관찰되어왔다. 8세 아동에서 제 1대구치 협측면에 형성된 백반을 7년 경과 후 15세에 어떻게 되었는지 관찰했더니, 확실히 건강한 상태로 자연 수복된 것과 우식 와동 형성으로 진행된 것이 있었다(표 12-2). 즉 실험을 통해 타액이 탈회된 에나멜질을 미약하나마 재석회하하며, 특히 칼슘과 인산 용액을 사용하면 치아의 경도가 90% 회복되는 것을 밝혔다. 재석회화에 대한 불소의 영향은 지대하며 0.05mM 농도의 불소 존재 하에서 재석회화 속도를 4배까지 증가시키고, 원래의 치아 경도까지 회복되는 것이 관찰되어 불소이온에는 재석회화 촉진 효과가 있다는 것도 실험을 통해 밝혀졌다(그림 12-14).

2) 킬레이트 작용과 킬레이트제

킬레이트란 그리스어 *chela*가 어원으로 게의 집게발을 의미하며 분자 내의 2개 이상의 기능기가 1개의 금속이온과 배위 결합함으로써 형성되는 특수한 복합체를 의미하며, 이 성질을 지닌 물질을 킬레이트제라고 한다. 킬레이트 분자는 금속이온을 그 일부로서 환상화합물을 형성한다.

EDTA(에틸렌디아민사초산)는 강력한 킬레이트 작용을 지닌 물질로, 경조직인 뼈나 치아의 탈회에 자주 쓰인다. 이는 산을 이용할 경우에 비해 유기 기질 성분의 손상이 훨씬 적기 때문이다. 소듐 또는 포타슘염을 사용하면 중성 용액 중에서 킬레이트 화합물이 생성된다. 칼슘이온과 EDTA의 킬레이트 화합물은 가용성이고, 상당히 안정적이다. 이 복합체의 정확한 구조는 아직 확실하지 않지만, EDTA 분자가 대개 칼슘이온을 바구니처럼 둘러싸고, 그 양쪽의 질소 원자와 각 카르복실기의 산소원자 1개가 중앙의 칼슘이온과 배위결합한다(그림 12-15).

생체 구성성분인 아미노산, 펩타이드, 당대사 중간산물 및 최종산물 등은 카르복실기와 인산기, 수산기 등을

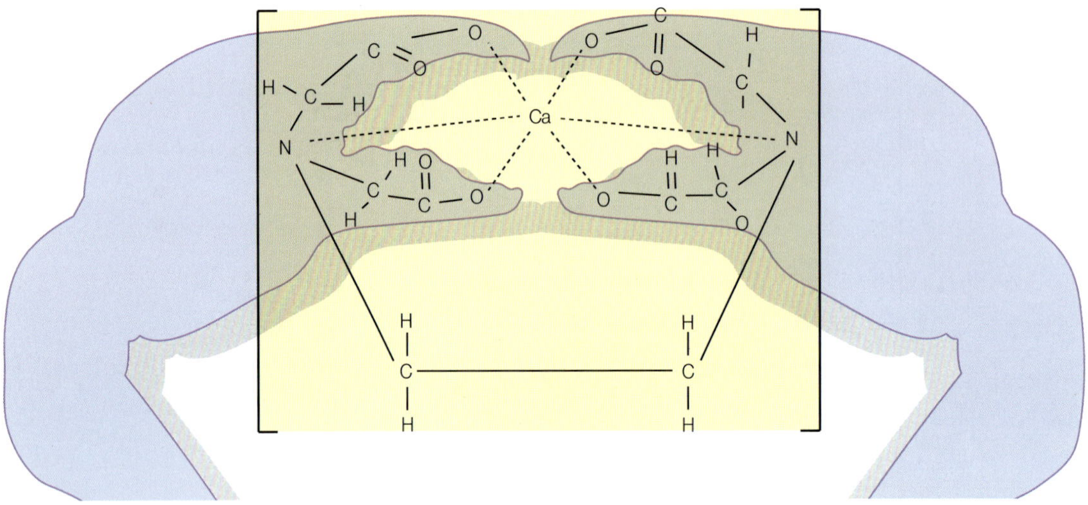

그림 12-15 에틸렌디아민사초산(EDTA)과 칼슘이온의 킬레이트 화합물

■ ■ 표 12-3. 각종 유기 킬레이트제에 의한 에나멜질 분말로부터 용해되는 칼슘의 양

킬레이트제	pH		용출된 칼슘 양	
	실험 전	실험 후	mg/25mL	용출 %
D, L-세린	7.6	8.0	1.18	3.5
트리글리신	7.5	7.8	2.42	7.3
사과산염	7.4	7.1	2.70	8.1
젖산염	7.2	6.6	0.51	1.5
글루콘산염	7.6	7.2	1.30	4.0
구연산염	7.8	7.1	4.10	12.3
에틸렌디아민사초산		8.1	31.4	94.6
물(대조군)	8.0	8.1	0.008	0.01

사용한 완충액은 암모니아-염화암모늄 완충액(pH 8.8), 또는 인산완충액(pH 7.2)이며, 에나멜질 분말(25mg/dL)에는 칼슘 33.2%을 함유하고 수시로 교반하여 37℃에서 배양하였다.

지니며, 이것들이 Ca^{2+}와 다수의 배위결합을 만든다. 이를 유기 킬레이트제라고 부르며, 킬레이트 작용은 약하다(표 12-3). 배위결합된 Ca^{2+}는 유리이온과는 다르기 때문에 앞에서 설명한 식(1)에서의 Ca^{2+}는 그만큼 농도가 감소하는 즉 탈회반응을 하게 된다. 따라서 H^+농도(또는 pH)와 상관없이 반응은 오른쪽 방향으로 진행하게 된다. 킬레이트 작용은 일반적으로 산성 쪽보다 알칼리성 쪽에서 강하기 때문에 중성~알칼리성에서의 탈회는 이 킬레이트 작용에 의한 것이 크다. 그러나 실제 에나멜질 치아우식증에 얼마나 관여하는지에 대해서는 의문시되고 있다. 킬레이트 결합의 의의는 용액 중의 유리이온농도를 떨어뜨리는데 있다. 유리이온농도의 저하는 유리이온농도에 의존하는 여러 과정에 곧바로 영향을 준다. 예를 들어 중성용액 상태에서 극히 불용성인 인산칼슘을 쉽게 용해시킬 수 있다.

납의 EDTA 킬레이트 화합물은 칼슘보다 상당히 안정적이다. 이것은 납중독이 일어난 경우 체내의 납을 제거하는데 이용된다. 납 이온은 뼈의 인산칼슘 중에 흡착되지만, 칼슘의 EDTA 킬레이트 화합물을 투여함으로써 제거된다. 이온교환이 일어나서 납-EDTA 복합체가 오줌으로 배설된다. 칼슘이온과 혈장 단백질의 결합이 혈장 중에서의 유리 칼슘이온 유지에 중요하다. 전체 칼슘농도보다 이온화된 칼슘농도가 생리상태에서는 더 중요하다. 만일 혈장의 pH가 증가하면 좀 더 많은 단백질의 카르복실기가 칼슘이온과 결합하지만, 전체 칼슘 양은 일정하여 변하지 않아서 이온화된 칼슘의 양은 감소된다.

CHAPTER 12 POINT

1. 혈액 내의 칼슘농도는 2.5mM이며, 그 중 약 반이 유리 이온으로 존재한다. 혈액 인산농도는 1~2mM이다.
2. 뼈의 석회화는 콜라겐 섬유의 주기 구조가 일치한 주기적인 부분보다 기질소포에 의한 석회화물의 침착으로 나타난다.
3. 기질소포는 경조직 형성 세포에 의해 만들어지며, 내부에 포함된 하이드록시아파타이트가 석회화의 핵이 된다.
4. 혈액 칼슘과 인산은 석회화물인 하이드록시아파타이트에 대해 과포화이다.
5. 석회화 침착물이 핵이 되어 혈액에서 칼슘과 인산이 공급되며 석회화가 진행한다.
6. 알칼리 포스파타아제는 석회화 저해물질인 피로인산을 가수분해하여 석회화를 촉진한다.
7. 뼈조직은 칼슘을 저장하고 혈액을 통해 전신의 조직 · 세포에 공급한다. 하지만 치아는 그 역할을 하지 않는다.
8. 뼈조직은 석회화와 탈회, 즉 뼈의 개조(리모델링)가 항상 이루어지고 있다. 뼈의 개조는 골아세포와 파골세포가 맡고 있다.
9. 에나멜질의 경우 에나멜 단백질인 아멜로제닌과 에나멜린이 석회화를 맡고 있다.
10. 에나멜질은 2단계로 석회화하는데 비해 상아질은 1단계로 석회화한다.
11. 골아세포는 분화에 의해 콜라겐 외에 오스테오칼신 등의 골기질 단백질을 발현한다.
12. 골아세포를 경유하여 파골세포로의 분화유도 시그널이 전해진다.
13. 파골세포는 뼈를 녹이는 H^+이온과 단백분해효소를 분비한다.
14. 혈액 칼슘농도는 부갑상선 호르몬, 칼시토닌, 활성형 비타민 D의 작용에 의해 2.5mM으로 유지되고 있다.
15. 부갑상선호르몬(PTH)은 뼈조직과 콩팥에 작용하며 혈액 칼슘농도를 상승시킨다.
16. 칼시토닌(CT)은 파골세포에 작용하며 혈액 칼슘농도를 저하시킨다.
17. 활성형 비타민 D는 뼈조직과 소장에 작용하며 혈액 칼슘농도를 상승시킨다.
18. 하이드록시아파타이트는 pH가 저하되면 pH 5.5 부근을 경계로 급격하게 용해도가 상승한다. 이를 임계 pH라고 한다.
19. 에나멜질은 조건에 따라 재석회화한다.

13 타액 생화학

DENTAL BIOCHEMISTRY AND NUTRITION

13 타액 생화학

타액은 구강 내로 들어온 음식물에 처음으로 작용하는 소화액이며, 이것을 대상으로 많은 분야에서 연구하고 있다. 여기에서는 타액 생화학을 주제로 특히 타액의 조성에 중점을 두고 기술할 것이다. 타액은 그 분비선이 단일한 것이 아니라 3개의 대타액선과 몇 개의 소타액선에서 분비되며, 제각기 분비되는 타액의 조성은 모두 다르다.

Ⅰ. 타액의 조성과 기능

구강 내는 항상 타액으로 습윤상태를 유지하고 있다. 타액은 3대 타액선(이하선, 설하선, 악하선)과 구강점막에 다수 존재하는 소타액선에서 분비된다. 타액성분은 수분 99.5%, 무기질 0.25%, 유기질 0.25%이다. 타액의 분비량은 개인에 따라 차이가 크며, 성인의 경우 하루에 약 1,000mL(500~1,500mL)이다. 이처럼 1일 분비량은 소변양에 필적할 만한데, 배설을 목적으로 한 소변과는 달리 타액은 삼키게 되어서 대부분 다시 체내에 흡수된다. 또한 타액의 분비 속도는 안정 시와 자극 시에 따라 크게 다르다(표 13-1).

타액의 비중(1.002~1.008)은 분비량이 증가하면 그 비중도 증가하는데, 혈장의 비중(1.055~1.066)보다는 낮다. 타액의 대부분은 물이며, 미량의 무기질과 유기질이 포함되어 있다. 이러한 무기질과 유기질은 양적으로는 매우 적지만 타액의 여러 작용과 밀접하게 관련되어 있다. 타액의 주요 작용에는 세정작용, pH 완충작용, 석회화 작용, 소화작용, 항균작용, 윤활작용 등이 있다. 또한 타액은 의치의 유지에도 중요한 작용을 한다.

1. 무기질

타액 내의 무기질에는 주로 포타슘, 염소, 소듐, 중탄산염, 칼슘, 무기인산, 그리고 미량의 원소로 불소 등이 있다(표 13-2). 이러한 무기질은 타액의 여러 작용 중 삼투압, pH 완충작용, 석회화 작용과 깊이 관련되어 있다.

표 13-1. 안정 시와 파라핀 자극 시 타액분비속도의 판정기준

분비량(mL/min)	매우 적다	적다	정상
안정 시 타액	0.1 이하	0.1~0.25	0.25~0.35(평균 : 0.30)
자극 시 타액	0.7 이하	0.7~1	1~3(평균 : 1.5)

■ ■ 표 13-2. 인간의 타액 및 혈장(혈액)의 pH와 무기질 농도

	이하선 타액		악하선 타액		전 타액		혈장
	안정시	자극시	안정시	자극시	안정시	자극시	
pH	5.8	7.7	6.5	7.4	6.7	6.8~7.5	7.35~7.40
중탄산염	1.0	22~23	2~4	14~16	5.0	15~50	23~32
소듐	1.5~2.5	30~55	3~4	25	4~6	26	135~140
포타슘	24~28	13~22	14~15	13	22	20	3.5~5.5
칼슘	1.0	1.0	1~1.6	1.6~2	1.5~4	1.5~3	2~2.5
마그네슘	0.1~0.2	0.02	0.05~0.1	0.035	0.2	0.15~0.2	1~1.5
염소	17~22	17~33	11~12	16-26	15	30~100	95~100
무기인산	10	3	4~6	2	6	4	1~1.5
암모니아	0.9	0.06	0.7	0.04	12	4~8	0.08~0.11
로단염	-	3	-	-	15	7~16	0.1~1.5
요오드	4~10	2~15	12	6	4~24	15~180	3~8(결합형)
불소	3	2	-	-	8~25	2~20	10~20

농도 표시는 중탄산염(mmol/L), 소듐(mmol/L), 포타슘(mmol/L), 칼슘(mmol/L), 마그네슘(mmol/L), 염소(mmol/L), 무기인산(mmol/L), 암모니아(mg/dL), 로단염(mg/dL), 요오드(μg/dL), 불소(μg/dL)로 나타냈다.

1) 칼슘과 인산

안정 시 타액 중의 칼슘함량은 평균 6.3mg/dL(2.2~11.3mg/dL), 인산함량은 평균 19mg/dL (6.1~71.0mg/dL)이다. 따라서 타액 중의 칼슘과 인산농도는 혈장 이상으로, 인산칼슘에 대해 과포화 상태이다. 칼슘의 일부는 탄산가스와 복합체를 형성하여 용해되어 있으며, 탄산가스를 제거하면 이 칼슘은 침전된다. 이러한 사실은 타액 중 칼슘 유지에 탄산가스가 중요한 역할을 한다는 것을 시사해 준다.

타액 중의 칼슘과 인산농도가 인산칼슘에 대해 과포화로, 이것은 중성 pH 조건 하에서의 이야기이고, 타액의 pH가 떨어지면 특정 pH에서 포화된 상태가 없어지게 된다. 이 pH를 임계 pH라 하며, 이 pH 이하에서는 치아의 무기질이 용해된다. 이 임계 pH는 타액 중에 함유된 칼슘과 인산의 농도에 따라서 다르지만, 통상 pH 5.5 근방이다. 이 pH의 칼슘 및 인산의 포화도 관계는 치아우식 발생 기전을 설명하는데도 중요하다.

2) 기타 무기성분

타액 중의 무기성분으로는 이미 앞에서 기술한 칼슘과 인산 이외에도 용이하게 검출되는 이온으로 소듐, 포타슘, 로단(SCN^-), 염소 등이 있으며, 미량 존재하는 이온으로는 불소, 요오드, 붕소, 규산, 철, 주석 등이 있다. 타액 중의 불소 함량은 불소의 치아우식증 억제효과와 연관해서 관심을 끌고 있다. 불소의 경우 화학적 방법에 의해 측정할 경우 0.1~0.2ppm이었는데, 그 후 불소 전극을 이용한 이온형 측정에서는 0.01~0.05ppm으로 상당히 낮은 수치를 나타내는 것으로 보아 타액 중에서는 대부분 불소가 결합형으로 존재한다는 것을 알 수 있다. 이와 같이 낮은 농도의 불소가 치아에 직접 영향을 주는지의 여부는 확실하지 않지만, 타액 중의 불소가 치태 내의 높은 불소 농도(평균 67ppm)의 공급원일 가능성이 있다.

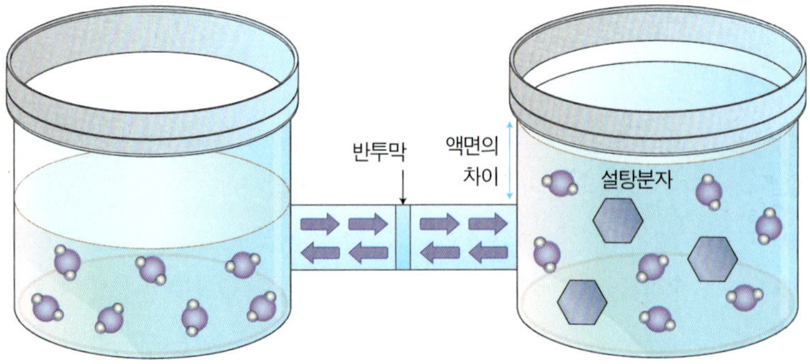

그림 13-1 삼투압. 반투막(세포막과 셀로판막처럼 물은 자유롭게 통과할 수 있지만 분자량이 큰 물질은 통과하지 않는 막)을 사이에 두고 농도가 다른 용액이 접해 있을 경우, 농도가 낮은 용액으로부터 물이 침투하여 농도가 높은 용액을 묽게 해서 같은 농도가 되게 하려고 할 때 생기는 힘(그림은 설탕의 예).

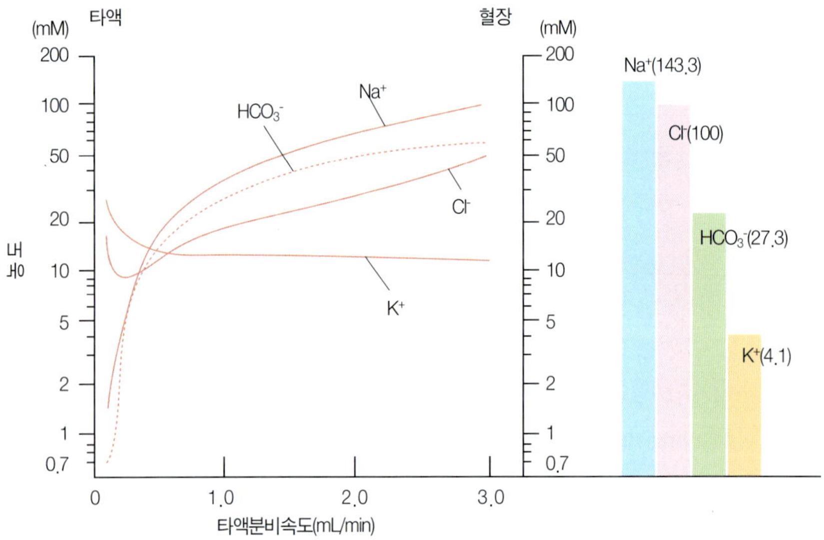

그림 13-2 타액의 무기이온농도와 분비속도와의 관계

3) 삼투압

타액의 삼투압(그림 13-1)과 관련된 무기질은 소듐이온(Na^+), 포타슘이온(K^+), 염소이온(Cl^-), 중탄산이온(HCO_3^-)이다. 선방부에서 만들어진 원타액은 혈장과 등장이다. 삼투압이 혈장과 같은 용액을 등장액이라 하며, 생리식염수(0.9% 식염수)가 이에 해당한다. 또한 삼투압이 혈장보다 작은 용액을 저장액, 혈장보다 큰 용액을 고장액이라 한다. 소듐이온, 염소이온, 중탄산이온은 도관부에서 재흡수되기 때문에 분비 속도가 빨라질수록 재흡수가 그에 따라가지 못해 타액 내의 농도가 상승한다(그림 13-2). 반대로 포타슘 이온은 도관부에서 분비되지만, 나머지 세 이온만큼 분비속도에 크게 영향을 받지 않는다. 따라서 안정 시 타액의 삼투압은 혈장의 약 1/6로 매우 낮지만, 타액분비속도가 빨라짐에 따라 혈장의 삼투압에 가까워져 혈장의 1/2~3/4 정도이다.

4) pH 완충작용

사람 혼합 타액의 pH는 동일인에서도 큰 변동을 나타내며, 안정 시 타액의 정상범위는 pH 5.6~7.0으로 평균 pH는 약 6.7이다(표 13-2). 타액의 pH는 이산화탄소(CO_2) 분압과 중탄산이온의 농도로 결정된다. 하지만 실제로 이산화탄소 분압은 거의 일정하기 때문에 타액의 pH에 중요하게 관여하는 것은 중탄산이온의 양과 분비속도이다. 섭취 후 타액이 이산화탄소를 소실하면 pH가 상승되고, 분비속도가 빨라지면 타액의 pH는 민감하게 증가한다. 이 경우 분비속도를 증가시키기 위한 자극의 종류는 관계가 없다(그림 13-3).

또한 타액의 완충작용과 관련된 주요 무기질도 중탄산이온이다. 안정시 타액의 중탄산이온 농도는 매우 낮기 때문에 완충력이 낮다(그림 13-2 참조). 타액의 분비속도가 빨라지면 중탄산이온 농도도 높아지고, 완충작용이 높아짐과 동시에 타액의 pH도 상승하여 약알칼리성이 된다(표 13-2 참조).

또한 채취한 타액을 그대로 방치하면 타액 내의 이산화탄소가 공중에 방출되기 때문에 타액의 pH는 상승한다. 수면 중에는 타액분비량이 매우 적어지기 때문에 중탄산이온 농도도 매우 낮고, 완충작용도 거의 일어나지 않는다. 치태 내의 미생물에 의해 생산된 산이 치질을 탈회시킴으로써 초기 우식이 시작된다. 수면 중의 타액분비속도는 저하된다. 식사 중에는 타액분비속도가 증가하므로 pH는 상승되지만, 식후에 거의 예외 없이 공복 시의 분비속도 이하까지 저하되고, 1~2시간 동안에 다시 공복 시 농도까지 회복된다. 그러므로 수면 중에는 산에 대한 완충작용뿐만 아니라 세정작용도 어려운 상태가 되기 때문에 치아우식증이 발생하기 쉬워지는 것이다.

타액 중에 용해되어 있는 이산화탄소가 타액 중의 칼슘 용해성과 수소이온농도의 변화에 있어 중요한 역할을 한다는 것에 대해서는 이미 기술하였는데, 이산화탄소가 자극이 없는 경우의 타액에서는 10~20 용량 %이지만, 강하게 자극을 받은 타액의 경우에는 약 10배까지 증가한다. 이산화탄소의 약 1/4은 단백질의 아미노기와 반응하여 카바민산을 생성하지만, 나머지 대부분은 탄산이온과 탄산으로 존재하며, 타액의 주요 완충계(탄산-중탄산 완충계)를 형성하고 있다(그림 13-4, 5).

타액에는 뮤신이라는 점액단백질에 의한 단백질 완충계, 탄산과 인산에 의한 완충계 등 적어도 3가지 완충계가 존재한다(그림 13-6). 이 경우 단백질에 의한 완충계는 pH 5 이하에서 작용하기 때문에 임계 pH 이하로 탈회 억제에 크게 도움이 되지 않는다. 먼저 인산 완충계를 살펴보면, pKa_2가 6.8로 중탄산계 pKa보다 타액의 pH에 가깝기 때문에 이론적으로는 더 좋은 완충계로 보인다. 그러나 인산 완충계는 인산의 평상 시 농도가 5mM로 $H_2PO_4^-$가 HPO_4^{2-}보다 많다. 저작과 같은 자극에 의해 분비되는 타액의 경우 자극이 없는 경우보다 오히려 인산의 농도는 희석되어 2mM 농도로 떨어지며, 이 경우에는 HPO_4^{2-}가 많이 들어 있다. 자극이 없을 경우 HPO_4^{2-}는 거의 일정하고, 자극을 받더라도 인산의 농도가 오히려 감소되기 때문에 자극 시의 HPO_4^{2-}의 농도 역시 이보다 별로 크지 않다. 그러므로 생리적 pH 값에 가까워도 유지되는 인산의 양이 적기 때문에 충분한 완충역할을 할 수가 없다. 또한 하이드록시아파타이트의 용해도는 이온적에 의해 지배를 받는데 하이드록시아파타이트의 이온적은 $[Ca^{2+}] \times [HPO_4^{2-}]$로, 이들에 의해 임계 pH가 결정되므로 $[HPO_4^{2-}]$가 너무 높아도 오히려 치아로부터 탈회가 일어나게 된다. 즉 임계 pH는 치아표면 주위의 액체가 하이드록시아파타이트에 비해 저포화 상태로 되는 pH로 이 경우에는 에나멜질로부터 칼슘과 인산이 제거되기 때문이다. 그러므로 인산 완충계에 있어 pH가 증가되기 위해서는 $[HPO_4^{2-}]$가 커야 되지만, 이 경우 탈회가 일어나게 되어 좋지 못하므로 인산 완충계가 타액의 경우 중요한 완충계가 아님은 천만 다행이다.

이에 비하여 새로 분비된 타액의 탄산 농도는 1.3mM로 혈장농도와 거의 비슷하다. 평상시에는 타액선 세포의 대사가 활발하지 않기 때문에 생성되는 이산화탄소의

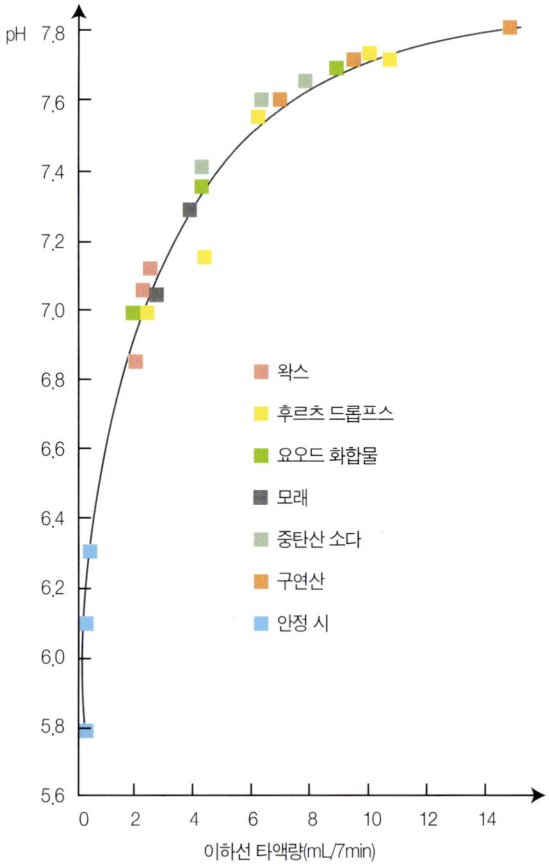

그림 13-3 각종 자극에 의한 이하선 타액분비속도가 타액 pH에 미치는 영향

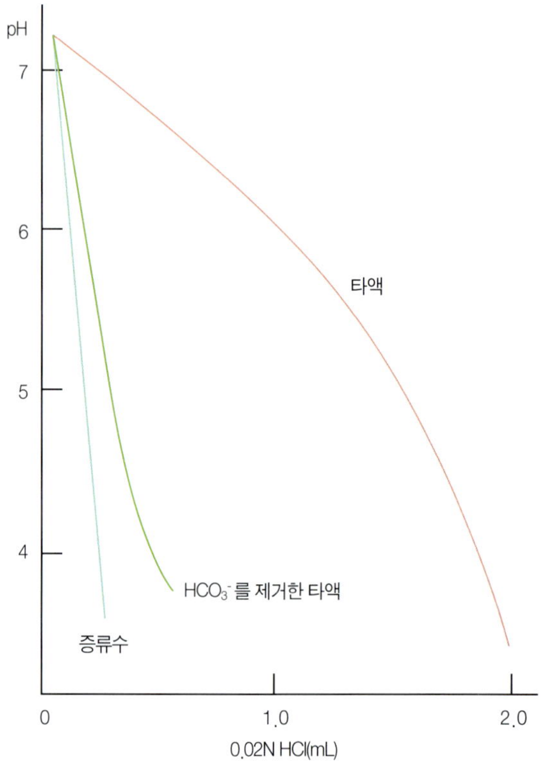

그림 13-4 왁스 자극으로 얻을 수 있는 타액의 완충작용. 중탄산이온을 제거한 타액의 완충능이 대조군인 증류수와 크게 다르지 않은 것으로 보아 타액에서 완충작용의 주체가 탄산-중탄산계인 것을 알 수 있다.

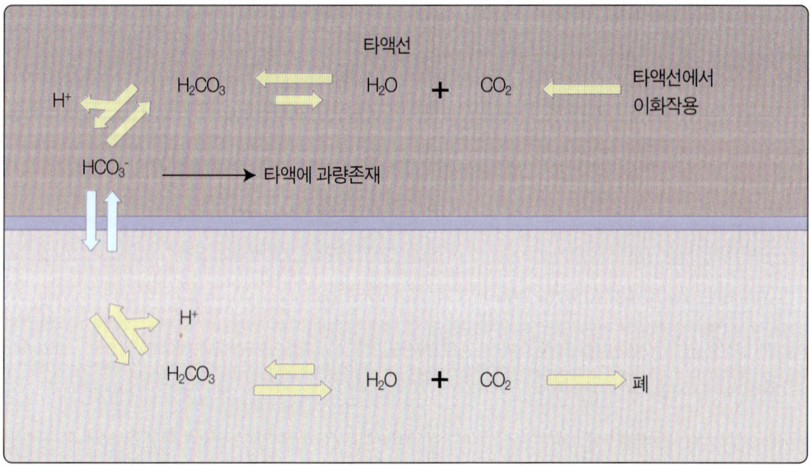

그림 13-5 타액에서의 중탄산 생성 기전

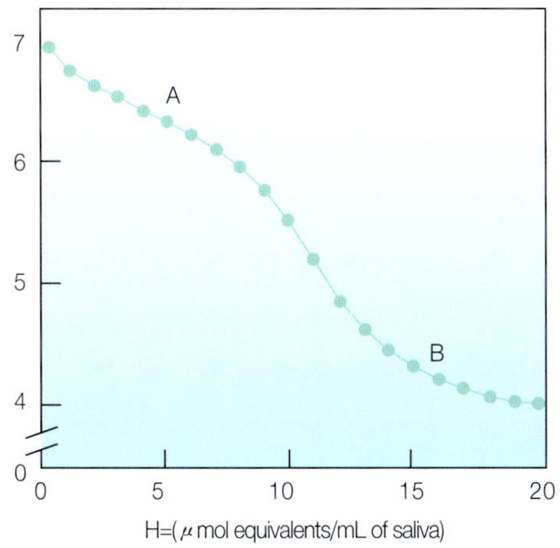

그림 13-6 혼합타액을 산으로 적정하는 경우의 적정곡선. (A) 주로 중탄산과 인산 완충용액에 의해 일어나는 완충영역 (B) 타액선 단백질에 의해 일어나는 완충영역이다. pH 6.5~4.5 사이에서는 완충능력이 약하다.

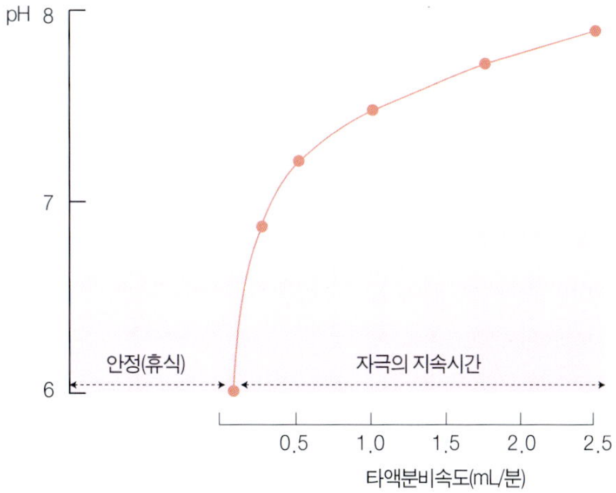

그림 13-7 이하선 타액의 유속과 pH에 대한 3분 동안의 자극 효과

양도 적고, 생성된 중탄산염은 타액선 도관에서 재흡수되어 pH는 pKa_1과 비슷하여서 결과적으로 평상시에는 완충능력이 약하다. 그러나 저작과 같은 자극의 경우에는 타액의 분비가 증가되면 탄산 농도도 증가하여, 타액분비속도가 1mL/min의 경우 30mM까지 증가하게 되고, 타액분비속도가 더 빨라지면 60mM 농도까지 증가하게 된다(그림 13-7). 탄산의 경우 pKa_1이 6.1로 타액의 평균 pH 6.7과 많이 차이나 이론적으로는 인산의 pKa_2가 6.8인 것과 비교할 경우 좋지 못한 완충액으로 생각될 수 있다. 그러나 저작 경우 높은 농도로 탄산농도가 유지되기 때문에 완충능력이 인산 완충계보다 훨씬 효과적이다. 즉 타액의 분비량이 많아지면 타액 내의 전체 탄산농도는 증가하고, 도관에서의 중탄산염의 재흡수는 감소되기 때문에 $[HCO_3^-]/[H_2CO_3]$의 비가 증가되어 pH는 상승한다. 즉 중탄산염의 농도가 30mM로 증가되면 pH는 7.5가 되고, 중탄산염의 농도가 60mM로 증가하면 pH는 7.8이 된다. 이것은 음식물 섭취에 의해 타액의 분비가 증가되면, 또한 음식물 섭취로 인해 탄수화물 대사가 증가되어 치태 세균에 의해 산 생성이 증가된다는 것을 의미한다. 즉 중탄산염의 증가로 인해 생성된 산(H^+)이 증가되면 HCO_3^-와 작용하여 중화되므로, 결과적으로 중탄산염에 의해 pH 상승이 억제되어 완충역할을 한다. 따라서 타액 내에서 주로 탄산계와 인산계 완충액에 의존하여 중화가 되는데, 이 중에서도 탄산계가 주된 타액의 완충작용을 나타낸다.

이러한 탄산계의 작용은 혈액에서와 같은 방식이다. 3가지 완충계에 의한 완충영역을 보면 pH 6 이상에서는 주로 중탄산계 완충계가 작용하며, 부가적으로 인산계 완충계가 작용하고, 임계 pH 이하에서는 단백질 완충계(주로 뮤신 완충계나 암모니아 완충계)에 의해 일어난다. 그러므로 pH 4.5~6.0 사이에서는 빈약한 완충 능력을 가지며, 설탕 섭취 후에 곧바로 pH가 5 근처로 떨어지는 스테판 곡선의 의미를 이해할 수 있다.

5) 석회화 작용

(1) 칼슘과 인산

안정 시 악하선 타액의 총 칼슘농도는 4~16mM (16~64mg/dL)로 안정 시 이하선 타액의 농도 0.4~5mM

(1.6~20mg/dL)에 비해 높다고 할 수 있다. 분비속도가 증가함에 따라 이온 형태로 존재하는 유리칼슘농도는 2.3mM에서 3.5mM로 증가하며, 인단백질에 결합하거나 인산염 형태로 존재하는 결합형 칼슘농도 역시 4.4mM에서 7.2mM로 증가한다. 그럼에도 불구하고 유리칼슘농도가 총 칼슘농도에서 차지하는 비율은 분비속도에 관계없이 거의 일정하게 0.54이다.

또한 타액에 함유되는 인산은 이온화된 유리인산과 인단백질에 함유되어 있는 결합형 인산 형태로 존재한다. 유리인산의 경우 두 이온 형태, 즉 HPO_4^{2-}와 $H_2PO_4^-$로써 존재한다. 안정 시 악하선 타액에서 유리인산농도는 평균 5.63mM(17.5mg/dL)로, 총 인산농도는 평균 7.92mM(24.6mg/dL)이어서 약 71%를 차지한다. 또한 안정 시 이하선 타액에서 유리인산농도는 약 11mM(34mg/dL)이다. 이러한 유리인산농도는 분비자극이 있는 경우 꽤 감소되며, 수 분 후에 일정 수치에 도달하고, 그 후에는 변하지 않는다. 이때 HPO_4^{2-}는 pH나 분비속도에 크게 영향을 받지 않으며, $H_2PO_4^-$가 변화한다. 이와 같이 타액의 유리칼슘과 인산농도는 혈액보다 높고, 인산칼슘에 대하여는 과포화 상태에 있다. 이러한 사실은 에나멜질의 아파타이트가 타액에 석출되는 것을 방지하여 치아를 보호하는 데 있어 매우 중요하다.

맹출 후 치아의 성숙, 석회화 및 재석회화에 관여하는 무기질은 칼슘과 인산이다. 칼슘과 인산은 이온(유리형)으로 존재하는 것 외에도 단백질과 결합하여 존재하며, 따라서 타액 내에 과잉으로 포함되어 있더라도 침전되는 일은 없다(그림 13-8).

특히 타액 내의 인산농도는 혈장의 2~20배로 고농도이기 때문에 타액 내의 칼슘과 인산이온 활동도적은 하이드록시아파타이트에 대해 과포화로 유지되고 있다. 이는 에나멜질에서 타액으로의 칼슘과 인산의 용출을 막고, 나아가서는 맹출 후 치아의 성숙(석회화)과 탈회된 치아의 재석회화에 중요한 역할을 하고 있다. 그럼에도 불구하고 pH가 산성으로 기울면 과포화 상태를 유지하지 못하므로 치아는 용출되게 된다.

중성 pH에 있는 타액 내의 칼슘과 인산은 이와 같이 치아우식증 예방과 밀접하게 관련되어 있는 한편, 치석 형성에도 관여하고 있다(그림 13-9).

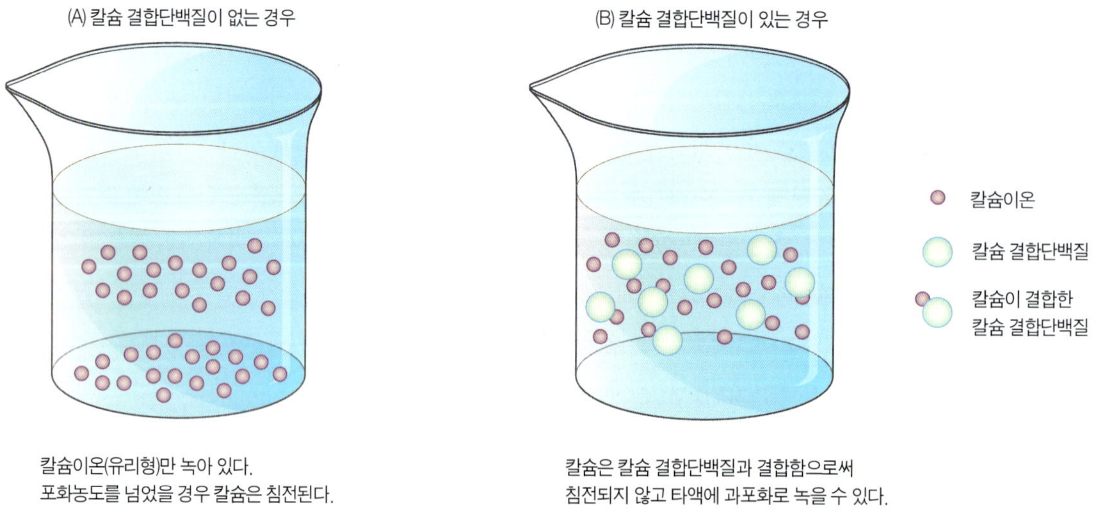

그림 13-8 칼슘과 칼슘 결합단백질. 중성 용액의 경우 칼슘이 이온으로 존재할 수 있는 농도는 제한되어 있다. 한편 타액처럼 칼슘 결합단백질이 녹아 있는 경우 이 단백질에 결합함으로써 칼슘은 타액 속에 더 많이 녹을 수 있다.

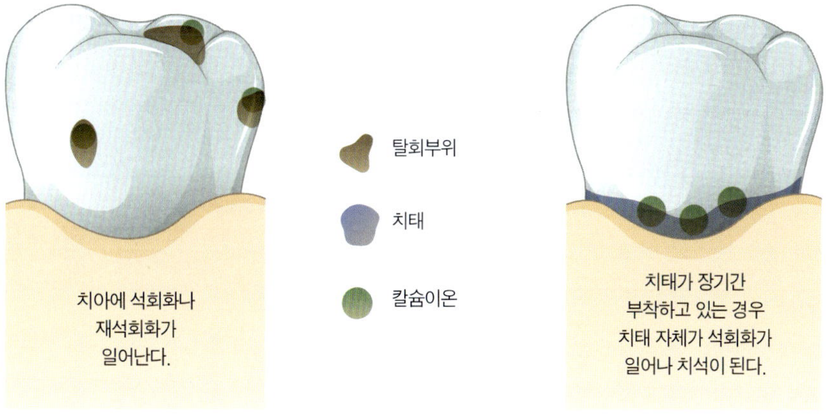

(A) 치태가 없는 경우　　　(B) 치태가 있는 경우

그림 13-9 석회화와 치석 형성 (A) 치태가 없는 경우 (B) 치태가 존재하는 경우. 중성 부근에서는 타액 내의 칼슘과 인이 과포화이기 때문에 어떤 계기로든 쉽게 석출된다. 치면에 칼슘과 인이 들어가 결정화되면 치아의 석회화와 재석회화가 된다. 한편 치태에 칼슘과 인이 들어가 석회화가 진행되면 치석이 형성된다.

(2) 불소이온

일반 생활환경에서는 타액 내의 불소이온농도(0.01~0.03ppm)가 매우 낮다. 불소이온은 칼슘에 대한 친화성이 높으며 재석회화를 촉진한다. 즉 불소와 칼슘은 서로 끌어당길 수 있다. 또한 저농도의 불소이온이 치아에 도입되면 내산성이 높은 플루오르아파타이트[$Ca_{10}(PO_4)_6F_2$]가 형성된다. 한편 고농도의 불소이온이 치아에 도입되면 일단 불화칼슘(CaF_2)이 되며, 여기에서 공급되는 불소에 의해 서서히 플루오르아파타이트로 전화된다. 에나멜질 형성기에 불소이온이 존재하면 격자 결손이 적은 하이드록시아파타이트의 큰 결정이 형성된다. 아파타이트 결정격자를 형성하고 있는 이온이 결락(있어야 할 부분이 빠져서 떨어져 나감)된 경우가 있다. 점 결락, 선 결락, 면 결락 등 여러 가지인데, 이러한 격자 결손은 내산성을 작게 한다.

(3) 소듐과 포타슘

혈액에는 소듐이온농도가 포타슘 이온농도를 상회하지만, 안정 시 이하선 타액에서는 반대로 포타슘 이온농도가 소듐이온농도를 상회하며, 세포 내에서 두 이온의 비와 유사하다고 할 수 있다. 그러나 분비 자극이 있는 경우 두 이온은 강하게 영향을 받아서 소듐이온은 급격하게 상승하는데 비해 포타슘 이온은 현저하게 감소하여 오히려 소듐이온농도가 포타슘 이온농도를 상회하게 된다.

(4) 로단

타액에는 락토퍼옥시다아제의 항균작용에 대하여 앞에서 이미 기술하였지만 로단 즉 SCN^-가 분비된다. 고령자나 흡연자의 경우 로단농도가 높고, 흡연자의 경우 비흡연자에 비해 평균치가 훨씬 높다

2. 유기질

타액 내에는 양적으로는 적으나 여러 종류의 단백질과 펩타이드가 포함되어 있다. 타액에서만 볼 수 있는 특징적인 단백질과 다른 조직과 유사한 단백질 등 여러 가지이다. 이러한 유기질은 소화작용, 항균작용, 윤활작용과 점막보호작용 등에 밀접하게 관여하고 있다.

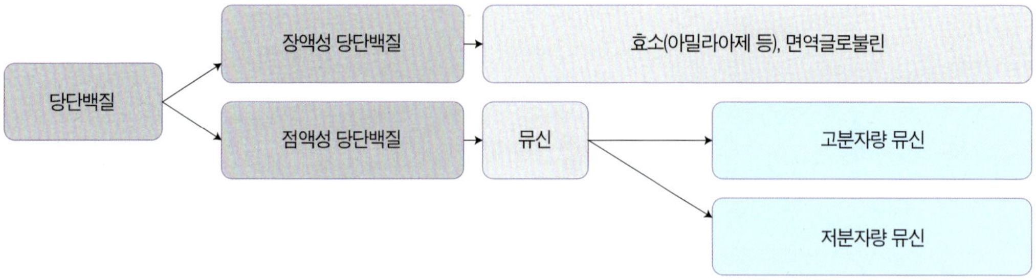

그림 13-10 당단백질

1) 당단백질

당단백질은 타액선에서 분비된다. 단백질에 당이 결합되어 있어 단백질 분해효소로는 분해되기 어렵다. 당단백질에는 장액성 당단백질과 점액성 당단백질의 2종류가 있다(그림 13-10).

장액성 당단백질은 주로 이하선에서 분비되며 효소, 면역글로불린 등이 포함된다. 점액성 당단백질은 주로 악하선, 설하선, 소타액선에서 분비되며 뮤신이 포함된다. 뮤신에는 당 사슬이 많기 때문에 보습성이 강하고, 윤활작용과 점막보호작용이 있다. 뮤신은 고분자량인 것과 저분자량인 것으로 나뉜다. 고분자량 뮤신은 당 사슬이 80% 이상으로 매우 많고 점성이 높다. 또한 혈액형 활성이 강하다. 한편 저분자량 뮤신은 당 사슬이 60% 이상이며 점성은 낮다. 혈액형 활성은 강하지 않지만 세균응집활성이 강하다. 또한 뒤에 설명할 분비형 IgA나 라이소자임 등과 복합체를 형성하면 세균응집활성이 더욱 강해진다.

2) 칼슘 결합단백질과 펩타이드

칼슘과의 친화성이 높기 때문에 타액 내의 칼슘과 결합하여 타액의 칼슘농도를 과포화로 유지한다. 또한 에나멜질 표층의 하이드록시아파타이트($Ca_{10}(PO_4)_6(OH)_2$)에 단단하게 흡착하여 획득피막 형성과 탈회의 억제, 재석회화 촉진에 관여한다. 주된 것으로는 산성 고프롤린단백질, 스타테린(고티로신 펩타이드), 히스타틴(고히스티딘 펩타이드) 등이 있다. 산성 고프롤린단백질은 주로 이하선에서 분비되며, 프롤린을 풍부하게 포함한 인단백질로 다른 조직에서는 발견되지 않고 타액에만 존재한다. 스타테린은 주로 이하선에서 분비되며, 티로신을 풍부하게 함유한 산성 인펩타이드로 인산칼슘의 자발적 침착을 억제하는 단백질이다. 히스타틴 역시 주로 이하선에서 분비되며, 히스티딘이 풍부한 염기성 인펩타이드이다. 칼슘 결합성 단백질로 작용할 뿐만 아니라 캔디다에 대한 항진균 작용, 세균에 대한 항균작용 등을 갖고 있다.

3) 효소

주된 것으로는 타액 α-아밀라아제와 칼리크레인 등 다양한 효소들이 있다.

(1) 타액 α-아밀라아제

이하선 타액과 악하선 타액에 포함된 당단백질이다. 전분과 글리코겐을 분해하는 소화효소로, 말토오스와 글루코오스, 덱스트린을 생성한다. α-아밀라아제는 적어도 하나의 칼슘이 결합되어 있으며, 이 칼슘이 분자구조를 이루고 효소활성을 이루는데 있어 중요한 역할을 한다. 칼슘이 제거되면 효소활성이 가역적으로 소실되며, 안정성도 소실되어 단백질 분해효소에 의해 쉽게 손상을 받는다. 췌장 아밀라아제와 마찬가지로 타액선 아밀라아제의 경우에도 염소이온에 의해 효소활성이 영향을 받는다. 염소이온이 결합하면 효소활성이 현저하게 증가하며, 동시에 칼슘결합에 대한 친화도가 무려 240배나 증가하여 효소와 용액 사이에 프로톤(H^+) 교환을 감소시킨다.

신생아에서 아밀라아제의 농도는 낮으며, 0.9~1.9세 사이에 급격하게 증가하여 5~6세에 성인 수준으로 증가한다. 아밀라아제는 소화효소임에도 불구하고 눈물, 혈액, 소변 및 우유, 심지어 성기 분비물에도 함유되어 있는데 아직 그 존재 이유에 대하여는 정확히 밝혀진 바가 없다. 단지 타액선 아밀라아제는 체내에 존재하는 임균 13종의 성장과 생존력을 억제하는 것으로 보아 소화작용 이외에도 다른 기능이 있을 가능성도 있다.

(2) 칼리크레인(kallikrein)

아민에 의한 염증 기인설이 한창 주목받을 때 혈액 속에 신속하게 분해되는 장관 수축 물질이 발견되었다. 이 물질은 일반적으로 키닌이라 불렀으며, 혈장 단백질의 α-글로불린 분획에 함유되어 있는 기질인 키니노젠으로부터 단백질 분해효소인 칼리크레인의 작용으로 만들어진다는 것이 확인되었다. 칼리크레인은 샘 조직이나 혈액 속에 존재하는 세린 단백질 분해효소로써 하게만 인자(혈액응고 인자 XII)에 의해 전구체인 프리칼리크레인이 활성화되어 효소작용을 갖게 된다. 가장 강력한 키닌(kinin)은 아미노산 잔기 9개로 구성되는 브라디키닌(bradykinin)이며, 평활근을 수축시키므로 이와 같이 명명하였다. 아미노산 잔기 10개로 구성되는 키닌을 칼리딘이라 부른다.

키니노젠에 작용하여 11개의 아미노산 잔기로 구성되는 메티오닐-라이실 브라디키닌으로부터 키닌의 일종인 칼리딘(라이실브라디키닌)이 생성된다. 칼리딘(kallidin)

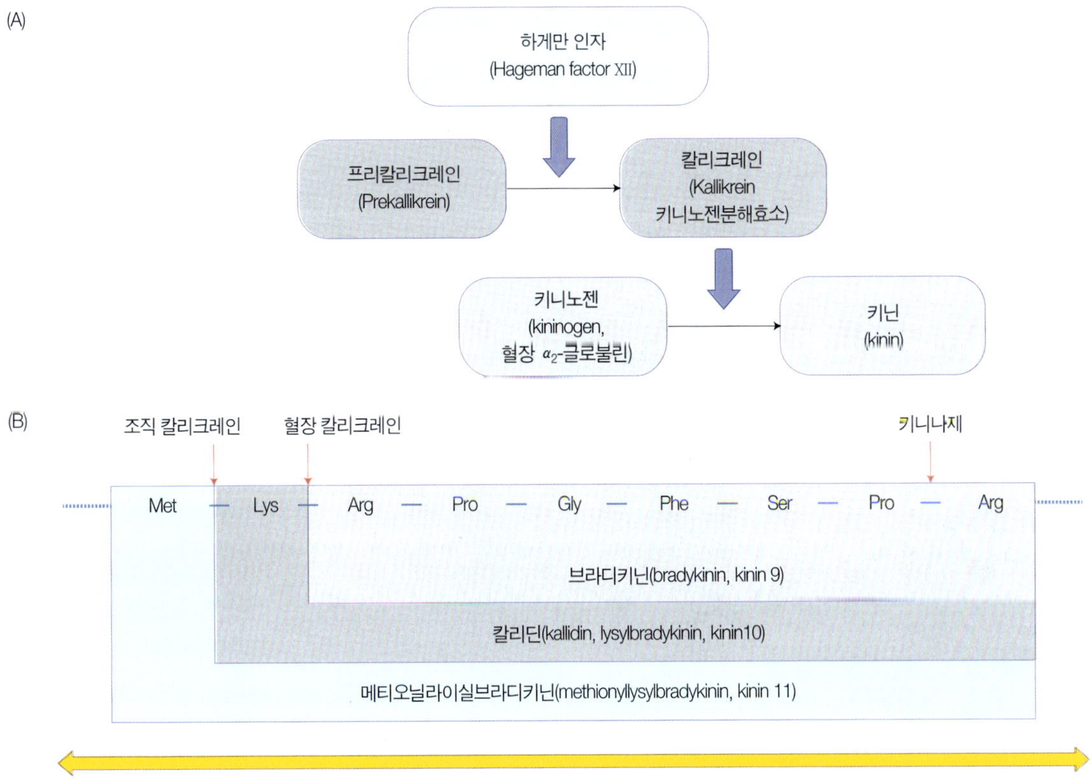

그림 13-11 칼리크레인-키닌계 활성화 기전. (A)와 키닌의 종류와 구조 (B). 키니나제에 의해 C쪽의 페닐알라닌과 아르기닌 사이가 절단되면 불활성화된다.

은 타액선 혈관을 강하게 확장하여 혈류조절에 관여하고 있다(그림 13-11).

4) 항균인자

주된 항균인자로는 분비형 IgA, 락토페린, 라이소자임, 과산화효소 등이 있다.

(1) 분비형 IgA

타액에 포함된 면역글로불린 중에서 가장 많다. 구강 내 생체방어기구의 중심이 되며 미생물이 치아나 점막에 부착·흡착되는 것을 저지한다. 분비형 IgA는 IgA(이량체)에 분비성분이 결합되어 있으며, 세균의 단백질 분해효소로 분해되기 어려운 구조로 되어 있다(그림 13-12).

(2) 락토페린(lactoferrin)

철 결합성 단백질로, 세균 증식에 필요한 철을 빼앗아 항균작용을 발휘한다. 락토페린은 선방세포 또는 호중구에서 합성되며, 단일 폴리펩타이드로 구성되며, 1분자당 2원자의 3가 철 이온(산화형 철 이온)과 결합하면서 동시에 2분자의 탄산이온과 결합한다. 타액선에서는 철을 포함하지 않는 형태(아포단백질)로 분비된다. 철로 포화된 락토페린의 경우에는 결합하지 않는다. 그러나 락토페린에 저항성을 나타내는 세균들도 있는데, 이 세균들의 경우 철 결합성 엔테로겔린을 합성하여 락토페린에 길항함으로써 철을 세균 내로 거두어 들일 수 있다.

(3) 라이소자임(lysozyme)

세균 세포벽의 구성성분인 펩티도글리칸 중 *N*-아세틸무라민산과 *N*-아세틸 글루코사민 간의 β-1,4결합(무라미드 결합)을 가수분해함으로써 세포벽을 절단하는 효소(통칭 무라미다아제)이다. 펩티도글리칸은 세균의 세포벽 구성성분이다. 그물모양의 구조로 세포벽의 물리적인 강도를 유지한다. 그람양성균의 세포벽은 펩티도글리칸층이 두꺼워 여러 겹으로 되어 있다. 그람음성균의 펩티

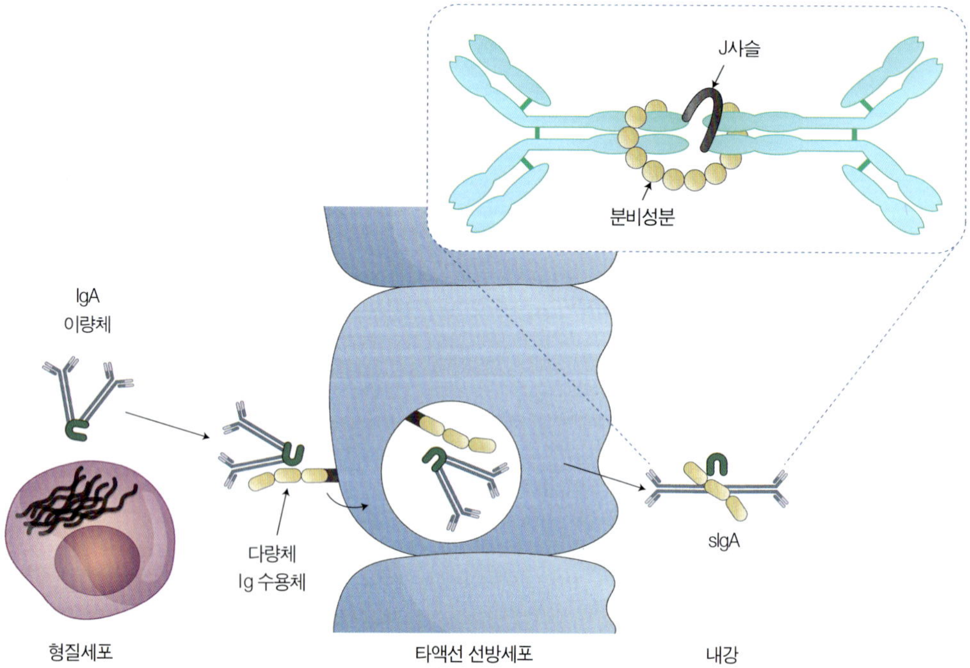

그림 13-12 분비형 IgA와 분비기전

도글리칸 층은 얇아서(1~2층), 리포다당 등의 성분이 그 주위를 둘러싸고 있다. *N*-아세틸무라민산은 *N*-아세틸 글루코사민에 젖산이 결합한 구조이다.

(4) 과산화효소

로단염(티오시안산 이온, SCN^-)이나 과산화수소와 반응하여 불안정한 항균인자(시아노아황산과 시아노황산)를 생성한다.

(5) 히스타틴(histatin)

앞에서 설명한 것처럼 칼슘 결합성 펩타이드로서, 타액 내의 칼슘농도유지에 관여하는 한편, 세균과 결합하여 세균이 구강 내에 정착하는 것을 막는 작용이 있다.

(6) 타액에서의 혈액형 항원결정기

혈액형 항원결정기[A형, B형, H(O)형, Le^a형, Le^b형 등]를 당 사슬에 갖는 당단백질을 혈액형 물질이라고 하며,

(A)

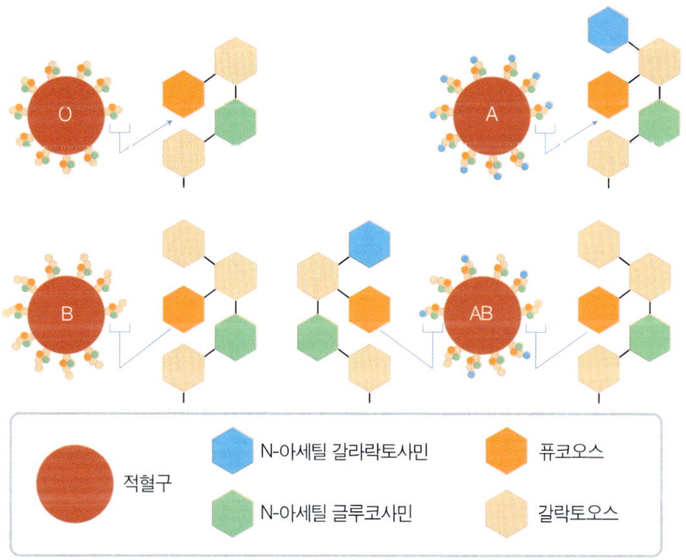

(B)

	A형	B형	AB형	O형
적혈구 유형	A	B	AB	O
존재하는 항체	항-B	항-A	없음	항-B, 항-A
중간 배열	A항원	B항원	A항, B항원	없음

그림 13-13 타액에서의 혈액형 항원결정기. 타액 당단백질의 말단 (A)에 나타낸 탄수화물 성분이 결합되어 있어서 (B)의 항원과 항체를 가지거나 가지지 않음으로 혈액형을 판별할 수가 있다.

혈액형을 나타내는 활성을 혈액형 활성이라 한다. 타액 내의 고분자량 뮤신은 당 사슬이 많기 때문에 적혈구의 혈액형 활성보다 훨씬 강한 활성을 갖는다(그림 13-13). 그러므로 범죄현장에 남은 담배꽁초 등에 묻어 있는 아주 적은 양의 타액으로 혈액형을 특정할 수 있어 법의학상 중요한 검사방법으로 이용되고 있다.

3. 저분자량 성분

부신피질호르몬인 코르티솔이 혈중에서 타액으로 분비된다. 타액 내의 코르티솔 농도는 혈중 유리형 농도와 상관이 있어 혈중 유리형 농도가 증가함에 따라 타액 내의 코르티솔 농도도 증가한다. 코르티솔은 스트레스 호르몬의 일종으로, 스트레스 부하의 경우 많이 분비된다. 혈액 대신 타액을 시료로 하면 불필요한 스트레스를 주지 않고 코르티솔 수준을 측정할 수 있다. 호르몬 농도는 하루 중에도 변동이 있어 기상 직후에 코르티솔 농도가 가장 높고 서서히 감소한다. 밤에는 대체로 낮으며 취침 직전이 가장 낮다.

총 아미노산은 약 4mg/100mL로 함유되어 있으며, 16종의 아미노산이 이하선과 악하선 두 타액에서 확인되었다. 타액에서 유리되는 탄수화물은 당단백질이 세균효소에 의해 분해되어 생성되는 것으로 생각한다. 이하선 타액의 유리형 탄수화물의 대부분은 글루코오스이며, 그 농도는 혈 중 글루코오스 농도에 비례한다. 타액의 지방함량은 혈액에 비해 낮아 뇌척수액의 농도와 비슷하다. 이하선 타액의 총 지방함량은 60~90mg/L로 자극의 유무와 상관이 없다. 이들 타액의 지방 중 반 정도는 탄소 수 10~22개인 인지질이다.

CHAPTER 13 POINT

1. 삼투압과 관련된 무기질에는 소듐이온, 포타슘이온, 염소이온, 중탄산이온이 있다.
2. 타액분비속도가 빨라질수록 소듐이온, 염소이온, 중탄산이온 농도는 상승하여 혈장의 삼투압과 가까워진다.
3. pH 완충작용과 관련된 무기질은 중탄산이온으로, 타액분비속도가 빨라질수록 중탄산이온 농도가 높아지고 완충작용이 상승한다.
4. 석회화 작용과 관련된 무기질은 칼슘과 인산, 그리고 불소이온이다.
5. 타액 당단백질의 대표적인 것으로는 뮤신이 있으며, 타액의 점성과 관련되어 있다. 또한 혈액형 활성과 세균응집활성을 갖는다.
6. 칼슘 결합단백질은 타액 내의 칼슘과 결합하여 칼슘농도를 과포화로 유지하는 한편, 획득피막 형성, 탈회 억제, 재석회화 촉진에 관여한다.
7. 타액에 포함된 효소 중 주된 것으로는 α-아밀라아제와 칼리크레인이 있다.
8. 구강 내의 생체방어 중심은 분비형 IgA이며, 타액에 포함된 면역글로불린 중에서 가장 많다.
9. 그 외 항균인자로는 락토페린, 라이소자임, 과산화효소 등이 있다.
10. 스트레스 호르몬인 코르티솔은 혈액 내에서 타액으로 분비되기 때문에 타액을 시료로 하면 불필요한 스트레스를 주지 않고 코르티솔 수준을 측정할 수 있다.

14 치아표면 부착물의 생화학

DENTAL BIOCHEMISTRY AND NUTRITION

14 치아표면 부착물의 생화학

구강위생을 게을리 하면 에나멜질 표면에 세균성 침착물이 형성될 수 있다. 이것을 치태(플라그)라 하며, 치아의 평활면에 침착된 것은 칫솔질에 의해 쉽게 제거될 수 있다. 임상적으로 치태는 산 생성의 모체로서 치아우식의 발생과 치태에 함유된 염증 유발물질을 통한 치주질환의 발생에 있어서도 중요한 역할을 한다. 치태 외에도 에나멜질 표면에는 다양한 종류의 유리피막이 존재한다. 이들 중 일부는 태생 유래이며, 또 일부는 치아가 맹출한 후에 침착하는 후천적인 것이다. 여기에서는 다양한 치아표면에 부착하는 에나멜질 외피라 할 수 있는 후천적 피막 즉, 획득피막(펠리클), 치태(플라그) 및 치석의 생화학적 측면을 중심으로 다룰 것이며, 또한 최근 연구에서 급속한 진전을 보이고 있는 바이오필름에 대하여 다룰 것이다.

Ⅰ. 획득피막(pellicle)

획득피막은 에나멜질에 직접 부착되어 있는 무세포성 유기질 피막으로, 주로 타액 유래의 당단백질로 이루어진다. 획득피막이란 얇은 표피 또는 박층을 뜻하며 에나멜질 표면의 획득피막은 수분의 1에서 수 μm의 두께를 가진다. 아주 잘 세정된 에나멜질 표면이 타액에 접촉되면 수 분 이내에 획득피막의 부착이 시작되고, 거의 90분 정도면 완성된다. 이와 같이 형성된 후 얼마 되지 않은 획득피막의 조성은 일정하고, 아미노산 조성은 악하선 타액과 매우 유사하다.

일반적으로 획득피막은 단일 구조를 나타내며, 통상 1~3μm(때로는 10μm)의 두께로 보고되고 있다. 멕켈(Meckel AH)은 전자현미경 사진을 토대로 표면하 소피, 표면소피 및 표면상 소피(착색피막)의 3층으로 분류하였다. 그럼에도 불구하고 모든 획득피막에서 이들 3층이 식별 가능한 것은 아니다.

에나멜질 표면을 직접 덮고 있는 일정한 형태가 없는 획득피막을 표면소피라 한다. 이 표면소피에 인접해서 흔히 관찰되는 표면하 소피는 에나멜질 내부에서 수지상 망상구조물로 나타나는데, 처음 발견된 당시에는 손상된 에나멜질 면에서만 형성되는 것으로 간주되어 오다가 건전한 에나멜질에서도 조직학적으로 동일한 구조물이 발견되었으며, 타액의 세정작용에 의해 저절로 깨끗해지지 않는 부위나 칫솔질이 닿지 않는 부위에서 발생한다는 것을 알았다. 표면소피에 한 겹 더 타액 단백질이 결합된 것을 표면상 획득피막이라 하는데, 보통 갈색을 띠기 때문에 착색피막이라 한다(그림 14-1).

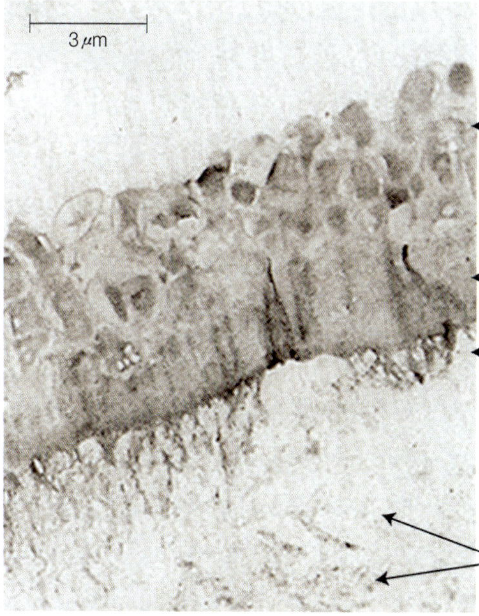

그림 14-1 견치 순측에 부착된 획득피막과 치태의 전자현미경 사진. 탈회 단면을 나타낸 것으로 에나멜질에 침투한 표면하 획득피막(표면하 소피)를 볼 수 있으며, 획득피막 위에 세균이 침착한 치태를 볼 수 있다.

1. 획득피막의 조성

획득피막을 단시간, 산 처리(5분, 0.6N 염산)를 하면 가용성 획득피막과 불용성 획득피막으로 분리할 수가 있으며 이들은 거의 50%씩 존재한다. 이 둘을 합하여 전 천연 획득피막이라 한다. 전 천연 획득피막의 아미노산 조성은 글리신, 세린, 글루탐산이 전체 아미노산 조성의 42%를 차지하며, 이어서 아스파르트산, 프롤린, 알라닌이 각각 6% 이상을 차지하는데, 함황 아미노산인 티로신이나 메티오닌 또는 방향족 아미노산인 페닐알라닌이나 트립토판과 같은 아미노산은 그 함량이 아주 낮다. 또한 아스파르트산과 글루탐산과 같은 산성 아미노산이 22%로 높아서 염기성 아미노산인 아르기닌, 히스티딘이나 라이신보다 두 배 가량 많다. 획득피막이 에나멜질에 부착되는 데는 이러한 획득피막의 성질이 기여한다고 보는 연구자들도 있다. 즉 산성 아미노산에 비해 염기성 아미노산의 비율은 치태에서의 비율과 분명한 차이가 있다. 그러나 미량이기는 하나 세균 세포벽에 특이한 디아미노피멜린산이나 무라민산이 획득피막에 존재하는 것으로 보아, 치태가 획득피막의 아미노산 조성 중 일부에 관여하는 것도 사실이다. 또한 전 천연 획득피막의 경우 탄수화물 성분으로는 글루코오스, 갈락토오스, 글루코사민, 갈락토사민, 만노오스, 푸코오스 등이 함유되어 있으며, 아미노산의 경우와 마찬가지로 세균 세포벽에 전형적인 람노오스가 관찰되기도 한다. 뿐만 아니라 천연 획득피막에는 타액 당단백질에 많이 존재하는 시알산이 존재하지 않는다. 이것은 구강세균에 의해 시알산이 신속하게 효소분해 된 것으로 생각한다. 형광항체법을 이용하여 획득피막의 조성을 조사해 보면 13종류의 단백질이 동정된다. 이 단백질의 비율은 피검자에 따라 크게 다르게 나타난다. 아밀라아제, 라이소자임, 분비형 면역글로불린 A(sIgA)와 같은 전형적인 타액 단백질이 획득피막 중에 항상 발견된다. 이외에도 알부민, 면역글로불린 G(IgG)나 M(IgM) 등도 종종 검출되기도 한다.

가용성 획득피막과 불용성 획득피막의 경우 아미노산 조성이 달라서 가용성 획득피막은 세린, 글리신 함량이 높은 반면에 불용성 획득피막은 로이신, 프롤린, 아르기닌, 티로신, 이소로이신 등의 함량이 높다. 이러한 사실에서 획득피막이 한 가지 이상의 타액 유래 물질로 구성됨을 알 수 있다. 미량의 람노오스나 무라민산, 디아미노피멜린산과 같은 세균의 세포벽을 구성하는 성분들이 존재하는 것으로 보아 성숙된 획득피막은 타액 당단백질과 세균의 세포벽 성분이 혼합된 것으로 생각한다. 그러나 이미 기술한 형성 후 얼마 되지 않은 획득피막의 경우 세균의 구성성분이 거의 들어있지 않은 것으로 미루어 초기 획득피막은 세균이 관여하지 않은 상태에서 만들어진다는 것을 알 수 있다. 산성 아미노산의 함량이 높다는 사실은 타액에서 치면으로 특정 단백질이 선택적으로 흡착되어 획득피막이 형성된다는 것을 알 수 있다.

이에 비해 실험적으로 형성한 실험 획득피막은 획득피

막의 화학조성, 성상, 기원 및 형성 기전을 알아보기 위해 2개 모델계, 즉 구개상을 사용하는 *in vivo* 실험과 타액으로부터 세균을 제거한 한외여과액을 에나멜질에 접촉시키는 *in vitro* 실험이 있다. 이렇게 형성된 실험 획득피막의 경우 서로 비슷하여서 글루탐산, 프롤린, 글리신이 많으며, 이 3가지 아미노산이 반 정도를 차지한다. 천연 획득피막과 비교하여 산성 아미노산의 비율이 염기성 아미노산보다 4배나 많이 들어 있다. 또한 천연 획득피막에서 관찰되었던 세균 세포벽 성분인 디아미노피멜린산이나 무라민산은 검출되지 않는다. 이러한 사실은 적어도 세균이 초기 획득피막의 형성에는 꼭 있어야 되는 것이 아니라는 것을 알 수 있다.

혼합 타액을 이용한 획득피막은 대단히 용해성이 높으며, 아미노산 조성은 원래의 혼합 타액의 아미노산 조성과 차이가 난다. 또한 악하선 타액과 이하선 타액의 조성에는 큰 차이가 있음에도 불구하고 이들을 이용한 실험 획득피막의 경우 그 조성에는 큰 차이가 없다. 이러한 사실은 초기 획득피막의 형성에 있어 특정 타액 성분이 선택적으로 관여한다는 것을 알 수 있다. 또한 실험 획득피막의 경우 글루코오스 함량이 높음을 감안할 때 적어도 획득피막의 성분으로 글루코오스를 많이 함유하는 당단백질이 관여한다는 사실을 추측할 수 있다. 실험 획득피막 형성 2시간 경과 후에 형성되는 실험 획득피막의 경우 글루코오스와 갈락토오스 비는 6 이상으로 이 경우 시알산이나 퓨코오스가 함유되어 있지 않다. 획득피막의 조성은 구강 내의 위치에 따라 거의 변화가 나타나지 않는다.

2. 획득피막의 형성

획득피막은 처음 악하선 또는 설하선 유래의 당단백질이 주로 흡착되어 미성숙 획득피막이 형성되는 것으로 생각한다. 이어서 2가지 가능한 기전에 의해 당단백질이 침착하리라 생각한다. 즉 한 가지 가능한 가설은 세균 유래의 효소인 무라민산 분해효소(뉴라미니다제)의 작용으로 타액 당단백질의 시알산 부분이 가수분해되면, 중성 pH에서도 불용성이 되어 치아표면에 침착한다는 기전이다. 또 다른 두 번째 기전으로는 구강 내에 분비된 타액은 신속하게 이산화탄소를 상실하여 pH가 상승한 결과로 단백질-탄수화물-인산칼슘 복합체가 형성되어 치아표면에 흡착한다는 것이다. 아파타이트에 흡착된 단백질은 무기인산에 의해 탈착된다고 알려져 있으며, 타액의 생리적 pH 범위 내에서 변동치는 인산농도에 따라서 그 흡착이 영향을 받는다. 이미 앞에서 기술한 것처럼 성숙한 획득피막의 경우 세균의 구성성분이 존재하지만, 획득피막이 무균동물에서도 형성되는 것이 밝혀져, 세균이 획득피막의 형성에 꼭 필수적인 것은 아니다.

3. 획득피막의 작용

획득피막은 유해작용과 방어작용의 양면성이 있다. 유해작용으로는 획득피막이 치태형성에 대한 제 1단계로 작용하는 것이다. 이와 반대로 방어작용으로는 획득피막이 존재하여서 에나멜질에 대한 산의 투과성을 떨어뜨려 에나멜질을 보호하는 효과이다. 또한 탈회부위에서의 칼슘과 인산이온의 확산을 저지함으로써 국소부위에서의 인산과 칼슘농도를 증가시켜 재석회화 과정을 촉진하는 것이다. 또한 획득피막은 윤활작용도 나타내 치아마모를 억제하기도 한다.

Ⅱ. 치태의 생물활성

치태(플라그)는 치면에 단단하게 붙어 있으며 여러 미생물과 그 대사산물, 타액이나 치은구, 치은삼출액에서 유래한 성분이 포함된다. 치태의 약 70%는 미생물이 차지하고 있으며 치아우식증이나 치주질환의 발생과 악화에 직접 관여하고 있다.

1. 치태의 종류

치태는 치은연을 경계로 치은연상 치태와 치은연하 치태의 2가지로 크게 나뉜다.

1) 치은연상 치태(supragingival plaque)

치은연상 치태는 항상 타액에 접해 있으며 식사를 통해 영양원이 되는 당이 공급되기 때문에 당 분해 세균(산생산균)이 많다. 또한 초기 치태는 산소와 접할 기회가 많기 때문에 호기성균이나 산소의 유무와 관계없이 생육이 가능한 임의 혐기성균이 많다. 임의 혐기성균이란 산소 독성에 대한 방어기구를 가지며, 대사경로의 교체에 의해 산소의 유무와 관계없이 생육이 가능한 세균을 말한다. 성숙 치태가 되면 임의 혐기성균 외에 절대 혐기성균이 증가한다. 절대 혐기성균이란 산소 독성에 대한 방어기구를 갖지 않기 때문에 산소 존재 하에서는 생육이 불가능한 세균을 말한다(그림 14-2). 치은연상 치태세균은 치아우식과 치은염 발생에 관여한다.

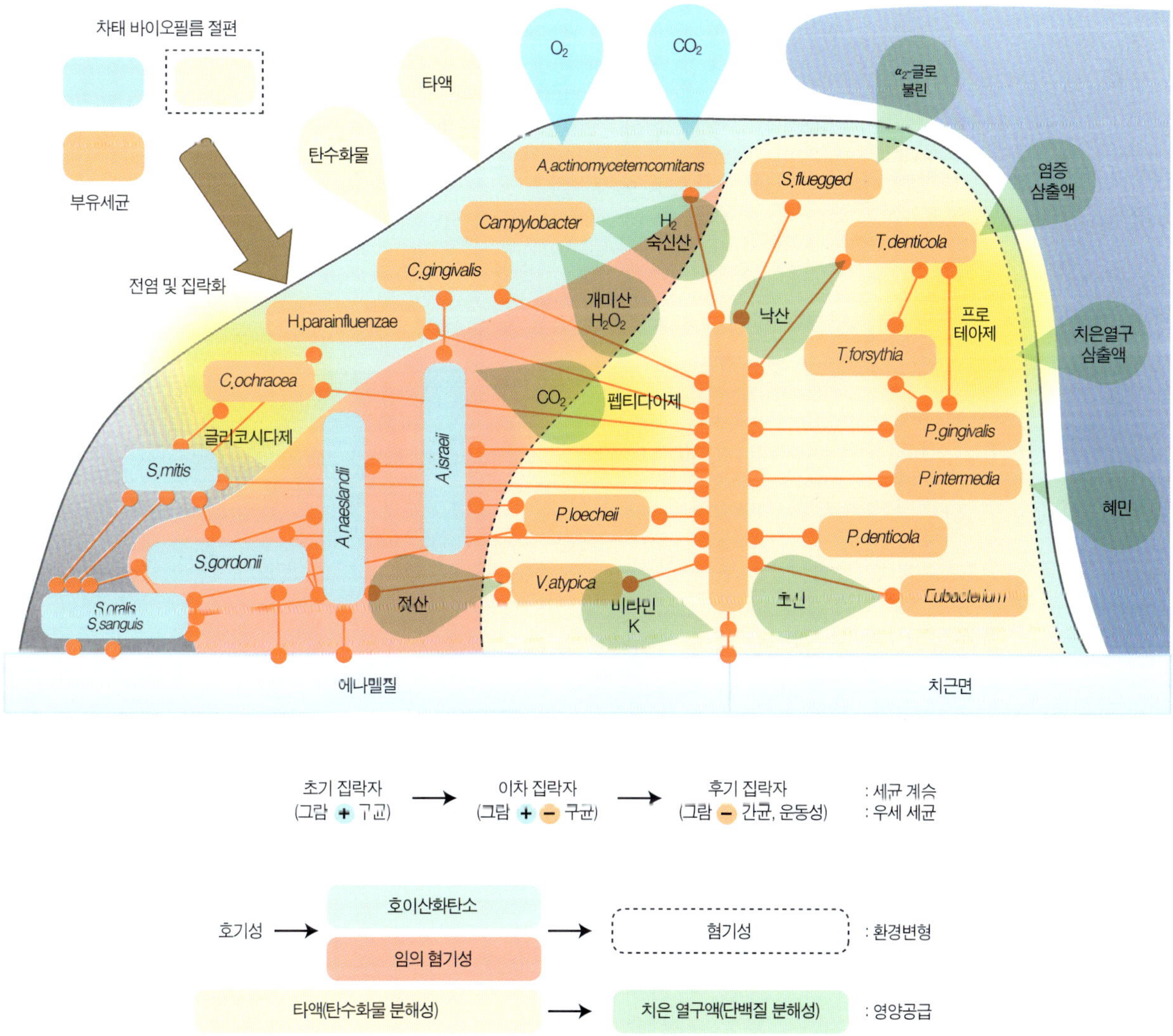

그림 14-2 치태형성 경우에 있어 세균의 변화

2) 치은연하 치태(infragingival plaque)

치은연하 치태는 치은열구와 치주낭 내에 형성되는 치태로, 치은열구 삼출액과 치은박리상피가 공급된다는 점에서 단백질과 아미노산을 영양원으로 하는 비당분해 세균이 많다. 또한 산소가 침투하기 어려운 환경이기 때문에 산소 존재 하에서는 생육할 수 없는 혐기성균이 많다. 치은연하 치태세균은 치주염 발생에 관여한다.

2. 치태형성

타액 내의 부유 세균이 획득피막에 부착 · 결합하는 양식에는 반 델 발스력, 전기적 상호작용, 특이적 상호작용, 기질합성에 의한 부착작용의 4가지가 있다(그림 14-3). 반 델 발스력은 획득피막과 세균의 분자를 약하게 결합시킨다. 즉 반 델 발스력이란 분자끼리 매우 근접했을 경우에 생기는 약한 결합력이다. 전기적 상호작용이란 반대 전하를 가진 원자 간에 생기는 약한 결합력으로 이온결합과 수소결합이 있다. 이온결합은 반 델 발스력의 약 10배, 공유결합의 1/10 정도의 결합력에 상당한다. 전기적 상호작용 역시 획득피막과 세균을 약하게 결합시킨다. 예를 들어 음성을 띠고 있는 획득피막이 양성인 칼슘이온을 매개로 세균(음성)과 전기적으로 결합한다. 특이적 상호작용은 획득피막을 구성하는 당단백질과 세균표면의 특이적 수용체인 아드헤린을 결합시킨다. 아드헤린은 세균표층에 있는 수용체로 충치균은 이 수용체와 획득피막 내의 고프롤린 단백질과의 특이적 결합에 의해 치면에 단단하게 부착된다. 획득피막과 직접 결합하는 것은 주로 충치균이며, 증식해서 초기 치태를 구성한다. 이를 초기 집락 세균군이라 한다.

또한 균체외다당, 특히 불용성 글루칸인 뮤탄이 균체 주위에 합성되면 획득피막과 세균 및 세균끼리의 단단한 결합이 일어난다. 이어서 획득피막에 결합된 세균표층의

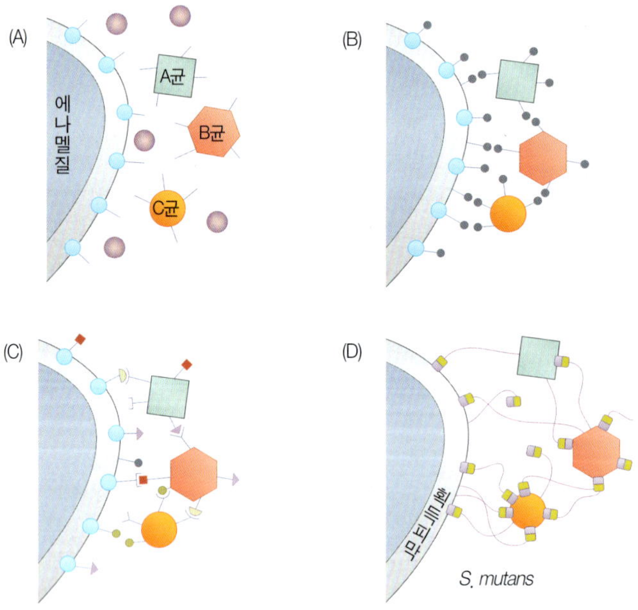

그림 14-3 세균이 치태에 부착하거나 공응집하는 기전. (A) 정전기적 상호작용 : 2가 양이온(Ca^{2+} 등), 음이온기($-O^-$, $-COO^-$, $-SO^{3-}$, $-PO^{3-}$ 등) (B) 소수성 상호작용. 소수성기(소수성 단백질 중의 소수성 아미노산 잔기나 지방질 중의 지방산 잔기). (C) 아드헤린 수용체 상호작용. 바이오필름(세균표면의 당 결합단백질, 섬모단백질 등), 수용체(치태에 포함되는 타액 성분이나 세균표면의 단백질 등). (D) 기질(다당) 합성에 의한 부착작용

당 사슬에 다른 균종이 아드헤린을 매개로 부착 및 정착한다. 이를 공응집이라 한다. 획득피막에 직접 부착하는 능력이 약한 세균도 초기 집락 세균군에 부착하면 치태로의 정착 및 증식이 가능해지며(이를 후기 집락 세균군이라 한다) 치태는 더 두껍게 성숙되어간다.

치태세균의 주위를 둘러싼 기질에는 세균이 생산하는 균체외다당, 타액과 치은구 삼출액에서 유래한 성분, 세균의 대사산물 등이 포함된다. 균체외다당 내에서도 특히 불용성 글루칸인 뮤탄은 점착성이 강하며 세균에 분해되기도 어렵고 타액도 침투하기 어렵지만, 실제 치태 내에 포함된 양은 많지 않다. 또한 수용성 글루칸(덱스트란)이나 프룩탄(레반)은 세균에 의해 분해되어 에너지원으로 이용되는 것 외에 부착성도 있는 것으로 보고되었다. 이러한 균체외다당은 세균을 획득피막에 단단하게 결합시키는 접착제 기능과 동시에 타액의 침입과 산의 확산을 막는 장벽이 되기도 한다. 성숙한 치태 내에는 이렇게 장벽이 된 균체외다당이 많고 타액의 침투가 일어나기 어렵지만, 물의 통로가 갖추어져 있고 치태 내의 세균에 대해 영양공급과 노폐물 배출이 이루어지고 있다.

3. 치태에 의한 당으로부터의 산 생산

치아표면을 덮고 있는 에나멜질은 결정성이 높은 하이드록시아파타이트로 구성되어 있으며, 생체 내에서 가장 단단한 조직이지만 산에는 녹기 쉬운 성질을 갖고 있다. 치태 내의 산 생산균에 의해 수크로오스나 글루코오스 등의 당이 이용되면 최종 대사산물로 젖산 등의 산이 생산되어 치태 내의 pH가 급격히 저하된다. 당의 공급이 더 이상 없으면 타액의 완충작용과 세정작용에 의해 치태의 pH는 서서히 원래 값으로 회복된다. 이러한 일련의 pH 변화를 스테판 커브(스테판 곡선)라고 한다(그림 14-4). 스테판 커브는 스테판(Stephan RM)에 의해 최초로 보고되어(1940

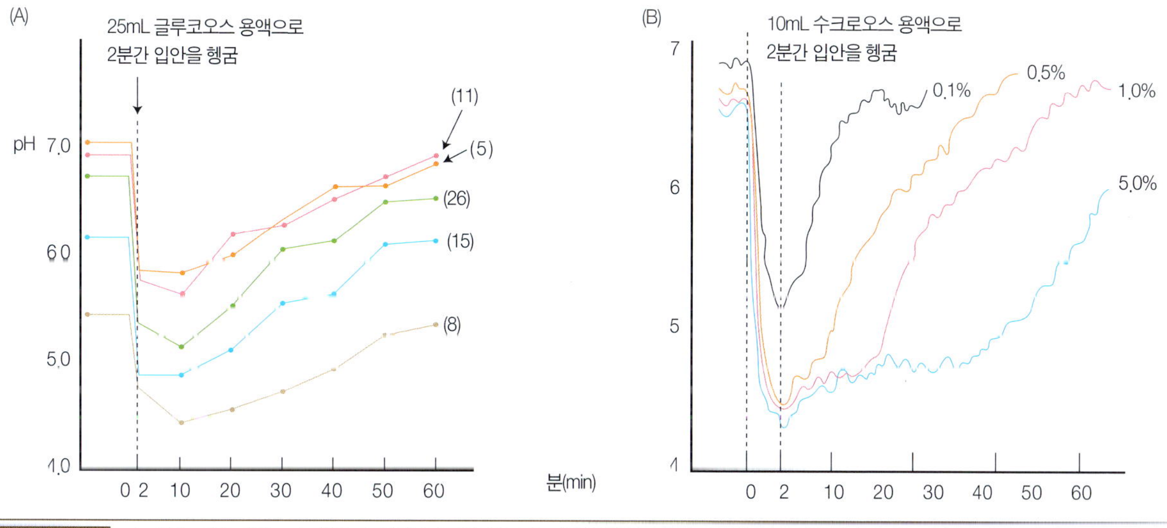

그림 14-4 스테판 커브. (A)는 스테판에 의해 보고된 것으로 10% 글루코오스 용액 25mL를 2분간 헹군 다음 미세 안티몬(antimony, Sb) 전극을 사용하는 전극삽입법으로 측정하였다. 우식 정도별로 분류한 5 피검자군(괄호 안은 피검자 수)에서 치태 pH의 경시적 변화를 나타냈다. 3~4일 축적된 상악전치의 입술쪽 치태에 대하여 조사하였다. 치아우식증이 더 이상 진행하지 않고 멈춘 상태로 있는 군(11명), 치아우식증 발생이 전혀 없는 군(5명), 경미한 치아우식증이 발생한 군(26명), 중등 정도의 치아우식증 활성이 있는 군(15명) 및 심한 치아우식증이 있는 경우(8명)로 나누어 실험하였다. (B)는 트랜지스터(transister) 전극을 이용한 전극내장법으로 측정하였다. 다양한 농도의 수크로오스 용액으로 구강을 세정했을 때의 치태 내의 pH에 대한 시간에 따른 변화를 나타냈다. 32세 남성 피험자에 대해 3일간 집적한 하악 좌측 소구치와 제 1대구치의 교합면 치태를 이용했다.

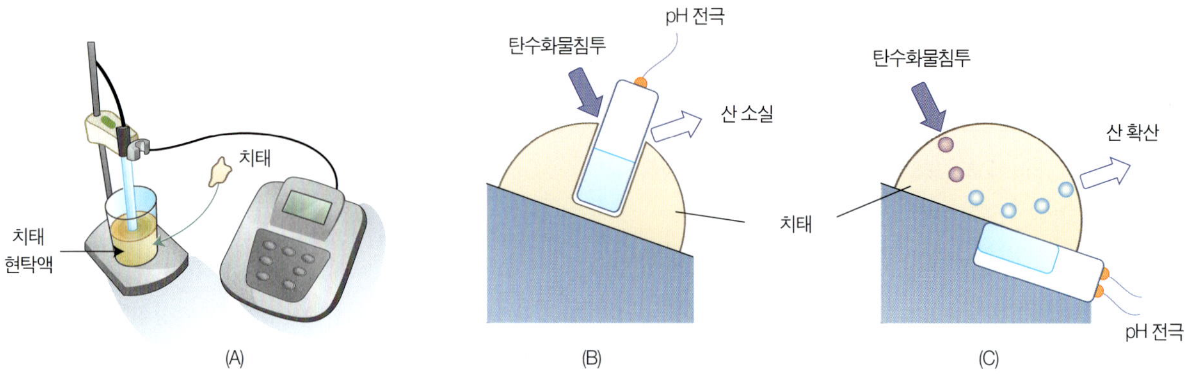

그림 14-5 **치태 pH 측정방법.** (A) 치태 채취법 (B) 미세 전극삽입법 (C) 미세 전극내장법

년) 발견자의 이름을 붙였다. 미소 안티몬 전극을 치태에 삽입하는 방법으로 치태 pH를 측정한 것이다. 치태 pH의 측정방법에는 다음과 같은 세 가지가 있다(그림 14-5).

① 치태 채취법 : 치면에 부착된 치태를 채취하여 용기에 치태 현탁액을 만들고 pH 전극으로 측정하는 방법이다. 범용형 pH 전극으로 측정이 가능하며, 특수한 장치를 필요로 하지 않지만 치아에 부착된 자연 상태의 치태 pH는 측정할 수 없다.

② 전극삽입법 : 미세 전극을 치면에 부착한 상태의 치태 내에 삽입하여 pH를 측정하는 방법이다. 탄수화물 용액으로 양치한 후에 타액에 의한 치태 pH의 회복상태 등을 경시적으로 측정할 수 있다. 스테판이 사용한 측정방법으로 당시에는 최첨단 기술이었다. 단, 치태 표면에 전극을 삽입함으로써 전극 주위로부터 치태 내에 타액이 유입되어 치태 내의 산이 일부 중화될 우려가 있다. 실제로 치태 내의 pH는 이후에 설명할 전극내장법보다 pH

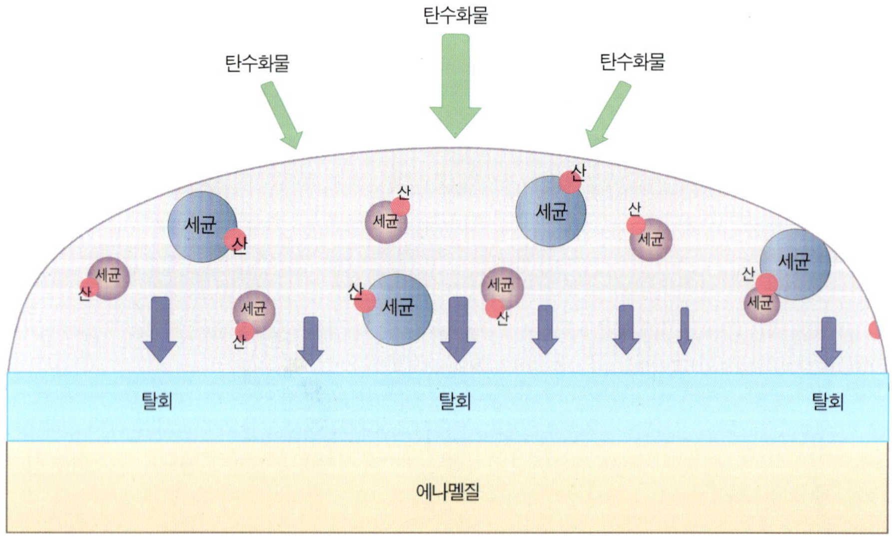

그림 14-6 **치태와 산생성.** 탄수화물이 공급되는 경우 탄수화물 분해세균에 의해 영양소로 이용되어 대사과정을 통해 최종산물로 산을 생성하게 된다. 생성된 산에 의해 임계 pH 이하로 낮아지면 에나멜질의 탈회가 일어나게 된다.

값으로 0.5 정도 높은 값을 얻는다.

③ 전극내장법 : 의치 등의 가철성 보철장치에 사람의 에나멜질을 넣고 그 에나멜질 위에 설치한 미세전극에 치태를 축적시켜서 치태 pH를 측정하는 방법이다. 이 방법은 에나멜질에 접하는 치태심부의 pH를 치태 파괴 없이 연속해서 측정할 수 있는 우수한 방법이다. 단, 피험자 한 사람 한 사람에 맞춰서 제작한 가철성 보철장치를 일정기간 장착하고 있어야 하는 등 피험자의 부담이 크며, 피험자의 수를 확보하는 것이 어렵다는 단점이 있다.

생산된 산이 치태 내에서 오래 머물러 임계 pH보다 낮은 상태가 지속되는 환경에서는 치아가 산성치태로 덮여 있어 계속 녹게 된다(그림 14-6). 또한 치태 pH가 임계 pH 이하로 유지되는 시간이나 원래 pH까지 회복되는 시간은 치태의 성숙도, 당의 종류와 농도, 당의 섭취빈도 등에 의해 영향을 받는다. 임계 pH란 치아의 무기질이 녹기 시작하는 pH를 말한다. 하이드록시아파타이트 결정의 임계 pH는 약 5.5이므로, 에나멜질도 같다고 보고 있다. 한편 시멘트질이나 상아질의 하이드록시아파타이트 결정은 에나멜질에 비해 작고 석회화 정도도 낮기 때문에 임계 pH는 에나멜질보다 높은 것으로 알려져 있다.

4. 바이오필름의 생화학적 이해

1) 바이오필름(bioflim)

세균 등의 세균집단이 점착성이 강한 기질에 싸여 얇은 막 형태로 고체 표면에 강하게 부착된 것을 바이오필름이라 한다. 바이오필름은 자연계 거의 모든 장소에서 볼 수 있다. 강, 호수, 토양, 수도관, 심지어 사람의 내부 장기인 치아나 콘택트렌즈 표면 등에서도 발견된다. 그러므로 치태는 치아표면에 부착된 바이오필름의 일종으로 생각할 수 있다. 타액 내의 부유 세균은 타액 항균인자의 공격을 받기 쉬운데다가 타액과 함께 삼켜지게 된다. 그렇지만 바이오필름으로서 고체에 단단하게 부착되면 타액의 세정작용으로 씻겨 지는 것이 불가능해진다. 또한 타액 내의 항균인자, 항균제나 소독약 등의 약제는 바이오필름 표면의 세균만 공격하고 내부까지 들어가지 못한다(그림 14-7). 세균은 이러한 특수한 환경을 만듦으로써 구강 내에 정착 및 증식할 수 있게 된다. 성

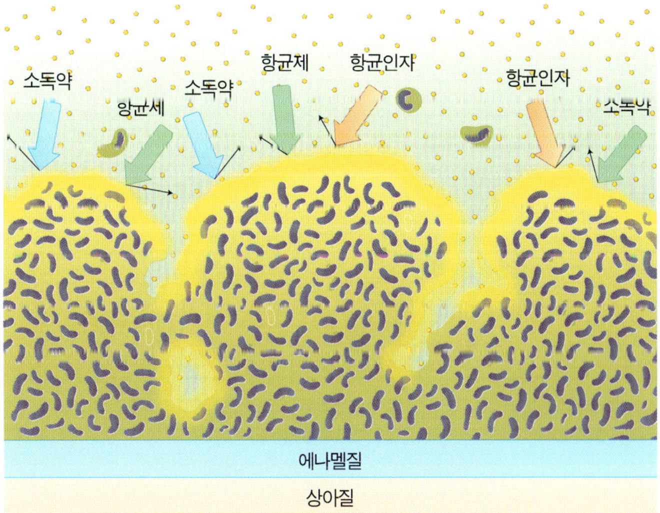

그림 14-7 바이오필름과 치태. 바이오필름의 바깥쪽에 존재하는 세균의 경우 소독약, 항생제 및 타액의 항균인자에 의해 직접 영향을 받지만, 내부에 존재하는 세균의 경우 기질에 의해 보호를 받는다.

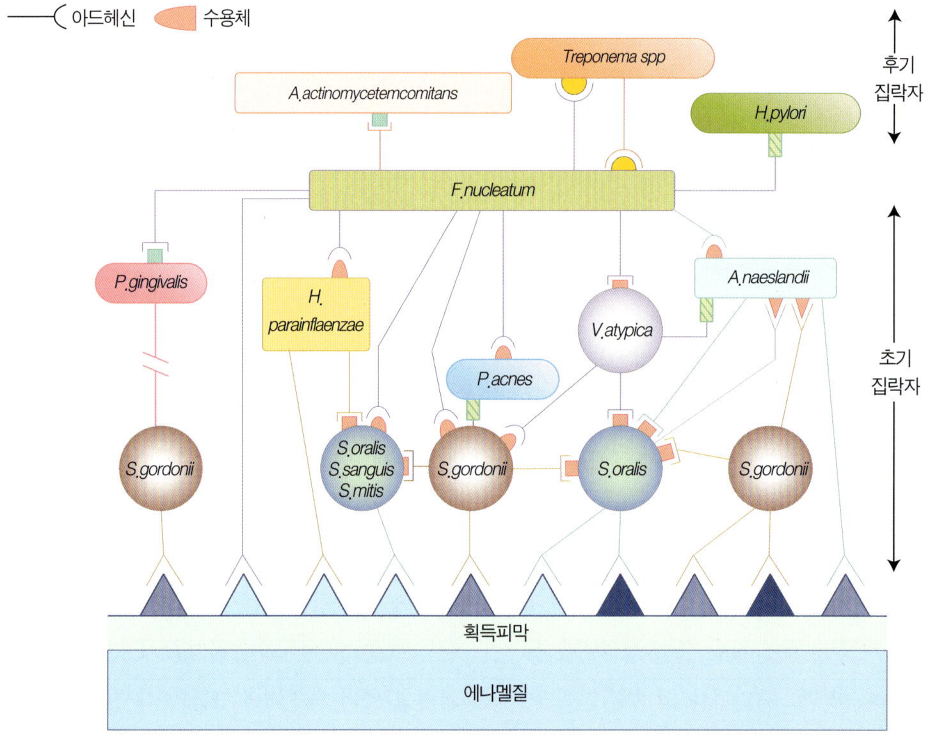

그림 14-8 **치태형성에 있어 푸소박테리움 뉴클레아툼의 중심적 역할.** 푸소박테리움 뉴클레아툼은 다른 세균과 결합할 수 있는 다양한 항원이나 수용체를 가지고 있어서, 그 세균 수는 많지 않으나, 다양한 세균이 바이오필름을 형성하는 데 있어 중심적 역할을 한다.

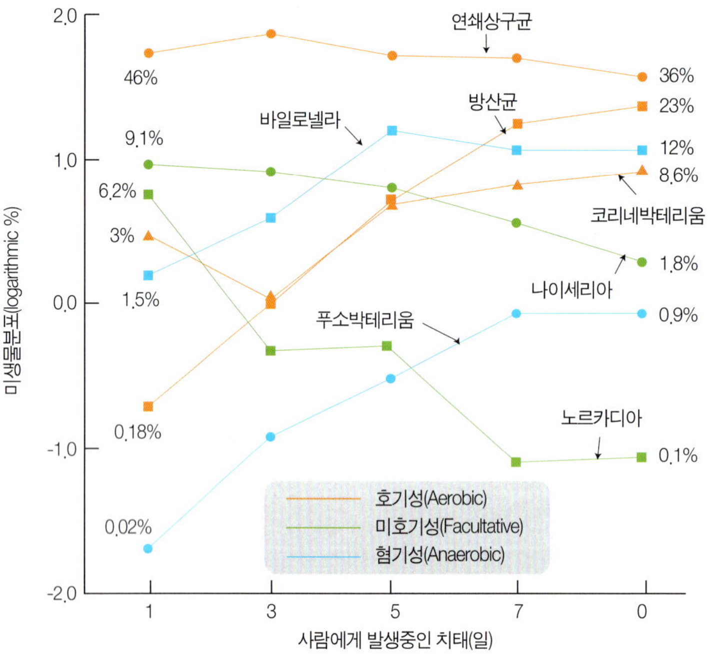

그림 14-9 **치태 성숙에 수반된 세균 총의 변화.** 그래프 내의 숫자 %는 1일 및 9일 째 치태 내에 존재하는 세균의 백분율을 나타낸다.

숙한 두꺼운 치태는 타액에 대해 장애물이 되기 때문에 타액이 침투하기 어렵지만 치태의 일부에 물의 통로가 형성됨으로써 치태 내부로의 수분이나 영양공급 및 외부로의 노폐물 배출이 가능해진다.

그렇다면 우리는 왜 바이오필름에 이렇게 관심을 기울여야 하는가? 바이오필름의 독특한 형태 때문에 바이오필름 내의 세균은 항생제에 대한 강한 내성을 나타내 치료가 어려울 뿐만 아니라 매년 수많은 환자들이 병원에서 감염되어 입원기간이 연장되고, 수술을 하거나, 심지어 죽음에 이르기까지도 하기 때문이다. 바이오필름은 일반적인 급성 중이염, 심장내막염, 낭포성 섬유종을 유발하기도 하고 수냉 및 공랭식의 냉온방기의 분배관에서 떨어져 나온 레지오넬라는 바이오필름으로 야기되는 급성 기도염증인 레지오넬라증을 야기하기도 한다.

치태는 일종의 전형적인 바이오필름으로, 구강 내 상주균인 미생물이 치아표면에 부착하거나 독특한 방법으로 다른 세균과 부착한 것으로, 그 중에서도 특히 세균 상호간에 영양학적으로 이득이 있거나, 생리적으로 상호관계가 유지되는 경우에 지속적으로 서로 상호의존하게 된다. 즉, 한 세균의 최종 대사산물이 다른 세균의 영양소가 되는 경우 등으로 이 두 세균은 서로 한 바이오필름 내에서 같이 공생할 수가 있다. 이러한 세균 연합체의 중요한 세균 중 하나가 혐기성 그람음성 세균인 푸소박테리움 뉴클레아툼으로 다양한 치태세균과 응집체를 이룰 수 있다(그림 14-8). 자원자를 대상으로 치태가 성숙하는 과정에서 9일 동안 치태세균 내 변화를 연구한 결과, 호기성 연쇄상구균은 46 → 36%로 감소됨에도 불구하고, 치태 내에 가장 많이 존재하는 우세집단이며, 혐기성 방선균은 0.18 → 23%로, 푸소박테리움 뉴클레아툼은 0.02 → 0.9%로 급격하게 증가함을 알 수 있다(그림 14-9).

푸소박테리움 뉴클레아툼은 대사의 다양성과 치태 내의 환원력을 낮출 수 있는 능력이 있어 치태형성에 있어 중추적인 역할을 한다(그림 9-8 참조). 자연계 바이오필름에 존재하는 세균은 살기 좋은 환경보다 좋지 못한 환경에 더 자주 노출되기 때문에 독특한 방식으로 적응하여 살아남을 수 있어 많은 관심을 끌게 되었다. 세균은 환경변화를 감지하는 복잡한 기전을 가지고 있는데, 이를 적정밀도 인식(쿼럼 센싱)이라 하며, 좋지 못한 환경에서 살아남을 수 있도록 도움을 주는 유전자를 발현시켜 일련의 단백질을 합성함으로써 외부환경에 적응할 수 있다.

2) 적정밀도 인식(쿼럼 센싱)

바이오필름 형성에 중요한 적정밀도 인식이란 무엇인가? 일반적으로 환경에 대처하기 위한 세포-세포간 신호로, 세균은 환경의 변화에 반응하여 특정한 분자를 합성하여 세포외로 배출하고 섭취하는 방법을 사용하는 소통방법이다. 이러한 신호를 "적정밀도 인식(quorum sensing)"이라 하며, 이때 신호를 매개하는 분자를 오도인듀서(autoinducer)라 한다. '쿼럼' 이란 '정족수 또는 적정 밀도' 를 뜻하는 단어로, 세균의 개체수가 얼마 되지 않을 때는 이런 신호전달이 일어나지 않으나, 개체수가 증가하여 오토인듀서의 농도가 일정수준 이상이 되면 자신들의 개체밀도를 감지하게 된다. 또한 세균은 적정밀도 인식을 통하여 개체 수 뿐만 아니라, 스트레스를 비롯한 주변환경의 변화를 감지하여 세균이 이에 적응할 수 있도록 도와준다. 영양소 부족, 동일 영양소를 사용하는 미생물과의 경쟁, 주변 독성 화합물의 증가 등의 환경변화를 감지하는 것이다.

그렇다면 바이오필름은 어떻게 형성될 수 있는가? 물이 존재하는 성장 부유 중인 세균이 고체상의 표면(예를 들면 치아의 에나멜질)에 부착한다. 표면에 부착된 세균이 계속 성장하여 집락을 이루면서 적정밀도를 넘게 되면 다른 세균들과 상호협동하며 집락이 더욱 커지는데, 가장 바깥쪽의 세균은 내부의 세균을 보호하는 물리적인 방어벽 역할을 한다. 결과적으로 살균제나 항생제 및 항균인자와 같은 약물이 방어벽(제일 바깥쪽의 세균)을 통과하지 못해 바이오필름 내의 세균은 이들 대부분 약제의 표적에서 벗어날 수 있게 된다. 즉, 적정밀도 인식에 의한 세균간의 화학적 신호에 의해 세포외기질을 형성하여, 여기에 미세집락을 형성하고, 미세집락과 집락 사이로 만들어진 수로 간의 네트워크를 형성한다.

미세집락 내의 세균들은 그 존재 위치에 따라 서로 다른 환경을 경험하며, 이들 미세집락이 성숙하여 많은 균주들이 커다란 집락을 이루게 된다. 이런 상태에서 바이오필름 내 환경은 동일하지 않아 중심부는 영양소 농도가 낮고, 외곽층은 영양소가 보다 풍부하여 다양한 환경 영역이 형성된다.

3) 바이오필름으로서의 치태

치태는 겔 형태의 기질 내에 치밀한 세균집락의 복합덩어리로 형성된 일종의 바이오필름으로 치주질환의 원인이 된다. 이들이 두꺼워지고 증식하는 것을 차단하지 않는 경우에 24시간 내에 석회화되어 치석을 형성한다. 일단 석회화가 되면 쉽게 제거되지 않으므로 전문가에 의해 제거되어야 한다. 그러므로 24시간 내에 칫솔질에 의해 이를 예방하는 것이 중요하다.

치태는 숙주에서 유래된 바이오필름으로 구강 내 상주균이 숙주와 균형을 잘 맞추는 경우에 건강한 치주상태를 유지하지만, 균형이 교란되는 경우에는 숙주와 구강 내 상주균 사이의 균형이 무너져 치주조직의 파괴가 일어난다. 치태는 치아표면이나 구강 내 다른 경조직 표면에 부착된 연질의 축적물이라 정의할 수 있다.

치태가 형성되기 위해서는 초기에 획득피막이 형성되어야 하는데, 이는 타액이나 치은열구액에서 유래한 당단백질이 치아표면을 피복하는 것이다. 획득피막의 주변 환경의 거대분자가 선택적으로 흡착되어 형성된다. 하이드록시아파타이트 표면은 음전하를 띠기 때문에 타액선이나 치은열구에서 유래한 양전하를 띠는 물질과 잘 결합한다. 획득피막은 보호장벽으로 작용하기도 하고, 윤활작용을 나타내기도 하지만, 세균이 잘 결합할 수 있는 환경을 조성해 주기도 한다.

타액은 획득피막과 어떤 연관성을 갖을까? 획득피막이란 치아의 무기질 표면상의 0.1~10μm 두께로 있는 거대분자 물질을 말한다. 하이드록시아파타이트의 선택적인 흡착에 의해 타액 단백질, 혈장 단백질 및 세균 유래 산물과 반응하여 형성되며, 확산의 장애물로 작용하여, 세균의 대사과정에 형성된 산의 확산을 억제하여 산에 의해 용해되는 칼슘과 인산이온의 소실을 억제한다. 일반적으로 단백질 농도가 높은 경우에 경조직 표면에 더 많은 단백질이 흡착된다. 타액이나 치은열구에서 유래한 단백질은 선택적으로 치아표면에 흡착될 수 있다. 이러한 흡착양상은 표면장력과 표면 에너지에 의해 좌우된다. 초기에는 타액 유래 이온(칼슘과 인산이온 등)이 전기화학적 상태에 따라 치아표면에 먼저 흡착되고, 이어서 단백질이 흡착된다. 타액에서 본래 전하를 띠던 단백질이 칼슘이나 인산이온과 결합해 있다가 상대적으로 움직이지 않는 고정층 이온과 교환을 하며 부착된다. 표면에 직접 접촉해 있는 교환 가능한 이온이나 같은 전하를 띠는 이온을 고정층에 있다고 말하며, 전하가 고정되는 경우 분자축전지를 형성하였다고 한다. 이 고정층에는 물이 많이 들어 있어 수화층이라고도 한다.

또한 타액 내에 있는 전하를 띠는 단백질들은 소수성 부위와 친수성 부위를 모두 가지고 있어 양친매적 성질을 가지고 있기 때문에 분자 내 전하 분포로 인해 응집체 또는 미셀 유사구조로 존재한다. 그러므로 에나멜질 표면에 형성되는 획득피막은 이러한 미셀 유사 응집체가 관여한 것이라 생각할 수 있다. 그렇다면 타액, 미셀 유사 응집체 및 구강 내 바이오필름 간의 관계는 무엇일까? 이를 확인하기 위하여 아미노산 분석, 전기영동, 면역학적 분석 및 임상 관찰을 하였다. 타액 미셀은 뮤신(MG2), 분비형 면역글로불린 A(sIgA), 락토페린, 아밀라아제, 고프롤린 함유 당단백질(PRP) 및 라이소자임을 함유하는 복합체이다. 일반적으로 타액에 존재하는 단백질은 대략 2mg/mL로 40여 종류의 단백질이 존재하며, 이하선 타액의 경우 60~70%가 고프롤린 함유 단백질로 양친매적인 성질을 갖는다. 타액 유속은 위치에 따라 각 타액선의 영향을 받기 때문에 차이가 있다. 타액 단백질은 뮤신

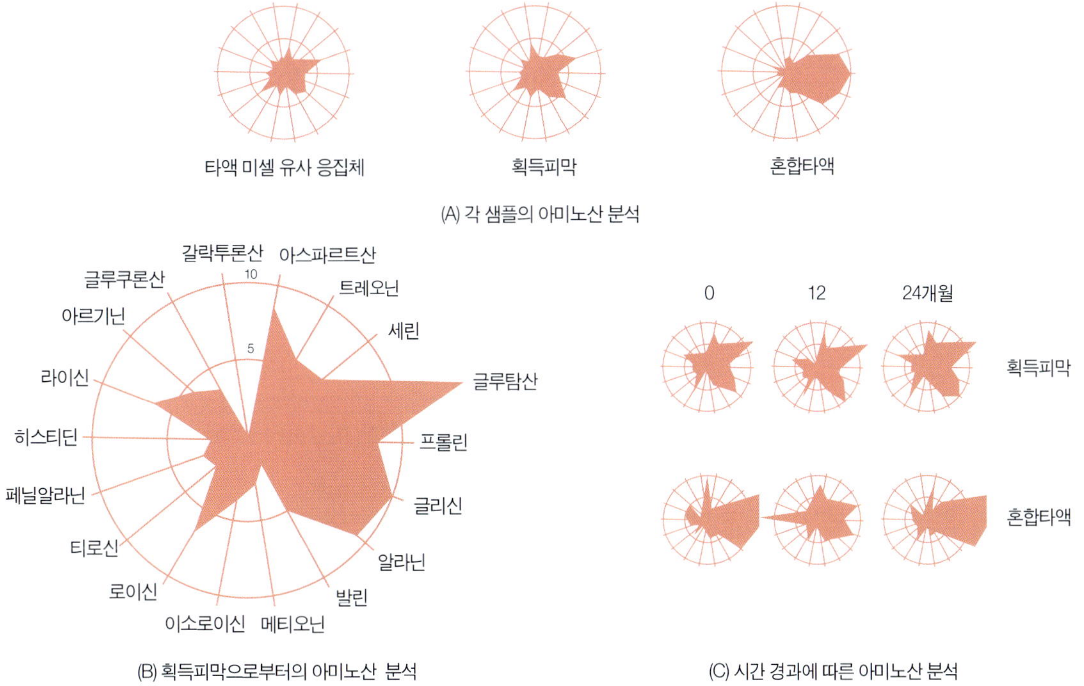

그림 14-10 타액 미셀 유사 응집체, 획득피막 및 혼합 타액의 아미노산 분석 결과. (A) 미셀과 획득피막은 거의 유사한 양상을 나타내나, 전 타액은 완전히 다른 양상을 나타낸다. (B) 획득피막의 경우 나이나 개인차가 거의 없이 일정한 패턴을 갖는다. (C) 획득피막의 경우 같은 사람에서 0, 12 및 24개월 후에 시료를 분석해도 같은 양상을 나타내나, 혼합 타액의 경우 시료 채취시기에 따라 아미노산 패턴이 완전히 다름을 알 수 있다.

1(MG1)과 같이 분비량이 많은 것부터 분비형 면역글로불린 A(sIgA), 뮤신 2(MG2), 락토페린, 과산화수소, 아밀라아제, 탄산 탈수소효소, 고프롤린 함유 당단백질, 라이소자임, 스타테린, 히스타틴 등 분자량이 적은 것까지 다양하게 존재한다. 타액 단백질은 양친매적인 성질을 가지고 있어서 소수성인 꼬리부분과 친수성인 머리부분으로 이루어진다. 이들은 마치 비누에서 미셀을 형성하듯 소수성 꼬리부분은 안쪽으로, 친수성인 머리부분은 바깥쪽으로 배열하여 미셀을 형성한다. 이것이 타액에서 볼 수 있는 미셀 유사 응집체이다. 직접 타액을 모으거나 타액 응집체를 분리하거나, 에나멜질에서 획득한 획득피막의 아미노산은 분석한 결과 타액 응집체와 획득피막은 별 차이가 없으며, 개인에 따라서도 연령이나 개인차가 거의 없었다. 그러나 혼합 타액의 경우 아미노산 분석 결과는 연령과 개인차가 많이 났다(그림 14-10).

사람의 전 타액, 에나멜질 획득피막 및 타액 미셀 응집체의 단백질 조성을 전기영동으로 분석해본 결과 전 타액과 에나멜질 획득피막 사이에는 별 유사성이 나타나지 않았으나, 미셀 유사구조와 획득피막 사이에는 유사성이 높았다(그림 14-11).

또한 임상적으로 구강 내 획득피막 형성은 구강 내 세균 수와 일치하여 타액에 의한 세균흡광도 변화와 일치한다. 임상적으로 두꺼운 획득피막에서 전기영동상이나 웨스턴 블롯 분석을 통해 뮤신(sMGs)이 존재함을 확인할 수 있다. 치아마모도 관련성에 있어 시간경과에 따라 흡광도 변화를 볼 경우 정상적인 치아마모를 가진 환자에서 약 200분 정도 방치할 경우 상당량의 미셀 유사 응집체 또는 타액 응집체가 형성되는 데 비하여, 치아마모가 심

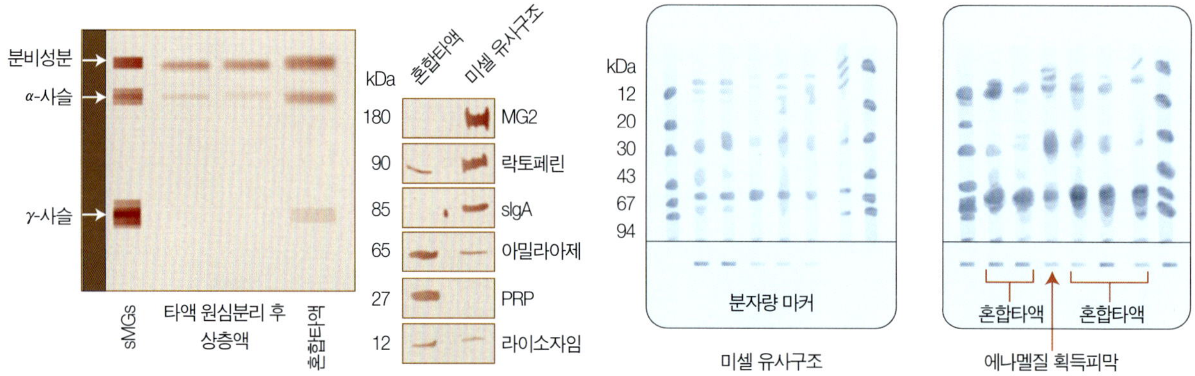

그림 14-11 미셀 유사 구조와 에나멜질 획득피막 및 혼합타액의 단백질의 전기영동상. 미셀 유사구조와 에나멜질 획득피막의 단백질 패턴은 아주 유사하나, 전 타액과는 아주 판이하게 다름을 알 수 있다.

한 환자의 경우 이들 형성양이 현저하게 적은 것을 볼 수 있다. 타액 내의 단백질 양을 검사할 경우 정상인은 평균 1.6(1.1~2.2)mg/mL인데 비해 치아마모가 심할 경우 단백질 양이 0.9(0.5~1.6)mg/mL로 현저히 저하되어 있다.

이상의 여러 실험결과나 임상관찰로 보아 획득피막은 미셀 유사구조에서 유래되었음을 알 수 있다. 이를 방치할 경우 여기에 구강 내 세균이 선택적으로 흡착되어 치태가 만들어진다고 생각할 수 있다. 즉, 미셀 유사구조가 치아표면에 형성되고 바이오필름을 만들 수 있는 기질로 작용한다고 생각할 수 있다.

III. 치태에 의한 치아우식증 발생기전 : 다인자성 질환으로서의 우식

일반 세균성 질환은 그 원인이 되는 병원체와의 관계가 명확하다. 하지만 우식발생에는 일반적으로 병원성이 낮은 구강 상주균이 관여하고 있기 때문에 숙주나 환경의 다양한 요인이 크게 영향을 주는 다인자성 질환이다(그림 14-12). 치아우식을 발생시키는 요인은 키이스(Keyes PH)의 세 개의 고리(병원, 환경, 개체)와 여기에 시간적 요인을 더한 뉴브런(Newbrun E)의 4개 고리로 설명된다. 병원요인으로서의 치태, 환경 요인으로서의 발효성 탄수화물, 개체 요인으로서의 숙주와 치아, 타액, 그리고 시간요인이 밀접하게 관련된 식생활이 치아우식을 발생시키는 요인으로서 중요하다.

1. 당

당은 균체외다당의 재료가 되어 치태형성에 관여하며, 세균에 의한 산 생산의 재료가 되어 치질의 탈회에 관여하고 있다.

1) 균체외다당의 재료

수크로오스(자당)는 글루코오스(포도당)와 프룩토오스(과당)가 결합하는 화학 에너지를 갖고 있어서 수크로오스가 분해되어 글루코오스와 프룩토오스로 될 때 발생하는 에너지가 균체외다당의 합성에 이용된다. 여러 탄수화물 중에서 수크로오스만이 세균에 의한 다당 합성에 이용 가능한 에너지를 갖고 있기 때문에 수크로오스는 세균에 의해 이용되며 균체외다당의 재료가 된다(표 14-1).

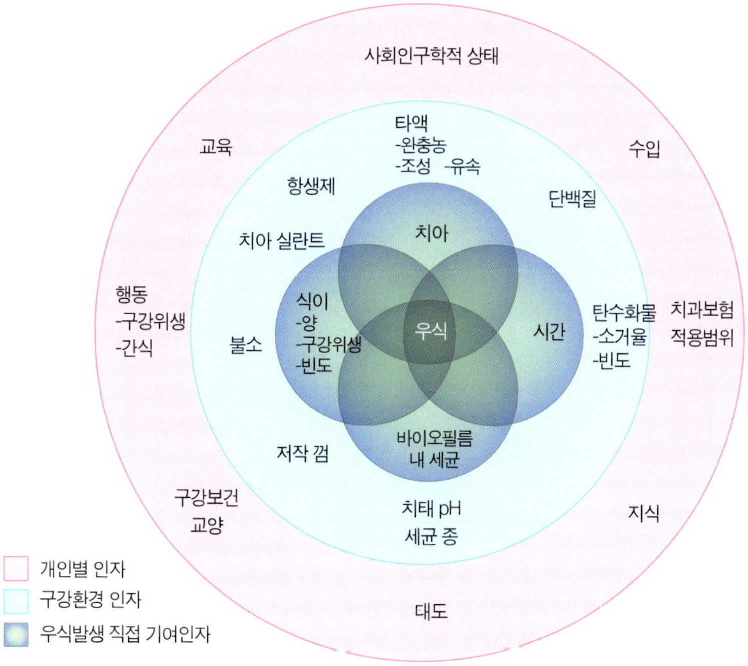

그림 14-12 치아 우식증 발생과 연관된 인자

표 14-1. 각 종 탄수화물 및 그 유도체의 가수분해 에너지

탄수화물 또는 탄수화물 유도체	가수분해 시 발생되는 표준 자유에너지 변화 ⊿G° (kcal/mol)
글루코오스-1-인산(glucose-1-P)	-5.0
UDP-글루코오스(UDP-glucose)	-7.6
수크로오스(sucrose)	-6.6
말토오스(maltose)	-3.0
락토오스(lactose)	-3.0
글리코겐(glycogen)	-4.3
덱스트란(dextran)	-2.0
레반(levan)	-4.6

균체외다당의 주된 것으로는 글루코오스의 호모다당인 글루칸과 프룩토오스의 호모다당인 프룩탄이 있다(표 14-2). 글루칸은 그 결합양식과 성상에 따라 α-1,6 결합을 주로 한 수용성 글루칸(덱스트란)과 α-1,6 결합에 α-1,3 결합의 지분을 가진 불용성 글루칸(뮤탄)으로 나뉜다(그림 14-13). 덱스트란은 뮤탄만큼 강력하지는 않지만 응집능이 있고 다시 분해되어 에너지원이 되기도 한다. 뮤탄은 에너지원이 되지는 않으나 강력한 부착응집능이 있다.

■ ■ 표 14-2. 세균이 생성하는 주요 다당

다당	구성당			주요 결합양식	성질
균체외다당					
호모글리칸	글루칸	덱스트란	글루코오스	α-1,6	수용성, 응집에 관여 세균의 에너지원이 됨
		뮤탄	글루코오스	α-1,6 α-1,3	불용성, 응집과 부착에 관여 세균의 에너지원이 되지 않음
	프룩탄	레반형	프룩토오스	β-2,6	수용성, 세균의 최후 에너지원이 됨
		이눌린형	프룩토오스	β-2,1	수용성과 불용성이 있음 세균의 최후 에너지원이 됨
헤테로글리칸			글루코오스 갈락토스 헥소사민 우론산 기타		매우 점착성이 높음 기능은 불분명 부착에 관여하는가
균체내다당					
호모글리칸		글리코겐- 아밀로펙틴형	글루코오스	α-1,4	전분과 글리코겐의 동류 세균의 탄수화물 저장체 세균의 에너지원이 됨

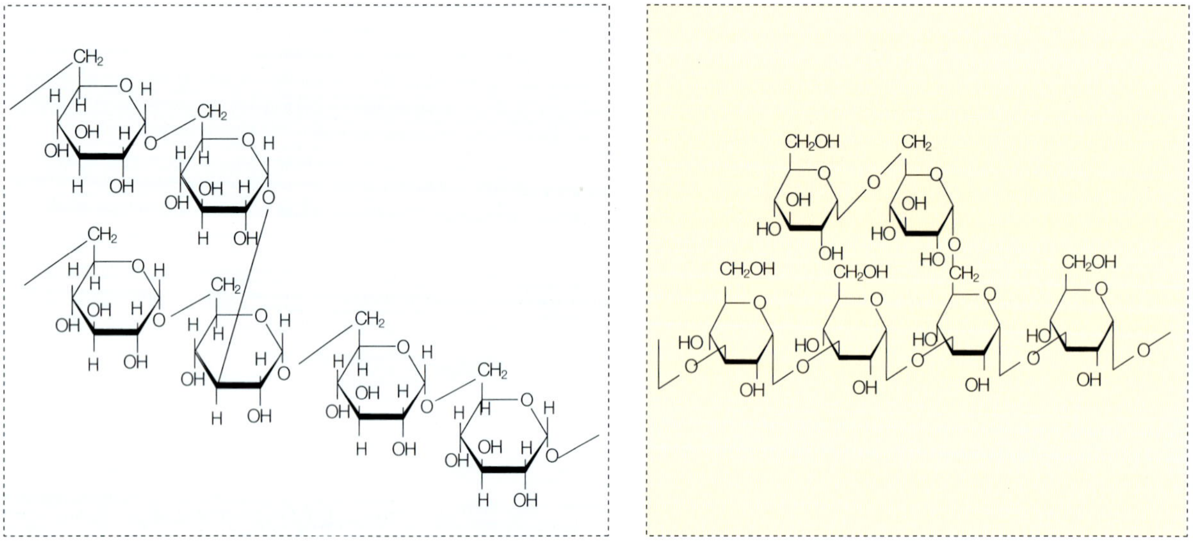

(A) (B)

그림 14-13 치태 내 균체외다당체 중 글루칸의 구조. (A) 덱스트란 (B) 뮤탄

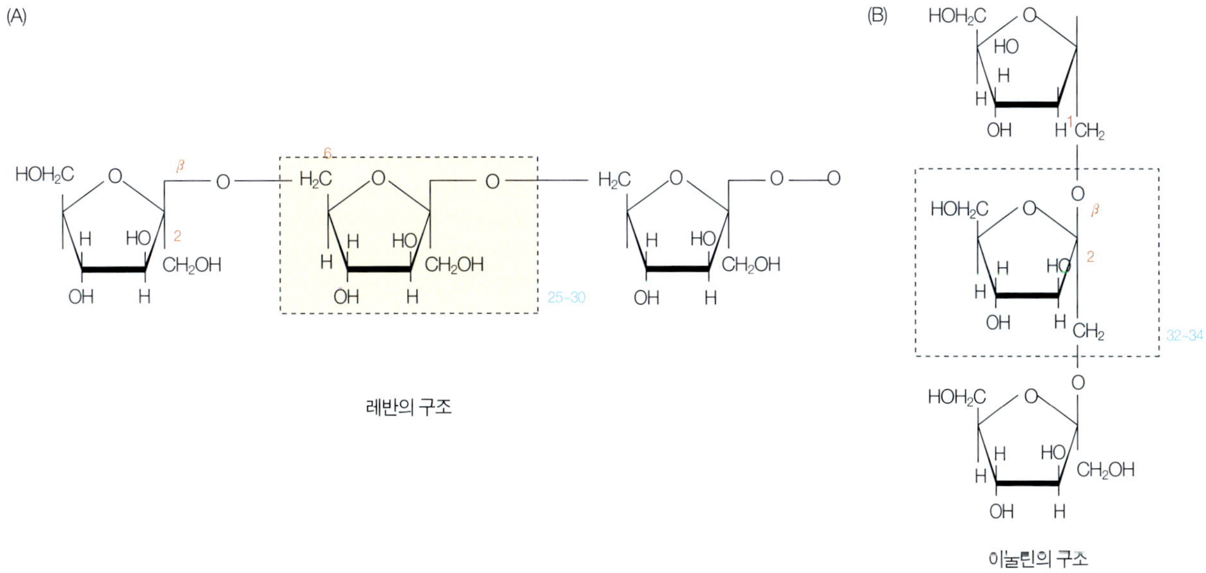

그림 14-14 치태 내 균체외다당체 중 프룩탄의 구조. (A) 레반형 (B) 이눌린형

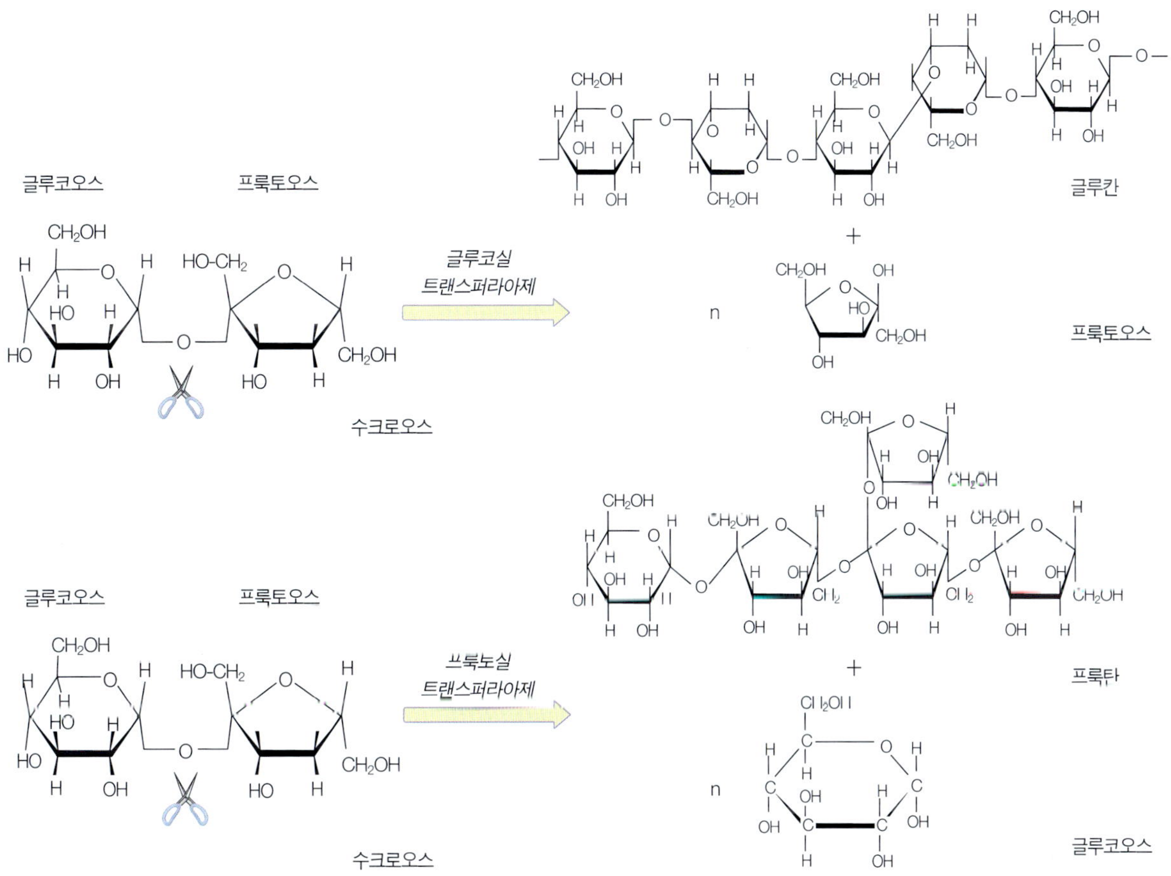

그림 14-15 글루칸과 프룩탄의 생성반응

한편, 프룩탄은 결합양식의 차이에 따라 레반형(β-2,6 결합)과 이눌린형(β-2,1 결합)으로 나뉘며 모두 세균의 에너지원이 된다(그림 14-14). 또한 프룩탄은 부착에도 관여한다고 보고되었다.

수크로오스에서 글루칸을 생성하는 효소는 글루코실트랜스퍼라아제이며, 특히 충치균의 글루코실트랜스퍼라아제는 수크로오스에서 불용성 글루칸인 뮤탄을 생성한다. 다른 충치균의 글루코실트랜스퍼라아제는 대부분 불용성 글루칸인 덱스트란을 생성한다. 한편 프룩탄은 프룩토실트랜스퍼라아제의 반응에 의해 수크로오스에서 생성된다(그림 14-15).

균체내다당은 α-1,4 결합을 주로 한 글리코겐과 유사한 호모다당이며, 대부분의 세균에 의해 균체 내부에 만들어진다. 글리코겐처럼 에너지원으로 이용되기 때문에 사람이 당을 섭취하지 않더라도 산이 생산된다.

2) 산 생성의 재료

산 생성의 재료로 세균에 이용되는 탄수화물에는 글루코오스, 프룩토오스, 수크로오스, 말토오스(맥아당) 등이 있다. 이러한 단당 또는 이당이 세균에 의해 이용되면 그 주요 최종 대사산물로서 젖산 등의 유기산이 생산되며 pH가 임계 pH 이하로 저하되면 치질이 탈회된다. 치태 내의 세균에 의해 당이 분해되어 산이 생산되는 것을 발효라고 하므로 치태 내에서 산 생성의 재료가 되는 당을 발효성 탄수화물이라 한다.

한편 다당인 전분 자체는 세균에 의해 분해되기 어려운 탄수화물이긴 하지만 타액 아밀라아제로 급속히 분해됨으로써 세균에 이용되기 쉬운 말토오스나 글루코오스 등으로 바뀐다. 따라서 전분도 산 생성의 재료가 된다.

2. 치태

우식의 원인이 되는 세균은 치태의 구성세균으로서 구강 내에 상주하고 있다. 치태세균의 우식 병원성으로는 치태형성능, 산 생성능, 내산성, 에너지원으로서의 다당 생성능을 들 수 있다.

1) 치태형성능

치태형성에는 여러 인자가 관여하고 있으며 치태를 구성하는 세균은 대부분 치태형성능을 갖는다고 볼 수 있다.

2) 산 생성능

산 생성능은 세균이 당을 대사하여 산을 생산하는 능력으로, 우식을 일으키는 병원성 중에서 가장 중요하다. 산 생성능 중에서도 충치균이 치아우식 병원균으로 유명한데, 실제로 사람의 경우 치태에서 차지하는 비율은 그다지 많지 않으며, 이 외에도 산 생성균이 많다.

3) 내산성

내산성이란 세균이 갖는 산에 대한 저항성을 말하며, 치아우식 병소 등 pH가 저하되어 탈회가 일어나는 환경에 견디며, 계속해서 산을 생성할 수 있는 능력을 말한다. 내산성이 강한 세균은 pH를 더 떨어뜨려 탈회를 촉진하며 치아우식증을 진행시킨다.

4) 에너지원으로서의 다당 생성능

균체 내와 균체 외 다당으로서 에너지를 축적한 세균은 이러한 다당이 필요할 때 분해하여 에너지를 얻을 수 있다. 즉 음식물로 탄수화물이 구강 내에 들어오지 않을 때에도 산을 생성할 수 있다.

뮤탄스 충치균은 이러한 4가지 조건을 모두 갖추어 치아우식 병원성이 가장 높은 세균이다. 하지만 사람의 경우는 뮤탄스 충치균 외의 산 생성균도 치아우식증 발생에 관여하고 있다는 것을 알 수 있다. 뮤탄스 충치균은 건강한 치면 위의 치태 내에서는 1% 미만, 우식치면 위의 치태에서는 10% 이하이다. 그 외 균의 대부분은 비뮤탄스 충치균과 방선균이며, 이들 세균도 당에서 산을 다량 생산하는 산 생성능을 갖고 있다.

3. 치아

치질이나 치아의 형태, 치열의 상태는 치아우식의 감수성과 크게 관련이 있다. 치질의 경우를 예로 들면 불소는 에나멜질의 하이드록시아파타이트의 수산기와 치환하여 플루오르아파타이트를 형성하며, 격자결손이 없고 내산성이 높은 결정, 즉 우식이 되기 어려운 에나멜질을 만든다. 한편 탄산이나 마그네슘은 하이드록시아파타이트의 인산기나 수산기와 치환하여 격자결손이 많고 내산성이 낮은 결정을 만든다.

치아의 형태는 구치 교합면의 깊은 소와열구, 치열의 상태는 총생처럼 타액의 세정작용이 미치기 어려우며 세균이 정착하기 쉬운 부위가 우식에 대해 감수성이 높다.

4. 타액

타액의 여러 작용 중 항우식 작용에 관한 것은 주로 세정작용, 완충작용, 재석회화 작용, 항균작용이다. 세정작용에는 타액의 분비량, 완충작용에는 중탄산이온의 농도, 재석회화 작용에는 타액 내 칼슘이온과 인산이온농도, 항균작용에는 분비형 IgA를 비롯해 락토페린, 라이소자임, 과산화효소 등의 항균인자가 밀접하게 관여한다.

구강암 치료를 위한 방사선 조사 등에 의해 타액선에 장애가 생기면 장애로 인해 타액이 분비될 수 없는 쪽의 치아에서 치아우식이 다발하는 것으로 알려졌다.

또한 고혈압이나 고콜레스테롤혈증과 같은 생활습관병의 치료약에는 타액분비 저하를 초래하는 것이 많다.

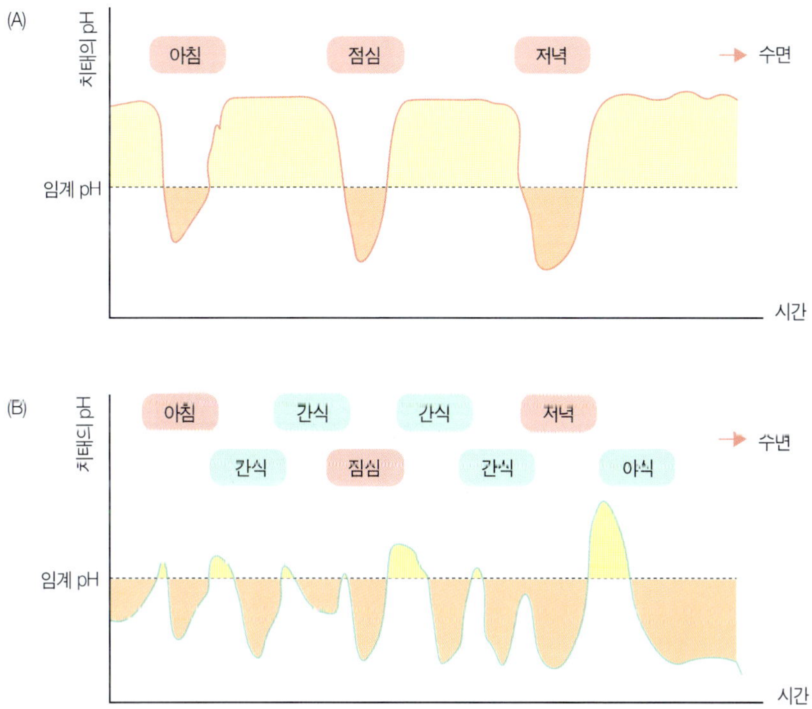

그림 14-16 1일 생활 속에서의 치태 pH 변화. (A) 3회의 식사만 섭취했을 경우, (B) 3회의 식사 외에 간식을 섭취했을 경우

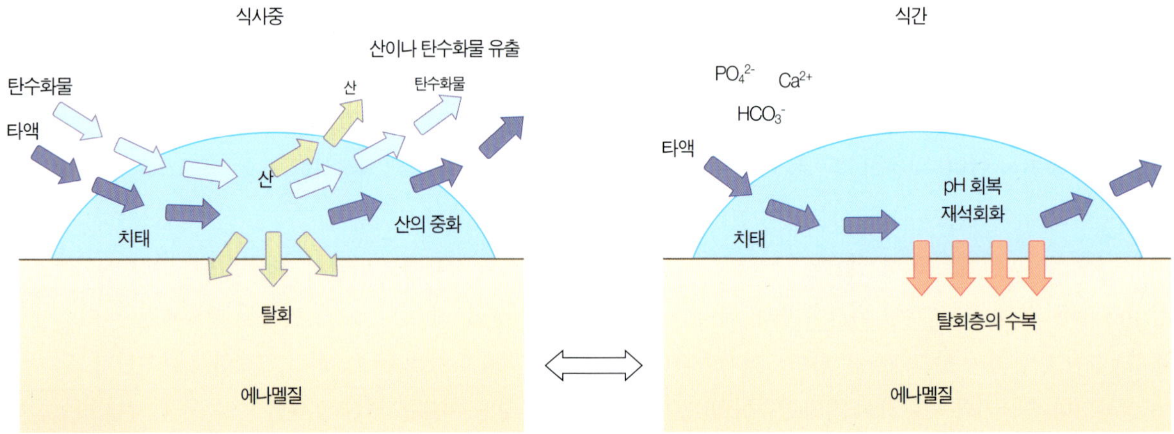

그림 14-17 식사 중 및 식간에서의 치태

그리고 구강건조감으로 사탕을 빨아먹는 등의 행위도 치아우식 발생으로 이어지는 경우가 적지 않다.

5. 식생활

주식에 포함된 전분은 영양상 필요한 양을 섭취해야 한다. 전분도 아밀라아제로 분해되면 세균에 의해 대사되기 쉬운 말토오스(맥아당)나 글루코오스(포도당)가 된다. 즉 하루 3번의 식사 때마다 산이 생산되어(그림 14-16) 치태 pH의 저하가 일어남과 동시에 치질의 일시적 탈회가 일어난다. 하지만 식사와 식사 사이에 치태 pH가 중성으로 회복되면 재석회화가 일어나며, 탈회부분도 수복된다고 할 수 있다(그림 14-17). 즉 우식이 되기 쉬운 구강환경은 식간에 재석회화를 위한 충분한 시간을 확보할 수 없는 상태이며 그러한 구강환경이 되는 식생활로는 다음과 같은 세 가지를 들 수 있다.

1) 간식의 시기

수크로오스를 포함한 단맛 나는 식품을 식사중에 먹는 경우와 식간에 먹는 경우, 치아우식증이 될 확률이 크게 다른 것으로 구스타프손(Gustafsson BE)에 의해 보고되었다(그림 14-18). 이 연구는 스웨덴의 바이프홀름에 있는 병원의 입원환자 436명을 대상으로 5년 동안 실시한 것으로 바이프홀름 연구(Vipeholm Study)라고 불린다. 실선으로 나타낸 것처럼 태피, 캐러멜, 초콜릿 같은 단맛 나는 식품을 식간에 섭취하면 치아우식증 발생이 눈에 띄게 증가한다. 하지만 같은 양의 식품을 식사와 함께 섭취할 경우에는 점선으로 나타낸 것처럼 치아우식의 새로운 발생은 거의 일어나지 않고 연구개시 전(단맛 나는 식품을 섭취하기 전)과 같은 수준이다. 이는 식간에 pH가 회복될 시간이 확보되었을 경우에는 재석회화가 일어난다는 것을 의미한다. 즉 식후 바로 먹는 디저트는 우식발생의 위험성이 낮으며 식간에 먹는 간식은 위험성이 높다는 것을 알 수 있다. 그리고 치아우식증 예방에는 횟수와 내용에 유의한 간식섭취가 중요하다.

또한 취침 직전에 단맛 나는 식품 같은 발효성 탄수화물을 섭취하는 것은 수면 중 타액분비량이 현저히 저하되기 때문에 치아우식증 발생의 위험성을 높이게 된다.

2) 식간 횟수

바이스(Weiss RL)와 트리차트(Trithart AH)는 5~6세 유아의 1일 간식섭취 횟수와 1인당 치아우식증 치아 수에 비례관계가 있다고 보고하였다(그림 14-19). 즉 식간에 단맛 나는 식품섭취의 횟수가 증가하면 치아우식증 발생

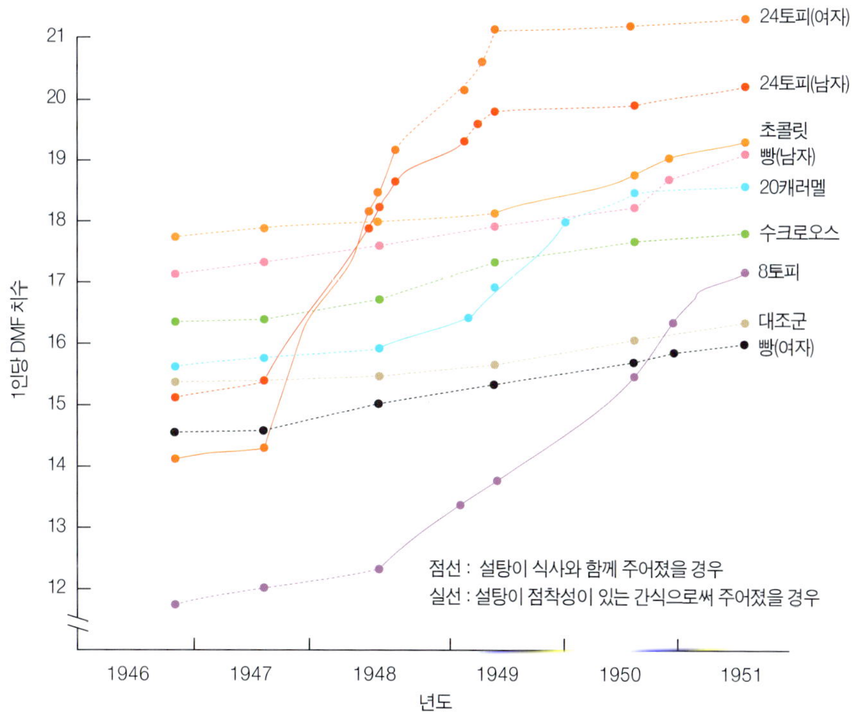

그림 14-18 바이프홀름 정신병원에서 436명의 입원 환자를 대상으로 5년간에 걸쳐서 행해진 치아우식증 연구의 결과. DMF 치수 : 우식치(decayed teeth), 상실치(missing teeth) 및 충치(filled teeth)의 총화

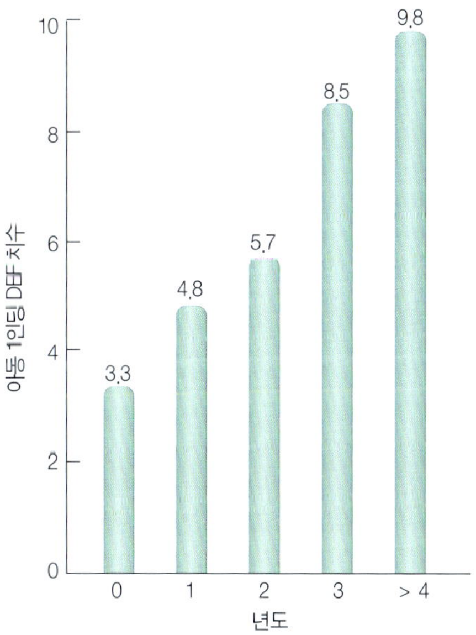

그림 14-19 5~6세반 아동의 우식발생에 대한 간식 섭취빈도의 영향. DEF 치수 : 우식치(decayed teeth), 발거치(extracted teeth) 및 충전치(filled teeth)의 총화

도 증가한다는 것이다. 발효성 탄수화물이 구강 내에 들어오는 횟수가 많다는 것은 발효성 탄수화물이 구강 내에 존재하는 시간이 길어지며 이는 항상 산이 생산되는 환경으로 이어지기 때문에 탈회가 석회화를 웃도는 상태가 만들어지게 된다.

3) 간식의 내용

점착성 다당의 재료가 되는 수크로오스가 들어 있는 식품이나 치면에 부착되기 쉬운 성상의 식품을 섭취하는 것은 발효성 탄수화물을 구강 내에 장시간 머물게 하여 산 생성을 오래 계속되게 하는 상태를 만든다. 즉 탈회시간을 오래 끌게 된다.

발효성 탄수화물이 구강 내에 들어오는 빈도가 높을수록 또한 구강 내에 정체하는 시간이 길수록 구강 내의 산

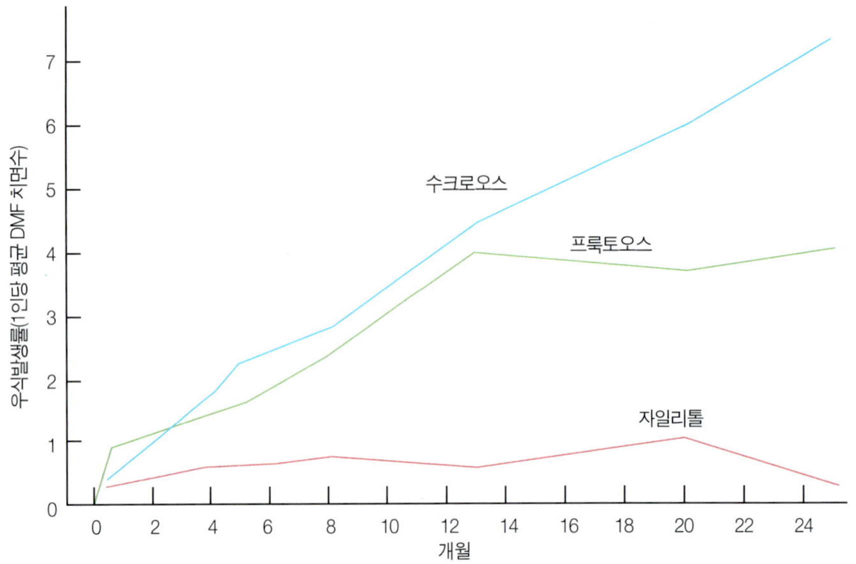

그림 14-20 사람에서 수크로오스, 프룩토오스 또는 자일리톨을 투여한 경우 치아우식증 발병률에 미치는 영향

성환경은 오래 계속된다. 식간에도 치태 pH의 산성상태가 계속되면 치아의 탈회가 재석회화를 웃돌아 결국 치아우식증이 발생하게 된다.

1976년 샤이닌(Scheinin A)에 의해 핀란드의 투르크 치과대학에서 피검자 125명을 비발효성 탄수화물인 자일리톨군(52명), 발효성 탄수화물인 수크로오스군(35명)과 프룩토오스군(38명)으로 나누어 2년 동안 시행된 연구에서 치아우식이 많은 사람에서 그들의 식사에 들어 있는 모든 수크로오스를 자일리톨로 대체한 경우 수크로오스를 계속해서 섭취한 군이나 프룩토오스로 대체한 대조군에 비하여 더 이상의 치아우식 진행이 발생하지 않았다(그림 14-20). 수크로오스의 경우 불용성 글루칸인 뮤탄과 산이 모두 생성되고, 프룩토오스의 경우 산만 형성되나 자일리톨의 경우 불용성 뮤탄이나 산 모두가 형성되지 않는다.

6. 치아우식증 예방법

지금까지 설명한 치아우식 발생요인을 바탕으로 한 치아우식 예방대책으로 불소와 대체감미료의 2가지에 대해 설명한다.

1) 불소

(1) 불소의 작용

불소는 치아우식 억제효과가 있는 것으로 알려진 무기질이다. 타액 내의 불소이온농도는 불과 0.01~0.03ppm에 지나지 않는다. 치태 내에는 5~50ppm 포함되어 있지만, 대부분 칼슘과의 결합형으로 존재하기 때문에 치아우식 억제 작용은 기대할 수 없다. 불소의 각종 응용에 의해 불소이온이 치태가 부착되지 않은 치아 주위에 존재하면 다음과 같은 세 가지 작용이 발휘된다고 알려져 있다.

불소이온의 첫 번째 작용은 탈회된 에나멜질의 재석회화를 촉진하며 결정성도 향상시킨다. 두 번째 작용은 플루오르아파타이트를 생성하여 치질의 내산성을 향상시킨다는 점을 들 수 있다(그림 14-21). 그리고 세 번째 작용은 세균이 산 생성을 위한 기본적인 대사 경로인 해당계 효소 중 하나인 에놀라아제의 활성을 방해하여 산 생

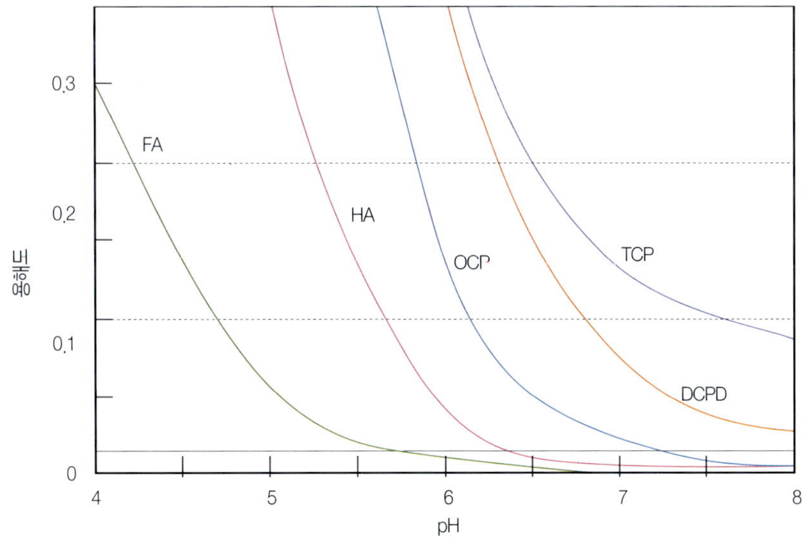

그림 14-21 pH 변화에 따른 각종 아파타이트의 용해도 변화. FA : 플루오르아파타이트, HA : 하이드록시아파타이트, OCP : 옥타칼슘포스페이트, DCPD : 다이칼슘포스페이트, TCP : 트리칼슘포스페이트

산을 억제하는 작용이 있다. 첫 번째와 두 번째 작용은 치질에 대한 것이며, 세 번째 작용은 세균에 대한 것이다.

(2) 불소의 응용법

불소의 응용으로는 미국 등에서 널리 행해지고 있는 전신응용과 우리나라를 포함한 여러 국가에서 채용하고 있는 국소응용의 두 가지가 있다. 전신응용으로는 불소를 음료수에 첨가하거나 불소 정제 또는 불소 첨가 식탁염 등을 이용하는 것이다. 또한 국소응용으로는 불소의 치면 도포 및 양치 등이 있다. 음료수에 불소를 첨가하는 등의 전신응용은 형성기 에나멜질의 하이드록시아파타이트가 격자 결손이 적은 결정이 되어 내산성이 높은 치아가 된다. 불소 양치액 같은 저농도의 불소가 맹출 후 에나멜질에 작용했을 경우에는 하이드록시아파타이트가 플루오르아파타이트로 변화한다. 치면 도포용 같은 고농도의 불소는 일단 불화칼슘이 된 후 서서히 플루오르아파타이트로 변화하여 내산성이 높은 에나멜질이 된다.

이와 같이 치아에 불소이온을 도입시켜 내산성이 높은 치질을 형성시키는 방법은 전 세계에서 널리 행해지고 있어, 불소는 치아우식 예방에 적극적으로 이용되고 있다.

2) 대체감미료

수크로오스는 산 생산의 재료가 된다는 점 외에도 뮤탄스 충치균에 의해 불용성 글루칸의 재료가 된다는 점에서 각종 발효성 탄수화물 중에서 가장 우식 유발성이 높은 당이다. 그래서 수크로오스를 대신하는 치아우식을 일으키기 어려운 감미료, 즉 대체감미료(표 14-3)가 개발되었으며, 그 중에서 몇몇 대체감미료가 식품(수도 과사류와 유료수 등)에 응용되고 있다.

수크랄로오스나 아스파탐 등은 단맛이 수크로오스의 몇 백배나 되는 인공적으로 합성한 감미료이다. 적은 양으로는 산을 생산하지 못하고 불용성 글루칸도 생성하지 않는다. 한편 단맛이 수크로오스와 유사하지만 치아우식의 원인이 되기 어려운 당으로 자일리톨과 말티톨 등의 당알코올, 수크로오스 유도체 등이 있다. 이들은 산을 거의 생산하지 않고 불용성 글루칸도 생성하지 않는다(표 14-4). 당알코올은 당에 수소를 첨가한 환원당으로 장에서는 흡수되기 어렵기 때문에 대량으로 섭취하면 설

■ ■ 표 14-3. 감미료 및 대체감미료의 분류

분류		명칭	감미도(수크로오스=1)	치태 산생 산성	사람의 장관 소화성 · 흡수성	에너지 대사 기질성 (kcal/g)	화학구조 · 기타
당질계감미료	이당	수크로오스(자당)	1	+	소화 용이	4	글루코오스와 프룩토오스의 $\alpha 1$, $\beta 2$ 글리코시드 결합에 의한 이당
	단당	글루코오스(포도당)	0.74	+	소화 용이	4	
		프룩토오스(과당)	0.9	+	소화 용이	4	
		이성화당	1.3	+	소화 용이	4	전분을 원료로 만든 글루코오스액에 효소를 작용시켜 글루코오스의 일부를 프룩토오스로 바꾼 혼합물
		전화당	1.3	+	소화 용이	4	수크로오스를 녹인 액체에 산을 더해 가열하거나, 분해효소를 작용시켜서 글루코오스와 프룩토오스로 분해(전화)한 당
	이당	말토오스(맥아당)	0.5	+	소화 용이	4	글루코오스의 이당
		락토오스(유당)	0.16	+	소화 용이	4	글루코오스와 갈락토오스의 이당
		락툴로오스	0.6~0.7	저	난소화성	1.5~2.4	프룩토오스와 갈락토오스의 이당
	수크로스이성체	팔라티노오스(이소말툴로오스)	0.45	저	소화 용이	4	글루코오스와 프룩토오스의 $\alpha 1,6$ 글리코시드 결합에 의한 이당
		트레할로오스	0.5	저	소화 용이	3.5 이하	글루코오스와 프룩토오스의 $\alpha 1,1$ 글리코시드 결합에 의한 이당
	올리고당	커플링슈가	0.5~0.6	+	소화 용이	3.5 이하	수크로오스(GF)의 글루코오스(G)에 G를 부가한 것으로 GGF, GGGF 등이지만 실제 상품에는 미반응 수크로오스 등이 혼재함
		프룩토올리고당	0.3~0.6	+	난소화성	1.5~2.4	수크로오스(GF)의 프룩토오스(F)에 F를 부가한 것으로, GFF, GFFF 등이지만 실제 상품에는 미반응 수크로오스 등이 혼재함
	당알코올	솔비톨	0.6~0.7	-	난흡수성	2.5~3.4	글루코오스의 당알코올
		만니톨	0.57	-	난흡수성	1.5~2.4	만노오스의 당알코올
		말티톨	0.75~0.8	-	난소화성	1.5~2.4	말토오스의 당알코올
		락티톨	0.35	-	난소화성	1.5~2.4	락토오스의 당알코올
		자일리톨	1.08	-	난흡수성	2.5~3.4	자일로오스의 당알코올

■ ■ 표 14-3. (계속)

분류		명칭	감미도 (수크로오스=1)	치태 산생 산성	사람의 장관 소화성 · 흡수성	에너지 대사 기질성 (kcal/g)	화학구조 · 기타
당질계감미료	당알코올	에리스리톨	0.7~0.8	-	흡수 용이 · 비대사성	0	에리스로스의 당알코올
		환원 물엿	0.2~0.7	-	난소화성	2.8	수태(전분을 부분적으로 분해한 점액상의 감미료. 포도당, 맥아당, 덱스트린 등의 혼합물로, 주성분은 맥아당)에 수소 첨가하여 당알코올화한 것
		환원팔라티노오스 (이소말티톨)	0.5	-	난소화성	1.5~2.4	팔라티노오스의 당알코올
	화학수식계	수크랄로오스	600	-	난흡수성	0	수크로오스의 일부를 염소로 치환한 것
비당질계간미료	배당체계	스테비오사이드 (스테비아)	200	-	난흡수성	4	스테비아라는 식물의 잎과 뿌리에서 얻음. 식품첨가물로서 인정된 것은 일본, 러시아, 대만, 말레이시아, 브라질, 한국 등이며, 미국이나 유럽 등에서는 인정하지 않음
		글리시리진	50	-	난흡수성	0	감초라는 식물에서 얻음
	아미노산계	아스파탐	100~200	-	소화성	4	페닐알라닌과 아스파라긴산의 펩타이드 결합체로, 아스파라긴산의 카르복실기는 메틸화되어 있음
	화학합성계	아세실페임 K	200		난대사성	0	아세트초산의 유도체
		사카린	200~700		흡수성	0	일본에서는 안전성 확보를 위해 각 식품에 대한 사용량이 제한되어 있으며 사용된 식품에는 그 취지와 사용량이 표기되어 있음
		덜신	70~350	-	흡수성	0	간기능 장애와 발암성 등의 독성이 인정되어 현재는 사용되지 않음
		사이클라민산소듐	300~700	-	흡수성	0	미국이나 일본에서는 사용이 금지되었지만 유럽이나 중국 등에서는 지금도 사용되고 있음

■ ■ 표 14-4. 수크로오스 또는 당알코올 용액으로 양치했을 때 치태 바로 아래의 최저 pH. 10% 용액으로 2분간 양치 후 전극내장법으로 20분간 측정하였다.

탄수화물	최저 pH
수크로오스	4.50
말티톨	6.30
락티톨	6.20
만니톨	6.40
자일리톨	3.50
솔비톨	6.40

사를 일으키는 경우가 있다. 따라서 섭취량에 주의할 필요가 있다. 예를 들어 자일리톨이나 말티톨은 설사가 일어나지 않는 최대 섭취량이 체중 1kg당 약 0.3g이므로 체중이 50kg인 성인의 경우 약 15g이 된다. 이 양을 5% 당알코올 음료수로 섭취할 경우에는 약 300mL에 상당한다. 녹차 등이 들어있는 작은 페트병 사이즈가 약 280mL이므로 이 정도를 한 번에 섭취할 때 안전한 양이라고 할 수 있다. 한편 에리스리톨은 당알코올 중에서는 장에서 흡수되기 쉬운 편이지만 수크로오스나 글루코오스 등에 비하면 역시 흡수되기 어려우므로 대량 섭취하면 설사를 일으킨다(체중 1kg당 약 0.7g이 한도).

발효성 탄수화물을 필요량 섭취하는 것은 영양상 반드시 필요하기 때문에 하루 3번 식사 시의 탄수화물까지 대용감미료로 치환하는 것은 바람직하지 않다. 오후의 간식이나 시럽 같은 약 등에 대체감미료를 사용함으로써 치아우식 예방을 꾀하는 것이 바람직하다.

'튼튼이 마크'는 1990년대, 스위스 취리히 치과대학을 중심으로 일기 시작한 비우식 제과 생산을 권장하는 공익운동으로 과자, 껌, 사탕, 초콜릿에 설탕대신 자일리톨의 대체 감미료를 사용함으로써 아동들의 치아우식과 치주질환을 예방하자는 구강보건 운동이었으며, 치아우식이 생기지 아니할 간식식품에 대해서는 엄격한 임상실험을 거쳐 '튼튼이 마크'를 겉포장에 부착토록 하는 방법을 취하고 있다. 이 운동이 세계 각국으로 퍼져나가서 각국의 많은 제과업체와 각국 치과계 단체들이 동참하고 있는 국제공인마크이다. 우리나라에서도 대한구강보건협회를 중심으로 10년 전까지 '튼튼이 마크(치아가 우산 쓰고 있는 로고마크)'를 통한 구강보건사업이 활발하였으나 흐지부지 된 상태이다. 이러한 점에서 치아우식 예방을 목적으로 치태 pH를 pH 5.7보다 저하시키지 않는 감미식품에는 일본의 경우 소비자청의 '특정보건용 식품(특보식품)' 인가와 국제 투스 프렌들리 협회의 '치아 신뢰마크'를 붙일 수 있는 허가를 주고 있다. 그럼에도 불구하고 현재까지 우리나라에서는 아직 신뢰할 만한 치아 신뢰마크가 없다.

Ⅳ. 치태에 의한 구취 발증기구

구취란 다른 사람이 불쾌하다고 느끼는 호기의 냄새를 말한다. 구강 내에 원인이 있어 생기는 구취는 전체의 90%를 차지한다. 단백질이나 아미노산이 구강 내의 혐기성균에 의해 분해되어 생기는 휘발성 유황화합물이 주요

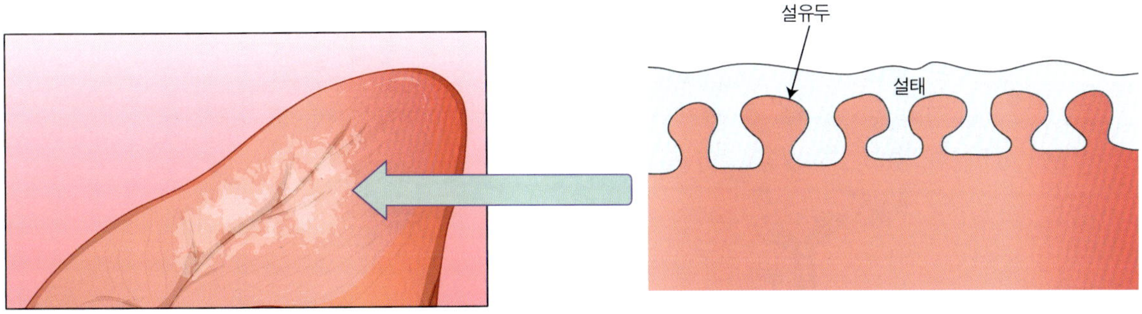

그림 14-22 설태

구취의 원인물질이 된다. 휘발성 유황화합물에는 황화수소, 메틸머캅탄, 디메틸설파이드 등이 있다.

혐기성균이 증식하는 공간으로는 치주질환이나 우식의 원인인 치태가 있는데, 그 외에는 혀 표면에 형성된 설태(그림 14-22)가 있다. 혀 표면은 설유두라 불리는 조직으로 덮여 있기 때문에 평탄하지 않고 올록볼록하게 되어 있다. 이 구조는 타액이 고이기 어렵고 세정작용이 작용하기 어렵기 때문에 각종 미생물이 정착하는 공간이 되기 쉽다. 미생물이 혀 표면에 정착 및 증식하여 치태와 유사한 부착물이 된 것이 설태이다. 특히 설근부에는 설태가 부착되기 쉽다. 치태와 마찬가지로 설태의 표층은 산소가 침투하는데 심부는 혐기적인 환경이 되어 있기 때문에 단백질과 아미노산이 설태 심부에 있는 혐기성균에 의해 분해되어 휘발성 유황화합물이 생산되기 쉽다. 혀에는 경조직이 없고 설태는 치아우식이나 치주질환이 일어나지 않기 때문에 그 존재가 눈에 띄지 않지만 구취 발생원으로서 중요하다.

V. 치태에 의한 치주질환 발증 기전

치주질환도 치아우식과 마찬가지로 구강 상주균이 증식하여 형성된 치태 내의 세균에 의해 발증하고 진행된다. 단, 치아우식 발생의 경우는 산 생성균이 관여하는데 반해 치주질환은 비산생성균으로 혐기성 그람 음성세균이 관여한다. 또한 치아우식의 경우는 산에 의한 치질의 탈회와 타액에 의한 재석회화의 정도가 균형이 깨져 발생하지만, 치주질환의 경우는 세균활성과 생체방어반응과의 균형이 깨질 경우 발생하게 된다. 또한 생체방어반응의 힘을 약하게 하는 큰 요인으로는 나이가 들어가거나, 당뇨병, 흡연습관 등이 있다.

1. 세균활성

치은연하 치태세균의 대부분은 조직으로의 정착인자와 백혈구의 식작용에 저항하는 인자를 가지며, 세균성 독소나 조직파괴효소, 조직 녹성이 있는 내사산물 등을 생산한다. 이들의 세균활성은 치주질환을 일으키는 병원성이 된다.

1) 식작용 저항인자

(1) 협막

협막은 다당을 주성분으로 한 점액성의 두꺼운 층으로 이루어져 있다. 많은 치주질환 세균이 이러한 협막을 가지고 있다. 협막이 세균의 표층에 있는 항원결정기를 덮어서 가리기 때문에 세균은 백혈구의 식작용으로부터 벗

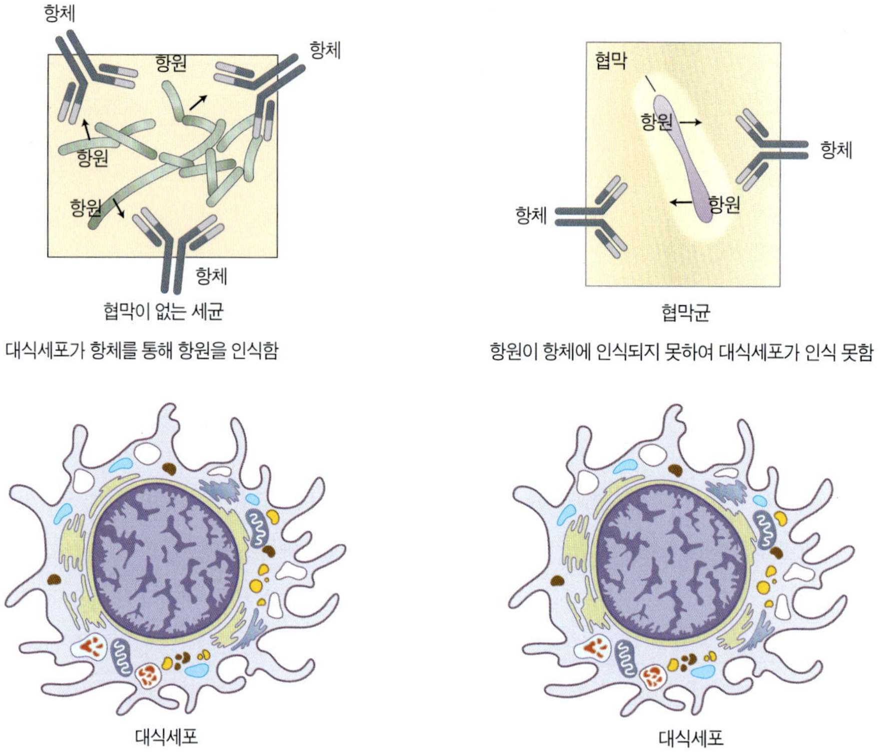

그림 14-23 협막균의 식작용 회피. 점액성의 두꺼운 층인 협막은 협막균의 표면에 노출된 항원결정기를 피복함으로써 항체에 의해 항원이 인식되지 못하여 식작용으로부터 회피할 수 있다. 그러나 협막이 없는 세균의 경우 항체에 의해 항원이 쉽게 인식됨으로써 보다 쉽게 식작용을 받는다.

어날 수 있다(그림 14-23). 또한 협막은 점착성이 있기 때문에 조직에 대한 정착인자가 되기도 한다.

(2) 활성산소 분해효소

세균이 분비하는 SOD(슈퍼옥사이드 디스무타아제)나 카탈라아제는 호중구나 대식세포가 세균을 파괴하여 생성하는 활성산소를 분해한다. 슈퍼옥사이드 디스무타아제는 포르피노모나스 진지발리스 등 많은 혐기성균이 생산하는 효소로, 백혈구가 분비하는 활성산소인 슈퍼옥사이드를 분해하여 백혈구의 식작용으로부터 벗어날 수 있다. 카탈라아제는 과산화수소를 물과 산소로 분해하는 효소로 카탈라아제를 분비하는 세균은 백혈구가 분비하는 활성산소인 과산화수소를 분해하여 백혈구의 식작용으로부터 벗어날 수 있다. 대식세포는 백혈구의 일종으로, 혈액 내에서는 단구, 조직 내에서는 대식세포가 된다. 식작용이 있으며 항원제시와 세포성 면역에 관여한다.

2) 세균성 독소

(1) 외독소

외독소는 살아 있는 세균이 균체 외에 분비하는 단백질로 독성은 강하지만 사람에서 중화항체를 생산하도록 하는 면역원성도 강하다. 외독소의 일종인 로이코톡신은 대식세포에 상해작용을 나타낸다. 로이코톡신은 액티노바실러스 액티노마이세템코미탄스의 외독소로 각종 백혈구, 즉 다형핵백혈구, 단구 및 대식세포에 대해 독작용

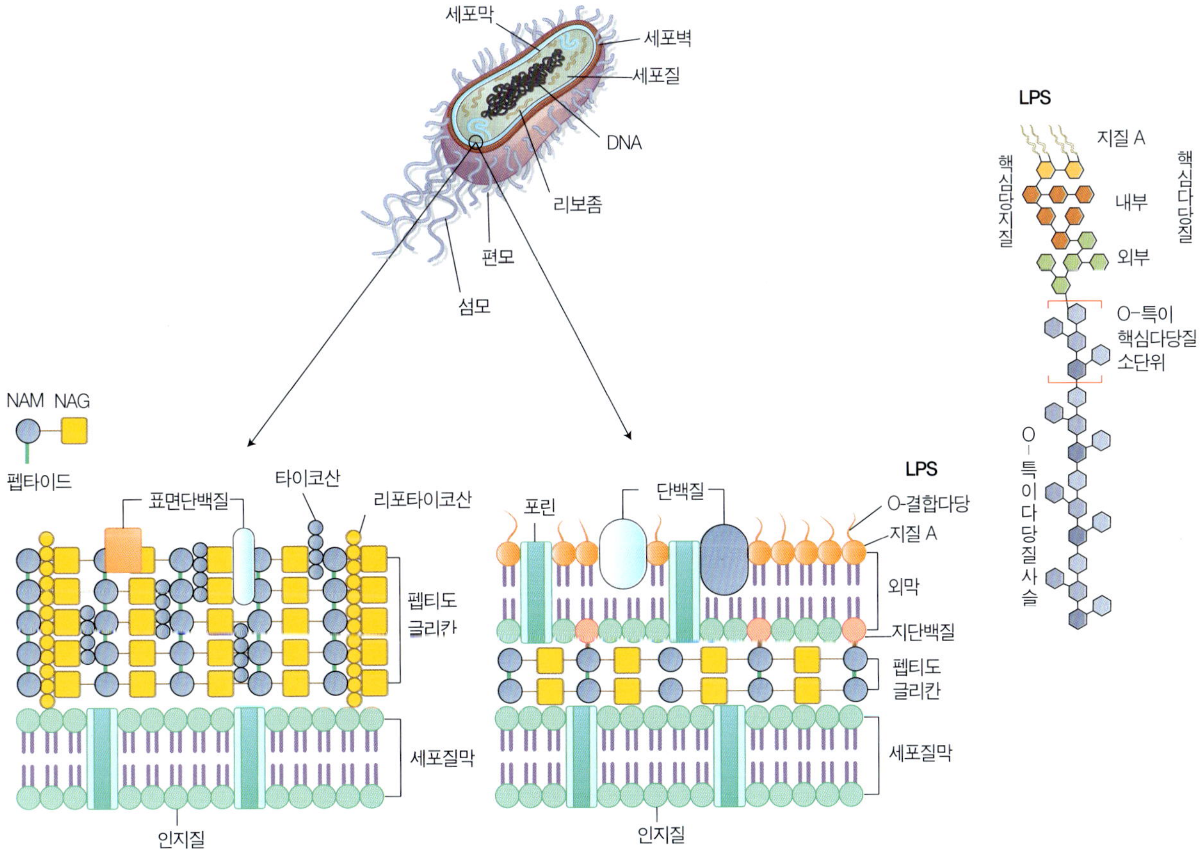

그림 14-24 세균의 세포벽과 리포다당(LPS). NAM : N-acetyl muramic acid, NAG : N-Acetyl glucuronic acid

을 나타내며, 식작용의 기능을 억제시킨다.

(2) 내독소

내독소는 세균의 세포벽 성분으로, 균체가 파괴되어 용균하기 시작하면서 유리되어 세균성 독소로 작용한다. 독성은 약하지만 면역원성도 약하여 중화항체가 생산되기 어렵다. 치주 병원성 세균의 대부분은 그람 음성세균이다. 이 그람 음성세균의 세포벽 외막의 구성성분인 리포다당(LPS, lipopolysaccharide, 그림 14-24)은 내독소의 대표적인 것으로, 치주질환과 밀접하게 관련되어 있는 것으로 밝혀졌다. 또한 대부분 세균의 세포벽 성분인 펩티도글리칸도 내독소로 작용한다.

3) 조직 파괴효소

치주 병원성 세균에서 분비되는 조직 파괴효소는 조직 단백질 등을 분해하여 치주조직을 파괴한다. 조직에 가장 많이 존재하는 콜라겐을 분해하는 콜라게나아제, 히알루론산을 분해하는 히알루로니다아제, 특이항체를 분해하는 면역글로불린 분해효소 등의 단백질 분해효소 등 다양한 효소가 치주 병원세균에서 분비된다.

4) 대사산물

세균에 의한 각종 대사산물(암모니아, 낙산, 황화수소, 인돌 등)은 조직 독성이 높아 치주조직에 상해작용을 나타낸다.

2. 생체방어기구와 염증반응

생체에는 미생물 등의 이물로부터 생체를 방어하는 기구가 갖추어져 있다. 이물이 생체에 침입하는 것을 막는 자연면역계와 침입한 이물을 없애는 획득면역계가 있다.

1) 자연면역

건강한 피부와 점막은 미생물이 생체 내에 침입하는 것에 대해 물리적 방어벽이 되고 있다. 즉 피부와 점막을 형성하고 있는 상피세포 간에는 강인한 세포 간 결합이 있기 때문에 미생물이 쉽게 침입할 수 없다. 또한 눈물, 콧물, 침 등의 분비액에는 세정작용이 있는데다 각종 항균물질과 항균활성을 가진 효소 종류가 포함되어 있어 미생물의 증식을 억제하는 화학적 방어벽이 되고 있다. 또한 피부와 점막표면에는 상주 세균총이 안정된 생태계를 형성하고 있어 외인성 세균의 정착이나 증식을 막는 생물학적 방어벽이 되고 있다.

2) 획득면역

자연면역의 각 장벽이 무너져 생체 내에 미생물 등의 이물이 침입하면 각종 백혈구와 조직의 세포, 각종 단백질이 공동으로 이물을 없애기 위해 기능을 한다(그림 14-25). 조직 내를 순찰하고 있던 대식세포나 조직 내에서 대기하고 있던 수지상세포 등을 항원제시세포라고 한다. 항원제시세포는 이물을 만났을 때 식작용에 의해 그 이물을 받아들이고 면역의 중추라고 일컫는 헬퍼 T세포에

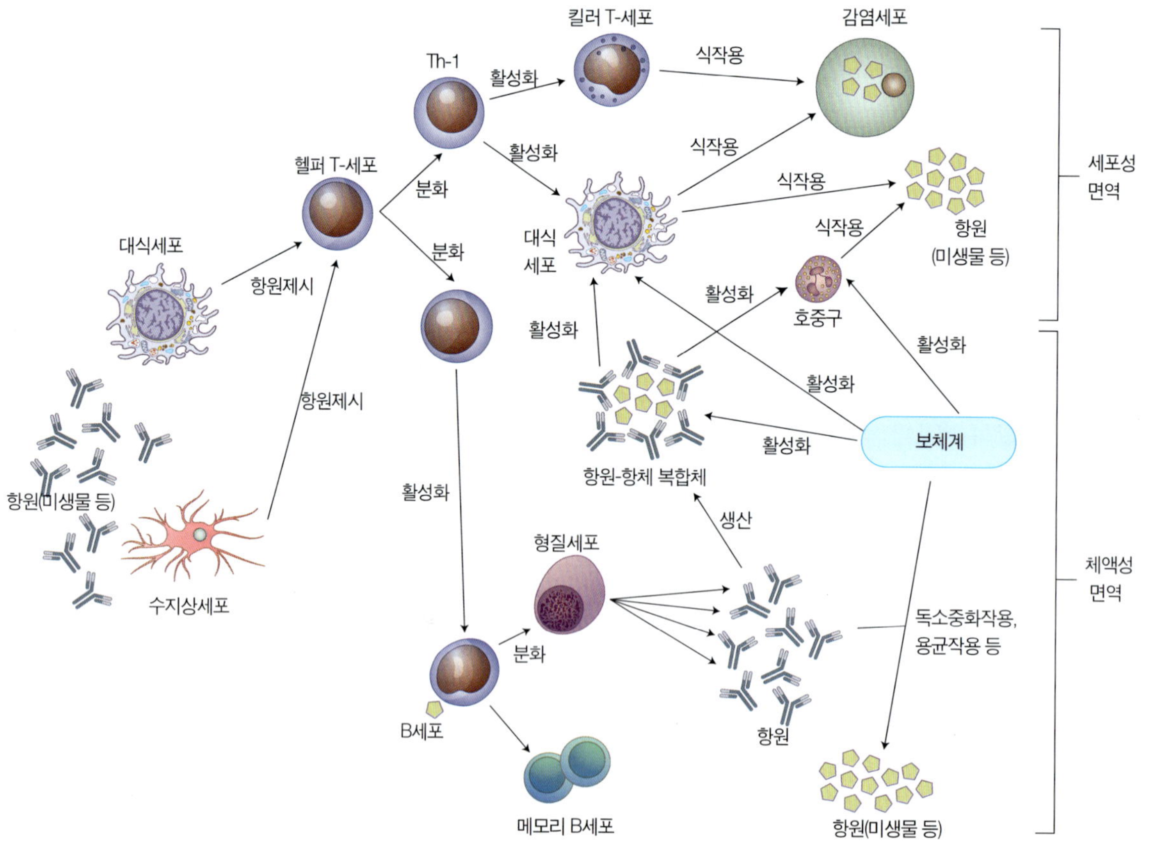

그림 14-25 세포성 면역과 체액성 면역

이물이 가진 항원을 제시하는 역할을 한다. 헬퍼 T세포는 골수의 조혈줄기세포에서 생산된 후 흉선에서 분화 및 선별된다. 자기와 비자기를 식별하는 능력과 항원 인식력이 우수하며 면역의 중추적 역할을 하고 있다. 헬퍼 T세포는 항원제시세포로부터 항원정보를 받아들인 후 2개의 T세포(Th1과 Th2)로 분화한다. Th1은 세포성 면역을, Th2는 체액성 면역을 각각 유도한다.

(1) 체액성 면역

골수에서 분화한 B세포는 Th2에 유도되면 형질세포로 분화한다. 형질세포는 Th2의 지시대로 항체를 생산한다. 일부 B세포는 항체에 관한 정보를 기억한 메모리 B세포로 분화한다. 메모리 B세포는 2차 감염의 경우에 대량의 항체를 생산함으로써 생체방어에 크게 관여한다. 생산된 항체는 항원과 면역복합체(항원항체복합체)를 형성한다. 이 복합체는 보체계를 활성화하여 항체와 보체계가 공동으로 독소중화작용과 세균에 대한 용균작용을 발휘한다.

보체계는 항체가 인식한 이물을 공격하는 효소 단백질군으로 보통은 불활성 상태로 혈장 내에 존재한다. 항원항체복합체나 리포다당에 의해 활성화된 보체계는 주화성, 옵소닌 작용, 활성화 작용, 세포용해 작용 등을 한다.

(2) 세포성 면역

Th1은 킬러 T세포(세포장애성 T세포)와 대식세포를 활성화하여 식작용을 항진시킨다. 세포 내에 들어온 바이러스 등에 대해 항체는 공격하지 못한다. 하지만 감염세포가 식세포 내에 들어감으로써 이를 식세포는 세포

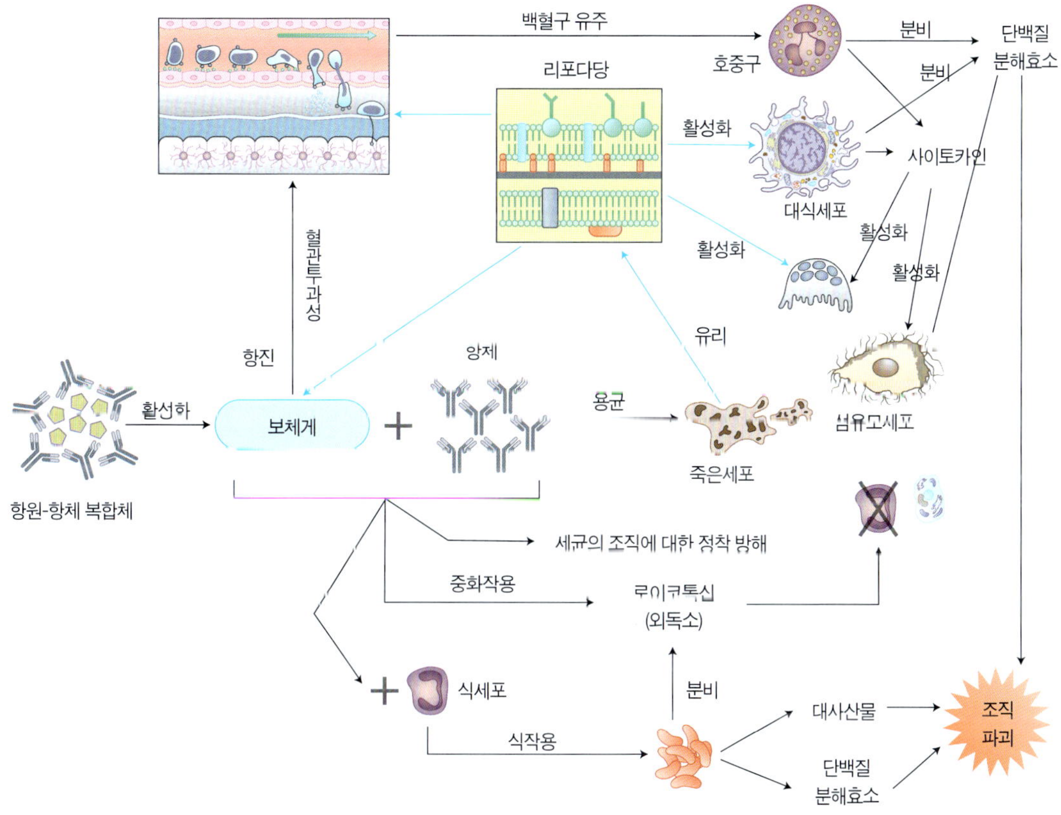

그림 14-26 치주질환에 있어 염증반응에 미치는 리포다당의 영향

내에 들어온 바이러스를 파괴할 수 있다.

한편 체액성 면역과 세포성 면역은 각각 완전하게 독립된 것이 아니라 서로 밀접하게 관련되어 있다. 항원항체복합체가 보체계를 활성화하는데, 보체계는 호중구와 대식세포를 불러들이고(주화성), 다시 이들 식세포를 활성화한다. 또한 항원항체복합체 자체도 이들 세포를 직접 활성화하여 효율적으로 이물을 인식할 수 있게 한다.

3) 치주질환에 있어서 생체방어기구와 염증반응

치주병원세균이 자연면역의 방어벽을 깨고 조직으로 침입함에 따라 병원인자에 대한 특이항체가 면역복합체를 생성한다. 이 복합체가 보체계를 활성화하여 다음과 같은 염증반응과 조직파괴를 진행시킨다(그림 14-26).

활성화된 보체계는 혈관투과성을 높여 호중구나 대식세포 등의 염증성 세포가 조직으로 침윤한다. 활성화된 보체계는 항체와 함께 용균작용, 세균의 조직에 대한 정착방해, 외독소의 중화작용 같은 생체방어반응을 일으킨다. 호중구나 대식세포가 분비한 단백질분해효소가 치은조직을 파괴하며 이들이 분비한 사이토카인이 파골세포의 분화·활성화를 촉진한다.

사이토카인은 세포에서 분비되는 단백질성 정보전달물질이다. 세포에서 다른 세포로 또는 자기 세포로 정보를 전달한다. 예를 들어 대식세포에서 분비되는 사이토카인의 일종인 인터류킨-1(IL-1)은 미분화 파골세포(전구

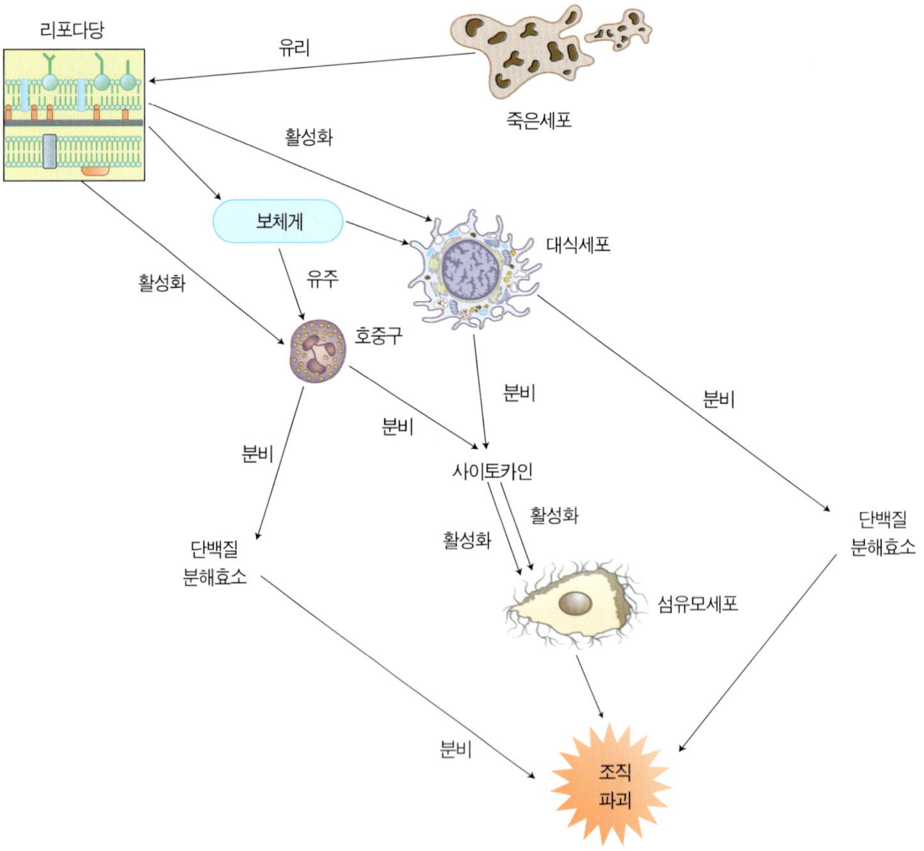

그림 14-27 치은조직 파괴

세포)를 파골세포로 분화하고 성숙파골세포로 활성화하여 뼈 흡수를 촉진한다. 파골세포는 다수의 핵을 가진 거대한 세포로, 활성화된 성숙파골세포가 되면 뼈를 흡수한다.

3. 리포다당(LPS)

리포다당(lipopolysaccharide; LPS)은 그람 음성세균 세포벽의 외막표면에 결합되어 있는 성분으로, 치주질환을 진행시키는 세균내독소의 대표적인 것이다. 세균이 죽어서 용균된 후에 리포다당이 유리되어 내독소로 작용한다. 앞에서 설명한 염증반응에 용균된 치주 병원세균에서 유리된 리포다당이 내독소로 작용하면 염증반응 · 조직파괴가 가속화된다. 그 주요작용은 치은조직 파괴와 치조골 흡수 2가지이다.

1) 치은조직 파괴

용균된 세균에서 유리된 리포다당은 보체계를 직접 활성화하며, 그 보체계가 호중구와 단구(대식세포)를 유주시켜서 염증반응을 진행시킨다. 리포다당은 호중구와 대식세포를 직접 활성화하고 각종 단백질 분해효소를 분비시켜 소직을 파괴한다(그림 14-27). 리포다당은 호중구와 대식세포를 직접 활성화하고 각종 사이토카인을 분비하며, 이러한 사이토카인에 의해 섬유모세포를 활성화시킨다. 그 결과 섬유모세포도 콜라게나아제 같은 단백질 분해효소를 분비하며, 조직파괴를 진행한다.

생리적으로 섬유모세포는 콜라겐 섬유와 가용성 세포외기질성분을 합성한다. 콜라게나아제는 콜라겐 분해효소를 말한다. 사람의 조직 내에 많이 분포하는 섬유상 단백질인 콜라겐이 분해되어 조직이 파괴된다. 파골세포는 어떻게 뼈를 파괴하는 것일까? 파골세포는 산을 생산해

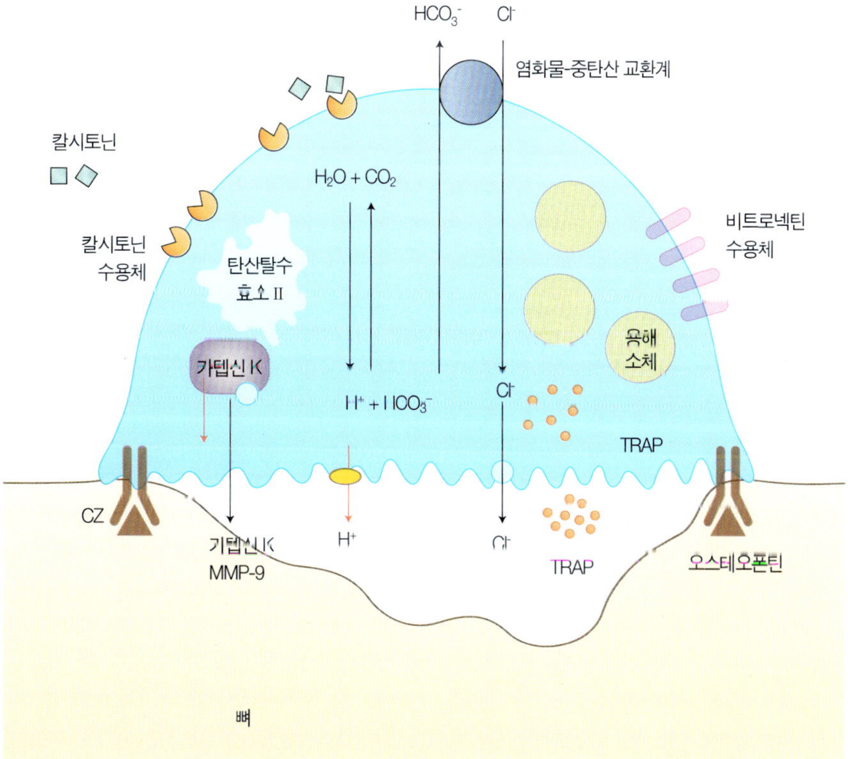

그림 14-28 파골세포. TRAP 주석산 저항성 알칼리 포스파타아제

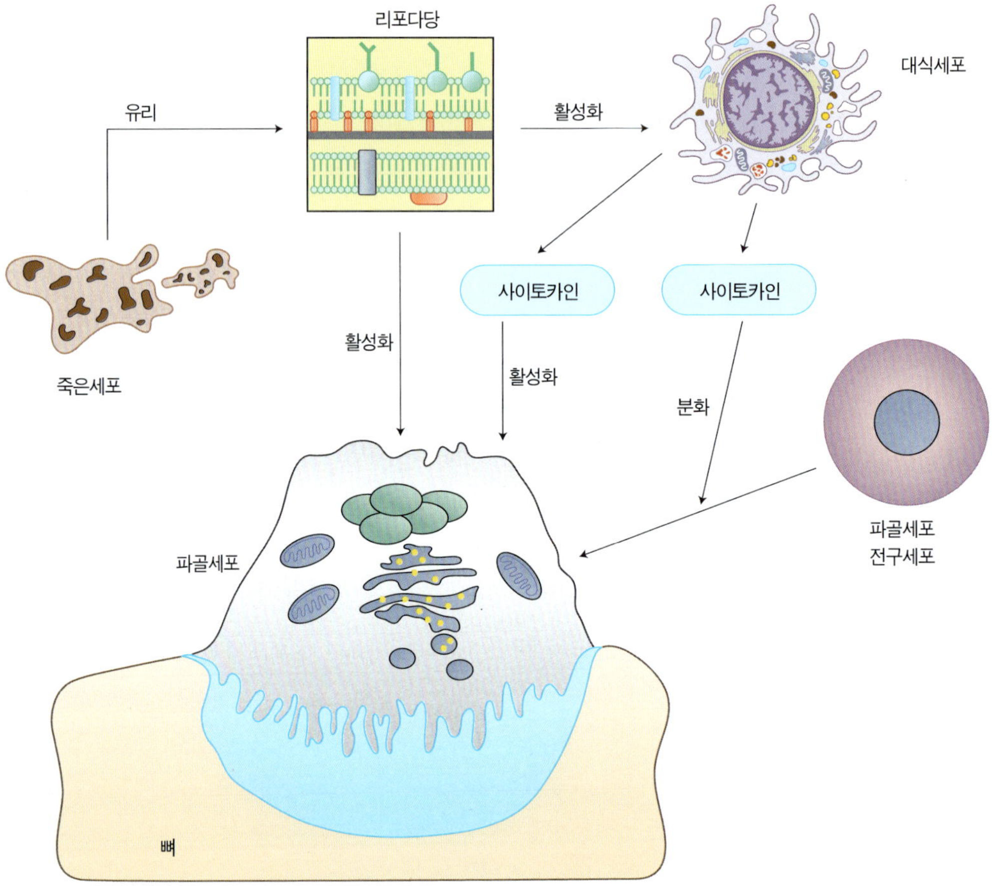

그림 14-29 치조골의 흡수

서 뼈 무기질을 녹인다. 파골세포는 산으로 뼈를 녹이면서 용출된 칼슘이온을 빨아올려 배출시킬 뿐만 아니라 산성으로 활성화된 단백질 분해효소를 분비하여 뼈 단백질을 분해한다. 이런 식으로 파골세포가 활성형인 동안에는 뼈 흡수가 진행된다(그림 14-28).

뼈는 생리적 조건하에서 낡은 뼈의 흡수와 새로운 뼈의 형성을 반복하는데, 이를 개조(리모델링)라 한다. 치조골의 경우 성숙 콜라겐의 생물학적 반감기는 6일이므로 낡은 치조골은 불과 6일이면 반이 파괴되고 그와 동시에 새로운 치조골이 만들어지게 된다. 뼈의 흡수와 형성은 서로 맞물려서 일어나기 때문에 아무런 변화도 없는 것처럼 보이는데, 이를 동적 평형이라 한다. 만성염증이 장기간 계속되면 이 평형이 무너져 파골세포의 기능항진에 의한 뼈 흡수로 크게 기울어지게 되는 것이다.

2) 치조골 흡수

리포다당은 파골세포를 직접 활성화하여 성숙파골세포로 만들고 뼈 흡수를 촉진한다(그림 14-29). 리포다당에 의해 활성화된 대식세포에서 분비된 각종 사이토카인은 치은조직 파괴 외에 뼈 흡수에도 깊이 관여하고 있다. 즉 전구세포를 파골세포로 분화시키며, 다시 파골세포를 활성화하여 성숙파골세포로 만들기 때문에 뼈 흡수가 촉진된다. 이와 같이 내독소인 리포다당이 일반 염증반응에 더해지면 염증반응 및 조직파괴가 가속화된다(그림 14-27 참조).

용균작용에 의해 리포다당이 유리되면, 리포다당은 혈관투과성을 더욱 높여 염증성 세포의 침윤을 일으킨다. 리포다당은 염증성 세포를 계속 활성화하여 단백질 분해효소와 사이토카인을 과잉으로 생산하여 조직파괴와 치조골 흡수를 가속화시킨다. 또한 리포다당은 파골세포를 직접 활성화시켜 치조골 흡수를 더욱 촉진시킨다.

생체방어반응의 하나로, 침입한 치주병원세균이 계속해서 용균되는 한 내독소인 리포다당도 계속해서 유리된다. 내독소에 대한 중화항체는 만들어지기 어렵기 때문에 일단 생긴 염증반응을 진행시켜서 조직 파괴를 가속하는 역할을 하는 것이 리포다당이라 할 수 있다. 이렇게 해서 생체방어기구의 폭주가 일어나게 되고 치주조직 파괴가 진행되어간다.

치태세균이 치은연하에 다량 잔류되어 있는 한 지금까지 설명해온 세균에 의한 치주조직 파괴와 과잉된 생체방어반응은 계속된다. 치은연하 치석은 치태가 석회화된 것이며, 치태세균의 정착 · 증식 공간이 되고 있다. 즉 치치석을 주기적으로 스케일링이나 치근활택술로 제거하는 것은 치주질환의 진행을 멈추기 위한 중요한 수단이 되는 것이다.

CHAPTER 14 POINT

1. 각종 탄수화물 중에서 수크로오스는 세균에 의해 산 생산의 재료가 될 뿐만 아니라, 부착응집작용이 있는 균체외다당 생성의 재료가 될 수도 있기 때문에 치아우식 유발성이 탄수화물 중에서 가장 높다.
2. 치아우식 발생을 일으키는 세균의 병원성은 치태형성능, 산생성능, 내산성, 에너지원으로서의 다당 생성능이 있으며, 이러한 능력이 높은 대표적인 세균은 뮤탄스 충치균이다.
3. 불소가 치아에 들어오면 내산성이 높은 플루오르아파타이트가 만들어지고, 탄산이나 마그네슘이 들어오면 내산성이 낮은 결정이 만들어진다.
4. 타액의 작용 중 항우식작용에 관여하는 것은 세정작용으로서의 타액의 분비량, 완충작용으로서의 중탄산이온 농도, 재석회화 작용으로서의 칼슘, 인산, 불소 또한 항균작용으로서의 분비형 IgA를 비롯하여 락토페린, 라이소자임, 과산화효소 등이 있다.
5. 하루 3번의 식사로 산이 생산되어 치질이 일시적으로 탈회되더라도 식간에 치태 pH가 중성으로 회복되면 재석회화가 일어난다.
6. 식간에 재석회화를 위한 충분한 시간을 확보할 수 없는 상태는 간식시기가 식간일 경우, 간식횟수가 많을 경우, 간식내용이 수크로오스 위주이거나 치아에 부착되기 쉬운 성상일 경우 등을 들 수 있다.
7. 치아우식 예방책으로는 불소 응용과 대체감미료 이용이 있다.
8. 구강 내에 원인이 있어 생기는 구취는 치태나 설태 심부의 혐기성균에 의해 단백질과 아미노산에서 생산된 휘발성 유황화합물이 원인물질이 된다.
9. 치주질환은 치은연하 치태에 존재하는 혐기성균의 세균활성과 생체방어반응과의 힘 관계에서 균형이 깨졌을 때 발생한다.
10. 리포다당은 세균내독소의 대표적인 것으로, 세균이 죽어 용균된 후에 유리되어서 내독소로 작용한다.
11. 리포다당의 주요 작용은 치은조직 파괴와 치조골 흡수이며, 생체방어반응의 폭주를 일으켜 치주조직 파괴를 가속화시키는 요인이 된다.

참고문헌

김나현, 도성탁, 신창호, 유경혜, 정무상 : 생명과학을 위한 생화학. 지구문화사. 2011.

민병무, 강정숙, 고선일, 국중기, 김정희 외 : 구강생화학. 나래출판사. 2007.

보건복지부 : 제3차 국민건강 증진종합계획(2011~2020). 2011.

보건복지부, 한국영양학회, 식품의약품안전청 : 한국인 영양 섭취기준. 개정판. 2010.

박광균. ORAL BIOCHEMISTRY 구강생화학. 군자출판사. 1999.

박광균. 김재근, 김현대, 박영민, 정원윤 : 치과위생사를 위한 치과생화학 2판. 군자출판사. 2007.

박광균. 경조직 및 구강생화학-분자세포생물학. 라이프사이언스. 2013.

박광균, 김영진, 박영민, 정원윤 : 치과영양학. 2판. 대한나래출판사. 2007.

야마모토 히로마사(권영혁, 박준봉 역). 일러스트로 배우는 치주생물학. 군자출판사. 2007.

정노팔, 신영오, 이명희. 생물과 인간 그리고 문화. 연세대학교 출판부. 2000.

최혜미. 21세기 영양학 4판. 교문사. 2011.

Backer-Dirks O : J Dent Res 45:509. 1966.

Bartold PM, Narayanan AS : Biology of periodontal connective tissue. Quintenssence Books. 1998.

Bhaskar SN : Orban' s Oral Histology and Embryology. 8th ed. Mosby. 1976.

Care AD, Cooper CW *et al.* : Endocrinology 83:161. 1968.

Champe PC, Harvey RA, Ferrier DR : Lippincott' s illustrated Reviews Biochemistry. 4th ed. Wolters Kluwer/Lippincott Williams & Wilkins. 2008.

Cole As, Eastue JE : Biochemistry and Oral Biology. 2nd ed. Wright. 1988.

Coleman G, Bowen WH, Cole MF : Brit Dent J 142:217~221, 1977.

Ferguson DB : Oral Bioscience. Churchill Livingstone. 1999.

Gustafsson BE *et al.* : Acta Odont Scand 11:332-354. 1953.

Hagen AR : Scand J Dent Res 83:167-186, 1972.

Hagen AR : Scand J Dent Res 83:333-338. 1972.

Koulourides T, Cueto H, Pigman W : Nature 189:227. 1961.

Insel P, Turner RE, Ross D : Nutrition. Jones and Bartlett Publishers. 2001.

Jenkins GN : Saliva *In* The Physiology and Biochemistry of Mouth. 4th ed. Blackwell Scientific Publications, Oxford. 1978.

Jeremy M. Berg, John L. Tymoczko, Lubert Stryer : Biochemistry 6th ed. W.H Freeman and Company. 2011.

Krasse B : Arch Oral Biol 10:223-6. 1965.

Lazzari EP : Handbook of Experimental Aspects of Oral Biochemistry. CRC Press. 1983.

Neuman WF, Neuman MW : The chemical dynamics of bone mineral. The University of Chicago Press. 1958.

Procckop DJ, Guzman NA : Collagen disease and biosynthesis of collagen. Hospital Practice 12:62. 1977.

Rozen R *et al.* : FEMS Microbiol Lett 195:205-210. 2001.

Scheinin A, Müinen KK, Ylitalo K : Turku sugar studies. Acta Odontol Scand 34(4):179-216. 1976.

Shaw JH, Sweeney EA, Ca ppuccino CC, Meller SM : Textbook of Oral Biology, WB Saundors. 1978

Suddick PP *et al.*, Menaker I : The biologic basis of dental caries. harper and Row. 1980.

Thylstrup A, Fejerskov O : Textbook of clinical cariology. Munksgaard. 1993.

Weiss RL, Trithart AH : Am J Public Health Nations Health 50:1097-104. 1960.

國立健康・ 榮養研究所 編 : 健康・榮養-知っておきたい基礎知識-. 第一出版. 1999.

尾形悦朗 : カルシム, リン代謝の調節機構. 代謝. 13. 臨時增刊号. 代謝内分泌 1976.

押鐘 篤 監修 : 歯學生化學. 医歯薬出版株式會社. 1966.

日本介護食品協議會ホーキパーよりジ作表. 2009.

全國歯科衛生士教育協議會 監修 : 人体の構造と機能と2 榮養と代謝. 医歯薬出版株式會社. 2010.

全國歯科衛生士教育協議會 監修 : 最新歯科衛生士教本. 生物學. 医歯薬出版株式會社. 2008.

全國歯科衛生士教育協議會 監修 : 最新歯科衛生士教本. 化學. 医歯薬出版株式會社. 2008.

全國歯科衛生士教育協議會 編 : 新衛生士教本. 榮養指導・生化學. 医歯薬出版株式會社. 1992.

佐佐木 哲 : 骨の基質をあぐって. 日歯會誌. 43(5):513-519. 1989.

早川太郎, 須田立雄, 木崎治俊 監修 : 口腔生化學. 第5版. 医歯薬出版株式會社. 2011.

厚生勞動省 : 健康日本 21 榮養・食生活分科會中間報告

厚生勞動省・農林水産省 : 妊婦の食事バランスガイド(附加量) (サービンク量クグ量 ; SV)

厚生省 : 21世紀の榮養・食生活のあり方檢討委員會報告書. 1997.

INDEX

ㄱ

ㄴ

ㄷ

ㅇ